实用医药企业管理

（供药剂、药学、中药、药品经营与管理等专业用）

主　审　戴　宇

主　编　汤　华　张明勇　高莉莉

副主编　尹　波　朱　华　周晓琴　冉启文

编　者（以姓氏笔画为序）

尹　波	重庆市医药科技学校	冉启文	重庆市医药科技学校
朱　华	重庆市医药科技学校	刘自强	重庆健康职业学院
汤　华	重庆市医药科技学校	孙绣岩	重庆健康职业学院
孙瑞雪	重庆健康职业学院	李　杰	重庆健康职业学院
李坤梅	重庆健康职业学院	杨　娅	重庆健康职业学院
杨　雷	石河子大学药学院	宋天园	重庆健康职业学院
张　丹	重庆健康职业学院	张　林	重庆智能工程职业学院
张明勇	重庆市医药科技学校	周晓琴	重庆健康职业学院
赵朝辉	重庆创芯生物科技有限公司	高莉莉	重庆健康职业学院
郭　婷	重庆健康职业学院	雷　佳	重庆市医药科技学校
谭　艺	重庆健康职业学院		

编写秘书　王　晶　重庆市医药科技学校

中国健康传媒集团 · 北京

中国医药科技出版社

内 容 提 要

本教材立足医药产业生态，深度融合"管理理论－管理职能－企业资源－行业实践"四大维度，系统构建了医药企业全链条管理知识体系。全书以"合规为基、实用为本"为核心导向，涵盖医药企业管理概论、职能、质量、人力资源、财务、科技与设备、信息化、研发、生产企业、经营企业管理等内容。本书的特色亮点是真实案例嵌入、政策工具箱、专栏解析、可视化工具、前沿追踪。

本教材主要供药剂、药学及中药（含相关专业）专业学生作为教材使用，也可作为医药企业中高层管理者、部门骨干培训用书，还可作为医药行业监管部门、咨询机构、投资机构从业人员参考用书，从而为相关读者提供系统化、场景化的医药企业管理解决方案，助力培养懂医药、通法规、精管理的复合型人才。

图书在版编目（CIP）数据

实用医药企业管理／汤华，张明勇，高莉莉主编.
北京：中国医药科技出版社，2025. 9. -- ISBN 978-7
-5214-5539-7

Ⅰ．F407.7

中国国家版本馆 CIP 数据核字第 2025QB8583 号

美术编辑　陈君杞
版式设计　友全图文

出版	**中国健康传媒集团** | 中国医药科技出版社
地址	北京市海淀区文慧园北路甲 22 号
邮编	100082
电话	发行：010 - 62227427　邮购：010 - 62236938
网址	www.cmstp.com
规格	889mm×1194mm $^1/_{16}$
印张	24 $^1/_4$
字数	743 千字
版次	2025 年 9 月第 1 版
印次	2025 年 9 月第 1 次印刷
印刷	北京金康利印刷有限公司
经销	全国各地新华书店
书号	ISBN 978-7-5214-5539-7
定价	**79.00 元**

获取新书信息、投稿、为图书纠错，请扫码联系我们。

医药产业作为关系国计民生的战略性支柱产业，兼具经济规律与生命健康保障的双重属性，其管理需融合科技严谨性、法规复杂性、伦理高标准及市场竞争性。当前，在深化医改、全球化竞争与科技革命背景下，医药产业面临结构性变革与升级需求。培养医药专业素养高、法规理解力及现代管理能力强的复合型人才，是推动医药产业高质量发展的核心支撑。本教材立足中国医药行业实际，紧扣企业管理核心环节，以理论实践结合为路径，系统构建新时代医药管理人才的知识能力体系，服务健康中国的战略实施。

本教材的编写原则及主要特色体现在以下两个方面。①鲜明的行业导向与系统性：深刻把握医药行业以保障人民健康为根本宗旨的核心特质，紧密对接国家医药产业政策与监管要求。内容体系覆盖相关基础知识及医药企业全生命周期的质量合规管理，强调创新驱动与战略引领下的资源高效配置，剖析供应链协同与多元化营销模式对产业价值链的重塑，并贯穿人才梯队建设与社会责任实践，全面服务于医药产业在"健康中国 2030"战略指引下的转型升级与高质量发展目标。②突出的实践性与应用价值：构建四位一体内容体系。"案例驱动"，精选中国医药企业典型实例，深度剖析管理理论在复杂商业环境中的应用逻辑与挑战；"工具赋能"，重点引入 SWOT 分析等 20 余种管理工具，配套可操作的战略与绩效模板；"合规筑基"，将药品管理法以及 GMP、GSP 等规范深度融入各管理章节，强化"合规即生命线"准则，全方位提升读者解决实际问题、应对产业变革、坚守法规底线的复合能力；"前沿追踪"，系统阐释 MAH 制度、医保谈判、互联网医疗及 AI 制药等前沿议题对管理实践的重塑路径。

本教材体现了严谨的知识架构与完整性特点，构建了层次分明、逻辑严谨的知识体系：基础理论（第一章）：阐释医药企业的本质特征、企业文化和制度、管理理论与战略管理框架，梳理管理理论的历史演进及其在医药领域的适应性，其中第一节至第三节由汤华编写、第四节由高莉莉编写、第五节由李杰编写。核心职能（第二章）：系统解析计划、组织、领导、控制四大管理职能在医药企业特定场景下的应用，其中第一节由郭婷编写、第二节和第四节由周晓琴编写、第三节由谭艺编写。运营支撑（第三章至七章）：深入探讨质量、人力资源、财务、科技与设备、信息化管理核心方法论与实践要点，其中第三章第一节由张明勇编写、第二节至第四节由杨娅编写；第四章第一节至第二节由张丹编写、第三节至第四节由朱华编写、第五节由张明勇编写；第五章第一节至第三节由孙绣岩编写、第四节由杨雷编写；第六章第一节由尹波编写、第二节由刘自强编写；第七章第一节至第二节由李坤梅编写、第三节由张林编写。行业实践（第八至十章）：包括药品研发、生产企业和经营企业的运营模式与管理要点，其中第八章第一节由宋天园编写、第二节至第四节由赵朝辉编写；第九章第一节至第二节由孙瑞雪编写、第三节由尹波编写；第十章第一节由冉启文编写、第二节由雷佳编写、第三节由孙瑞雪编写、第四节至第五节由周晓琴编写。

本教材凝聚了各位编委、行业专家的集体智慧，鉴于医药行业快速发展与管理理论持续演进，虽力求内容准确、前沿、实用，但疏漏之处仍恳请广大师生及业界同仁批评指正，以便修订完善。

编　者
2025 年 7 月

目录
CONTENTS

第二章　医药企业管理职能 **45**

第三章　医药企业质量管理 **97**

第四章　医药企业人力资源管理　　117

第五章　医药企业财务管理 　148

第六章　医药企业科技与设备管理 　203

第一章　医药企业管理概论

PPT

"现代管理学之父"彼得·德鲁克（Peter F. Drucker）：管理是一种实践，其本质不在于"知"而在于"行"；其验证不在于逻辑，而在于成果；其唯一权威就是成就。管理学让大规模协作成为可能，促使简单生产单元向大规模协作生产企业发展。

医药企业专业技术含量高、资金投入量大、法律约束力强、竞争力强、兼顾经济效益和社会效益、追求社会道德和社会责任，具有计划、组织、领导、控制、创新等职能，管理具有系统性、人本性、权变性、创新性和效益性等特征。

学习目标

1. 掌握关键术语（如企业、文化、管理、战略等）；企业的核心特征；企业的本质；管理的多重定义及核心特征。

2. 熟悉企业的分类；医药企业文化的功能及社会责任；医药企业管理相关知识；医药企业战略的构成要素与流程；医药企业环境分析及战略管理分析方法。

3. 了解医药企业的概念和特征；我国医药企业的现状及发展趋势；医药企业文化的建设及能力；医药企业制度；管理者及其技能；管理理论的演进。

4. 能灵活应用管理职能解决实际工作中遇到的问题；能用SWOT分析法培养决策思维；能运用波特五力模型，评估医药企业的供应商议价能力、替代品威胁等竞争压力，并提出应对策略。

情境导入

老印第安人的车

俄克拉荷马州的土地上发现了石油，该地的所有权属于一位年老的印第安人。这位老年人终生都在贫穷之中，一发现石油以后，顿时变成了有钱人，于是他买下一辆凯迪拉克豪华旅行车，还买了一顶林肯式礼帽，系着蝴蝶领带，并且抽一根黑色大雪茄，这就是他出门时的装备。

每天他都开车到附近的小俄克拉荷马州城。他想看每一个人，也希望被每个人所看到。他是一个友善的老年人，当他开车经过城镇时，会把车一下子开到左边，一下子开到右边，来跟他所遇见的每个人说话。有趣的是，他从未撞过人，也从未伤害人。理由很简单，在那个大汽车的正前方，有两匹马拉着。当地的技师说那辆汽车一点毛病也没有，只是这位老印第安人永远学不会插入钥匙去启动引擎。

导言：学会如何"插入钥匙去启动引擎"，调动车子上的一切元素（即企业应该管理什么：如何利用好企业的人、财、物、信息等资源），让车子开起来（即企业应该怎样管理：如何通过计划、组织、领导、控制和创新等职能的运用），到达目的地（从而有效地达到企业各项目标的一系列活动过程）。

通过管理职能的学习，知道从事企业管理应该做什么、如何做、怎样做好、是否做得好的问题，这就是企业管理。

企业管理就是人们发现、探索、总结、遵循客观规律，在逻辑的基础上，建立系统化的理论体系，并在管理实践中应用管理原则与原理，使管理成为在理论指导下的规范化理性行为。

第一节　医药企业概述

企业是市场经济活动的主要参与者，通过生产和销售产品或服务，推动经济增长和发展。企业对于经济发展、技术创新、社会进步和国际竞争都具有不可替代的重要作用。

一、企业的概念及核心特征

（一）企业的概念

企业是一个复杂的经济组织，其核心概念可以从多个角度理解。从管理学角度而言，企业是一个为了实现特定目标（主要是营利）而建立的社会技术系统。它通过计划、组织、领导、控制和创新等管理职能，整合和协调人、财、物、信息等资源，持续提供满足市场需求的产品或服务，并在竞争中谋求生存和发展。

综合而言，企业是指依法设立的，以营利为目的，组合和运用各种生产要素（土地、劳动力、资本、技术、信息等），向社会提供产品或服务，实行自主经营、自负盈亏、独立核算的经济组织。

（二）企业的核心特征

企业区别于其他社会组织（如政府、非营利组织、家庭等）的关键特征如下。

1. 营利性　这是企业最根本、最核心的特征。企业存在的首要目的是获取利润，实现资本增值和投资回报。企业通过提供满足市场需求的产品或服务，追求收入大于成本，实现盈利。利润是企业生存、发展和承担风险的基础。虽然现代企业也强调履行社会责任，但营利性是其区别于非营利组织的根本标志。

2. 经济性　企业是从事经济活动的组织，作为经济组织的这一特征，有别于政治组织、行政组织、群众组织等不从事经济活动的非经济组织。它通过生产、流通、销售和服务等环节，参与产品或服务的创造、交换和分配。企业活动围绕经济资源的获取、配置、转化和产出展开，目标是创造经济价值。

3. 组织性　企业是一个有组织、有结构的群体。它拥有明确的分工、协作体系和层级结构（如股东会、董事会、管理层、各部门、员工）。这种组织性使得企业能够整合资源，将人、财、物、信息、技术等生产要素有机地结合起来，并协调行动、实现共同目标，完成个体无法单独完成的任务。

4. 独立性（自主性）　企业拥有经营管理的自主权（在法律框架和市场规则内），有明确的股东，实行自主经营、自负盈亏，对自己的投入产出进行独立的经济核算，具有独立法人资格。

（1）自主经营　企业有权根据市场情况和自身条件，决定生产什么、生产多少、如何生产、为谁生产等经营策略。

（2）自负盈亏　企业独立承担经营风险，以其全部资产对其债务承担责任。盈利归企业所有者享有，亏损也由所有者承担（不同企业形式承担方式不同）。

（3）独立核算　企业有独立的财务会计系统，对其经济活动进行完整的记录、计算和分析，核算成本和收益，反映其经营成果和财务状况。这是自负盈亏的基础。

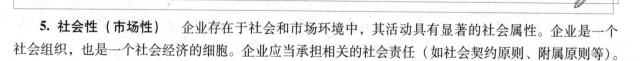

头脑风暴

医药生产企业内部的车间、药品零售连锁企业的门店是企业吗？

5. 社会性（市场性）　企业存在于社会和市场环境中，其活动具有显著的社会属性。企业是一个社会组织，也是一个社会经济的细胞。企业应当承担相关的社会责任（如社会契约原则、附属原则等）。

（1）依赖市场　企业的投入（原材料、劳动力、资金）需要从市场获取，其产出（产品、服务）需要在市场销售。企业的生存发展高度依赖市场供求关系。

（2）服务社会　企业通过提供满足社会需求的商品或服务，实现其价值。

（3）社会责任　企业在追求利润的同时，其活动会对员工、消费者、社区、环境、政府等产生广泛影响，因此需要承担相应的社会责任（如保障员工权益、保证产品质量、保护环境、依法纳税、遵守商业道德等）。现代企业越来越重视社会责任的履行。

理解企业的概念和特征，是认识现代化经济体系运作的关键。企业作为以营利为核心目标、具有独立自主性、组织严密、从事经济活动、并与社会和市场紧密相连的经济组织，构成了市场经济的微观基础和活力源泉。其核心特征和社会性共同定义了企业的本质和运作逻辑。

知识链接

企业的其他特征

风险性：企业在市场经营中面临各种不确定性（如市场变化、竞争加剧、技术革新、政策调整、自然灾害等），存在亏损甚至倒闭的风险。营利性与风险性相伴而生。

创新性：为了在竞争中生存和发展，企业必须不断创新（产品、技术、服务、管理、商业模式等）。

持续性：大多数企业追求持续经营，目标是长期生存和发展，而非一次性交易。

产权性：企业拥有或控制一定的资产（有形和无形），产权关系是其运行的基础（如所有权、经营权、收益权、处置权）。

（三）现代企业的概念和核心特征

现代企业是在传统企业基础上，伴随信息技术革命、全球化深化、知识经济崛起和市场环境剧变而演化形成的新型组织形式。它不仅继承传统企业的核心属性（营利性、组织性等），更呈现出适应新时代的显著特征。以下从概念内涵和核心特征两方面系统阐述。

1. 现代企业的概念内涵　现代企业指在数字化、全球化、知识化背景下，通过创新驱动、开放协作和敏捷管理，整合多元资源（数据、技术、人才、资本），以可持续价值创造为目标，具有强适应性和生态协同能力的经济组织。其核心是从封闭系统转向开放生态，从单一营利目标转向多重价值平衡。

2. 现代企业的核心特征

（1）创新驱动化　表现为技术创新（AI、大数据、生物科技）、商业模式创新（平台经济、订阅制）、管理创新（敏捷组织、自驱团队）。

（2）数字化转型　表现为数据成为核心资产：用户行为数据、供应链数据驱动决策；业务在线化：全流程数字化（设计、生产、营销、服务）；智能运营：AI预测需求、自动化生产、精准营销。

（3）生态协同化　表现为打破企业边界：与供应商、客户、竞争者共建生态（如产业互联网平台）；平台化组织：企业作为连接者整合资源（如 App Store 连接开发者与用户）；柔性供应链：实时响应需求，小批量定制化生产。

（4）目标多元化　表现为 ESG 导向：环境（environmental）、社会（social）、治理（governance）成为核心指标；利益相关者价值平衡：股东、员工、客户、社区、环境多方共赢；长期主义：超越短期利润，关注可持续竞争力。

（5）组织敏捷化　表现为扁平化与网状结构：减少层级，项目制小组快速响应市场；人才柔性管理：远程办公、跨界协作、U 盘式人才接入；试错容错文化：快速迭代取代完美规划（如"最小可行性产品"模式）。

（6）全球化与本地化融合　表现为全球资源整合：供应链布局全球，人才远程协作；本土化适配：产品、营销策略深度契合区域市场；合规复杂性：应对多国数据安全法（GDPR）、碳关税等跨境监管。

理解这些特征，对企业应对 VUCA（易变、不确定、复杂、模糊）时代挑战、构建未来竞争力至关重要。未来的企业竞争，本质是生态位争夺与持续进化能力的竞争。

二、企业的本质和分类

（一）企业的本质

关于企业的本质，不同的经济学理论有不同的观点，以下是几种主要的观点。

1. 交易成本理论　该理论认为企业的本质是对市场的替代。在市场中，交易存在着信息搜寻、谈判、签约等成本。而企业通过将各种生产要素集中在一起，以内部的行政命令来协调生产和资源配置，能减少这些交易成本。如企业一次性与员工签订长期劳动合同，就可避免多次谈判等成本，这比通过市场频繁雇佣人员成本更低。

2. 团队生产理论　该理论认为企业是一种团队生产方式。许多生产活动需要多种要素投入并相互协作，共同完成生产任务，如医药产品需研发、生产、销售等多环节人员配合。团队生产能产生比个体生产总和更大的产出，但会出现成员偷懒、搭便车等问题，所以企业需要监督和激励机制，如设立绩效考核制度以提高团队效率等。

3. 资源基础理论　该理论强调企业是资源的集合体。企业拥有的资源包括有形资产、无形资产和组织能力等，如医药企业的品牌、技术专利及独特的供应链管理能力等。这些独特资源和能力是企业竞争优势的来源，能使企业在市场中获得超额利润，企业的发展就是不断积累和利用资源的过程。

4. 委托代理理论　该理论把企业看作是委托人和代理人之间的契约关系。股东是委托人，管理层是代理人，股东将企业的经营管理权委托给管理层，期望管理层实现股东利益最大化。但由于双方利益和信息不对称，可能产生代理问题，所以企业需建立完善的治理结构和激励约束机制，如给予管理层股票期权，使其利益与股东一致。

总之，企业本质是一种资源（包括人力、财力、物力、信息等）配置的机制，企业与市场是两种可互相替代的资源配置方式。

（二）企业的分类

企业对经济活动至关重要，根据不同的划分标准，可以有以下几种简单且实用的分类方式，便于快速理解企业特性。

1. 按所有权性质分类

（1）国有企业　所有权为国家或政府所有。其目标是兼顾经济与社会效益（如基建、能源、公共服务）。

（2）民营企业　所有权为私人或民间资本控股。其目标是营利与市场竞争力。

（3）外资企业　所有权为境外资本控股（含独资、合资）。

（4）混合所有制企业　所有权为国有资本与民营或（和）外资混合持股。

2. 按规模分类

（1）小微企业　人员少于50人（工业少于300人）；营收或（和）资产较低（各国标准不同）；特点是灵活性强，抗风险能力弱。

（2）中小企业　人员在50~500人（工业300~1000人）；其作用是经济"毛细血管"，吸纳就业主力。

（3）大型企业　人员多于500人（工业多于1000人）；营收或资产规模庞大，多地域或（和）多业务。

3. 按法律组织形式分类

（1）个人独资企业　其特点是个人出资经营，所有权、经营权、收益权高度统一；无限责任（风险高）；决策灵活但融资受限。管理痛点是创始人能力天花板明显，规模化困难。

（2）合伙企业　其特点是 2 人以上合伙，合伙人共享所有权、利润和风险；普通合伙人承担无限责任，有限合伙人以出资额为限担责。管理焦点是合伙人权责协议设计，避免决策僵局。

（3）公司制企业（法人企业）　是核心类型，其特点如下。

1）有限责任公司　股东以出资额为限担责，所有权与经营权初步分离。适合中小企业。

2）股份有限公司　可公开发行股票，股权可公开交易，两权分离显著，股东责任有限，治理结构复杂（股东大会→董事会→经理层）。适合大型企业。其管理核心是解决委托 - 代理问题（如通过股权激励、独立董事制度等）。

知识链接

《中华人民共和国公司法》

本法是为了规范公司的组织和行为，保护公司、股东和债权人的合法权益，维护社会经济秩序，促进社会主义市场经济的发展而制定的。1993 年 12 月 29 日第八届全国人民代表大会常务委员会第五次会议通过，后多次修正，现行版本由 2023 年 12 月 29 日第十四届全国人民代表大会常务委员会第七次会议修订通过，自 2024 年 7 月 1 日起正式施行。

4. 按所使用的主要生产要素分类

（1）劳动密集型企业　核心特点是生产过程高度依赖大量的人力投入。人工成本占总成本比例很高，自动化程度相对较低。产出主要依靠员工的数量、技能和经验。其关键要素是劳动力（数量与熟练度）。

（2）资本密集型企业　核心特点是生产过程高度依赖大量的资金投入用于购买昂贵的机器设备、自动化生产线、大型厂房设施等固定资产。初始投资巨大，折旧成本占比较高。单位产出所需劳动力相对较少。其关键要素是资本（有形固定资产）。

（3）技术与知识密集型企业　核心特点是核心竞争力高度依赖技术创新、专业知识、研发能力、知识产权（专利、软件著作权、商业秘密）。员工多为高学历、高技能的知识工作者（工程师、科学家、设计师、研究员等）。产品或服务附加值高，研发投入巨大。其关键要素是技术（研发、知识、智力资本）。

（4）土地与自然资源密集型企业　核心特点是核心业务高度依赖特定的地理位置或对自然资源（矿产、森林、土地、水源）的开采、利用或占有。资源禀赋是决定性因素。其关键要素是土地/自然资源（位置、储量、质量）。

此外，企业还可按不同的标准进行划分，如按企业的行业性质可分为工业生产企业和商品经营企业（包括批发和零售企业）；按企业隶属关系可分为中央所属企业，省属企业，市、县、乡属企业等。总之管理实践提示：企业实际多为混合形态，需动态调整管理模式。选择分类维度应服务于具体管理目标。

三、医药企业的核心概念及特征

（一）医药企业的核心概念

医药企业是指以人类健康为核心，从事药品、医疗器械、诊断试剂等健康相关产品的研发、生产、销售及服务，并接受严格政府监管的经济组织，以满足对疾病预防、治疗、诊断等需求为目标的特殊类型企业。其定义需结合以下3个方面综合界定。

1. 法定定义 依据《中华人民共和国药品管理法》，医药企业是指医药行业的企业。可以分为药品生产企业和药品经营企业，所谓药品生产企业，是指生产药品的专营企业或者兼营企业。所谓药品经营企业，是指经营药品的专营企业或者兼营企业。

（1）核心业务法定准入 必须持有药品生产许可证或医疗器械注册证等政府批文。生产企业强制符合《药品生产质量管理规范》（GMP），经营企业符合《药品经营质量管理规范》（GSP），医疗器械企业符合医疗器械监督管理条例等。

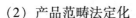

头脑风暴

边界争议：以下哪些组织不属于医药企业并说出理由？

化妆品公司、保健食品厂、医院制剂室、医药电商平台。

（2）产品范畴法定化

1）药品 化学药、生物制品、中药（含饮片、中成药）。

2）医疗器械 从医用口罩到高端影像设备（按风险分Ⅰ、Ⅱ、Ⅲ类监管）。

3）特殊产品 疫苗、血液制品、放射性药品实行最严审批。

知识链接

新型业态对定义的拓展

1.“AI＋医药”企业 利用人工智能加速药物设计（如英矽智能INS018_055进入Ⅱ期临床）。法律定位：作为技术提供方需与持证药企合作申报产品。

2. 细胞基因治疗（CGT）企业 产品属活体药物（如CAR-T疗法），监管按“药品＋生物制品”双重要求。

3. 合成生物学公司 通过基因编辑生产医药原料（如凯赛生物合成戊二胺），需取得药品生产许可证。

2. 业务范围覆盖全产业链

（1）研发端 新药/器械发现、临床前研究、临床试验（Ⅰ～Ⅲ期）。

（2）生产端 符合GMP的原料药、制剂、医疗器械制造。

（3）销售端 通过医院、药店、电商等渠道触达患者，受医保政策、招标采购等影响。

（4）配套服务 研发外包（CRO）、销售外包（CSO）、冷链物流等。

3. 核心价值驱动

（1）解决未满足的临床需求（如抗癌药、罕见病药物）。

（2）提升生命质量与延长寿命（如慢性病管理器械、疫苗）。

（二）医药企业的核心特征

其核心特征在于强监管、高技术、长周期、高投入与高风险并存。

1. 强监管性

（1）全生命周期监管 药品和医疗器械需经药监局审批才能上市。生产环节需符合GMP，流通环节需符合GSP。

（2）政策敏感度高　医保目录调整、带量采购（如中国"4＋7"集采）直接冲击价格与销量。

2. 高研发投入与长周期

（1）投入强度　头部药企研发费用占营收15%～25%（科技企业通常小于10%）。

（2）周期漫长　新药研发平均需要10～15年，成功率低于10%。

（3）阶段耗时　临床前研究（3～6年）→临床试验（6～7年）→审批上市（1～2年）。

3. 高风险性

（1）研发失败风险　90%的候选药物在临床试验中失败（如阿尔茨海默病药物多年无突破）。

（2）专利悬崖风险　专利到期后仿制药上市，原研药价格暴跌（如立普妥专利到期后销售额下降90%）。

（3）市场准入风险　国家医保谈判可能压价80%以上（如PD－1抑制剂年费用从30万降至3万～4万）。

4. 高回报潜力

（1）垄断定价权　专利期内独家销售，定价自主权高（如基因疗法Zolgensma单剂定价212万美元）。

（2）需求刚性　疾病治疗需求不受经济周期显著影响，抗衰退能力较强。

5. 技术密集型

（1）前沿技术驱动　依赖分子生物学、基因编辑（CRISPR）、AI药物设计（如AlphaFold）等突破。

（2）跨界融合"医药＋AI"　Insilico Medicine用AI设计抗纤维化药物进入临床试验。

（3）"医药＋大数据"　真实世界研究（RWE）优化临床试验设计。

总之，医药企业是科技、资本与伦理的复杂结合体，其发展需在技术创新、商业回报与社会责任间找到平衡。

四、医药企业的分类

（一）按业务性质与产品类型分类

1. 药品生产企业

（1）化学制药企业　①创新药企：如恒瑞医药（抗肿瘤药、造影剂）、石药集团（神经系统药物）、百济神州等。②仿制药企：如华海药业（全球普利类、沙坦类原料药龙头）等。③复杂制剂企业：专注缓控释技术，如南通联亚。

（2）生物制药企业　①疫苗与血液制品：如华兰生物（血液制品）、智飞生物（HPV疫苗）。②基因与细胞治疗：如药明巨诺（CAR－T疗法）、复兴凯特（CAR－T）。

（3）中药生产企业　①传统中成药：如云南白药（止血产品）、片仔癀（肝病用药）。②中药饮片与配方颗粒：如康美药业（中药材种植与加工）。

2. 医疗器械企业

（1）高值耗材与设备　如迈瑞医疗（生命信息支持设备）、乐普医疗（心血管支架）。

（2）诊断试剂与设备　如安图生物（体外诊断）、华大基因（基因测序）。

3. 医药商业企业

（1）药品流通　如国药控股、九州通。

（2）零售终端　如益丰药房、老百姓大药房（连锁药店）。

（3）医药电商　如阿里健康、京东健康（线上药品销售）。

（二）按产业链环节分类

1. 研发与生产外包（CXO）

（1）CRO（合同研发组织）　如药明康德（全产业链）、泰格医药（临床研究）。

（2）CDMO（合同研发生产组织)/CMO（合同生产组织）　如凯莱英（小分子药物代工）、药明生物（生物药 CDMO）。

2. 医药流通与零售

（1）批发企业　如上海医药。

（2）零售分级管理　山东试点三类店（一类店限乙类 OTC，三类店可售处方药）。

（三）按企业规模与创新程度分类

1. 大型综合集团　全产业链布局，如复星医药（药品＋器械＋服务）、上海医药（沪港两地上市）。

2. 中小型细分龙头　专精特新企业，如药石科技（分子砌块设计）、昭衍新药（临床前安全性评价）。

3. 创新药企

（1）高研发投入型　如百济神州（PD－1 抑制剂）、信达生物（生物类似药）。

（2）依赖商保支付　如再鼎医药（肿瘤电场治疗，商保支付占比35%）。

（四）按药监部门"两品一械"分类

1. 药品企业　①药品生产企业；②药品批发企业；③药品零售连锁总部；④药品零售连锁门店；⑤单体药品零售企业；⑥药品三方物流；⑦涉药单位（医疗卫生机构）。

2. 医疗器械企业　①医疗器械生产企业；②医疗器械经营企业；③医疗器械三方物流。

3. 化妆品企业　随着"两法两条例"（《中华人民共和国药品管理法》《中华人民共和国疫苗管理法》《医疗器械监督管理条例》《化妆品监督管理条例》）的落地实施，我国已构建了责任较为清晰、系统较为完备的药品监管制度体系，对药品、医疗器械、化妆品（统称"两品一械"）企业落实质量安全主体责任提出了高要求。

此外，还可以按政策驱动型分类，如医保支付分级：甲/乙类目录药品，由集采主导（如阿托伐他汀钙片等）；丙类目录：聚焦高值创新药（如 CAR－T 疗法），由商保支付。以及按其他特殊分类，如医疗服务机构；专科医院，如爱尔眼科（眼科）、通策医疗（口腔）；第三方诊断：如迪安诊断（医学检验服务）等。

总之，国内医药企业分类多维交织，既有传统生产与流通的分工，也受政策（如集采、丙类目录）与技术创新（CXO、基因治疗）深度影响。未来趋势体现为：创新药依赖商保支付、复杂制剂技术壁垒提升、零售端分级管理规范化，以及国际化能力成为竞争关键。

知识链接

跨国药企

跨国公司主要是指发达资本主义国家的垄断企业，以本国为基地，通过对外直接投资，在世界各地设立分支机构或子公司，从事国际化生产和经营活动的垄断企业。而从事医药行业相关的跨国公司，我们称为跨国药企。

五、我国医药企业的现状及发展趋势

（一）现状

1. 市场规模增长 全球及中国医药市场规模均呈稳步增长态势。随着人口老龄化加剧、慢性病发病率上升及健康意识提升，市场需求持续增加。

2. 创新成为核心 创新药研发成为企业核心竞争力，各大药企加大投入，关注重大疾病创新药研发。如在2025年美国JPM大会上，近30家中国创新药企业参与并展现了强大的创新研发实力。

3. 竞争格局多元 传统医药企业、新兴企业和外资企业等积极参与市场竞争，通过技术、产品和服务创新提升竞争力。头部药企凭借研发实力、研发管线和全球化布局巩固地位。

4. 政策影响深刻 国内医保政策改革、集采降价等对药企影响大，如医保目录调整，既给创新药带来机遇，也使部分药企面临挑战。同时，国内外监管不断加强，对药品生产、流通等环节合规要求提高。

（二）发展趋势

1. 创新驱动发展 生物技术如基因编辑、细胞治疗等前沿技术将推动创新药研发，针对重大疾病、罕见病的创新药会不断涌现。

2. 智能化与数字化 大数据、人工智能等技术将助力药企优化研发、生产和营销，提高效率，如通过数据分析了解患者需求、优化产品研发。

3. 绿色可持续发展 环保意识提高，药企将更注重环保生产，降低污染排放，采用新型包装材料、回收利用等措施。

4. 国际合作与竞争 全球化趋势下，药企将加强跨国合作、技术交流，共享资源、共同研发。国内药企也需提升实力，应对国际市场竞争。

5. 医疗服务升级 远程医疗、移动医疗等新兴模式发展，家庭医生制度、健康管理等探索推进，为医药企业提供新的业务增长点。

节后小结

1. **关键术语回顾** 企业是一个为了实现特定目标（主要是盈利）而建立的社会技术系统。它通过计划、组织、领导、控制和创新等管理职能，整合和协调人、财、物、信息等资源，持续提供满足市场需求的产品或服务，并在竞争中谋求生存和发展。

2. **企业具有的特征** 经济性、组织性、营利性、独立性、社会性。

3. **企业本质** 是一种资源（包括人力、财力、物力、信息等）配置的机制，企业与市场是两种可互相替代的资源配置方式。

4. **医药企业** 是指以人类健康为核心，从事药品、医疗器械、诊断试剂等健康相关产品的研发、生产、销售及服务，并接受严格政府监管的经济组织，以满足疾病预防、诊断、治疗需求为目标的特殊类型企业。其核心特征在于强监管、高技术、长周期、高投入与高风险并存。

第二节 医药企业文化与制度

医药行业因其高度专业性、强监管性、高风险性和社会责任的特殊性，其企业文化和制度建设显得尤为重要且独具特色。这两者相互依存、相互促进，共同构成了医药企业稳健发展的基石。

一、医药企业文化的概念

医药企业文化是企业在长期生产、经营实践中形成的、被员工普遍认同并自觉遵循的价值观、信念、行为准则、道德规范和工作氛围的总和。医药企业文化是医药企业的灵魂与导向，其核心通常围绕以下几个方面展开。

1. 使命驱动，患者至上

（1）核心　将"改善人类健康""延长寿命""提高生活质量"作为根本使命，而非仅仅追求利润。患者的安全、健康和福祉是最高准则。

（2）体现　体现在研发决策（是否解决未满足的临床需求）、生产标准（是否确保每一粒药都安全有效）、营销行为（是否提供真实准确的信息）等各个环节。

2. 科学严谨，质量第一

（1）核心　尊重科学规律，以数据和证据为基础进行决策。对质量的追求是绝对的、无条件的，渗透到研发、生产、流通、使用的全生命周期。

（2）体现　鼓励质疑和求证精神，严格遵守《药物非临床研究质量管理规范》（GLP）、《药物临床试验质量管理规范》（GCP）、GMP、GSP等国际国内规范，建立追求零缺陷的质量文化。

3. 诚信合规，坚守底线

（1）核心　在强监管环境下，诚信是生存之本。严格遵守法律法规、行业规范和商业道德，杜绝任何形式的欺诈、贿赂、数据造假等行为。

（2）体现　建立透明的报告机制，强调对监管机构、医生、患者、合作伙伴的诚实守信。合规文化是高压线，不容触碰。

4. 持续创新，追求卓越

（1）核心　医药是知识密集型行业，创新是生命线。鼓励探索未知，拥抱变革，容忍（可控范围内的）失败，追求研发效率和生产工艺的持续改进。

（2）体现　投入大量资源于研发，营造开放、协作的研发氛围，鼓励跨部门、跨学科合作，奖励创新成果。

5. 生命敬畏，责任担当

（1）核心　深刻理解产品关乎生死，对生命怀有敬畏之心。勇于承担产品全生命周期的责任，包括上市后监测、不良反应处理、药物可及性等问题。

（2）体现　建立完善的药物警戒体系，积极参与公益项目，在重大公共卫生事件中展现企业社会责任。

6. 人才为本，专业精进

（1）核心　尊重专业人才的价值，提供持续学习和发展的平台。强调专业精神和终身学习，要求员工具备高度的专业素养和责任心。

（2）体现　建立完善的培训体系，提供清晰的职业发展通道，营造尊重知识、尊重专家的氛围。

二、医药企业文化的核心特征

1. 患者至上，生命至上的核心价值观

（1）核心驱动力　这是医药企业文化的基石。所有决策（研发、生产、销售、服务）都应首先考虑是否真正有利于患者健康、挽救或改善生命。

（2）体现　体现在研发聚焦未满足的临床需求；生产追求零缺陷；营销推广基于真实科学证据；

可及性项目关注支付困难人群。

2. 科学严谨与创新驱动的精神

（1）研发基石　尊重科学规律，以循证为基础。研发过程严格遵守 GCP 等规范，数据真实、透明、可追溯。

（2）创新引擎　鼓励突破性思维，持续投入高风险、高投入的研发（通常占营收 15% 以上），以攻克疾病、开发更优疗法为目标，而非仅仅追求短期利润。

（3）体现　建立强大的研发团队和投入机制；营造鼓励探索、包容失败（研发失败是常态）的文化氛围；积极拥抱新技术（AI、基因编辑等）。

3. 质量源于设计的卓越文化

（1）生命线　"质量即生命"是铁律。严格遵守 GMP、GSP 等法规要求，建立覆盖全生命周期的质量管理体系。

（2）零容忍　对任何可能影响药品安全、有效性的瑕疵零容忍。强调预防而非事后检验。

（3）体现　严格供应商管理；现代化、自动化的生产设施；持续的员工质量培训；强大的质量保证和质量控制部门。

4. 诚信合规与透明运营的底线

（1）行业红线　医药行业受到全球最严格的监管。诚信经营、遵守所有法律法规（反商业贿赂、数据隐私、广告法等）是生存和发展的前提。

（2）透明度　在临床试验数据披露、药品定价依据、与医疗专业人士互动等方面，日益强调透明度以建立信任。

（3）体现　建立完善的合规体系与培训；严格的审计与监督机制；公开承诺（如加入《药品生产商负责任营销行为准则》）。

5. 合作共赢的生态观

（1）开放协同　认识到新药研发和疾病解决方案的复杂性，需要与学术界、研究机构、医院、患者组织、其他药企（甚至竞争对手）以及政府机构开放合作。

（2）体现　积极参与学术交流；建立开放式创新平台；与患者组织合作了解需求；参与行业联盟解决公共健康挑战。

三、医药企业文化的重要功能及建设路径

（一）医药企业文化的重要功能

医药企业文化在这样一个高度监管、人命关天且社会责任重大的行业中，扮演着极其关键的角色。它不仅是企业软实力的体现，更是确保合规经营、驱动创新发展、保障患者安全、赢得社会信任的核心基石。

1. 保障质量与安全

（1）核心使命　将"质量源于设计"和"患者安全至上"的理念深植于每个员工心中，贯穿研发、生产、质量控制、供应链、药物警戒等全流程。

（2）功能体现　通过文化引导员工自觉遵守 GMP、GCP、GSP 等严格规范，对任何可能影响药品安全性和有效性的细节零容忍，形成主动报告偏差、持续追求卓越质量的氛围。这是企业生存和发展的底线。

2. 坚守伦理与合规

（1）行业生命线　在营销推广、临床研究、与医疗机构合作等方面面临复杂的伦理挑战和严格的

法规监管（如反商业贿赂法）。

（2）功能体现 强大的合规文化能有效预防腐败、数据造假、不当营销等行为，确保所有商业活动透明、诚信、符合法规要求，维护行业声誉和公众信任。它为企业构筑"防火墙"，降低法律和声誉风险。

3. 驱动科学创新

（1）发展引擎 医药行业高度依赖研发创新。文化需要鼓励科学探索、挑战未知、容忍合理的失败。

（2）功能体现 营造开放、协作、尊重科学的氛围，鼓励跨部门交流、知识分享，吸引和留住顶尖科研人才，支持长期投入高风险高回报的研发项目，最终造福患者。

4. 强化社会责任

（1）天然属性 医药企业的产品和服务直接关系到人类健康和生命，其社会责任远超一般企业。

（2）功能体现 文化引导企业不仅追求商业利润，更要关注药品可及性（尤其对罕见病和贫困人群）、公共卫生贡献（如疫情应对）、环境保护（绿色生产）、公益事业等，塑造负责任的企业公民形象。

5. 凝聚人才与赋能员工

（1）关键资产 医药行业是知识密集型产业，高度依赖专业人才（科学家、医生、药师、工程师等）。

（2）功能体现 积极、尊重、赋能的文化能吸引并留住高素质人才。强调专业发展、持续学习、认可贡献、关怀员工身心健康，提升员工归属感、敬业度和主人翁精神。员工认同"治病救人"的崇高使命是强大的内在驱动力。

6. 促进高效协作

（1）复杂系统需求 新药研发到上市涉及研发、注册、生产、质量、市场、销售、医学事务等多个高度专业化且环环相扣的部门。

（2）功能体现 打破部门墙，倡导"以患者为中心"的跨部门协作文化，确保信息畅通、目标一致、流程高效，加速产品上市和问题解决。

7. 塑造品牌声誉与信任

（1）无形价值 在公众、医生、患者、监管机构、投资者等众多利益相关者心中建立并维持信任至关重要。

（2）功能体现 诚信、透明、负责任、以患者为中心的文化是良好声誉的基础。每一次质量事件、合规丑闻都会严重损害信任，而卓越的文化是预防和应对危机的关键。

（二）医药企业文化的建设路径

建设优秀的医药企业文化是一个持续、系统、需要高层深度承诺的过程。

1. 领导层以身作则与坚定承诺

（1）最关键一步 董事会和最高管理层（CEO及高管团队）必须真正认同并率先垂范期望的文化价值观。他们的言谈举止、决策优先级、资源分配（如对质量、合规、研发的投入）是文化的风向标。

（2）行动 领导层公开、持续地沟通文化重要性；在关键决策（如质量 vs 成本、合规 vs 短期业绩）中体现文化价值观；主动参与文化活动；对违背文化的行为及时、公正处理。

2. 明确定义核心价值观与行为准则

（1）基石 结合行业特性、企业战略、历史和使命，提炼出清晰、具体、可衡量的核心价值观（如患者为先、科学卓越、诚信至上、质量第一、合作共赢、勇担责任）。

（2）行动 将抽象价值观转化为具体的、各层级员工可理解、可执行的行为准则（例如，"诚信至上"可具体为"准确报告所有实验数据""拒绝任何形式的商业贿赂"）。

3. 融入制度与流程

（1）落地保障 文化不能停留在口号，必须融入企业运营的"骨骼"和"血液"。

（2）招聘与晋升 将价值观契合度作为重要评估标准。

（3）培训与发展 设计覆盖全员（尤其是新员工和领导者）的强制性文化、合规、质量、伦理培训。将文化要求纳入领导力发展项目。

（4）绩效管理 将践行文化价值观的行为表现纳入绩效考核指标（KPI/KBI），与薪酬、晋升挂钩。

（5）奖惩机制 明确奖励符合文化的行为（如质量改进、合规举报、协作典范），对严重违反价值观的行为（如数据造假、行贿）零容忍，处罚公开透明。

（6）决策流程 在重大决策（如研发方向、市场策略、危机处理）中嵌入文化考量（"这符合我们的价值观吗"）。

4. 持续沟通与传播

（1）深入人心 利用多种渠道（内部网站、邮件、会议、文化手册、故事分享、CEO博客/视频、新员工入职培训）反复、一致地传达文化信息。

（2）行动 讲述体现价值观的"英雄故事"（成功案例、模范员工）；领导层在不同场合反复强调文化；确保信息清晰易懂，覆盖全球各地所有层级的员工。

5. 建立开放的沟通与反馈渠道

（1）心理安全 鼓励员工发声，尤其是提出疑虑、报告问题（如质量隐患、合规风险、伦理困境），而不必担心报复。

（2）行动 建立安全、保密、便捷的举报渠道（热线、邮箱、线上平台）；定期进行员工敬业度/文化氛围调查；领导者保持开放心态，积极倾听并回应反馈；对提出问题并属实的员工给予保护甚至奖励。

6. 强化质量与合规文化

（1）重中之重 针对行业特性进行专项建设。

（2）行动 设立独立且权威的质量和合规部门；进行深入细致的GMP/GCP/GSP等法规培训；鼓励主动报告偏差和不良事件；定期进行内审和模拟检查；将质量和合规指标作为核心KPI。

7. 衡量、评估与持续改进

（1）闭环管理 文化建设的成效需要量化评估。

（2）定量指标 员工敬业度/满意度调查结果、员工流失率（尤其关键人才）、举报热线使用率和解决率、内外部审计/检查结果、质量指标（偏差率、投诉率、召回率）、合规事件发生率。

（3）定性评估 员工访谈、焦点小组、文化审计、观察日常行为。

（4）持续改进 定期（如每年）审视文化状态，分析差距和原因，调整建设策略和举措。

总之，优秀的医药企业文化绝非可有可无的装饰品，而是企业可持续发展的核心竞争力和护城河。它以患者为中心，以质量和合规为生命线，以伦理和创新为双翼，以人才为根基。建设这样的文化需要最高领导层持续、真诚的投入，并将其深度融入企业的所有制度和日常运营中。在充满挑战和机遇的医药行业，强大的文化是导航的罗盘，是凝聚团队的灵魂，更是赢得患者信任、实现基业长青的根本保障。那些成功将崇高使命与卓越运营相结合的企业，往往能在行业中脱颖而出，实现商业价值与社会价值的统一。

四、医药企业能力与核心责任维度

（一）医药企业能力

1. 研发能力　是医药企业的核心竞争力，通过投入大量资金和人力，研究新的药物分子、治疗方法和剂型，如恒瑞医药在抗肿瘤药物研发方面持续投入，推出多款创新药。

2. 生产能力　要求企业具备先进的生产设备、严格的质量控制体系和高效的供应链管理，以确保药品的质量和供应稳定，如齐鲁制药拥有现代化的生产基地，能大规模生产多种高质量药品。

3. 营销能力　包括专业的学术推广、市场调研和品牌建设等，使药品能精准地到达目标患者群体，如辉瑞公司通过专业的医学代表团队进行学术推广，提升产品知名度。

4. 管理能力　涉及企业的战略规划、运营管理、人力资源管理等方面，优秀的管理能力能整合企业资源，提高运营效率。如强生公司以卓越的管理体系，在全球医药市场保持领先地位。

（二）医药企业的核心责任维度

医药企业的文化和责任体系，因其行业特殊性（直接关乎人类健康与生命），具有远超普通企业的伦理要求和公众期待。其文化不仅是内部凝聚力的核心，更是驱动企业履行社会责任的根本动力。

1. 对患者的责任

（1）提供安全、有效、高质量的药品/疗法　这是最根本、最核心的责任。

（2）确保药品可及性　在追求商业回报的同时，探索多元模式（分层定价、患者援助项目、与医保谈判、技术转移至发展中国家等），让更多患者能用得起救命药。

（3）提供准确、科学的产品信息　杜绝虚假、误导性宣传，确保医生和患者获得客观信息以做出合理决策。

（4）倾听患者声音　将患者体验和需求融入研发、决策和服务改进中。

2. 对员工的责任

（1）保障健康与安全　提供安全的工作环境，尤其在生产、研发实验室等环节。

（2）促进专业发展与成长　提供培训和学习机会，鼓励员工在专业领域不断精进。

（3）营造包容、尊重、公平的工作氛围　尊重多样性，反对歧视，提供平等的职业发展机会。

（4）强调伦理与合规　通过持续培训和文化建设，让员工深刻理解并践行企业伦理准则和合规要求。

3. 对医疗专业人士与合作伙伴的责任

（1）基于科学的互动　与医生、药师等专业人士的互动应以传播科学知识、支持医学教育为目的，符合伦理规范，杜绝不正当利益输送。

（2）公平、诚信的商业合作　与供应商、经销商等建立基于契约精神、公平透明的合作关系。

4. 对股东与投资者的责任

（1）可持续的价值创造　通过创新、高效运营和合规经营，实现长期、稳健的财务回报。

（2）透明沟通　及时、准确、完整地进行信息披露，管理好投资者预期。

5. 对社会的责任

（1）推动公共卫生进步　投资研发应对重大公共卫生挑战（如传染病、抗生素耐药性、罕见病）的解决方案；积极参与疾病预防和健康教育活动。

（2）环境保护与可持续发展　①绿色生产：减少能源消耗、废弃物排放（特别是高活性药物成分），推行绿色化学，负责任地管理水资源。②负责任供应链：确保原材料采购符合环保和伦理标准。③应对气候变化：设定碳减排目标，降低运营和供应链的碳足迹。④社区贡献：支持所在地社区发展，开展慈善捐赠（尤其在灾难或疾病暴发时提供药品援助）、志愿服务等。⑤维护药品供应链韧性：保障基本药物供应链的稳定和安全，尤其是在全球危机期间。

总之，医药企业的文化是其灵魂，责任是其使命。以患者为中心、科学为本、质量为生命、诚信为基石的文化，是驱动企业履行对患者、员工、社会和环境等全方位责任的引擎。在快速变化的时代，成功且受人尊敬的医药企业必然是那些能够将崇高的价值观、强大的创新能力和对社会责任的坚定承诺完美融合的组织。它们不仅追求商业成功，更致力于成为改善人类健康、推动社会进步的可靠力量。构建并践行这样的文化和责任体系，是医药企业在复杂环境中实现可持续发展的关键路径。

知识链接

医药企业的特殊社会责任

1. 可及性 平衡高价创新与普惠医疗。

2. 伦理约束 临床试验需符合《赫尔辛基宣言》，保障受试者权益。

3. 公共卫生响应 如疫情中快速研发疫苗。

4. 社会责任的承担者 除了经济活动外，企业还承担着一定的社会责任，这包括环境保护、社区发展、慈善捐助等方面。通过这些活动，企业不仅提升了自身的社会形象，也为社会的可持续发展做出了贡献。

头脑风暴

你对医药企业文化的哪个具体方面，或者哪一类责任（如可及性、环保）特别感兴趣？我们可以深入探讨。

五、医药企业制度

医药企业制度将企业文化理念转化为可执行、可衡量、可监督的具体规则、流程和标准。

头脑风暴

所谓：制度管人，流程管事；团队打天下，管理定江山。同时制度又是绝情的，管理是无情的，执行是合情的。谈谈你的观点和理解。

（一）医药企业制度的主要内容

医药企业制度是医药企业的基石与保障，其制度体系尤为庞大和严密，主要包括以下内容。

1. 质量管理体系

（1）核心制度 GMP、GSP、GLP、GCP及其配套的SOP（标准操作规程）、验证文件、批记录等。

（2）作用 确保研发数据真实可靠、生产过程稳定可控、产品质量安全有效、流通环节可追溯。是满足法规要求、保障患者安全的生命线。

2. 合规与风险管理体系

（1）核心制度 反商业贿赂政策、反腐败政策、利益冲突申报制度、数据隐私保护制度、药物警戒制度、合规培训与审计制度、全面的风险评估和管理流程。

（2）作用　预防和管控法律风险、运营风险、质量风险、声誉风险。确保企业在法律和道德框架内运营。

3. 研发管理体系

（1）核心制度　项目立项评估流程、知识产权管理制度、研发项目管理流程、临床试验管理流程、数据管理与统计分析规范、研发人员绩效考核与激励机制。

（2）作用　规范研发活动，提高研发效率，保护创新成果，确保研发过程科学、合规、高效。

4. 供应链与生产管理制度

（1）核心制度　供应商审计与管理规程、物料管理规程、生产计划与调度规程、工艺规程、清洁与消毒规程、设备维护保养规程、仓储与运输管理规程（冷链管理尤其重要）。

（2）作用　保证物料来源可靠、生产过程稳定、产品质量一致、产品在流通环节安全有效。

5. 销售与市场推广制度

（1）核心制度　销售行为准则（严格规范与医生/医院的互动）、市场推广材料审核制度、学术会议管理制度、不良反应报告制度、客户关系管理系统使用规范。

（2）作用　确保营销活动合规、透明、以科学为基础，杜绝不当推广行为，保护患者利益和企业声誉。

6. 人力资源管理制度

（1）核心制度　基于岗位胜任力的招聘制度、严格的背景调查制度、持续且强化的合规与质量培训制度、基于绩效和价值观的考核与激励制度、员工行为准则、举报人保护制度。

（2）作用　吸引、培养和留住符合企业文化要求的专业人才，将文化和制度要求内化为员工行为。

（二）文化与制度的关系

文化与制度之间存在相互依存的关系。

1. 文化引领制度　优秀的文化（如"患者至上""质量第一""诚信合规"）为制度设计指明了方向和原则。制度应该是文化价值观的具体化和操作化。例如，基于"患者至上"的文化，必然会建立严格的药物警戒和产品召回制度。

2. 制度固化文化　健全且有效执行的制度，能够将抽象的文化理念转化为员工日常可见、可操作、必须遵守的行为规范，通过反复实践，最终内化为员工的习惯和信念，从而强化和巩固企业文化。例如，严格执行GMP的每一个SOP，就是在强化"质量第一"和"严谨"的文化。

3. 制度保障文化落地　没有制度的支撑，文化容易流于口号。制度通过明确的要求、流程、考核和奖惩机制，确保文化理念得以落地生根。合规制度和举报机制是保障"诚信"文化的重要手段。

4. 文化弥补制度不足　制度不可能覆盖所有情况。在面对制度空白或模糊地带时，强大的企业文化（如高度的责任感和道德判断力）能引导员工做出符合企业价值观的正确决策（即"做正确的事"）。当员工真正认同"生命敬畏"的文化，即使没有明确规定，也会主动报告潜在的安全隐患。

5. 动态调整　外部环境（法规、技术、市场）、企业战略和业务发展的变化，要求文化和制度也必须与时俱进，相互适应和调整。例如，数字化转型可能要求重塑创新文化，并建立相应的数据管理和网络安全新制度。

总之，对于医药企业而言，优秀的文化是"魂"，健全的制度是"体"。以"患者至上、生命敬畏"为核心的文化，指引着企业发展的方向；以"质量第一、诚信合规"为基石的精密的制度体系，则是保障企业行稳致远、履行社会责任、赢得信任的根本。两者深度融合、相互强化，共同塑造了医药企业的核心竞争力，最终服务于人类健康的崇高目标。在充满挑战和机遇的未来，持续建设和优化文化与制度体系，将是医药企业基业长青的关键。

头脑风暴

常言说：用人不疑、疑人不用。但有人又说：用人要疑、疑人要用，关键在于制度的设计，"好的制度可以约束坏人，坏的制度可以使好人变坏"。你认可哪种观点并说出理由？

节后小结

1. **关键术语回顾**　医药企业文化是企业在长期生产、经营实践中形成的、被员工普遍认同并自觉遵循的价值观、信念、行为准则、道德规范和工作氛围的总和。

2. **医药企业文化的重要功能**　保障质量与安全、坚守伦理与合规、驱动科学创新、强化社会责任、凝聚人才与赋能员工、促进高效协作塑造品牌声誉与信任。

3. **医药企业的核心责任**　对患者、员工、医疗专业人士与合作伙伴、股东与投资者和社会的责任。

4. **医药企业的制度**　质量管理体系、合规与风险管理体系、研发管理体系、供应链与生产管理制度、销售与市场推广制度、人力资源管理制度。

第三节　医药企业管理概述

企业管理的作用可以使企业的运作效率大大增强，提高生产效率；让企业有明确的发展方向；使每个员工都充分发挥他们的潜能；使企业财务清晰，资本结构合理，投融资恰当；向顾客提供满意的产品和服务；更好地树立企业形象，为社会多做实际贡献。

一、管理的多重定义

管理作为一门融合科学与艺术的实践活动，其定义随着时代发展和视角差异呈现多重面向。理解这些定义及其核心特征，有助于更全面地把握管理的本质，以下是不同视角下的核心内涵。

1. **职能论**　管理是计划、组织、指挥、协调和控制的过程。核心侧重点：过程与功能。

2. **决策论**　管理就是决策，贯穿于所有活动的始终。核心侧重点：选择与判断。

3. **目标实现论**　管理是通过他人并与他人一起有效率和有效能地完成组织目标的工作。核心侧重点：目标导向与人际协作。

4. **资源整合论**　管理是对组织资源（人力、财力、物力、信息、时间等）进行有效整合以实现组织目标的过程。核心侧重点：资源配置与优化。

5. **系统论**　管理是设计并维持一种环境，使组织中成员能高效协作以实现预定目标的活动。核心侧重点：系统环境与协作机制。

6. **人际关系论**　管理是激发人的潜能、协调人际关系、营造积极工作氛围的艺术。核心侧重点：人的因素与激励。

7. **领导艺术论**　管理是引领方向、塑造愿景、赋能团队的艺术。核心侧重点：影响力与领导力。

8. **权变论**　管理是根据具体情境（技术、环境、人员、任务等）选择和调整方法以实现目标的动态过程。核心侧重点：情境适应性与灵活性；代表学派：权变理论学派。

总之，管理就是在一定的内外部环境条件下，管理者通过计划、组织、领导、控制、创新等职能活动，动态协调对所属组织中的人力、物力、财务、信息等在内的一切可以调动的资源，从而有效地达到组织目标的有机结合的一系列活动过程。

木桶定律

木桶定律也称短板效应，其核心观点是：一只木桶能盛多少水，并不取决于最长的那块木板，而是取决于最短的那块木板。

核心启示：

1. 要有整体思维，关注限制因素。成功往往取决于你能否识别并解决最薄弱的环节。

2. "补短板"是提升整体效能的有效途径。针对性地改进弱点能带来显著的全局提升。

3. 基础（底板）和协作（桶箍）至关重要。没有牢固的基础和有效的协作，优势无法发挥。

4. 需要动态、辩证地看待长短板。结合目标、环境和资源，灵活运用"补短板"和"扬长板"策略。

理解并善用木桶定律，有助于人们更系统、更有效地发现问题、优化资源、提升个人和组织的综合竞争力。其精髓在于追求一种动态的平衡与协调。

二、管理的核心特征

尽管定义多样，但管理活动普遍具有以下关键特征。

1. 目标导向性

（1）核心　所有管理活动都服务于特定目标（组织目标、部门目标、项目目标等）。无目标即无管理。

（2）体现　制定目标、分解目标、监控目标达成、评估目标效果。

2. 资源依赖性

（1）核心　管理是对有限资源（人、财、物、信息、时间、技术等）的获取、配置、利用和整合过程。

（2）体现　预算编制、人员招聘、设备采购、信息管理、时间规划、技术应用等。

3. 通过他人实现

（1）核心　管理的关键在于协调他人工作，而非管理者亲力亲为所有事务。这是区分"管理"与"操作"的核心标志。

（2）体现　授权、指导、团队建设、沟通协调、绩效评估。

4. 过程性与职能性

（1）核心　管理体现为一系列相互关联的活动或职能的循环往复。经典四职能（计划、组织、领导、控制）仍是理解管理过程的基础框架。

（2）体现　PDCA 循环（plan－do－check－act）、管理流程设计、职能分工。

5. 协调性

（1）核心　管理的本质是协调。协调个人与组织目标、协调部门间活动、协调资源分配、协调冲突等。

（2）体现　跨部门协作机制、信息共享平台、冲突解决策略、流程接口管理。

6. 动态性与权变性

（1）核心　管理没有一成不变的"最佳方式"。必须适应内外部环境变化（市场、技术、政策、人员、竞争等），因时、因地、因情境灵活调整方法（权变思想）。

（2）体现　战略调整、组织变革、灵活决策、危机管理、情境领导。

7. 科学性与艺术性

（1）科学性　管理建立在系统知识、理论、方法、工具的基础上（如数据分析、模型应用、流程优化），具有可学习和可复制的一面。

（2）艺术性　管理涉及与人打交道（激励、沟通、领导、谈判），需要直觉、经验、创造力、人际技巧和情境判断，具有高度的实践性和灵活性。

（3）统一　优秀的管理是科学方法与艺术洞察的有机结合。

头脑风暴

通过对科学性和艺术性的理解，从而为你的职业生涯规划能够提供哪些指导和帮助？

8. 效率与效能并重

（1）效率　"正确地做事"。关注投入与产出比，强调资源节约和过程优化（如降低成本、缩短时间）。

（2）效能　"做正确的事"。关注目标达成的程度和结果的价值（如市场份额、客户满意度、战略实现）。

（3）理想状态　高效能且高效率地实现目标（用最少的资源做正确的事并达成最优结果）。

9. 普遍性

（1）核心　管理原理和职能在不同类型（企业、政府、NGO）、不同规模、不同地域的组织中具有广泛的适用性。

（2）体现　无论营利非营利、大型跨国或小型创业公司，都需要计划、组织、领导、控制等基本管理活动。

总之，管理是一项融合目标设定、资源整合、人际协调、科学方法与艺术判断，并通过动态适应环境变化以追求效率与效能统一的、普遍存在的实践活动。其多重定义揭示了观察维度的多样性，而核心特征则勾勒出管理活动的本质属性和内在要求。掌握这些，是成为有效管理者的认知基础。

三、管理者及其技能

管理者是指在组织中负责指挥、协调和监督他人工作，以实现组织目标的人员。根据在组织中的层次不同，可分为高层管理者、中层管理者和基层管理者。管理者应具备以下三类技能。

（一）技术技能

1. 含义　指管理者掌握与运用某一专业领域内的知识、技术和方法的能力。

2. 重要性　对于基层管理者尤为重要，有助于直接指导和监督员工工作，解决技术难题，提高工作效率与质量。如生产车间的基层管理者需精通生产设备操作与工艺流程，以便指导工人生产。

（二）人际技能

1. 含义　指管理者处理人事关系的技能，包括与他人沟通、激励、领导和协调团队成员的能力。

2. 重要性　这对各层次管理者都至关重要。良好的人际技能可营造和谐团队氛围，提高员工满意度与忠诚度，增强团队凝聚力与协作能力。如部门经理组织团队建设活动，了解成员需求，协调内部矛盾，提升团队整体绩效。

（三）概念技能

1. 含义　指管理者观察、理解和处理各种全局性的复杂关系的抽象能力，包括对组织目标、战略的理解与制定,对复杂环境的分析判断等。

2. 重要性 对高层管理者至关重要。能使他们从宏观角度把握组织发展方向,制定战略决策,应对复杂多变的市场环境。如公司 CEO 根据市场趋势和行业竞争态势,制定公司长期发展战略和规划。

不同层次的管理者对这三种技能的需求有所不同。一般而言,基层管理者更侧重技术技能,高层管理者更强调概念技能,而人际技能对所有层次管理者都不可或缺。

四、医药企业管理相关知识

医药企业管理是管理学在高度专业化、强监管、高风险的医药产业中的特殊应用与实践。它既遵循管理学的一般原理(如计划、组织、领导、控制),又必须深度融入行业特有的法规约束、科学属性、伦理要求和社会责任。以下从其核心特征、关键领域、挑战与关键策略方面进行系统解析。

(一)医药企业管理的核心特征

医药企业区别于一般行业,其特征、内涵与影响如下。

1. 强监管性 贯穿全生命周期(研发、生产、流通、销售),受药品监管部门(FDA/NMPA/EMA 等)、医保、反商业贿赂等机构严格监管,合规是生存底线。

2. 高风险高投入 新药研发周期长(10～15 年)、成本高(超过 10 亿美元)、失败率高(约 90%),要求极强的风险管理和资本运作能力。

3. 科学与商业双驱动 需平衡前沿科学研究(如基因治疗、AI 制药)与商业化落地(市场准入、定价、医保谈判、渠道管理)。

4. 伦理敏感性 涉及患者生命健康,营销推广、临床试验、数据披露等环节面临严峻伦理考验,声誉风险极高。

5. 长周期性与紧迫性并存 研发漫长,但疫情等公共卫生事件又要求快速响应,考验供应链弹性和应急管理能力。

6. 知识密集型 高度依赖科学家、医学专家、注册专员等高知人才,管理需侧重知识整合、创新氛围与专业赋能。

7. 全球本土化协同 跨国药企需协调全球统一标准(质量、合规)与本地化策略(市场准入、医保政策、文化适配)。

(二)医药企业管理的关键职能领域

1. 研发管理

(1)核心任务 管线规划、靶点筛选、临床试验设计(Ⅰ～Ⅳ期)、CRO 合作、数据管理、注册申报。

(2)管理重点 优化研发流程(减少失败成本)、拥抱新技术(AI 辅助药物设计)、伦理合规(GCP)、知识产权保护、人才梯队建设。

2. 生产与质量管理

(1)核心任务 GMP 认证工厂运营、工艺验证、供应链管理、批次放行、偏差处理、持续工艺改进。

(2)管理重点 "质量源于设计"(QbD)、数字化智造(工业 4.0)、无菌保障、供应链韧性(尤其原料药)、药监审计应对。

3. 注册与法规事务

(1)核心任务 全球药品注册策略、申报资料提交、与药监机构沟通、法规动态跟踪、上市后变更管理。

（2）管理重点　精通各国法规差异（ICH 指南）、加速审批路径（如突破性疗法）、应对集采/医保政策变化。

4. 市场营销与销售管理

（1）核心任务　市场洞察、产品定位、合规推广（避免"带金销售"）、KOL 管理、医保谈判、多渠道营销（数字化工具）。

（2）管理重点　合规红线教育（《中华人民共和国反不正当竞争法》）、价值导向营销（循证医学证据）、DTP 药房/互联网医院等新渠道布局。

5. 医学事务

（1）核心任务　证据生成（真实世界研究）、医生学术教育、药物安全性监测（PV）、临床用药指导。

（2）管理重点　搭建科学沟通桥梁（链接研发与临床）、支持医保续约、管理药物警戒系统。

6. 供应链与物流管理

（1）核心任务　冷链运输（生物药）、库存优化、分销商管理、追溯系统（防伪）、应急储备。

（2）管理重点　GSP 合规、温控技术应用、地缘政治风险应对（如关键原料断供）。

7. 合规与风险管理

（1）核心任务　反腐败（FCPA/中国反贿赂）、数据安全（患者隐私/GDPR）、内控审计、危机预案。

（2）管理重点　建立独立权威的合规部门、全员培训、举报机制、ESG（环境、社会、治理）风险管理。

（三）医药企业管理的核心挑战

其挑战领域及具体表现如下。

1. 合规与商业平衡　如何在严苛合规框架下实现业绩增长（如销售指标压力 vs 反商业贿赂要求）。

2. 创新与成本控制　高昂的研发投入如何通过开放式创新、AI 降本、适应证拓展等方式提高回报率。

3. 人才争夺与保留　顶尖科学家、注册专家稀缺，需设计特殊激励（项目分红、科研自由度）与文化认同（使命感驱动）。

4. 带量采购冲击　国家集采大幅压缩利润，倒逼企业转型创新药、开拓零售/海外市场、精益生产。

5. 全球化协同难题　统一标准与本地适应性的矛盾（如临床试验数据跨国互认、不同市场定价策略）。

6. 技术颠覆应对　AI 制药、基因疗法、数字化营销等新技术要求组织敏捷转型，重构管理模式。

7. 患者中心化转型　从"以医生为中心"转向"以患者为中心"（DTC 模式、患者组织合作、用药可及性提升）。

（四）卓越医药企业管理的关键策略

1. 构建"铁三角"文化根基　质量文化×合规文化×创新文化。质量是生命线（零容忍偏差），合规是护城河（全员敬畏法规），创新是发动机（容忍理性失败）。

2. 领导层战略定力　拒绝短视行为（如数据造假、带金销售），坚持长期投入研发，在合规框架内寻找增长路径。

3. 数字化智能化赋能

（1）研发端　AI 靶点筛选、临床试验虚拟化。

（2）生产端　智能制造（PAT 过程分析技术）、区块链溯源。

（3）营销端　大数据患者洞察、数字化医患平台。

（4）管理端　ERP 升级、合规风险 AI 监控。

4. 敏捷组织变革　打破研发－生产－商业部门墙，建立项目制跨职能团队；采用敏捷管理应对快速变化的政策与技术环境。

5. 生态化合作网络　与高校、Biotech、CRO、互联网医疗平台共生合作，降低研发风险，加速商业化落地。

6. ESG 深度融合　将药品可及性（如非洲疟疾药低价供应）、绿色生产（减少溶剂污染）、伦理临床纳入核心战略，提升社会认同。

====== 节后小结 ======

1. **关键术语回顾**　管理就是在一定的内外部环境条件下，管理者通过计划、组织、领导、控制、创新等职能活动，动态协调对所属组织中的人力、物力、财力、信息等在内的一切可以调动的资源，从而有效地达到组织目标的有机结合的一系列活动过程。

2. **管理的核心特征**　目标导向性、资源依赖性、通过他人实现、过程性与职能性、协调性、动态性与权变性、科学性与艺术性、效率与效能并重、普遍性。

3. **医药企业管理的关键职能领域**　研发管理、生产与质量管理、注册与法规事务、市场营销与销售管理、医学事务、供应链与物流管理、合规与风险管理。

第四节　医药企业战略管理

随着全球医药市场的持续扩大和国内医药行业的快速发展，医药企业面临着前所未有的机遇与挑战。近年来，全球医药市场规模稳步增长，而中国医药行业也在政策支持与需求增长的推动下，呈现出强劲的发展势头。然而，医药行业竞争激烈，市场环境复杂多变，企业需要不断创新、优化资源配置、加强研发能力，以提升核心竞争力。

案例引导

百济神州的"全球化研发＋本土化深耕"双轨战略

百济神州成立于 2010 年，是一家全球性生物科技公司，专注于抗肿瘤药物研发与商业化。其自主研发的 BTK 抑制剂"泽布替尼"已在全球多个国家和地区获批上市，成为首个获得美国 FDA 突破性疗法认定的中国原研抗癌药。

导言：企业战略的规划与实施是企业管理的关键所在。秉承这一认知，我们将深入探讨本节的核心内容。

一、医药企业战略管理概述

战略管理在医药企业中至关重要，它能够帮助企业明确发展方向，精准把握市场趋势，合理布局产品与服务，从而在激烈的市场竞争中脱颖而出，实现可持续发展。

企业的战略管理是一个过程，它依据企业的外部环境与内部条件来制定并执行一系列战略规划，旨在达成企业的可持续发展。这一过程涵盖确立企业的愿景与目标、对宏观环境及行业状况进行深入分析、评估企业自身的资源与核心能力、规划总体战略与竞争策略，并通过高效的战略实施与监控机制，保障企业在瞬息万变的市场竞争中维持其竞争优势。

（一） 医药企业战略的概念

企业战略是指企业为实现其使命与战略目标，通过科学分析内外部环境条件，动态制定、实施、评估和调整战略方案的系统化过程。其核心在于通过全局性谋划和资源配置，确保企业在复杂竞争环境中保持长期竞争优势。

医药企业战略是在高度监管与高风险创新环境下，通过系统性资源配置与动态能力构建，实现从药物研发到患者可及的全价值链协同，最终达成医疗价值创造与可持续竞争优势的长期规划体系（表 1 - 1）。

表 1 - 1　与传统企业战略的本质差异

维度	医药企业战略	传统企业战略
核心资源	专利组合 + 临床数据资产	产能/品牌/渠道
成功标志	新药 NDA 批准 + 进入医保目录	市场份额/利润率
周期特性	10 ~ 15 年研发周期不可压缩	短中期市场响应
失败成本	单项目损失可达 20 亿美金	常规经营亏损范围

医药企业战略是戴着镣铐跳舞的艺术——在法规牢笼与死亡赛跑中，用科学确定性博弈商业不确定性，最终将分子结构转化为患者生存时间的复杂决策系统。

（二） 医药企业战略构成要素

医药企业战略构成要素是构建医药企业长期竞争优势和可持续发展能力的基石。这些要素相互关联、相互作用，共同指导着企业的决策制定、资源配置和市场定位。主要包括以下几个方面的内容。

1. 企业宗旨和目标　企业宗旨是指企业基于其社会功能与价值定位而确立的长期存在目的与发展方向的系统性陈述。从战略管理理论视角来看，企业宗旨不仅明确了组织存在的社会价值与使命，更界定了企业在社会经济发展中所应承担的角色与贡献。

企业目标作为企业战略体系的基本构成要素，是指组织在实现其使命愿景过程中所追求的长期性、可量化的绩效成果。企业宗旨为企业目标的确立提供了价值导向与战略框架，而企业目标则是企业宗旨得以实现的具体路径与绩效保障，二者共同构成了企业战略管理的基础性要素。

2. 经营范围　是指其从事药品及相关产品生产经营活动的领域。它涵盖了医药企业所处的行业，包括药品研发、生产、销售以及医疗器械、保健食品等细分领域；同时也涉及企业自身的产品种类、服务内容以及所面向的市场范围。医药企业的经营范围不仅反映了企业目前与外部环境相互作用的程度，例如与供应商、经销商、医疗机构、患者群体等的互动，还体现了企业未来计划与外部环境发生作用的要求，比如拓展国际市场、进入新兴领域或开发新的产品线等。

3. 资源配置　是指企业对其所拥有的实物资源（如生产设备、厂房等）、货币资源（资金）、人力资源（研发、生产、销售等人员）、技术专利以及商标信誉等各类资源进行合理安排和优化组合的过程，其目的是通过科学的资源配置形成特殊技能，提升企业的核心竞争力，推动创新发展，从而更好地开展生产经营活动，实现企业的战略目标。合理的资源配置能够提高资源利用效率，增强企业的盈利能力，而配置不当则可能导致资源浪费、生产效率低下等问题，影响企业的生产和发展。

4. 竞争优势　通过独特的资源配置模式和经营范围决策，在市场上形成了与竞争对手不同的竞争地位。这种优势既体现在产品和市场定位上，也源于企业对特殊资源的正确运用。在产品定位方面，医药企业通过研发创新药物、优化生产工艺，满足特定患者群体的需求，从而在市场中占据独特地位。例如，一些企业专注于罕见病药物的研发，填补市场空白。在市场定位上，企业通过精准的市场细分和差异化营销策略，锁定特定的客户群体。资源配置方面，医药企业通过合理分配资金、人才、技术等资源，形成核心竞争力。

5. 协同作用　是指企业在资源配置和业务范围决策中所实现的各类共同努力的正向效果，体现为整体效能远超各部分简单相加的总和，即"$1 + 1 > 2$"的效应。具体而言，医药企业的协同作用主要体现在以下几个方面。

（1）投资协同　医药企业通过内部各研发、生产部门联合利用先进的实验设备、共享原材料储备、共同研发新药，以及应用企业特有的技术和工具，实现了投资效益的最大化。这种协同不仅降低了研发成本，还加速了新药上市进程。

（2）生产协同　企业充分利用现有的人员和设备资源，通过经验曲线的累积优势，提高了生产效率和质量。此外，标准化的生产流程和严格的质量控制体系也进一步增强了生产协同的效果。

（3）销售协同　企业利用共同的销售渠道、销售机构和营销策略，实现了新老产品的协同推广。老产品的市场基础为新产品的引入提供了有力支持，而新产品的创新特性又为老产品打开了新的市场空间。

（4）管理协同　虽然管理协同的效果难以通过定量公式明确表达，但它在协调企业内部各部门之间的工作、优化资源配置、提升整体运营效率方面发挥着关键作用。通过高效的管理协同，医药企业能够更好地应对市场变化，实现可持续发展，在医药企业中发挥着不可忽视的作用。

（三）医药企业战略管理的层次

1. 公司层战略　是医药企业最高层次的战略，主要关注企业的整体发展方向和资源配置。它决定了企业业务的涵盖范围、扩张或收缩的策略以及不同业务之间的协同效应。

2. 业务层战略　聚焦于企业的特定业务单元或产品线，强调如何在特定市场中获得竞争优势。它涉及产品研发、市场营销、成本控制等方面的具体策略。在这个层次上，企业会分析在该细分市场中的竞争态势，采用差异化战略、成本领先战略或者集中化战略等。

3. 职能层战略　是为支持公司层和业务层战略的实施而制定的，针对企业的各个职能部门，如研发、生产、销售、人力资源、财务等。各职能部门根据企业的整体战略目标，制定相应的职能策略，以确保战略的有效执行。

头脑风暴

　　假设你是某生物制药企业的战略负责人，公司计划将研发重心从化学药转向生物创新药。请从公司层、业务层、职能层三个战略层次出发，谈谈转型可能面临的资源冲突及协同方案。

（四）企业战略管理的特征

1. 全局性与长期性　战略管理关注企业整体而非局部利益，强调各部门协同以实现整体最优。医药企业战略以企业的整体福祉为核心，全面规划企业未来的发展方向、核心目标及实施路径。

2. 长远性与前瞻性　聚焦长期目标（通常覆盖 3～5 年甚至更久），基于环境预测制定战略，而非局限于短期利益。

3. 竞争性与差异性　医药企业战略的核心目标是在激烈的市场竞争中脱颖而出。因此，战略必须具有高度的竞争性和独特性，能够清晰界定企业与同行之间的差异化优势，形成鲜明的价值主张。在制定战略时，企业需深入分析市场动态、竞争对手策略及患者需求，挖掘自身的核心竞争力，通过创新药物研发、优化治疗方案等手段，打造差异化的产品和服务，从而在市场中占据有利地位。

4. 适应性与灵活性　医药行业环境变化迅速，技术进步日新月异，患者需求日益多样化。医药企业战略必须具备高度的适应性和灵活性，能够随着市场趋势、技术革新及患者需求的变化而适时调整。这意味着企业在制定战略时，应建立敏捷的决策机制，保持对市场动态的持续关注与敏锐洞察，以便在关键时刻迅速调整战略方向，确保企业始终保持在正确的发展轨道上。

5. 综合性与系统性　涵盖战略分析、制定、实施、评估的全流程管理，整合内外部资源（如财务、技术、人力资源），并涉及多层次战略（总体战略、业务单位战略、职能战略）的联动。

6. 导向性与激励性　战略决策由高层主导，但实施需全员参与。因此，在制定战略时，企业应注重战略目标的明确性和可衡量性，为员工提供一个清晰、具体的奋斗方向，并通过有效的激励机制和文化建设，激发员工的潜能和动力。

（五）医药企业战略管理的基本过程

一个精细的、系统的医药企业管理战略管理过程涵盖以下三个核心阶段。

1. 战略洞察与分析阶段　聚焦于对医药企业所处的复杂战略环境进行深入剖析与评估，预测这些环境因素的演变趋势及其对医药企业可能产生的深远影响。此阶段包含外部宏观环境分析与内部运营条件分析两大维度。外部环境分析涵盖政策法规变动、市场需求趋势、技术进步及竞争对手动态等，这些是医药企业生存与发展的宏观框架；内部环境分析则侧重于企业研发能力、生产质量、销售渠道及财务健康状况等，构成医药企业竞争力的核心基石。战略洞察的任务在于，综合内外环境分析，清晰界定企业面临的市场机遇与潜在风险，以及自身的核心竞争力与待改进之处，为科学规划企业战略蓝图奠定坚实基础。

2. 战略评估与决策阶段　此阶段首要任务是构思并生成多样化的战略备选方案，鼓励创新思维，确保方案的多样性与全面性。随后，依据两大核心标准对战略方案进行评估：一是战略能否有效发挥医药企业的研发优势、提升生产效率、精准捕捉市场需求并有效应对监管挑战；二是战略方案是否能够得到股东、患者、医疗机构等关键利益相关者的认可与支持。在综合考量后，进行战略选择，并随之制定详尽的战略实施政策与计划，涵盖研发投入、资本配置、人才队伍建设及合规管理等关键领域。

3. 战略执行与监控调整阶段　战略决策既定，关键在于通过精准的执行与控制机制将其转化为实际成果。医药企业需制定具体的职能战略，如研发创新战略、市场营销战略等，同时优化组织架构，确保资源高效配置，特别是加强研发团队建设与市场推广能力。在战略执行过程中，实施严格的监控机制，定期评估战略实施效果与预定目标的偏差，根据市场反馈、政策调整、技术进步等新情况，灵活调整战略方向、优化战术执行，确保战略既能适应外部环境变化，又能持续激发内部潜能，最终实现医药企业的长期发展目标与社会价值的最大化。

这一过程强调了医药企业在面对高度监管、快速变化市场环境时的战略灵活性与适应性，是确保企业可持续发展的重要基石。

知识链接 --

医药企业战略管理核心要点

需在高监管、高投入、长周期的行业特性下制定。

1. 合规与监管先行

（1）贯穿全链条　从研发、临床试验（Ⅰ～Ⅲ期）、生产（GMP）、流通（GSP）到营销，均需符合各国药监法规（如 FDA、EMA、NMPA）。

（2）动态跟踪　实时应对带量采购、医保谈判、专利链接等政策变化。

2. 研发管线战略

（1）靶点选择　聚焦前沿领域（如 ADC、基因治疗）或未满足临床需求。

（2）管线组合　平衡高风险创新药与改良型/仿制药。

（3）研发模式　自研＋外部合作。

3. 知识产权与专利悬崖应对

（1）专利布局　核心化合物、剂型、适应证专利全球覆盖。

（2）生命周期管理　通过剂型改良（如缓释剂）、适应证扩展、生物类似药延缓专利到期冲击。

4. 市场准入与商业化

（1）医保谈判　制定价格策略进入国家医保目录。

（2）渠道下沉　院外市场（DTP 药房、互联网医疗）与基层市场拓展。

（3）学术营销　通过循证医学证据影响 KOL（关键意见领袖）。

5. 供应链与生产韧性

（1）全球化布局　分散原料药（API）与制剂生产基地，规避地缘风险。

（2）质量控制　数字化追溯（如区块链）保障全流程合规。

6. 风险管控

（1）研发失败　分散投资组合，早期项目引入风险投资。

（2）产品安全　建立药物警戒（PV）体系，快速响应不良反应事件。

（3）汇率波动　对冲外汇风险（尤其跨国药企）。

7. 新兴技术融合

（1）AI 驱动　加速靶点筛选、临床试验设计。

（2）真实世界研究（RWE）　补充传统临床试验数据，支持适应证拓展。

（3）核心逻辑　以合规为底线，以研发管线为引擎，通过专利＋准入＋供应链构建护城河，动态平衡风险与创新投入。最终实现从"产品导向"向"患者价值导向"的战略转型。

二、医药企业环境分析

在医药行业，企业所面临的环境复杂且多变，包括政策法规、市场动态、技术进步、社会需求以及国际竞争等多个维度。因此，对医药企业而言，进行全面的环境分析是制定战略决策和确保长期竞争优势的关键步骤，常用分析方法有 SWOT 分析法等。

（一）医药企业外部环境分析

医药企业外部环境分析是战略管理中的关键环节，对于企业制定有效的战略和决策至关重要。通过对外部环境的深入了解，企业可以识别机会和威胁，从而制定相应的战略来应对挑战并抓住机遇。外部环境分析通常是指宏观环境分析（PEST）。

宏观环境分析通过 PEST 框架（政治、经济、社会、技术）全面评估外部环境对医药企业的影响。

1. 政治环境（political）　是指企业市场营销活动的外部政治形势、国家方针政策及其变化，以有形或无形的形式出现，制约和影响企业的各种政治要素构成的环境系统。政治环境主要包括国家的权力机构、政治制度、企业经营所涉及的政策等因素。例如，药品监管政策、医疗卫生体制改革、医药行业政策、医疗器械与创新政策、公共卫生与防疫政策等。

2. 经济环境（economic）　是指影响医药企业经营活动的各种经济因素和条件的总和。包括经济政策、法律法规、社会文化、自然资源、科技发展等，这些因素相互作用，为企业的发展提供了良好的外部条件。企业可以更好地规避各种风险，降低生产成本，提高产品质量，增强市场竞争力，从而推动经济的快速增长。

3. 社会环境（social） 是指人们的价值观、思想态度和社会行为等因素共同构成了社会文化的综合体。在这个综合体中，社会风俗与习惯、个人的价值观念以及文化传统等要素，均对产品或劳务的市场需求产生深远的影响。社会因素作为市场需求的重要驱动力，其变化直接关联着消费者对产品或劳务的偏好与选择。

4. 技术环境（technological） 是指影响企业经营的技术条件和环境，包括技术水平、技术政策、新产品开发能力以及技术发展动向等。衡量技术环境的诸多指标有：整个国家的研究开发经费总额、企业所在产业的研究开发支出状况、技术开发力量集中的焦点、知识产权与专利保护、新产品开发状况、实验室技术向市场转移的最新发展趋势、信息与自动化技术发展可能带来的生产率提高前景等。

此外，还需结合法律（尤其是医药企业）、文化、宗教、人口和生态等环境进行综合分析。

头脑风暴

近年来 AI 制药技术加速突破，医药企业技术环境将出现哪些颠覆性变化？

（二）医药企业内部环境分析

其目的在于掌握企业历史和目前的状况，明确企业所具有的优势和劣势。它有助于企业制定有针对性的战略，有效地利用自身资源，发挥企业的优势；同时避免企业的劣势，或采取积极的态度改进企业劣势。主要包括企业资源分析、企业核心能力分析和企业文化分析。

1. 医药企业资源 是指医药企业所拥有或控制的有效因素的总和，包括有形资源和无形资源。医药企业资源的合理配置和利用对于企业的可持续发展具有重要意义。

（1）有形资源 指既可见又可量化的资产类别，涵盖财务资源、物质资产、人力资源以及组织资源。财务资源的评估依据包括资产负债率、资金流转效率、可支配现金总量以及信用评级等关键指标；物质资源则通过考量固定资产的当前价值、设备的先进性及其使用寿命，以及企业的整体规模来评估；至于人力资源，主要依据员工的知识结构、教育程度、技术级别、专业资质以及参与培训的情况来评判；而组织资源的评估则侧重于企业的组织架构、规划、控制及协调机制的有效性。这些评估有助于确定有形资源在战略上的价值及其为企业带来的竞争优势。

（2）无形资源 指深深植根于企业历史发展历程之中，经过长期积累形成，且不易被明确辨识与量化的资产。它们主要涵盖企业的商誉和技术资源两大方面。商誉的评估依赖于品牌知名度、美誉度、企业形象、顾客满意度以及合作方的信赖程度等因素；而技术资源则通过专利数量、科研成果的商业化比率、研发团队的占比以及企业的创新活力等标准来衡量。鉴于无形资源具有难以被竞争对手模仿、替代或购买等独特性质，它们在企业构建核心竞争力和获取市场竞争优势的过程中，正扮演着愈发关键的角色。

除了企业内部的资源外，还可以结合顾客、供应商、中介、竞争者和社会公众等内部环境进行综合分析。

2. 医药企业核心能力分析 核心能力是企业依据自己独特的资源（如财力资源、技术资源等），培育创造不同于其他企业的关键的竞争能力与优势。这种竞争能力与优势是本企业独创的，也是企业最根本、最关键的经营能力。对医药企业而言，核心能力是其持续竞争优势的来源，是在激烈竞争中生存与发展的根本。主要包括以下几个方面。

（1）研究与开发能力 医药企业的研究与开发能力是其核心能力的关键组成部分。这包括新药研发、现有药物的改进、生产工艺的优化等方面。强大的研究与开发能力有助于企业不断推出新产品，满足市场需求。

（2）持续创新能力　在医药行业，创新是保持长久竞争优势的动力源泉。这包括技术创新（如新药研发、新治疗方法的探索）、管理创新（如供应链管理、营销策略的优化）等多个方面。

（3）科技成果转化能力　将科研成果转化为实际产品并推向市场的能力也是医药企业核心能力的重要组成部分。这要求企业具备高效的研发与生产体系、敏锐的市场洞察力以及强大的市场推广能力。

（4）组织协调能力　医药企业的组织协调能力体现在内部各部门之间的协同合作以及与外部合作伙伴（如研究机构、医疗机构、供应商等）的紧密配合上。良好的组织协调能力有助于企业高效整合资源，提高运营效率。

（5）应变能力　面对快速变化的市场环境和不断涌现的新技术、新产品，医药企业需要具备快速适应和应对的能力。这包括及时调整产品策略、优化生产流程、加强市场营销等多个方面。

三、医药企业战略管理分析方法

战略分析是指企业为制定有效的战略决策而对内外部环境进行系统性评估的过程，该过程涉及收集和整理关于组织内外环境的相关信息，具体包括组织诊断与环境分析两大环节。主要目标是帮助企业发现并把握潜在的机会，规避威胁，明确未来发展路径，并优化资源配置，从而为战略规划奠定坚实基础。

（一）SWOT 分析法

SWOT 分析是一种综合考虑企业内部条件和外部环境的各种因素，进行系统评价，从而选择最佳经营战略的方法，其中的 S 是指企业的优势（strengths），W 是指企业的劣势（weaknesses），O 是指企业外部环境的机会（opportunities），T 是指企业外部环境的威胁（threats）。

1. SWOT 分析阶段　可以分为以下 6 个清晰而系统的阶段。

（1）明确目标与范围　①确定分析对象：首先明确要对哪个组织、项目或个人进行 SWOT 分析。②设定分析目标：明确分析的目的，是为了制定战略计划、改进现状，还是探索新的市场机会等。③界定分析范围：决定分析的深度和广度，包括要考虑的内部和外部因素的范围。

（2）收集信息　①内部环境分析：通过内部资源审查、员工访谈、财务报告等方式，收集关于企业资源、能力、优势、劣势的信息。②外部环境分析：利用行业报告、市场研究、政策分析等手段，获取关于市场趋势、竞争对手、机会与威胁的外部信息。

（3）进行 SWOT 分析　①优势分析：列出分析对象目前所拥有的所有优势，例如技术领先、品牌影响力大、团队经验丰富等。对优势进行分类，如资源型优势、技术型优势、市场型优势等。②劣势分析：列出分析对象目前存在的所有劣势，例如资金不足、管理混乱、产品竞争力弱。对劣势进行分类，如资源类劣势、管理类劣势、市场类劣势等。③机会分析：列出分析对象所处环境中存在的所有机会，例如市场需求增长、政策支持、新兴技术带来的新市场等。对机会进行分类，如市场类机会、政策类机会、技术类机会等。④威胁分析：列出分析对象所面临的外部威胁，例如竞争对手的挑战、政策法规变化、行业衰退等。对威胁进行分类，如市场类威胁、政策类威胁、技术类威胁等。

（4）制定 SWOT 矩阵并解读　构建 SWOT 矩阵：将识别出的优势、劣势、机会、威胁分别填入 SWOT 矩阵的四个象限中，分析组合策略，优势 - 机会（SO）策略、优势 - 威胁（ST）策略、劣势 - 机会（WO）策略、劣势 - 威胁（WT）策略。

（5）制定行动计划　①明确战略方向：根据 SWOT 分析的结果，确定总体的战略方向，是进攻、转型、防御还是撤退。②制定具体行动方案：对于 SO 组合，制定具体的行动计划，明确如何利用优势抓住机会；对于 WO 组合，制定具体的行动计划，明确如何克服劣势抓住机会；对于 ST 组合，制定具体的行动计划，明确如何利用优势应对威胁；对于 WT 组合，制定具体的行动计划，明确如何在劣势情况下应对威胁。③分配资源：根据行动计划，合理分配资源，确保各项行动能够有效实施。④设定时间表：为每个行动计划设定明确的时间表，确保按时完成。

（6）评估与调整　①定期评估：在实施行动计划的过程中，定期对 SWOT 分析的结果和行动计划的执行情况进行评估。②调整策略：根据评估结果，及时调整战略和行动计划，以应对环境变化或实施过程中出现的问题。

2. 基于 SWOT 分析的战略选择　在利用 SWOT 分析法确定企业战略时，一般采用十字图结构，如图 1-1 所示。具体方法是建立一个十字象限，X 轴表示内部优势与劣势，Y 轴表示外部机会与威胁，然后将各类要素逐项打分，按其重要程度加权并求其代数和，再将所得结果在 SWOT 分析图上具体定位，根据其所在的象限，确定企业的战略选择。根据所在象限不同，企业战略可以分为以下几种。

（1）增长型战略（SO）　即依靠内部优势去抓住外部机会的战略。如一个资源雄厚的企业（具有内部优势）发现某一国际市场尚未饱和（存在外部机会），那么就应该采取 SO 战略去开拓这一市场。其核心逻辑是通过主动进攻而非被动防御，实现企业资源的优化配置与长期可持续发展。

（2）扭转型战略（WO）　即通过整合外部市场机遇来弥补企业内部资源或能力的短板。例如，当某一业务领域需求激增（外部机会），而企业因技术或资源储备不足难以独立应对（内部劣势）时，可采取以下策

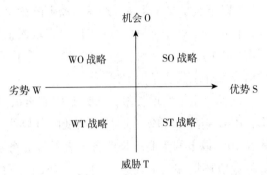

图 1-1　SWOT 分析战略选择的十字结构图

略：快速购置先进设备、引进关键技术团队、并购具备相关能力的企业，或通过战略合作获取外部管理经验，从而弥补自身缺陷并抢占市场先机。

（3）多元化战略（ST）　即利用企业的内部优势去避免或减轻外部威胁的打击。例如，某企业虽具备完善的销售网络（内部优势），但受限于行业监管政策而无法扩展产品线（外部威胁），此时可采取横向多元化战略。

（4）防御型战略（WT）　即企业通过系统性弥补内部资源短板以抵御外部环境威胁的防御型策略。例如一个资金不充裕（内在劣势），而市场对其产品的认知度又不高（外在威胁）的企业就应该采取防御型战略，稳步强化企业管理，提高产品质量，稳定供应渠道，或者以联盟、合并的方式谋求长期的生存和发展；缩减非核心业务，增强财务稳健性。

💡 **案例分析** --

案例：绿叶制药，一家专注于中枢神经系统和肿瘤领域药物研发、生产和销售的国际化制药公司，近年来在国内市场取得了一定成绩，但面对国际市场的拓展，企业面临诸多挑战。

问题：绿叶制药应如何利用自身优势，克服劣势，抓住机遇，规避威胁，实现国际化战略？请进行 SWOT 分析，并识别绿叶制药在国际化战略中的内外部因素，思考如何制定合适的战略管理策略，以充分利用优势、克服劣势、抓住机遇、规避威胁，实现企业的国际化发展。

（二）波士顿矩阵分析法

波士顿矩阵（boston consulting group matrix，BCG matrix）是由美国波士顿咨询公司（BCG）于 20 世纪 70 年代提出的战略规划工具，其核心功能是通过系统化评估企业现有产品组合的资源配置效率，

为战略决策者提供业务结构调整的量化依据。

波士顿矩阵通过两个关键指标——市场增长率和相对市场份额，将企业的产品或业务单位划分为四个象限（明星、金牛、问题、瘦狗），每个象限代表不同的市场表现和战略需求。企业管理者用波士顿矩阵来分析企业战略经营单位（strategic business unit，SBU），针对分析结果提出相应的投资决策。将企业的每一个经营单位标注在二维的矩阵图上，如图1-2所示，通过矩阵图来评价经营单位的潜在收益情况。

在图1-2中，矩阵的横轴表示企业在产业中所占的相对市场份额，是企业某项业务的市场份额与这个市场中最大的竞争对手的市场份额之比。它反映了该SBU在其业务市场中的竞争力。BCG矩阵以1为分界点，1以下表示该企业在该产品市场上的竞争力相对较弱，在市场上处于从属地位；1以上表示该企业在该产品市场上的竞争力相对较强，在市场上处于领先地位，数值越大表示其竞争力越强。

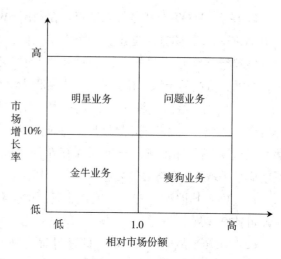

图1-2 波士顿矩阵图

纵轴表示市场增长率，指该SBU的年度市场增长率，BCG矩阵以10%为增长率高低的分界线，年增长率在10%以上的为高增长业务，表示该业务有一个较好的竞争环境和发展前景；相反，10%以下的为低增长业务，说明该业务所处的市场竞争环境比较恶劣，发展前景较不好。

根据企业各个SBU的市场增长率和相对市场份额，BCG矩阵将企业经营业务定位为以下四种类型：高增长高市场份额的明星业务；高增长低市场份额的问题业务；低增长高市场份额的金牛业务；低增长低市场份额的瘦狗业务。

1."明星"业务 特点是市场增长迅速且占据领先地位，通常是企业的标志性产品。企业应加大对这类业务的投资力度，以增强其市场占有率，从而获取更高的收益。

2."问题"业务 市场增长速度快，但市场份额较小，需要大量资金支持其发展，具有显著的资本消耗性。这类业务多为新业务或具有投机性质，存在一定风险。对于有望成长为明星业务的问题业务，企业应采取增长型战略；反之，则应采取收缩型战略。

3."金牛"业务 指的是市场已趋于饱和（或处于成熟期）且占据主导地位的产品，它们为企业带来大量现金流。对于这类业务，企业无需再投入大量资金，而应专注于延长其盈利周期，依靠稳固的市场份额为企业赚取丰厚利润。

4."瘦狗"业务 双低象限（低增长率/低份额）业务，即市场份额持续下滑，市场增长潜力极小。维持这类业务不仅占用企业的资金和资源，还可能阻碍其他业务的发展。因此，企业可以考虑撤退或淘汰这类业务。

波士顿矩阵的主要应用包括以下内容。

（1）资源分配 帮助企业合理分配有限资源，将资金和精力集中在最有潜力的产品或业务上。

（2）产品组合优化 通过动态监测产品在矩阵中的位置变化，企业可以及时调整产品结构，保持竞争力。

（3）战略决策支持 为企业的长期战略规划提供依据，帮助企业识别哪些业务需要扩张、维持或放弃。

（三） 波特的 "五力" 模型

波特的五力模型（Porter's five forces）是美国迈克尔·波特（Michael Porter）在1979年提出的，用于分析行业竞争强度和盈利潜力的框架。该模型认为，一个行业的竞争格局受到五种力量的影响：供应商的讨价还价能力、购买者的讨价还价能力、潜在进入者的威胁、替代品的威胁和行业内现有竞争者，如图1-3所示。五种竞争力合力的相互作用影响着该行业的竞争程度和利润水平。

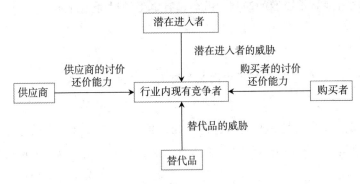

图1-3　波特"五力"模型

1. 供应商的讨价还价能力　在企业运营中，供应商扮演着至关重要的角色，它们通常提供企业所需的原材料或设备等。供应商利用其在市场中的地位，有能力与企业进行议价，这可能表现为提高供应产品或服务的价格，或是降低其质量，进而影响到下游产业的利润空间。供应商讨价还价能力的大小取决于以下几个因素。

（1）供应商的集中度　当供应商市场高度集中，即少数几家供应商占据主导地位时，它们往往能在产品价格、质量及供应条件上对企业施加较大影响，使得企业在谈判中处于相对弱势地位。

（2）供应商产品的可替代程度　若市场上存在多种可替代供应商的产品，企业将拥有更多选择，这有助于削弱供应商的议价能力，因为企业可以轻松转向其他供应商。

（3）供应商产品的标准化程度　若供应商提供的产品高度标准化，企业在更换供应商时可能面临较高的转换成本，如重新培训员工、调整生产线等。这种情况下，供应商的议价能力会相应增强，因为它们知道企业在转换供应商时会遇到障碍。

（4）供应商产品对企业的重要性　当供应商的产品对企业的产品质量、性能或生产效率具有重要影响时，企业在谈判中可能会更加被动。这是因为企业难以找到替代产品，或替代产品的成本过高。

（5）供应商前向一体化的可能性　如果供应商有能力通过收购或兼并下游企业来实施前向一体化战略，从而控制分销系统，那么它们的议价能力将显著增强。这是因为供应商将能够更直接地了解市场需求，并在必要时调整供应策略以最大化自身利润。

2. 购买者的讨价还价能力　购买者主要通过压价与要求提供较高的产品或服务质量的能力，来影响行业中现有企业的盈利能力。购买者讨价还价能力的大小，取决于以下几个因素。

（1）购买者的集中度或购买量　购买量越大的购买者具有更强的讨价还价能力，因为他们可以通过批量购买来获得价格优惠，或者通过谈判争取更有利的交易条件。

（2）购买者所购买产品的标准化程度　如果购买者所需的产品或服务具有较高的标准化程度，市场上存在多个供应商可以提供类似的产品，那么购买者的讨价还价能力通常较强。他们可以在不同供应商之间进行比较，选择性价比更高的产品。

（3）购买者市场信息掌握程度　购买者对市场价格、成本结构以及竞争对手情况的了解程度也会影响他们的讨价还价能力。掌握更多信息的购买者能够更准确地评估供应商的报价是否合理，从而在谈判中占据有利地位。

（4）购买者的转换成本　如果购买者从一个供应商转向另一个供应商所需的成本较低，那么他们的讨价还价能力会增强。低转换成本意味着购买者更容易在供应商之间进行选择，从而增加他们在谈判中的议价筹码。

（5）购买者后向一体化能力　购买者有能力自行生产所需的产品或服务，或者能够轻易地找到替代供应商，那么他们在与现有供应商的谈判中就会具有更强的讨价还价能力。

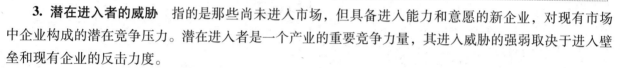

头脑风暴

某大型医药分销商如何增强在与药品供应商谈判中的讨价还价能力？

3. 潜在进入者的威胁　指的是那些尚未进入市场，但具备进入能力和意愿的新企业，对现有市场中企业构成的潜在竞争压力。潜在进入者是一个产业的重要竞争力量，其进入威胁的强弱取决于进入壁垒和现有企业的反击力度。

（1）进入壁垒　行业进入壁垒主要包括：产品差异化、资金需求、转换成本、销售渠道、成本优势和政府政策7个方面。进入壁垒越高、潜在进入者的威胁就会越小，行业相对竞争较弱。

（2）规模经济　如果行业内已有企业通过大规模生产降低了成本，新进入者难以与之竞争。

（3）现有企业的反击力度　行业内现有企业的反击力度越大，新进入者进入该行业的可能性越小，威胁就越小。

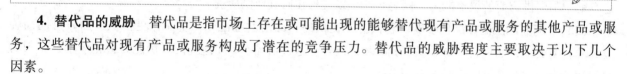

头脑风暴

药品生产企业进入壁垒程度如何？体现在哪些方面？

4. 替代品的威胁　替代品是指市场上存在或可能出现的能够替代现有产品或服务的其他产品或服务，这些替代品对现有产品或服务构成了潜在的竞争压力。替代品的威胁程度主要取决于以下几个因素。

（1）替代品的性能和价格　当替代品生产企业拥有成本优势并实施低价策略，同时其产品或服务在价格上更具竞争力且性能更优，为消费者提供了更高的性价比时，替代品的威胁便显得尤为显著。

（2）消费者的转换成本　若消费者选择替代品的转换成本较小，则消费者放弃原有产品而购买使用替代品的可能性较大，这样，替代品构成的威胁就较大。

（3）顾客的转换欲望　如果顾客对原有行业产品或服务的购买兴趣减弱，那么他们对替代品的购买和使用意愿就会相应增强，这时，替代品所带来的威胁也会随之加剧。

（4）市场准入与退出壁垒　如果替代品的生产者能够更容易地进入市场，而现有产品的生产者退出市场的壁垒较高，那么替代品的威胁可能会更加显著。

头脑风暴

如何评估和应对替代品对现有产品或服务的威胁？

5. 行业内现有竞争者　在同一行业内，那些直接相互竞争的企业构成了行业内现有的竞争态势。通常情况下，行业内企业竞争的激烈程度受多种因素的深刻影响，这些因素包括但不限于以下几个方面。

（1）竞争者的数量和规模　企业数量众多且规模相近的行业中，竞争尤为激烈。各企业均致力于通过竞争手段提升自身市场地位，这一集体行动加剧了行业内的竞争态势。

（2）产业增长速度　当产业增长放缓时，企业为寻求发展，往往会将焦点转向争夺现有市场份额，从而进一步激化现有企业之间的竞争。相反，在产业快速增长的背景下，企业能够伴随产业同步发展，充分利用自身资源和资金，此时竞争程度相对有所缓和。

（3）产品差异化程度　产品和服务差异化程度较小的情况下，企业间的竞争往往聚焦于价格层面，导致行业内竞争尤为激烈。而当产品和服务具有显著的差异化时，消费者会根据自身偏好进行选择，形成消费忠诚度，从而减轻了企业间的直接竞争压力。

（4）固定成本或库存成本　高固定成本或高库存成本促使企业为达到盈亏平衡或追求更高利润，充分利用生产能力以抢占市场份额。当生产能力未得到充分利用时，企业倾向于降价促销，以避免生产设备闲置，这一行为进一步加剧了行业内的竞争。在库存成本高或产品不易保存的行业中，企业急于销售产品，同样会加剧竞争。

（5）消费者转换成本　若消费者购买产品或服务的转换成本较低时，消费者就可能转买另一企业的产品或服务，则竞争比较剧烈。相反，若消费者购买产品或服务的转换成本较高时，消费者转换产品或服务的概率则降低，不同企业产品各具特色，而各自拥有不同的消费者人群，则竞争比较缓和。

（6）生产能力　若产业技术特点和规模经济要求促使行业内不断新增生产能力，这将打破供求平衡，导致产能过剩，进而加剧现有竞争者之间的竞争。

（7）退出障碍　是指企业在退出某一行业时所遇到的困难。高退出障碍导致行业中过剩生产能力难以消化，从而加剧了竞争。退出障碍主要体现在固定资产高度专业化、清算价值低或转换成本高、退出固定费用高昂、战略协同关系影响以及政府和社会限制等方面。这些因素共同构成了企业退出行业的重重阻碍，进一步加剧了行业内的竞争态势。

知识链接

安索夫矩阵

这也是一个战略规划工具，通过产品（现有/新）和市场（现有/新）两个维度，将企业增长策略划分为四种基本类型。

1. 市场渗透（现有产品 + 现有市场）在现有市场卖更多现有产品（如增加促销）。
2. 市场开发（现有产品 + 新市场）将现有产品卖给新客户群体或新地区。
3. 产品开发（新产品 + 现有市场）向现有市场推出新产品或改进产品。
4. 多元化（新产品 + 新市场）进入全新的业务领域（风险最高）。

核心价值：帮助企业系统性地识别和评估增长机会，并理解其伴随的风险。

四、医药企业战略实施路径

医药企业战略实施需在高监管、长周期、高不确定性环境下构建可落地的路径，核心框架如下。

（一）顶层设计

注意对战略解码与目标对齐。

1. 战略地图绘制　将战略目标分解为研发、生产、准入、商业化四大价值链环节。

示例：创新药战略 →靶点选择→临床开发→专利布局→医保谈判→渠道建设。

2. 目标量化　应用平衡计分卡（BSC）将战略转化为财务、客户、流程、成长四维度KPI。

关键动作：设定里程碑节点（如 NDA 获批倒计时、医保目录调整窗口期）。

平衡计分卡需紧密结合行业特性，将战略目标转化为四大维度的可量化指标，核心设计要点如下。

（1）财务维度

核心目标：长期价值与短期盈利平衡。

关键指标：研发投入回报率（ROI）；专利到期产品收入替代率（应对专利悬崖）；毛利率（受带量采购/医保谈判影响）；新兴市场收入增长率。

（2）客户维度

核心目标：构建以患者为中心的医疗价值。

关键指标：市场准入覆盖率（进入医保目录/医院数量）；患者用药依从率（反映疗效与支付能力）；KOL（关键意见领袖）支持度；DTP 药房/互联网渠道渗透率。

（3）内部流程维度

核心目标：保障合规性并提升研发效率。

关键指标：研发管线里程碑达成率（如临床 I→Ⅲ期通过率）；药品不良反应（ADR）报告响应时效；GMP/GSP 合规审计缺陷项数量；供应链中断恢复时间（如原料药短缺应对）。

（4）学习与成长维度

核心目标：驱动创新与人才储备。

关键指标：核心研发人员保留率；AI/真实世界证据（RWE）技术应用项目占比；员工合规培训完成率（反贿赂/GCP 规范）；外部创新合作数量（License – in/学术机构合作）。

（5）医药行业 BSC 设计特殊性

风险前置：在财务维度增设研发失败风险准备金率。

政策联动：客户维度监测医保谈判价格降幅承受阈值。

技术融合：学习成长维度跟踪数字化临床试验占比。

因果链条：A〔学习成长〕→B〔内部流程优化〕→C〔患者价值提升〕→D〔财务可持续增长〕。

执行关键：将合规要求（如 GCP、药物警戒）嵌入所有维度指标，并通过动态权重调整（如专利到期前强化客户维度权重）实现战略敏捷性。最终形成"从实验室到患者"的全链路战略地图。

（二）核心实施路径

1. 研发管线驱动路径

A〔基础研究〕→B〔候选化合物筛选〕→C〔临床前研究〕→D〔Go/No – Go 决策点〕→通过 E〔临床试验 I～Ⅲ期〕→F〔注册申报〕→G〔上市后Ⅳ期研究〕。

关键控制点：每个阶段设置科学委员会评审（评估疗效/安全性/商业潜力）；引入风险分担模式（如与 CRO 对赌研发周期）。

2. 市场准入攻坚路径

四步递进式准入：H〔医保目录准入〕→I〔医院药事会进院〕→J〔医生处方指南纳入〕→K〔患者支付方案设计〕。

医保谈判：预判医保支付价阈值，准备药物经济学模型。

创新支付：分期付款、疗效保险、慈善赠药。

3. 供应链韧性建设路径　根据三级缓冲机制，划分风险层级和应对策略。

（1）原料断供　建立 2 家以上 API 供应商 + 战略储备库存。

（2）生产中断　多地布局生产基地（如中国/印度/东欧）。

（3）物流阻滞　搭建区域配送中心 + 冷链应急方案。

（三）保障体系

根据铁三角支撑，划分维度和实施要点。

1. 组织保障　设立战略管理办公室（SMO），打破研发/市场/生产部门墙。

2. 资源保障　动态资金池配置：研发投入≥营收 15％，风险准备金覆盖临床Ⅲ期失败损失。

3. 数字化保障　搭建 AI 中台：临床数据挖掘、供应链智能调度、合规风险实时预警。

（四）动态调适机制

1. 政策雷达系统　监控三大信号源：药监新政（如 ICH 指南更新）、医保支付方式改革、地缘贸易政策。

2. 弹性预算管理　设置战略预算浮动区间（±20％），按季度评估管线进展重新分配资源。

3. 压力测试场景　模拟极端风险：主要产品专利到期、临床试验叫停、原料药价格暴涨 200％。

（五）医药行业特殊要点

1. 合规嵌入　在每个实施环节设置合规检查点（如 GCP 前置审核营销方案）。

2. 证据链贯通　从临床数据→真实世界证据→药物经济学模型全程证据生成。

3. 生态协同　通过 License–in/out、MAH 制度（上市许可持有人）整合行业资源。

4. 实施口诀　"三快三慢"节奏控制。快：政策响应快、研发决策快、供应链切换快；慢：临床证据积累慢、医生观念改变慢、患者信任建立慢。

最终通过 PDCA 循环（计划–执行–检查–改进）实现战略闭环，核心在于平衡创新冒险与风险防控的矛盾。

（六）医药企业战略的选择

企业战略选择是企业基于内外部环境分析，从备选方案中筛选最优方案以达成长期目标的过程。其本质是资源与机会的动态匹配，需兼顾竞争定位与创新突破。医药企业的战略管理类型多样，每种类型都有其特定的应用场景和优势。企业应根据自身的实际情况和市场环境，灵活运用这些战略类型，以实现公司的长期发展和盈利。

1. 基于企业使命和愿景的战略选择　企业的使命和愿景是企业战略制定的出发点和落脚点。医药企业的使命通常是以满足人们的健康需求为己任，致力于提高人类生活品质；愿景则是企业对未来发展的宏伟蓝图和目标。企业战略必须与使命和愿景相一致，以确保企业的所有活动和资源配置都围绕着核心目标展开。例如，某医药企业的愿景是成为全球领先的创新药研发生产企业，基于此愿景，企业制定了以创新药物研发为核心的战略，不断加大在科研领域的投入，吸引顶尖科研人才，与国际知名科研机构开展合作研发项目，力求在创新药领域取得突破性成果，实现企业的愿景目标。

2. 基于环境分析的战略选择　根据医药企业环境分析的结果，企业可以选择不同的战略类型以适应内外部环境的变化（具体内容见 SWOT 分析）。

3. 基于核心竞争力的战略选择　企业应围绕自身的核心竞争力制定战略，以充分发挥自身优势，实现差异化竞争。

（1）研发创新驱动发展战略　企业的核心竞争力在于强大的研发能力和持续的技术创新能力，则企业可以采取研发创新驱动发展战略。不断投入资源进行新产品研发、新技术探索和工艺改进，推出具有独特疗效和竞争优势的药品和医疗器械产品，满足市场对高品质、创新性医药产品的需求，从而引领行业发展，占据高端市场份额。

（2）市场营销导向战略　当企业的核心竞争力体现在市场营销能力方面，如品牌建设、客户关系管理、市场推广和销售渠道拓展等，企业可以采取市场营销导向战略。通过深入的市场调研，精准把握市场需求和消费者偏好，制定有针对性的营销策略，加强品牌宣传和推广，优化销售渠道布局，提高产品的市场覆盖率和客户忠诚度。

（3）成本领先战略　若企业能够在生产、采购、运营等环节实现成本的有效控制，具备成本领先的优势，则可以采取成本领先战略。通过优化生产流程、降低原材料采购成本、提高生产效率等方式，降低产品成本，以价格优势占领市场份额，从而在规模经济效应的作用下进一步降低成本，增强企业的盈利能力和市场竞争力。

（4）差异化战略　企业基于自身的独特资源和能力，如专有技术、特殊生产工艺、优质的客户服务、独特的品牌形象等，为产品赋予与众不同的特性，满足特定客户群体的个性化需求，从而实现差异化竞争。这种战略可以使企业避免与竞争对手在价格上的直接竞争，提高产品的附加值和客户忠诚度。

头脑风暴

　　某中药老字号企业拥有百年品牌（优势）但产品剂型陈旧（劣势）。请讨论如何实现差异化破局？

4. 基于利益相关者的战略选择　医药企业的战略制定还需要充分考虑利益相关者的需求和期望，以实现企业的可持续发展。

（1）以患者为中心的战略　患者是医药企业的最终用户，其健康需求和治疗效果是企业一切活动的核心。企业应致力于研发、生产和提供安全、有效、质量可控的医药产品和服务，以满足患者的需求。同时，企业还应加强与医疗机构、医生的合作，提高药物的可及性和正确使用率。例如，企业可以通过建立患者援助计划，为经济困难的患者提供药品捐赠或价格优惠，体现企业对患者的人文关怀和社会责任，提高患者对企业的信任度和认可度，从而增强企业的社会形象和市场竞争力。

（2）以客户为导向的战略　客户的满意度和忠诚度直接关系到企业的市场份额和盈利能力。对于医药企业来说，客户包括医疗机构、药店、经销商等。企业应与客户建立长期稳定的合作关系，提供优质的产品和服务，满足客户的业务需求。例如，企业可以为医疗机构提供定制化的药品供应解决方案，加强与医院的信息沟通和协作，及时响应医院的采购需求和临床用药反馈，帮助医院提高药品管理水平和临床治疗效果。同时，企业还可以通过优化产品包装、配送服务等方式，提高产品的便利性和客户体验，增强客户对企业的依赖度和忠诚度。

（3）以股东价值最大化为目标的战略　股东的投资回报是企业生存和发展的基础。企业应通过合理的战略规划和运营管理，提高企业的盈利能力和股东价值。例如，企业可以通过优化产品结构，增加高附加值产品的比重，提高企业的毛利率和净利润率；同时，加强成本控制和资产管理，提高企业的运营效率和资本回报率，实现股东价值的最大化。此外，企业还应注重与股东的沟通和信息披露，增强股东对企业的信心和信任，吸引更多的投资支持企业的战略发展。

（4）以员工发展为本的战略　员工是企业最宝贵的财富，企业发展离不开员工的努力和贡献。企业应重视员工的个人发展和职业成长，提供良好的工作环境、培训机会和晋升渠道，激励员工为企业的发展积极工作。例如，企业可以制定完善的人力资源管理政策，建立公平合理的绩效考核和薪酬激励机制，鼓励员工不断提升自身素质和业务能力；同时，加强企业文化建设，营造积极向上的工作氛围，增强员工的归属感和凝聚力，使员工与企业共同成长、共同发展。

（5）以社会和环境责任为重点的战略　医药企业作为社会经济活动的重要参与者，担负着重要的社会责任和环境责任。企业应将社会责任和环境责任纳入企业战略体系，积极推动可持续发展。例如，企业在生产经营过程中应严格遵守环保法规，减少废水、废气、废渣的排放，加强资源循环利用，实现绿色发展；同时，企业还应积极参与社会公益活动，如支持医疗卫生事业、扶贫济困、环保宣传等，为社会的和谐发展作出贡献。通过履行社会责任和环境责任，企业不仅可以提升自身的社会形象和品牌价值，还可以赢得社会各界的支持和认可，为企业的长期发展创造良好的外部环境。

知识链接

企业战略体系中包含了竞争战略理论，其中尤为显著的是"红海战略"与"蓝海战略"。"红海战略"与"蓝海战略"这两个术语，最初由欧洲工商管理学院的 W. 钱·金教授与勒妮·莫博涅教授在其合作的《蓝海战略》一书中提出。红海战略聚焦于在现有的市场环境中展开竞争，通常通过价格战或促销降价来吸引顾客，这种策略侧重于提升效率，但往往伴随着销售成本的增加或利润的缩减。相比之下，蓝海战略旨在开拓未被占据的市场领域，超越传统的竞争框架，通过创造新的市场需求和市场空间，借助价值创新来开辟新的发展空间。

红海战略象征着企业在面对需求增长缓慢乃至衰退的传统市场中，所采取的激烈竞争态势，它关注的是与竞争对手的正面交锋，往往伴随着残酷的竞争；而蓝海战略则代表着企业跳出传统市场框架，探索并开辟新市场与新竞争力的战略导向，它聚焦于潜在市场，以创新为驱动力展开竞争。从红海战略向蓝海战略的转变，意味着企业的视角从在既定市场结构下的定位选择，转变为积极寻求改变市场结构的策略。

市场被形象地划分为两大领域：红海与蓝海。红海代表着当前已存在的所有产业，即人们熟悉且已知的市场范畴；而蓝海则预示着那些尚未形成的产业领域，代表着未知且充满潜力的市场空间。

节后小结

1. 关键术语回顾　医药企业战略是在高度监管与高风险创新环境下，通过系统性资源配置与动态能力构建，实现从药物研发到患者可及的全价值链协同，最终达成医疗价值创造与可持续竞争优势的长期规划体系。

2. 医药企业战略构成要素有企业宗旨和目标、经营范围、资源配置、竞争优势和协同作用；企业战略管理的特征有全局性与长期性、长远性与前瞻性竞争性与差异性、适应性与灵活性、综合性与系统性、导向性与激励性。

3. 战略管理过程　包括战略洞察与分析阶段、战略评估与决策阶段、战略执行与监控调整阶段。

4. SWOT 分析的分析步骤　优势分析、劣势分析、机会分析和威胁分析。基于该方法的战略选择包括增长型战略、扭转型战略、多元化战略和防御型战略。

5. 根据 BCG 矩阵法将企业经营业务分类　明星业务、问题业务、金牛业务和瘦狗业务。

6. 波特"五力"模型的五种基本竞争力量　供应商的讨价还价能力、购买者的讨价还价能力、潜在进入者的威胁、替代品的威胁和行业内现有竞争者。五种竞争力合力的相互作用影响着该行业的竞争程度和利润水平。

第五节　管理学理论的简史

"管理的精髓是思想"，理论不仅是实践的理性总结和升华，也是进行企业管理实践不可缺少的指导思想和思维方式，所以不能片面强调管理的实践性而忽视管理理论的价值。

一、孕育产生阶段

（一）时代背景

18～19世纪，西方资本主义国家的产业革命，促进了资本主义制度的确立，也引起了资本主义国家生产力水平和生产方式的重大变革。在这一时期，大机器工业逐渐代替了手工业，工厂这一新的生产组织形式逐渐代替了以家庭为单位的手工作坊，在这种情况下，过去那种小生产的管理方式和管理方法已经过时，新的、适用于社会化大生产和资本主义生产方式的管理制度、管理思想必然孕育产生。

（二）代表性人物及思想

在这个时期有许多杰出的代表人物，他们所提出的管理思想对后期西方管理理论的发展都有重大影响。

1. 重商主义的代表人物詹姆斯·斯图亚特　他不但以政治经济学教程的形式，系统地阐述了重商主义的观点，而且提出了劳动分工的概念，还提出了工作方法研究和刺激工资制的实质。

2. 古典政治经济学的奠基人亚当·斯密　在他的代表作《国富论》所提出的每个人的一切活动都受"利己心"的支配，每个人追求个人利益会促进整个社会共同利益形成的"经济人"的观点，不但是资本主义早期经济自由主义思想的基本出发点，也是后期古典管理理念的基本出发点。

3. 空想社会主义者罗伯特·欧文　他在工厂进行了人事管理方面的试验，是人事管理的先驱者。他认为"人是环境的产物"，并非常重视人的因素在工业中所起的重要作用。

尽管在西方管理理论的孕育产生阶段，提出了许多有价值的管理思想，但在这一时期管理尚未形成专门的科学，在实际中还基本上是一种手工作坊式的经验管理。因此，也可以把这一阶段称为"经验管理阶段"。

二、经典理论阶段

（一）时代背景

19世纪末至20世纪中叶，资本主义进入垄断阶段。同时科学技术得到了空前发展，社会生产力水平也达到了一定的高度。但是当时一个突出的矛盾就是管理落后于技术，致使许多生产潜力得不到充分地发挥。这种情况首先引起了企业中一些具有科技知识和管理经验的管理人员和技术人员的注意，他们围绕如何提高企业劳动生产率的问题进行了大量的试验和研究，提出了一系列科学的管理制度和管理方法，完成了从经验管理向科学管理的转变，为古典管理理论的产生和发展奠定了基础。

（二）代表性人物及思想

1. 以泰罗为代表的科学管理理论　针对当时管理落后、劳动生产率低的问题，泰罗提出了一整套的科学管理方法和管理制度，"泰罗制"主要包括定额管理制、差别计件工资制、工人培训制、职能工长制以及操作标准化、工具标准化等。1911年写成并出版了《科学管理原理》一书。这部著作的出版是资本主义管理理论或管理科学正式产生的标志，因此在西方管理理论发展史上具有划时代的意义，泰罗也由此被誉为"科学管理之父"。

2. 以法约尔为代表的行政管理理论　亨利·法约尔是与泰罗同时代的另一位杰出的管理理论家，被称为"现代经营管理之父"。其最主要的代表作是1916年出版的《工业管理和一般管理》一书。在这部著作中，他首次区分了经营和管理的概念；系统地提出并阐述了管理的计划、组织、指挥、协调、控制等五种职能；强调了进行管理教育和建立管理理论的必要性，明确提出"一个大型企业高级人员最必需的能力是管理能力"。而"管理能力也应该像技术能力一样，首先在学校里，然后在车间里得到"。

其次，还提出了管理的十四条原则，从而从一般管理原理的角度对管理理论进行了系统的研究。

法约尔的14条管理原则

1. 劳动分工原则；2. 权力与责任原则；3. 纪律原则；4. 统一指挥原则；5. 统一领导原则；6. 个人利益服从整体利益原则；7. 人员的报酬原则；8. 集中原则；9. 等级制度原则；10. 秩序原则；11. 公平原则；12. 人员稳定原则；13. 首创精神原则；14. 人员的团结原则。

3. 以韦伯为代表的科层制理论 其代表作是《社会组织和经济组织理论》。他是最早提出比较完整的行政组织体系的人，被称为"组织理论之父"。他不是从企业管理的角度而是从行政管理的角度对管理理论进行了一系列的研究。韦伯所提出的行政组织理论开辟了资本主义管理理论研究的新领域，为后来的行政管理研究奠定了理论基础。

三、行为科学阶段

（一）时代背景

1930—1960年，随着资本主义经济危机的加剧和工人思想觉悟的提高，以"经济人"假设为依据的科学管理理论和由此而制定的基本上是"胡萝卜加大棒"的管理制度，已表现出很大的局限性。面对当时劳资双方矛盾日益加剧，工人组织起来与资本家的斗争愈演愈烈的情况，以新的人的假设理论为依据的行为科学理论便应运而生。

（二）代表性人物及思想

1. 梅奥的人际关系理论 这是梅奥通过著名的"霍桑实验"所提出的理论。其要点是：①人是社会人，因此不能单纯从技术物质条件着眼，还必须从心理方面来鼓励工人提高劳动生产率。②企业中不但存在着"正式组织"，而且还存在着"非正式组织"。因此，在企业管理中，不但要发挥"正式组织"的作用，而且要注意发挥"非正式组织"的作用。③新的领导能力在于提高职工的满足度。职工的满足度在很大程度上是由职工的社会地位决定的，相对金钱和物质刺激来说，它在提高企业劳动生产率中起到第一位的作用。梅奥等人的这些观点，为后来的行为科学理论的形成和发展奠定了理论基础。

2. 马斯洛、麦格雷戈等人的个体行为理论 最有代表性的就是由马斯洛等人提出的人类需求层次理论和麦格雷戈等人提出的关于人性的XY理论。这两种理论总的说就是研究如何通过不断满足人的需要，调动人的积极性来提高劳动生产率的问题。

3. 卢因等人的团体行为理论 主要是研究如何协调由两个人以上所组成的团体的行为，不断增强团体合力的理论。它主要包括团体动力理论、信息交流理论和有关团体成员之间相互关系的理论。其中最有代表性的是美国行为科学家卢因提出的团体力学理论。这一理论对团体要素、团体"力场"、团体目标、团体结构、团体领导方式、团体规模等问题进行了深入研究，提出了许多颇有价值的观点。

4. 布莱克和穆顿等人的组织行为理论 在组织行为理论的研究中，西方学者重点对领导行为进行了研究，提出了关于领导者的品质、领导方式等方面的理论，探讨了领导者如何处理好对人的关心和对生产的关心的关系问题，其中以美国行为科学家布莱克和穆顿所撰写的《管理方格》一书最为著名。

此外，行为科学还包括为满足人们不同层次需要的各种激励理论。其中主要有阿特金森的成就需要激励理论、赫茨伯格的激励因素-保健因素理论、麦克利兰的成就需要理论、亚当斯的公平理论、凯利的归因理论、斯金纳等人的强化理论等。

激励因素－保健因素理论

简称双因素理论。保健因素（外在因素）即工作环境、工作关系的因素，包括公司的政策与行政管理、管理和监督、与上级主管之间的关系、与同级之间的关系、与下级之间的关系、薪金所得、工作的安全、工作环境或条件、个人的生活、职务地位；激励因素（内在因素）即属于工作本身、工作内容的因素，包括工作上的成就感、工作本身具有的挑战性、个人发展的可能性、职务上的责任感、得到提升、工作得到认可。

这两个因素都会影响人的行为动机，但其作用不同、效果也不一样。如果保健因素处理不当，满足不了人们对这些因素的需要，就会严重挫伤人们的积极性，使大家产生不满情绪以致消极怠工。如果这类因素处理得当，使人们对这类因素的需要得到满足，就能消除人们的不满，但不能使职工变得非常满意，仍不能调动人们的积极性，这如同保健只能防病而不能治病一样。如果激励因素处理得当，会使人产生满足感，有助于充分、有效、持久地调动人们的积极性，有很大的激励作用；如果激励因素处理不当，那么人们就不会产生满足感。

四、现代系统视角

（一）时代背景

1960—1980 年，西方管理理论发展到现代阶段。之所以称为"现代"，不仅有时间的涵义，还因为有以下特征：①在这一时期的管理理论研究中，充分运用了现代自然科学和社会科学的研究成果，如系统论、控制论、信息论等，使管理思想、管理观念进一步现代化；②电子计算机、现代通信设备等高科技成果被广泛运用于管理中，使管理方法、管理手段进一步现代化；③管理理论向综合和"软化"发展，使管理决策和管理组织进一步现代化。

（二）代表性管理学派

西方管理理论发展到现代阶段，形成了许多学派。管理学家哈罗德·孔茨在他的论文《再论管理理论丛林》中指出，现在"管理理论丛林不但依然存在，而且已显得更加茂密而难于通过了"。其管理理论学派可分为以下 11 个：①以孔茨等人为代表的管理过程学派；②以麦格雷戈等人为代表的人性行为学派；③以巴纳德等人为代表的社会系统学派；④以马克兰特等人为代表的管理科学学派，即数量管理学派；⑤以西蒙等人为代表的决策理论学派；⑥以卡斯特等人为代表的系统管理学派；⑦以德鲁克等人为代表的经验主义学派；⑧以明茨伯格等人为代表的经理角色学派；⑨以特里斯特等人为代表的社会 - 技术系统学派；⑩以布里奇曼等人为代表的经营管理学派；⑪以卢丹斯等人为代表的权变理论学派。

五、当代前沿发展

（一）20 世纪 80 年代管理理论的新发展

20 世纪 80 年代以来，西方管理理论有许多新的发展。这些新发展主要表现在以下几个方面。

1. 比较管理理论的兴盛 通过比较管理学的研究，在企业管理理念方面有了许多新的认识，主要有以下几个方面。

（1）普遍认识到一国文化传统对于管理方式、管理方法的形成和运用具有很大影响，从而在寻求管理的普遍规律以及管理方式方法的移植问题上向前迈进了一步。

（2）更加认识到管理中"软因素"的重要性。所谓软因素，简单地说就是强调管理中的人的因素，特别是强调人的精神因素和主观能动因素。

（3）通过比较研究认识到小企业的优越性。按照过去规模经济的观点，大规模批量生产具有成本低、效率高的特点，因此认为企业规模还是大一些好。近些年，由于科学技术的发展和人们的需求日新月异，企业间在产品质量、品种、更新换代方面的竞争日趋激烈，通过对大小企业优缺点的比较研究，又有一种认为"小更好"的倾向。这主要是由于企业小，层次少、决策快、效率高，具有船小好调头、应变能力强的特点。

2. 企业文化热 在管理理论的研究中，关于企业文化的论著很多，其主要论述包括以下几个方面的内容。

（1）关于企业文化的内涵外延及构成要素的论述 认为企业文化主要是由企业的最高目标或宗旨、共同价值观、作风和传统习惯、行为规范和规章制度等构成。它是一种以价值观为核心对全体职工进行企业意识教育的微观文化体系。

（2）关于企业文化形成与发展的论述 认为企业文化不是少数企业家主观想象出来的，而是随着企业的建立和发展，通过全体职工的集体实践而形成的。影响企业文化形成的因素主要有企业任务、外部环境、民族习惯、历史传统等。

（3）关于企业文化建设重要性的论述 企业文化的研究者和提倡者普遍认为，企业文化是现代企业的生存和发展、成功和失败的关键。这在一定程度上反映了当代企业管理的客观要求和发展趋势。

3. 非理性主义倾向开始抬头 这种倾向认为过去的管理理论，包括以泰罗为代表的科学管理理论，过分拘泥于以理性主义为基石的"科学管理"，只热衷于规章制度、数学模型和普遍原则等的研究，实际上是一种"见物不见人，甚至是与人为敌的管理"。因此他们认为过去的管理模式已不适应时代的要求，必须进行一场"管理革命"，使管理"回到基点"，即以人为核心，做好那些人人皆知的工作，从而"发掘出一种新的以活生生的人为重点的带有感情色彩的管理模式"。

4. 传统管理理论的发展方兴未艾 比较管理学与"企业文化热"的兴起，使一些人产生了批判传统管理理论，提倡非理性主义的倾向。当有人否定传统管理理论，鼓吹"回到基点"的同时，也有人提出"回到泰罗制"的口号。例如，德鲁克就指出："泰罗的最大影响可能在今后"。他认为，今后不论在发展中国家或是发达国家，科学管理理论可能会产生重大影响。就发展中国家来说，由于管理方式比较落后，同泰罗创建科学管理理论的情况有类似之处，所以"泰罗制"的某些部分有助于提高管理效率。就发达国家来说，把科学管理理论应用于脑力劳动的研究，也能大大提高劳动生产率。

实际上，在比较管理理论和"企业文化热"掀起的同时，传统管理理论的发展同样是方兴未艾，而且二者之间出现了相互影响、相互交融的迹象。比如在战略管理、组织行为、数量管理理论方面都取得了了新的发展。

（二）20 世纪 90 年代后管理理论的新发展

进入 20 世纪 90 年代后，信息产业、高科技产业在经济发展中占有越来越重要的地位，经济一体化、全球化的趋势越来越明显，"知识经济初见端倪"。在这种情况下，西方管理理论主要围绕知识经济的管理提出了一些新的观点。其中比较有代表性的看法如下。

1. 未来最成功的企业将会是"学习型组织" 彼得·圣吉在《第五项修炼》一书中提出的观点认为："在过去，低廉的天然资源是一个国家经济发展的关键。传统的管理系统也是被设计用来开发这些资源的。然而，这样的时代正离我们而去，发挥人们的创造力现在已成为管理努力的重心"。为此提出："未来唯一持久的优势是有能力比你的竞争对手学习得更快，未来真正出色的企业，将是能够设法使各阶层人员全心投入，并有能力不断学习的学习型组织"。该书提出在"学习型组织"中要进行"五项修炼"，即自我超越、改善心智模式、建立共同愿景、团体学习、系统思考。

2. 通过建立虚拟企业、动态团队协作和知识联网来共同创造财富 查尔斯·M·萨维奇在《第五代管理》一书中明确提出了此观点。书中指出："在过去的一千年中，我们通过利用土地、劳动力和资本养育了自己，创造了财富"。但"生态运动已经警示我们：这些资源比想象的要有限得多。我们的废弃物不仅破坏了景观，而且微粒垃圾和化学毒素已经引发了癌症和其他健康问题"。因此，"土地、劳动力和资本已不足以继续创建美好的未来。除此之外，我们需要新的资源"。

所谓虚拟企业，就是不仅把公司成员，而且把供应商、公司顾客以及顾客的顾客看成一个共同体，倾听他们的渴望，充分调动内外各种资源。建立虚拟企业，要更多地依靠人员的知识和才干，而不是他们的职能。

3. 下一波经济增长将来自知识型企业 达尔·尼夫在《知识经济》一书中对知识经济及知识经济的管理进行了比较全面的阐述。书中首先解释知识型企业将生产"知识型"或"智能型"产品。所谓智能型产品，主要表现在它们能够过滤和表达信息，让使用者更有效地做出反应。"它们是互动的、越使用它们越具有智能，可按顾客要求制作"。作者认为：以向顾客提供信息为基础的企业将胜于那些没有这么做的企业，知道如何把信息转变成知识的企业将会是最成功的企业。

综上所述，管理理论在发展过程中，发生了三次重大的理论变革，目前正面临第四次大的变革。西方资本主义国家所发生的第一次管理理论的变革，就是泰罗的科学管理理论，它标志着管理科学的正式产生，也标志着资本主义国家由经验管理转向了科学管理。第二次管理理论的变革，就是行为科学的产生，在人的假设理论方面发生了重大变化，古典管理理论认为人是"经济人"，从而提出了一套以"胡萝卜加大棒"为特点的管理理论；行为科学认为人是"社会人"，从而建立了一套全新的、以满足人们的各种社会需要为基本出发点的管理理论。第三次管理理论的变革，就是现代管理理论的产生，通过这次革命，使管理理论和管理实践吸收了现代自然科学和社会科学的研究成果，运用了现代科学技术的手段，从而完成了由传统管理向现代管理的转变。

节后小结

1. 古典管理理论阶段的代表性人物及思想有泰罗为代表的科学管理理论、法约尔为代表的管理理论、韦伯为代表的组织理论等。

2. 行为科学理论阶段的代表性人物及思想有梅奥的人际关系理论、马斯洛等人的个体行为理论、卢因等人的团体行为理论、布莱克和穆顿等人的组织行为理论以及为满足人们不同层次需要的各种激励理论。

目标检测

参考答案

一、选择题

（一）单项选择题

1. 被称为"现代管理学之父"的是（   ）。

    A. 亨利·法约尔   B. 彼得·德鲁克   C. 泰罗

    D. 亚当·斯密   E. 汤姆逊

2. 亚当·斯密的代表作是（   ）。

    A.《科学管理原理》   B.《工业管理和一般管理》   C.《管理方格》

    D.《国富论》   E.《企业管理》

3. 第一次提出计划、组织、指挥、协调、控制管理五大职能的管理学家是（   ）。

    A. 亨利·法约尔   B. 亚当·斯密   C. 泰罗

    D. 韦伯   E. 切斯特

4. （　）业务是市场处于饱和期（或成长期）的产品，它们在市场上占主导地位，给企业带来大量的现金流。

  A. 明星业务　　　　　　　　B. 问题业务　　　　　　　　C. 金牛业务

  D. 瘦狗业务　　　　　　　　E. 低估业务

5. 波特"五力"模型中，不属于影响供应商议价能力因素的是（　）。

  A. 供应商的集中度　　　　　B. 替代品的威胁　　　　　　C. 供应商产品的标准化程度

  D. 供应商前向一体化的可能性　　E. 供应商产品对企业的重要性

6. 医药企业最高层次的战略是（　）。

  A. 业务层战略　　　　　　　B. 职能层战略　　　　　　　C. 公司层战略

  D. 市场战略　　　　　　　　E. 员工战略

7. 医药企业核心能力不包括（　）。

  A. 研发能力　　　　　　　　B. 组织协调能力　　　　　　C. 财务杠杆能力

  D. 科技成果转化能力　　　　E. 员工战略

8. SWOT分析中，"利用优势应对威胁"的战略组合是（　）。

  A. SO　　　　　　　　　　　B. WO　　　　　　　　　　　C. ST

  D. WT　　　　　　　　　　　E. WS

9. 医药企业战略管理的根本目的是（　）。

  A. 加强内部管理　　　　　　B. 提高企业的环境适应能力　　C. 拓展市场空间

  D. 保证计划落实　　　　　　E. 企业上市

10. SWOT分析法中，属于企业内部因素的是（　）。

  A. 政策法规变动　　　　　　B. 竞争对手动态　　　　　　C. 企业研发能力

  D. 技术进步　　　　　　　　E. 环境变化

11. 波特"五力"模型中，决定新竞争者进入威胁的主要因素是（　）。

  A. 供应商议价能力　　　　　B. 购买者议价能力　　　　　C. 进入壁垒

  D. 替代品威胁　　　　　　　E. 政策改变

12. 医药企业实施差异化战略的关键是（　）。

  A. 降低成本　　　　　　　　B. 扩大生产规模　　　　　　C. 围绕核心竞争力

  D. 提高广告投入　　　　　　E. 竞争者

13. 药品生产企业的进入壁垒主要体现在（　）。

  A. 低研发投入　　　　　　　B. GMP认证要求　　　　　　C. 宽松的监管政策

  D. 低转换成本　　　　　　　E. 国家政策

14. 医药分销商增强与供应商议价能力的措施是（　）。

  A. 减少采购量　　　　　　　B. 建立战略联盟　　　　　　C. 降低产品质量

  D. 依赖单一供应商　　　　　E. 技术研发

15. 医药企业区别于普通制造企业的根本标志是（　）。

  A. 营利性与组织性　　　　　B. 资源配置与协同作用　　　C. 强监管性与高风险性

  D. 战略目标的多元化　　　　E. 核心技术

（二）多项选择题

1. 企业应具有的特征包括（　）

  A. 经济性　　　　　　　　　B. 营利性　　　　　　　　　C. 组织性

  D. 社会性　　　　　　　　　E. 独立性

2. 管理的基本职能包括（　　）

    A. 计划   B. 沟通   C. 组织

    D. 领导   E. 控制

3. "泰罗制"主要包括（　　）

    A. 定额管理制   B. 差别计件工资制   C. 工人培训制

    D. 职能工长制   E. 操作标准化、工具标准化

4. 企业战略的构成要素包括（　　）。

    A. 企业宗旨和目标   B. 经营范围   C. 竞争优势

    D. 资源配置   E. 协同作用

5. 企业战略管理的特征包括（　　）。

    A. 全局性   B. 竞争性   C. 长期性

    D. 永久稳定性   E. 系统性

6. 医药企业内部环境分析的维度包括（　　）。

    A. 企业资源分析   B. 企业核心能力分析   C. 企业文化分析

    D. 市场增长率分析   E. 政策法规分析

7. 波特五力模型中，替代品的威胁程度取决于（　　）。

    A. 替代品的性能和价格   B. 消费者的转换成本

    C. 供应商的集中度   D. 顾客的转换欲望

    E. 市场准入与退出壁垒

8. 企业战略管理的特征包括（　　）。

    A. 全局性与整体最优性   B. 长远性与前瞻性

    C. 动态性与适应性   D. 永久稳定性

    E. 综合性与系统性

9. 医药企业的协同作用主要体现在（　　）。

    A. 投资协同   B. 生产协同   C. 销售协同

    D. 管理协同   E. 研发协同

10. 医药企业文化的核心功能包括（　　）。

    A. 保障药品质量与患者安全   B. 驱动科学创新与技术突破

    C. 坚守伦理合规底线   D. 强化社会责任与公众信任

    E. 随意用药性

二、简答题

1. 简述企业的含义与特征。

2. 简述行为科学理论阶段的主要代表性人物及思想。

3. 简述 SWOT 分析法的分析步骤。

4. 简述医药企业战略管理的特征。

三、实例分析

案例：某医药企业专注于肿瘤药物研发，其核心产品在细分市场占据技术领先地位，但面临国际巨头的低价竞争和政策法规收紧的双重压力。企业计划通过战略调整巩固市场地位。

问题：请运用波特"五力"模型，分析该企业面临的竞争压力，并提出应对策略。

第二章 医药企业管理职能

PPT

彼得·德鲁克的经典著作《管理：使命、责任、实践》（该书首次出版于1973年，是德鲁克管理思想的集大成之作，系统阐述了管理的本质、任务及社会责任）讲道："企业管理通过自身组织发挥作用，从而为社会做贡献，它有三个职责。第一，使企业的运作效率大大提高。第二，通过工作充分发挥劳动者的价值。第三，在处理自身带给社会影响的同时，为解决社会问题做出自己的贡献。"书中将企业管理定义为"通过组织实现社会贡献"的实践。

德鲁克的三职责论超越了时代局限，至今仍是企业战略的基石：它既为管理者的角色提供了清晰定位（资源整合者、员工赋能者、社会共建者），也为企业在复杂环境中锚定了可持续发展的坐标。正如德鲁克所言："器官不能脱离身体而存活"，企业唯有同步实现三重使命，方能真正成为社会的生命力。

学习目标

1. 掌握关键术语［如职能（管理学的核心概念）、计划、组织、领导、控制］；计划类型；目标管理；组织结构、组织变革；激励、决策、纠偏的内涵。

2. 熟悉计划职能的核心作用及制定程序；医药组织设计六原则；医药领导五大权力维度；控制四类型核心差异；医药企业计划的分类维度及典型内容；六类组织结构适用场景；决策七步流程核心任务；控制七步骤实施路径。

3. 了解医药行业目标管理的优势与改进策略；激励常见误区（如销售唯KPI导向）；领导者与管理者区别；数据完整性ALCOA＋原则。

4. 灵活运用基于SMART原则设计药品研发/上市关键目标，并制定风险应对预案；能针对企业痛点（如跨部门低效）设计矩阵型架构优化方案；能针对新药研发终止场景设计决策风险评估矩阵；能针对生产偏差设计根因分析及CAPA方案。

情境导入

老街药坊的焕新记

清晨六点，老周蹲在药坊后仓，盯着堆积如山的黄芪发愁。这家中式药坊传承三代，靠着祖传药方在老街口经营了六十年。可自从连锁药店入驻隔壁，三个月来营业额跌了三成。儿子小周大学毕业后接手管理，此刻正和采购员争执："你说库存系统不准？上个月报缺货的川贝现在全积压了！"玻璃门外，顾客王婶举着手机嚷嚷："扫码购药怎么扫三次都不出价格？"

转机出现在社区医院的订单。老周亲自带人通宵分拣药材，却在送货当天发现漏配了五帖药包。"不能再这么蛮干了！"小周把发黄的纸质台账摔在桌上。他拉着父亲参加医药供应链培训，回来后做了三件事：用电子系统重建药材编码体系，给抓药师傅设计绩效清单，在收银台挂上"问题反馈二维码"。三个月后，当小周用手机调出实时库存帮李大爷查三七粉时，老周望着自动生成的周报曲线，终于露出笑意："老祖宗的手艺，也得配上新算盘啊。"

导言：药坊的困境与破局，折射出企业管理中永恒的主题：当传统经验遭遇现代挑战时，唯有将零散的行动纳入科学的职能框架，才能实现有序经营。无论是百年药坊还是跨国药企，计划锚定方向、组织凝聚资源、领导激活个体、控制规避风险的管理逻辑，始终是跨越经验主义与专业化治理鸿沟的桥梁。

管理职能是指管理者在组织中为实现目标而进行的一系列基本活动和职责。这些职能相互关联、循环往复，共同构成了管理过程的核心。管理职能的经典内涵，通常包括四大职能：计划定方向、组织搭框架、领导驱动力、控制保结果。从现代视角而言，还有决策（贯穿所有职能，是管理的本质）、创新（在快速变化的环境中，推动变革成为关键职能）、沟通（作为基础工具，连接各职能的运作）等职能。

第一节　计划及目标

在管理学理论体系中，计划职能被普遍视为首要且基础性的管理职能。根据法约尔提出的经典管理职能框架，计划作为管理过程的逻辑起点，构成了组织、领导、控制等其他管理职能赖以实施的基础。管理学界普遍认同，无论是战略层还是执行层的管理者，制定系统的计划是其履行管理职责的核心环节。

一、计划职能概述

（一）计划的含义

计划作为管理职能的首要环节，承载着将目标转化为具体操作方案并执行的使命。根据斯蒂芬·P·罗宾斯教授在《管理学》（第11版）中的权威界定："计划指的是定义组织目标，确定战略以实现这些目标，以及制定方案以整合和协调工作活动。"所以计划职能的两个重要方面：一是做什么，即设定目标；二是怎么做，即制定计划方案。

（二）计划的作用

1. 计划为组织成员提供指导　当计划系统性地界定组织目标并明确个体职责时，组织成员能够基于共同认知，协调行动方向、建立协作关系，进而高效完成目标所需要的必要工作。若缺乏计划指引，各部门与个体可能会基于不同的目的工作，从而阻碍组织有效地实现目标。

2. 计划可以降低组织运营中的不确定性　计划通过促使管理者展望未来、预测变化、考虑变化带来的影响，以及制定妥善的应对措施，降低不确定性。虽然计划无法消除不确定性，但是管理者可以通过计划来做出有效应对。

3. 计划可以优化资源配置、提升运营效率　根据计划来协调各部门的工作目标和资源配置时，各种低效率的行为或活动会变得非常明显，从而得以纠正或消除。

4. 计划确定了控制所采用的目标或标准　当管理者制定计划时，他们会制定目标和方案。因此，进行控制时，他们会考察这些方案是否已经执行目标是否已经实现。如果没有计划，控制无法进行，即没有既定目标来衡量工作努力的程度。计划是控制的标准，是控制的基础。

二、计划的类型

医药企业的计划体系是一个多维度、分层级的动态管理系统，需兼顾长周期研发特性、增强政策约束性及市场竞争复杂性。根据战略层级、时间跨度和核心功能，计划体系可分为以下类型，形成有机协同的整体框架。

（一）按战略层级划分

1. 公司级战略计划

（1）定位　最高层级计划，定义企业整体发展方向与价值主张。

（2）核心内容　①长期（5~10年）愿景、使命与战略目标（如成为特定治疗领域领导者）；②业务组合战略（创新药/仿制药/生物类似药/医疗器械等比例与协同）；③核心能力建设规划（研发平台、生产基地、商业化网络）；④重大投资与并购策略；⑤股东回报与资本结构目标。

（3）输出　战略路线图、关键战略主题、公司级 KPI 体系。

2. 业务单元/产品线战略规划

（1）定位　承接公司战略，聚焦特定业务领域（如肿瘤事业部、慢性病事业部）或产品组合。

（2）核心内容　①细分市场竞争策略（目标市场选择、差异化定位）；②产品线生命周期管理策略（引入、成长、成熟、衰退期规划）；③研发管线具体布局（靶点选择、适应证拓展、生命周期延长）；④市场准入与医保谈判核心策略；⑤资源（预算、人力）在业务单元内的分配原则。

（3）输出　业务单元战略地图、管线优先级排序、业务单元 KPI。

3. 职能战略计划

（1）定位　支撑公司及业务战略的关键职能深化规划。

（2）核心类型　①研发战略计划：技术平台建设、研发模式（自研/合作/许可引进）、临床开发策略、注册路径规划。②生产与供应链战略计划：产能布局（全球/区域）、精益制造体系、供应链韧性建设、成本控制目标。③商业化战略计划：品牌规划、渠道策略（院内/院外/零售/DTP）、数字化营销、销售队伍优化。④财务战略计划：资本配置模型、现金流管理、税务筹划、风险对冲策略。⑤人才与组织战略计划：核心人才梯队、组织架构优化、文化塑造。

（二）按时间跨度划分

1. 长期计划（3～10 年）

（1）焦点　战略性与前瞻性，关注重大趋势（技术、政策、疾病谱）。

（2）核心内容　研发管线远期布局（早期项目）、核心技术平台投入、重大产能扩建、潜在并购标的扫描、可持续发展目标。

（3）更新频率　年度审视与滚动更新。

2. 中期计划（1～3 年）

（1）焦点　战略落地关键期，资源分配核心依据。

（2）核心内容　①研发管线中期目标（关键临床里程碑、NDA/BLA 申报计划）；②产品上市规划与市场渗透目标；③产能爬坡与供应链优化项目；④财务预算框架（收入、利润、现金流预测）；⑤集采品种应对策略深化。

（3）更新频率　半年度或年度滚动更新。

3. 短期计划/年度运营计划（1 年）

（1）焦点　战术执行与资源精细化配置。

（2）核心内容　①详细年度财务预算（收入、成本、费用、资本支出）；②研发项目年度执行计划（试验入组目标、数据读出时间）；③生产排产计划与供应链采购计划；④销售指标分解（区域、产品、客户）、市场活动日历；⑤人力资源招聘与培训计划。

（3）关键特征　与预算深度绑定，具有法律效力，是绩效考核基准。

4. 滚动预测（通常 12～18 个月）

（1）焦点　动态管理工具，弥补年度计划刚性不足。

（2）核心内容　基于最新经营数据（销售达成、研发进展、成本波动）及外部环境变化（政策、竞品），对未来关键财务与运营指标进行周期性（季度/月度）更新预测。

（3）价值　提供早期预警，支持快速决策调整（如资源重配、费用控制）。

（三）按核心功能划分

1. 研发管线计划

（1）核心　企业创新生命线管理。

（2）子计划　①靶点发现与候选药物筛选计划：基于疾病生物学与未满足需求。②临床开发计划（CDP）：分阶段（I～IV期）的试验设计、中心筛选、入组时间表、预算。③注册申报计划：全球/区域注册策略、资料提交时间表、与监管机构沟通计划。④生命周期管理计划（LCM）：新适应证开发、剂型改良、专利延展策略。⑤外部创新计划：License - in/out、合作研发项目管理。

2. 商业化计划

（1）核心　实现产品价值转化。

（2）子计划　①品牌营销计划：品牌定位、核心信息、多渠道推广策略（数字化、学术会议）。②市场准入计划：医保谈判策略、医院进院计划、价格体系管理。③销售运营计划（S&OP）：销售预测、渠道库存管理、资源分配。④患者服务计划：依从性项目、患者教育、支持计划。⑤集采专项应对计划：投标策略、成本模型、未中标市场转移方案。

3. 生产与供应链计划

（1）核心　保障产品可及性与成本竞争力。

（2）子计划　①主生产计划（MPS）：基于销售预测的成品生产排程。②物料需求计划（MRP）：原材料、包材采购与库存控制。③产能扩展/优化计划：设施投资、工艺改进、技术转移。④供应链风险缓解计划：供应商多元化、安全库存策略、物流应急预案（尤其冷链药品）。

4. 财务与资源计划

（1）核心　确保战略执行的财务可行性。

（2）子计划　①全面预算计划：收入、成本、费用、资本支出的详细预测与控制。②投资计划：研发、生产设施、IT系统等重大投资项目评估与排序。③现金流预测与管理计划：确保研发投入与运营资金平衡。④人力资源配置计划：关键岗位编制、薪酬结构、绩效目标联动。

5. 风险管理与应急预案

（1）核心　嵌入所有计划的关键保障层。

（2）重点领域　①研发风险预案：临床失败、注册延迟的备选方案（如适应证调整、合作方切换）。②政策风险预案：集采未中标/弃标、医保降价、法规变更的应对措施。③供应链中断预案：关键物料短缺、生产停摆的应急方案。④产品安全与质量危机预案：不良事件处理、召回流程。

三、制定计划的程序和原则

医药企业制定计划是一个严谨且多阶段的过程，需要综合考虑科学、法规、市场、运营和财务等多方面因素。

（一）制定计划的程序

1. 战略审视与目标设定

（1）环境扫描　深入分析内外部环境。①外部：宏观经济、医疗政策（医保、集采、审批改革）、监管趋势、竞争对手动态（管线、策略、市场份额）、技术发展（如AI、基因治疗）、患者需求演变、支付方压力、社会人口变化等。②内部：评估公司优势、劣势、资源（研发、生产、销售、资金）、现有产品组合表现、管线进展、核心能力、企业文化等。

（2）SWOT分析　基于环境扫描，明确公司的优势、劣势、机会与威胁。

（3）明确愿景与使命　重申或调整公司的长期方向和核心目的。

（4）设定战略目标 制定具体的、可衡量的、可实现的、相关的、有时限的长期目标（通常是 3～5 年），例如，在特定治疗领域成为领导者、实现××%的收入增长率、成功上市×个新产品、进入特定区域市场等。

2. 研究与分析

（1）市场分析与预测 目标疾病领域流行病学数据（发病率、患病率）。市场规模、增长潜力、细分市场分析。现有及未来竞争格局（产品、价格、渠道、推广）。患者旅程、未满足的临床需求、医生诊疗习惯、支付方（医保、商保、患者自付）意愿与准入障碍。市场动态预测模型。

（2）产品管线评估 评估在研项目（临床前、临床各阶段）的科学可行性、临床价值、注册路径、潜在市场规模、竞争差异化、开发风险与成本、上市时间表。评估已上市产品的生命周期管理策略（新适应证、新剂型、新市场拓展、应对仿制药/生物类似药竞争）。

（3）资源能力评估 详细评估现有研发能力、生产工艺、质量控制、供应链、销售队伍、市场准入团队、医学事务团队、财务资源、IT 系统等是否足以支撑战略目标的实现。

3. 方案制定与选择

（1）制定备选战略方案 基于目标分析，提出实现目标的不同路径。例如，聚焦特定治疗领域 vs 多元化发展，内部研发 vs 外部引进（License - in/并购）vs 合作开发，全球同步开发 vs 区域先行，高端定价策略 vs 高可及性策略，自建销售队伍 vs 代理合作，投资新产能 vs 外包生产。

（2）评估与选择方案 运用财务模型（NPV、IRR、ROI、收入/利润预测）评估各方案的财务可行性；评估风险（研发失败、注册延迟、市场接受度低、竞争加剧、政策变化、生产问题、安全事件）；评估资源匹配度、执行难度和时间要求；进行情景分析和敏感性测试；管理层基于综合评估（财务、风险、战略契合度、可行性）选择最优方案组合。

4. 详细计划制定

（1）研发计划 项目优先级、里程碑、预算、资源分配（人员、设备）、外包策略、注册策略（全球及区域）。

（2）临床开发计划 试验设计、入组目标、研究中心选择、CRO 管理、预算与时间表。

（3）生产与供应链计划 产能规划（新建/扩建/外包）、工艺优化/验证、供应链安全与韧性（关键物料）、成本控制、质量保证（GMP 合规）、库存管理。

（4）市场与销售计划 ①产品上市计划：目标患者群体定位、核心信息、定价与报销策略、准入策略、渠道策略、推广策略（数字营销、学术会议）、销售队伍结构与激励。②品牌计划：市场活动、医学教育、患者支持项目、KOL 管理。

（5）市场准入与政府事务计划 医保谈判策略、价格维护、证据生成（RWE）、与监管和支付方沟通。

（6）医学事务计划 医学沟通策略、研究者发起研究支持、药物安全性监测（PV）。

（7）财务计划 详细的收入预测、成本预算（研发、生产、销售、管理）、现金流预测、融资需求、投资计划、盈利能力分析。

（8）人力资源计划 人才招聘、培训、发展、组织架构调整需求。

（9）信息技术计划 支持研发、生产、销售、合规等所需的信息系统建设与升级。

（10）风险管理计划 识别关键风险，制定预防和应对措施，明确责任人。

5. 预算编制 基于各职能的详细计划，编制整合的、详细的年度财务预算。分配资源（资金、人力）到具体的项目和活动。确保预算与战略目标和行动计划保持一致，并具有财务可持续性。

6. 审批与沟通　将完整的战略计划和预算提交给公司高层管理层（如执行委员会）和董事会进行审阅、讨论和最终批准。获得批准后，向全公司（或相关层级）清晰地沟通战略方向、关键目标、优先事项以及各部门的角色和责任，确保组织协同。

7. 实施与执行　各部门根据批准的计划和预算，具体执行各项任务和项目。建立有效的项目管理机制，确保资源到位、任务按时完成。日常运营管理。

8. 监控、评估与调整

（1）建立 KPI 体系　设定关键绩效指标，用于衡量计划执行的进展和效果（如研发里程碑达成率、销售目标完成率、市场份额、利润率、患者可及性指标、安全事件报告数等）。

（2）定期报告与回顾　建立定期（如月度、季度）的管理报告和回顾会议制度，跟踪实际进展与预算执行情况，与计划目标进行对比。

（3）绩效评估　分析偏差原因（内部执行问题或外部环境变化）。

（4）动态调整　基于监控和评估结果，以及对外部环境持续扫描的反馈，及时对计划进行必要的调整（微调策略、重新分配资源、修订预算，甚至必要时调整战略目标）。医药行业变化迅速，计划的灵活性至关重要。

医药企业的计划制定是一个持续循环、高度动态、数据驱动且强调整合与协同的过程。它始于清晰的战略方向，依赖于深入的分析和严谨的决策，落脚于可执行的详细方案和预算，并通过持续的监控和灵活的调整来应对外部复杂多变的环境和内部执行中的挑战，最终目标是实现可持续的创新、合规运营和为患者创造价值的同时保障企业的长期发展。这个过程需要跨职能团队的紧密合作和高层管理者的有力领导。

（二）制定计划的原则

1. 以患者需求与科学价值为核心　任何计划都应始于解决未满足的医疗需求和提供科学验证的价值。

2. 强监管导向　严格遵守全球和各国的药品监管法规（如 FDA、EMA、NMPA 等）是贯穿始终的红线。

3. 高风险高回报　承认研发的高失败率和长周期，计划需包含明确的风险管理和退出策略。

4. 数据驱动　基于扎实的内部数据（研发、生产、销售）和外部数据（市场、竞品、政策、临床）进行决策。

5. 跨职能协同　研发、医学、注册、生产、质量、市场、销售、财务、法务等部门必须深度参与和紧密协作。

6. 长期视角与灵活性　制定长期战略愿景，同时保持对市场变化、科技突破和政策调整的快速响应能力（敏捷性）。

四、计划常用工具与框架

1. 战略规划框架　SWOT 分析、PESTEL 分析、波特五力模型、BCG 矩阵、安索夫矩阵。

2. 项目管理工具　甘特图、关键路径法、项目管理软件。

3. 财务分析工具　DCF 估值、敏感性分析、情景规划。

4. 风险管理工具　风险矩阵、FMEA。

5. 绩效管理工具　平衡计分卡、KPI 仪表盘。

五、目标管理概述

（一）目标定义

目标是指根据组织的使命提出的组织在一定时期内所要达到的预期成果。它明确了组织的目的和任务，指导管理决策，并且形成衡量工作结果的标准，所以明确目标是计划的首要任务。

（二）目标设定的原则

SMART 原则是目标设定的经典工具，由彼得·德鲁克的目标理论（MBO）演化而来。SMART 原则通过明确各个关键要素，为组织成员提供清晰的方向和标准，从而有效提升工作效率和目标达成的可能性。

1. 具体性（specific，S）　是指用具体的语言清楚地说明要达到的目标，而不是模糊的、抽象的、口号式的话语。例如，"提高药品报销覆盖率"这个目标是模糊的，但"2027 年底前使××纳入 20 个省份的医保目录"就是清晰的目标，它明确了需要做什么，做到什么程度和什么时间完成。具体的目标可以为组织指明前进的方向，让组织成员对目标有清晰一致的理解，增强目标实现的可能性。

2. 可衡量性（measurable，M）　是指目标要包含可量化或者可评估的指标。可衡量的目标能够提供客观的评估依据，便于实时监控完成进度，及时发现问题并调整策略。例如，"2027 年第三季度完成 300 例Ⅳ期肺癌患者入组，入组速度大于等于 30 例/周"，这个目标是可衡量的，设定总人数和每周的进度，便于过程监控和结果评估。

3. 可实现性（attainable，A）　是指目标要根据实际情况设定，要有现实可行性，能让组织成员看到成功的希望，从而激发工作的动力，避免因目标不现实而挫伤积极性。例如，"1 年内完成药物发现到上市的全流程"就是不具备可实现性的目标，因为行业平均研发周期通常为 10 年左右。

4. 相关性（relevant，R）　是指目标应与组织或个人的整体战略、需求和优先级保持一致，确保目标有意义且能够产生实际价值。各目标之间应相互关联，并服务于组织总目标，以避免精力分散，提高资源利用率。例如，某药企"生产部门追求低成本，质量部门追求零缺陷"便是脱节目标，生产目标与质量目标是相关联的，平衡质量与成本才符合药企质量优先但需控制成本的诉求。如果将此目标改为"2027 年通过工艺优化，在保证批次合格率 > 99.5% 的前提下，将单批次生产成本降低 8%"就符合目标的相关性。

5. 时限性（time – related，T）　是指目标需要设定明确的时间限制，促使执行者合理安排时间，提高工作效率，避免拖延，确保目标按计划推进。例如，"2027 年 12 月 31 日前完成××药物的 NDA 提交，预期 2029 年 Q2 获批"明确了申请提交时间和审批预期周期。

> **头脑风暴**
>
> 利用 SMART 原则，给自己做一个大学目标规划。

（三）医药企业目标管理的核心内涵

1954 年，彼得·德鲁克在《管理的实践》中提出目标管理（MBO）理论，强调"企业的使命必须转化为可执行目标"。该理论诞生于二战后医药行业高速发展期，企业面临研发效率提升、合规监管强化等挑战。至 20 世纪 80 年代，全球领先药企（如强生、罗氏）已全面应用目标管理，覆盖药物研发、生产质控、市场营销全价值链。

目标管理指管理层与员工共同制定目标、明确责任、动态追踪、以结果为导向的管理方法，其医药行业实践体现为四大特性。

1. 跨职能参与式管理 通过临床、药理、注册等多部门员工深度参与目标协同制定（而非研发总监单向指令），在复杂流程（如 IND 申报时间节点）中建立跨部门责任共识，提升行业价值。

2. 合规框架下的自我控制 员工在 GMP/GCP 规范内自主规划工作：生产人员制定批次放行效率提升计划，通过 SOP 执行中的自我监控降低监管风险。

3. 权责对等的分权机制 管理者下放决策权：区域营销总监在年度销售目标下自主调整渠道策略，快速响应带量采购政策变化。

4. 成果导向的资源聚焦 以关键成果为目标：NDA 获批率、一致性评价通过率等可量化指标驱动资源分配，避免陷入"过程合规但结果滞后"的陷阱。

（四）医药企业目标管理实施流程

1. 目标设定 依据 ICH、GCP 等法规框架，采用 SMART 原则设定目标。如创新药项目将"5 年获 FDA 批准"分解为以下 3 个阶段目标。

（1）阶段目标 1 12 个月完成先导化合物筛选（靶点验证率≥90%）。

（2）阶段目标 2 24 个月获得孤儿药资格认定。

（3）阶段目标 3 48 个月实现Ⅲ期临床试验首例患者入组。

2. 目标实施 QC 部门制定检验偏差率≤0.5% 的具体行动计划，并依托电子批记录（EBR）系统实施 GMP 环境下的实时追溯与动态监控。

3. 定期检查 阶段性审计与 PDCA 循环：每季度开展 GCP 合规审查，调整临床试验方案。

4. 总结评估 基于 CAPA 机制的闭环管理：员工自评目标完成情况（如临床监查报告提交时效）。上下级联合评估并关联奖惩（如 NDA 获批奖金）。制定下周期目标（如适应证拓展计划）。

💡 **案例引导** --

案例： 某跨国药企（代号 BioPharm）在开发新型基因疗法时，面临长达 8 年的研发周期。初期仅设定"2030 年上市"的宏观目标，团队因目标遥远产生严重倦怠，临床前阶段人员流失率达 40%。受马拉松选手山田本一分段策略启发，该公司将研发流程重构为可视化里程碑体系。

1. 目标设定：科学分解研发"赛道" 目标设定阶段锚定"治愈罕见遗传病"使命，明确 2030 年 FDA 上市终极目标，构建四级里程碑：①0~18 个月基因编辑效率≥90% 合规；②19~36 个月同步达成 GLP 安全评价/IND 申报/CMC 开发；③37~60 个月Ⅱ期症状改善率≥50%；④61~84 个月获优先审评并提交 BLA。通过跨部门协同（生产细胞合格率≥98%/注册缺陷≤行业均值 50%）形成全链条责任共同体。

2. 目标实施：动态执行与风险管控 目标实施阶段构建三位一体执行体系。首先，在 GMP 框架内建立自我控制机制——研发团队自主优化基因载体转染方案，生产部门通过实时细胞培养参数监控实现偏差自动触发 CAPA 系统；其次，部署敏捷响应策略，确保在 FDA 发布新规（如《基因疗法长期随访指南》）72 小时内调整临床目标，并设定工艺熔断规则（病毒载体连续 3 批不合格即启动替代开发）；最后，实施资源动态配置，按里程碑解锁专属资金池（如Ⅱ期目标达成释放 $8000 万 C 轮融资），并在 IND 申报期将毒理学团队扩增至常规编制 200%，形成风险可控的资源保障闭环。

3. 定期检查：监管合规性验证 定期检查阶段实施三维监控体系：通过双轨检查机制（医学总监季度审计临床数据符合 RDEB 标准 + 第三方半年 GMP 模拟审计），结合 ELN 实时预警（脱靶率>0.5% 冻结实验）及月度入组分析（偏差≥20% 触发中心扩容），同步实现环境适应（欧盟新规 30 日内修订孤儿药策略/竞品上市后调整Ⅲ期终点权重），构建动态治理闭环。

4. 总结评估：闭环管理与持续迭代 总结评估阶段构建闭环体系：基于三维度评估（Ⅱ期生物标

志物改善率 $P < 0.01$、患者支付意愿 $\geq \$50$ 万/疗程、FDA Pre – BLA 零关键缺陷项），实施激励联动（IND 获批即时发放 30% 年薪奖金）与改进机制（靶点失败案例入库优化筛选流程），最终驱动目标循环升级。

管理启示：践行"马拉松式"研发理念，将治愈目标转化为可触达里程碑（如孤儿药资格），在刚性底线（GMP 细胞培养 ±0.5℃）与柔性策略（临床方案 10% 医学调整空间）间保持平衡，并通过风险熔断机制（载体效率 6 个月未达标即切换技术路线）在科学不确定中开辟确定性通路。

（五）医药企业目标管理的优劣势分析

1. 核心优势

（1）激励研发创新　将专利产出、临床进度与股权激励挂钩（如 Moderna 的 mRNA 平台研发对赌机制）。

（2）降低合规风险　明确质量目标（如 FDA483 警告率 ≤2%）驱动流程优化。

（3）强化跨部门协同　原料药与制剂部门共担"批次放行及时率"目标，打破质量壁垒。

2. 痛点与改进策略

（1）目标量化困难

1）痛点　创新药研发存在不可预测性（如 II 期临床失败率超 40%）。

2）对策　采用 OKR 模式设定"关键结果"（如患者应答率提升 30%）替代僵化 KPI。

（2）人性假设冲突

1）痛点　销售代表为达成指标夸大疗效（X 理论行为）。

2）对策　建立合规一票否决制，嵌入医学事务部审核机制。

（3）管理成本增加

1）痛点　GCP 要求的文件追踪耗时占研发资源的 30%。

2）对策　部署 AI 驱动的 eTMF 电子化文档管理系统。

知识链接

X 理论和 Y 理论

这是关于人性的问题，由美国管理心理学家道格拉斯·麦格雷戈总结提出。管理者关于人性的观点是建立在一些假设基础上的，管理者正是根据这些假设来塑造激励下属的行为方式。管理者对人性的假设有两种对立的基本观点：一种是消极的 X 理论（Theory X）；另一种是积极的 Y 理论（Theory Y）。

（一）X 理论

1. 员工天性好逸恶劳，只要可能，就会躲避工作。

2. 以自我为中心，漠视组织要求。

3. 员工只要有可能就会逃避责任，安于现状，缺乏创造性。

4. 不喜欢工作，需要对他们采取强制措施或惩罚办法，迫使他们实现组织目标。

（二）Y 理论

1. 员工并非好逸恶劳，而是自觉勤奋，喜欢工作。

2. 员工有很强的自我控制能力，在工作中执行完成任务的承诺。

3. 一般而言，每个人不仅能够承担责任，且还能主动寻求承担责任。

4. 绝大多数人都具备做出正确决策的能力。

麦格雷戈本人认为，Y 理论的假设比 X 理论更实际有效，因此他建议让员工参与决策，为员工提供富有挑战性和责任感的工作，建立良好的群体关系，有助于调动员工的工作积极性。

　　总的来说，激励的内容理论突出了人们根本上的心理需要，并认为正是这些需要激励人们采取行动。需要层次论、双因素理论和成就需要论，都有助于管理人员理解是什么在激励人们。所以，管理人员可以设计工作去满足需要，并辅助适当的有效的工作行为。

▶▶▶ 节后小结 ◀◀◀

　　1. 关键术语回顾　管理职能是指管理者在组织中为实现目标而进行的一系列基本活动和职责；计划是指定义组织目标，确定战略以实现这些目标，以及制定方案以整合和协调工作活动。

　　2. 计划职能与作用　计划职能：管理过程的首要环节，包含目标设定（做什么）与方案制定（怎么做）双重任务，为组织/领导/控制职能奠定基础。计划作用：提供行动指导、降低不确定性、优化资源配置、确立控制标准。

　　3. 计划类型

　　（1）按层级划分　公司战略计划→业务单元计划→职能战略计划。

　　（2）按时间划分　长期（310年)→中期（13年)→短期/年度计划→滚动预测。

　　（3）按功能划分　研发管线/商业化/生产供应链/财务资源/风险管理计划。

　　4. 制定程序　战略审视→研究分析→方案制定→详细计划→预算编制→审批沟通→实施执行→监控调整（PDCA循环）。

　　5. 目标管理（MBO）　德鲁克提出的系统性管理方法，核心为共同设定目标、分权执行、动态追踪、成果导向，医药行业强调跨职能协同与合规框架下的自我控制。

　　6. SMART原则　目标设定的黄金标准（具体性、可衡量性、可实现性、相关性、时限性）。

第二节　组织及激励

　　计划工作主要是确定今后的目标和实现目标的具体行动方案。接下来，管理者要做的就是按照计划的要求组织人力、财力等具体实施这一行动方案，这个工作主要就是组织工作。

💡 案例分析

　　案例：上海××保健品有限公司成立于2004年，最初生产和销售的产品只有一个，即××1号。2006年，公司开拓华北和华南市场，成立了华东、华北和华南三个销售分公司。2007年推出××2号产品，2009年后，公司不断推出新的保健系列产品，包括面向不同消费群体的多种产品。至2011年底，公司共推出了12个新产品。

　　随着公司产品种类的增加和市场范围的扩大，公司内部开始讨论是否需要调整组织结构。人事部经理认为，从公司发展来看，可以在组织结构调整上做文章，建议将按区域划分的组织结构调整为按产品划分的组织结构，组建五个产品部，每个部门作为一个利润中心独立运作。然而，北京分公司经理对此提出疑问，担心这意味着各公司的权力要划给产品部，以及如何处理和协调与各个产品部之间的关系。

　　问题：1. 上海××保健品有限公司是否应该调整其现有的按区域划分的组织结构？为什么？

　　2. 公司的组织结构应如何适应其多元化发展战略？不同的组织结构形式对公司战略实施有何影响？

一、组织职能概述

（一）医药企业组织的含义

医药企业组织是以药品研发、生产、流通及服务为核心业务，通过系统化的职能分工与协作，实现企业目标的经济实体。其本质是通过组织结构设计、权责分配和流程管理，将人力、技术、资金等资源高效整合，以应对医药行业的高监管性、高风险性和高创新性。

组织工作＝分工＋协作；组织工作的目的是实现组织的目标和计划；确保"事有人做，人有事做，事得其人，人得其事"。

（二）医药企业的组织工作核心

1. 以患者为中心 所有活动的最终目标是为患者提供安全、有效、可及的药品/医疗器械。

2. 合规性优先 严格遵守全球及各国的药品监管法规是生存和发展的底线。

3. 质量至上 建立并维护强大的质量管理体系是核心命脉。

4. 科学驱动 研发创新是长期竞争力的源泉。

5. 高效协同 打破部门墙，确保复杂的研发、生产、注册、上市等流程无缝衔接。

6. 风险管理 有效识别和管理各类风险。

7. 人才为本 吸引、保留和发展高度专业化的人才。

（三）医药企业组织工作的基本内容

医药企业的组织工作是一个高度专业化、高度规范化的系统工程，它既要遵循现代企业管理的基本原则，又要严格遵守医药行业特有的法规要求（如 GMP、GSP、GCP、GLP 等）。其基本内容涵盖多个关键领域，以确保企业高效、合规地运营，并实现其研发、生产、销售药品/医疗器械以服务于人类健康的核心使命。

1. 战略规划与目标设定

（1）公司愿景与使命 明确企业的长期发展方向和存在价值（如"研发创新药物解决未满足的医疗需求"）。

（2）战略制定 分析内外部环境（市场、竞争、政策、技术），制定研发策略、产品管线策略、市场进入策略、并购策略、国际化策略等。

（3）目标分解 将公司级战略目标分解为部门级、团队级乃至个人目标（KPI），确保战略落地。

2. 组织架构设计与优化

（1）部门设置 建立清晰的组织结构，核心部门通常包括研发、生产制造、质量保证、质量控制、供应链管理、注册事务、销售、医学事务、药物警戒/药物安全、人力资源、财务、信息技术、法务、合规等。

（2）职责界定 明确各部门、各岗位的职责、权限和汇报关系，避免交叉或空白。

（3）流程整合 确保跨部门流程（如新品上市流程、偏差处理流程、召回流程）顺畅高效。

（4）适应性调整 根据业务发展、法规变化或并购重组等及时调整架构。

3. 研发管理

（1）项目立项与评估 基于科学价值、市场潜力、技术可行性、法规路径和风险评估进行项目筛选。

（2）研发项目管理 对药物发现、临床前研究、临床试验（Ⅰ～Ⅲ期）、上市申请等阶段进行全生命周期管理（包括时间、成本、质量、风险）。

（3）知识产权管理　专利的申请、维护和保护。

（4）合作与外包管理　管理 CRO、CMO、科研院所等外部合作伙伴。

4. 生产运营与质量管理体系

（1）GMP 合规　建立并维护符合全球及目标市场要求的 GMP 体系，确保药品/医疗器械在受控条件下生产。

（2）生产计划与执行　制定生产计划，管理生产流程、工艺验证、设备维护。

（3）供应链管理　管理从原材料采购、仓储、生产到成品分销的整个供应链，确保可追溯性、及时性和成本效率，GSP 合规（针对流通环节）。

（4）质量控制　对原材料、中间体、成品进行取样、检验和放行。

（5）质量保证　负责整个质量管理体系的运行、监督、审计（内外部审计）、偏差管理、变更控制、纠正预防措施（CAPA）、供应商管理、文件管理等。

（6）持续改进　推动精益生产、工艺优化和质量提升。

5. 法规事务与合规

（1）注册申报　准备并提交药品/医疗器械的上市申请资料［如 NDA、BLA、ANDA、MAA、510（k）、PMA 等］，与全球药监机构（FDA、EMA、NMPA 等）沟通。

（2）法规跟踪与解读　密切关注全球法规动态，评估其对企业的影响，并确保公司运营符合要求。

（3）合规体系建设　建立反商业贿赂、数据隐私保护（GDPR 等）、推广活动合规、财务合规等全面的合规体系。进行合规培训、审计和监控。

（4）药物警戒/医疗器械不良事件监测　收集、评估、报告产品上市后的安全性信息。

6. 市场营销与销售管理

（1）市场分析与策略　进行市场调研、竞争分析、目标客户细分、产品定位。

（2）品牌管理与推广　制定品牌策略，进行合规的学术推广活动、医学教育。

（3）销售团队管理　建立销售组织结构（按区域、产品线等），设定销售目标，管理销售队伍（招聘、培训、激励、绩效管理）。

（4）市场准入　与医保、医院、政府等谈判，确保产品获得报销和进入市场。

（5）数字营销与多渠道营销　利用数字化工具拓展市场覆盖。

7. 人力资源管理与组织发展

（1）人才战略　根据业务需求制定人才规划（研发科学家、生产技术人员、注册专员、销售代表等）。

（2）招聘与配置　吸引、选拔和录用符合要求的人才。

（3）培训与发展　提供专业技能培训（如 GMP、法规、销售技巧）、领导力发展项目和职业发展路径。

（4）绩效管理　设定绩效目标，进行评估和反馈，链接激励机制。

（5）薪酬福利　设计具有竞争力的薪酬福利体系。

（6）员工关系与企业文化　营造积极、合规、以患者为中心的企业文化，维护良好的员工关系。

（7）组织效能　提升团队协作、沟通效率和整体组织能力。

8. 财务管理与风险控制

（1）预算编制与控制　编制年度预算，监控执行情况。

（2）成本管理　控制研发、生产、运营成本。

（3）投融资管理　管理资金、评估投资项目、进行融资活动（对于 Biotech 尤其重要）。

（4）财务报告与分析　提供准确的财务报告和经营分析。

（5）风险管理　识别、评估和应对战略、运营、财务、法规、声誉等各类风险（如研发失败风险、生产质量风险、合规风险、供应链中断风险）。

9. 信息技术与数据管理

（1）IT 基础设施建设　维护稳定安全的网络、服务器、终端设备。

（2）业务系统支持　实施和维护 ERP（企业资源计划）、CRM（客户关系管理）、LIMS（实验室信息管理系统）、MES（制造执行系统）、eTMF（电子试验主文件系统）、药物警戒系统等。

（3）数据安全与隐私　确保患者数据、研发数据、商业数据的保密性、完整性和可用性，符合 GDPR 等法规。

（4）数字化赋能　利用 AI、大数据等技术优化研发、生产、营销等流程。

10. 法务与知识产权管理

（1）合同管理　起草、审核各类合同（研发合作、生产委托、销售、采购、许可引进/输出等）。

（2）法律咨询与诉讼　提供法律咨询，处理纠纷和诉讼。

（3）知识产权保护　管理专利、商标、商业秘密等核心资产，进行侵权监控和维权。

11. 企业文化建设与沟通

（1）价值观塑造　倡导以患者为中心、科学严谨、诚信合规、创新合作等核心价值观。

（2）内部沟通　建立有效的内部沟通机制（上下级、跨部门），确保信息畅通。

（3）外部沟通　管理投资者关系、媒体关系、政府事务、患者组织关系等。

（四）医药企业组织工作的基本程序

医药企业组织工作的基本程序是一个系统性、循环性、高度规范化的过程，强调合规性、风险控制、质量保证和持续改进。它围绕企业战略目标，通过一系列相互关联的步骤，确保各项活动高效、有序、合规地开展。医药企业的组织工作普遍遵循 PDCA 循环理念，确保工作不是一次性的，而是持续优化的。

1. 计划（plan，P）

（1）战略规划与目标设定　基于企业愿景使命、市场分析、法规环境、内部资源评估，制定公司级战略目标和年度计划。

（2）目标分解　将公司目标层层分解至部门、团队、个人，形成可衡量的 KPI。

（3）流程与方案设计　为达成目标，设计或优化具体的业务流程（如研发项目管理流程、生产操作规程 SOP、销售推广流程）、组织架构、资源配置方案。

（4）风险评估与预案　识别计划执行中可能的风险（法规、质量、安全、供应链、市场等），制定预防措施和应急预案。

（5）预算编制　为各项计划和活动分配财务资源。

2. 执行（do，D）

（1）组织与资源配置　根据计划，建立或调整组织架构，分配人员、设备、物料、资金等资源。

（2）沟通与协调　确保各部门、各层级理解目标、职责和流程，进行充分沟通协调（跨部门会议、项目协调会等）。

（3）培训赋能　提供必要的法规、技能、SOP 培训，确保员工具备执行能力。

（4）流程实施　严格按照设计好的流程、SOP 和法规要求执行各项具体工作。

（5）研发　开展实验、管理临床试验、撰写注册资料。

（6）生产　按 GMP 要求进行物料管理、生产操作、清洁维护。

（7）质量　执行检验、放行、审计、偏差调查。

（8）销售　合规推广、客户拜访、订单处理。

（9）注册　提交申报资料、与药监机构沟通。

（10）药物警戒　收集、评估、报告安全性信息。

（11）记录与数据管理　及时、准确、完整地生成和保存所有活动记录（批记录、实验记录、培训记录、会议记录、销售记录、不良事件报告等），确保数据完整性。

3. 检查/监控（check，C）

（1）过程监控　通过关键绩效指标、看板管理、定期报告等方式实时监控计划执行进度、资源消耗、流程效率。

（2）质量控制　QC进行物料、中间体、成品检验；QA进行过程监督、环境监测。

（3）合规检查　内部审计：定期对各部门、各流程（GMP、GCP、GVP、财务合规、数据完整性等）进行系统性审计。外部审计：迎接药监机构检查、客户审计、第三方认证审核。

（4）绩效评估　定期（月度、季度、年度）评估部门、团队、个人目标达成情况。

（5）数据回顾与分析　对生产数据、质量数据、验证数据、安全数据、销售数据等进行定期回顾和统计分析，识别趋势、异常或改进机会。

（6）偏差、变更、投诉、不良事件处理　严格按程序调查处理执行过程中出现的任何偏差、变更请求、客户投诉和药品不良反应/医疗器械不良事件。

4. 处置/改进（act，A）

（1）纠正与预防措施　基于检查/监控阶段发现的问题（审计发现、偏差、投诉、绩效未达标等），深入调查根本原因，制定并实施有效的CAPA。

（2）管理评审　高层管理者定期（通常每年至少一次）评审整个管理体系（质量体系、环境、安全等）的适宜性、充分性和有效性，评审内外部审核结果、CAPA有效性、绩效数据、风险评估、资源需求等，做出战略性决策和改进方向。

（3）流程优化　根据分析结果和管理评审决策，修订流程、SOP，优化组织架构或资源配置。

（4）知识管理　将经验教训、最佳实践纳入知识库，用于培训和改进。

（5）持续改进　将成功的改进措施标准化，并启动新的PDCA循环，推动组织绩效和合规水平的持续提升。

医药企业组织工作的基本程序是一个以战略为起点、以合规和质量为基石、以PDCA为驱动引擎、以持续改进为目标的闭环管理系统。它通过严密的计划、规范的执行、严格的监控和彻底的改进，确保企业在复杂、高风险的医药环境中稳健运营，最终实现其科学价值、商业价值和社会价值（保障公众健康）。程序的严谨性和规范性是医药行业区别于其他行业的显著特点。

（五）医药企业组织的分类

1. 按业务模式分类　医药企业可分为研发型、生产型和销售型三类。研发型企业以药物研发为核心，专注于新药开发、临床试验及技术突破，通常与高校或科研机构合作；生产型企业主要负责药品的规模化生产，需严格遵循GMP标准，确保产品质量；销售型企业则专注于药品流通，包括批发、零售及医院渠道管理，通过建立分销网络实现药品的市场覆盖。

2. 按产品类型分类　主要分为化学药企业、生物制药企业和中药企业。化学药企业以合成化学物质为基础，生产抗生素、抗肿瘤药等标准化药物；生物制药企业依托基因工程、细胞培养等技术，开发单克隆抗体、疫苗等生物制品；中药企业则聚焦传统中医药与现代中成药，涵盖药材种植、提取加工及复方制剂生产，强调传统理论与现代工艺结合。

3. 按法律结构分类 包括国有企业、民营企业、外资企业和合资企业。国有企业由政府控股，承担基础药品供应及公共卫生任务；民营企业由私人资本主导，注重市场灵活性与创新；外资企业为跨国药企在华分支机构，引入国际技术与管理模式；合资企业由国内外资本合作成立，兼具本土化经验与全球化资源。

4. 按企业规模分类 分为大型企业、中型企业和小型企业。大型企业通常拥有完整产业链，覆盖研发、生产、销售全环节，资金雄厚且市场影响力大；中型企业聚焦细分领域（如专科医药或器械），通过差异化竞争立足；小型企业多为初创公司或区域代理商，灵活性高但资源有限，依赖合作或外包模式运营。

5. 按市场定位分类 分为处方药企业、非处方药（OTC）企业和保健品企业。处方药企业依赖医生处方销售，需通过严格审批及学术推广；OTC 企业主打零售渠道，注重品牌营销与消费者教育；保健品企业介于药品与食品之间，强调预防保健功能，监管相对宽松但需符合特定标准。

（六） 医药企业组织的作用

医药企业组织的作用在于为企业的战略目标实现提供结构性支撑和运行保障，其核心价值体现在以下关键维度。

1. 战略落地的核心载体 医药企业依托专业化分工（研发、生产、质控、营销），聚焦资源全力突破行业关键壁垒（如靶点研究、临床试验、GMP 生产），以构建核心竞争力和差异化优势。同时，通过明确权责边界与高效协作机制，确保从药物发现到商业化的全流程行动紧密协同、高度对齐企业核心战略（如创新药研发、国际化），从而高效实现战略目标。

2. 合规与风险控制的制度基石 医药企业通过构建符合 FDA、EMA、NMPA 等全球监管要求的职能体系（如注册事务、药物警戒），确保研发、生产、流通全流程严格遵循 GXP 规范，有效规避法律与质量风险。同时，依托独立的质量管理（QA/QC）和药物安全监测（PV）模块，建立覆盖药品全生命周期的风险管理网络，形成多级防御体系，切实保障患者用药安全与企业声誉根基。

3. 运营效率与专业深化的加速器 职能分工深化专业纵深（如研发聚焦分子设计、生产优化连续工艺），显著提升创新效率与成本管控能力。同时，依托 SOP 体系固化最佳实践（如临床试验规范、供应链追溯），最大限度减少执行偏差，确保规模化运营中产品质量的稳定性和交付的可靠性。

4. 外部环境适应的组织韧性 医药企业依托政策法规跟踪与市场洞察等专业职能（如医保策略分析、患者需求研究），动态调整研发管线与商业策略，敏捷应对政策环境变化（如带量采购、加速审批）。同时，通过 BD、医学事务等部门高效连接外部生态（CRO、医院、支付方），整合资源加速价值转化，提升整体竞争力。

5. 社会责任与可持续发展的保障 医药企业坚守质量与伦理双重底线，通过内嵌的质量文化（如质量受权人制度）和严格的伦理审查机制（如独立伦理委员会），确保产品安全与临床试验合规。同时，积极践行 ESG 理念，推动绿色制药与可及性创新（如罕见病药物开发），实现商业价值与社会责任的平衡，锚定长期可持续发展。

医药企业组织不仅是内部协作的框架，更是战略执行力、合规生命力、创新驱动力与社会公信力的集成系统。其本质是通过结构化的专业分工与流程控制，将复杂的科学探索、严苛的法规要求与动态的市场环境转化为可持续的企业价值，最终实现"患者获益 – 商业成功 – 产业进步"的正向循环。

二、医药企业组织结构设计

（一） 医药企业组织结构设计的含义

医药企业的组织结构设计是指根据企业的战略目标、业务特点、行业法规及运营需求，系统规划企业内部各部门、岗位、职权及协作关系的管理过程。其核心是通过合理的分工与协作机制，确保企业高效运转、资源优化配置，同时满足医药行业特有的合规性、创新性和质量要求。

（二）医药企业组织结构设计的原则

在高度专业化、强监管且快速演变的医药行业，构建一个高效能、强韧性的组织结构，是企业实现战略目标、驱动创新、保障合规、并最终服务患者与公众健康的基石。科学合理的组织设计绝非简单的部门堆砌，而是需要遵循一系列核心原则，确保组织的各个部分协同运作，如同精密的齿轮组驱动整台机器高效运转。

1. 战略导向，目标驱动 医药企业的组织结构，核心在于驱动战略高效执行，规避发展阻力。设计之初，必须精准锁定核心战略（如聚焦创新药研发、拓展仿制药市场、深耕专科或布局生物技术），锚定关键目标。组织设计的精髓是确保架构、权责、资源高度聚焦战略重心。以研发为核心的企业为例，其研发体系（结构、投入、决策）必须处于中枢，并与临床开发、注册、准入等下游无缝协同。最终，战略需逐级分解、精准传导至单元与岗位，确保执行无衰减。

2. 专业化分工，明晰权责 医药行业高度复杂的价值链（研发、临床、注册、生产、质控至医学事务、药物警戒、合规等）要求深厚的专业纵深。组织设计必须依据核心职能与专业技能设立专业化部门（如研发中心、生产运营、质保、医学事务、市场销售、合规法律等），确保各领域专业深度。关键在于清晰理清各部门、岗位的职责、权限与报告线，杜绝职责重叠、模糊区或多头管理，确保事事权责匹配、责任到人，保障组织精密运转。

3. 高效协同，打破壁垒 面对新药研发长周期、多环节与市场剧变，部门割据是效率的致命杀手，协同则为组织生命线。设计必须多管齐下破除壁垒：组建强力跨职能团队（产品核心/项目组），赋予项目经理跨部门资源协调与决策推动权；优化关键跨部门流程接口（如技术转移、产品上市），明确节点与责任人；建立高效协调机制（例会/工作坊/信息平台），保障信息透明与知识共享；在复杂项目中审慎应用矩阵管理，明确权责与冲突解决机制，平衡专业深度与项目聚焦。

4. 合规与风险内嵌 医药行业面对全球最严苛监管（GMP、GLP、GCP、GDP、数据完整性等），合规是生存发展的生命线，风险管理必须贯穿全链条。组织设计需构筑坚固防线，设立独立权威的合规部门（首席合规官直接向最高管理层汇报），确保监督无干扰；将合规要求深度嵌入所有关键业务流程，明确业务负责人为第一责任人；建立清晰风控框架，明确定责主体（风险委员会、业务部门、合规/质控）；并织密安全、保密的举报与调查网络，实现无死角守护。

5. 灵活性与适应力 面对政策飓风、技术浪潮（基因治疗、AI制药）、激烈竞争与公共卫生风险，组织必须具备弹性响应力。设计需赋能敏捷，模块化架构快速组建/调整团队；在风控前提下赋予一线"舵手"决策权，缩短链条；建立定期审视与动态优化机制，避免僵化，确保战略航向精准。

6. 人才发展与领导力支撑 医药企业以专业人才为核心资产，组织设计必须构建人才发展的生态沃土。关键在于打造双轨晋升体系（管理/专业），满足多元成长；将管理者的团队育成纳入核心考评，扫清赋能障碍；并构筑智囊网络（专家库/导师制/学习平台），实现知识沉淀与传承，驱动人才价值最大化。

7. 精简层级，优化流程 过度层级与冗余流程是组织效率的桎梏，设计必须追求极致的简约高效。实现路径为严控层级与审批，实现扁平化管理，缩短决策半径；持续再造核心流程，剔除非增值环节，加速端到端效能（如试验启动、上市材料）；并深度应用数字化工具（ERP/CTMS/eTMF等），实现自动化与数据穿透力，驱动效能跃升。

医药企业的组织结构设计是一项持续演进的战略性工程。它没有放之四海而皆准的"最佳模板"，但遵循以上核心原则，以战略为锚点，以专业化为根基，以协同为血脉，以合规为底线，以灵活为特质，以人才为核心，以精简高效为目标，将为构建一个支撑企业可持续发展、在激烈竞争中立于不败之地的强健组织奠定坚实基础。成功的组织设计最终体现为战略有效落地、决策清晰高效、协同顺畅无间、风险可控在控、人才活力迸发，从而源源不断地为患者和社会创造价值。

三、医药企业组织结构的类型

💡 **案例分析**

　　案例：某小城市的一家药企共有员工18人，其中厂长1人、工作人员17人。公司中有5人是药学专业的硕士毕业生，其余均为非专业人员。厂长为该企业设计了一种组织结构，确定了每个人的任务，制定了许多规章制度，并采用集中决策方法。厂长直接管理的有三人：一名助理、一名负责研发和技术服务的副厂长、一名负责日常工作和资料管理的副厂长。两名副厂长常常向厂长抱怨，认为厂长在做出重要决策时，即使这些决策会影响到两名副厂长各自管理的部门，厂长也从不与他们商量。对此厂长回答："我们只是一个很小的企业。我熟悉厂内的所有事情，知道下一步将发生什么事和应该怎样去做，所以协调厂内工作最好的办法就是由我一个人做出决策。"

　　问题：该企业的组织结构是怎样的？合理么？

（一）医药企业职能型组织结构

　　1. 医药企业职能型组织结构定义　是指以专业化职能分工为基础，将企业活动按核心业务环节（如研发、生产、质量管控、销售、注册事务、药物警戒、财务等）划分为不同部门，每个部门由专业职能负责人垂直管理并直接向最高决策层汇报的组织形式。该结构强调职能内部的效率与专业深度（例如统一研发标准、集中化生产管理），通过层级分明的指挥链实现集中决策，尤其适配医药行业对技术专长、法规合规性（GMP/GCP）及规模经济的高要求，但可能因部门壁垒影响跨职能协作效率（图2-1）。

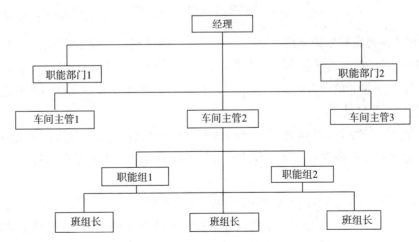

图2-1　医药企业职能型组织结构

　　2. 医药企业职能型组织结构适用范围
　　（1）企业规模较小或业务聚焦　对于规模较小或产品线相对单一的医药企业（如初创公司或专注细分领域者），职能型结构部门划分清晰、层级精简，能高效集中资源于核心任务（如研发、生产、销售）。在有限业务范围内，各部门专注职能领域，显著简化了跨部门协作，降低了管理成本。
　　（2）外部环境稳定　当企业处于市场需求稳定、政策法规变动较少的市场环境中（如成熟药品或慢性病治疗领域），职能型结构能有效维持运营效率。各部门可依据既定流程执行长期策略，无需频繁调整架构，确保持续优化产品质量与合规性。

（3）资源整合与专业深化的需求　医药行业对技术研发、生产质量等环节的专业性要求极高。职能型结构利于集中资源打造特定职能领域的深度优势（例如新药研发、GMP 生产）。通过专业化分工，研发部门专注创新，生产部门优化工艺，质量部门严控监管，有效构建专业壁垒。

（4）标准化流程与清晰权责　该结构通过明确的部门职责划分和标准化操作流程，有力保障企业符合严格的行业法规（如 FDA、GMP）。清晰的职能边界减少了职责重叠与推诿，尤其在药品注册、临床试验等高风险环节，权责分明是控制风险、保障合规与安全的关键机制。

（二）医药企业事业部型组织结构

1. 医药企业事业部型组织结构定义　是指以特定产品线、治疗领域或区域市场为核心划分独立业务单元（事业部）的组织形式。每个事业部作为利润中心，拥有完整的职能团队（如专属的研发、生产、销售等），在集团战略框架下自主经营、自负盈亏。该结构通过分权管理强化市场响应速度（如肿瘤事业部可快速决策靶向药上市策略），适配医药企业多元化业务布局及差异化竞争需求，但可能导致资源重复配置与跨事业部协作成本上升（图 2－2）。

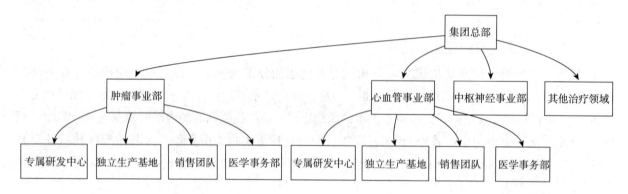

图 2－2　医药企业事业部型组织结构

2. 医药企业事业部型组织结构适用范围　事业部型结构适用于产品线多元化、地域覆盖广泛或客户群体差异显著的医药企业。其核心价值在于将战略重心下沉至业务单元（如按产品线、区域或客户划分的事业部），赋予事业部负责人对研发、生产、营销等价值链环节的高度自主权与利润中心责任。这种模式特别契合以下几种情况。

（1）多产品线巨头　当企业拥有差异显著的多元化产品组合（如创新药、仿制药、OTC、专科用药、生物制剂），且各产品线需独立战略、资源投入与市场响应时，事业部型结构能确保战略聚焦与资源精准配置。

（2）全球化运营布局　面对不同区域市场（如北美、欧洲、新兴市场）迥异的法规环境、支付体系、竞争格局与患者需求，按区域划分事业部可显著提升本地化决策效率与市场响应速度。

（3）差异化客户深耕　若需针对高度分化的客户群体（如医院、零售药房、政府医保、商业保险、直接患者）制定专属策略，按客户类型设立事业部能深化客户洞察与服务定制化。

（4）大型并购整合后　在整合拥有独立品牌与运营体系的被收购企业时，事业部型结构可平衡集团协同与业务单元自主性，降低整合摩擦，保留核心能力。

核心优势在于强化业务单元对市场变化的敏捷响应，激发内部创业精神，明确利润责任，并促进资源在战略优先级上的聚焦。但其成功运行高度依赖清晰权责界定、强有力集团协同机制（如研发、供应链共享）及卓越的事业部领导力。需审慎评估管理复杂度与潜在资源冗余风险。

（三）医药企业矩阵型组织结构

1. 医药企业矩阵型组织结构定义　矩阵型组织结构是现代医药企业，尤其是规模庞大、业务多元化且运营环境复杂的领先公司，为应对独特挑战而广泛采用的一种管理架构。其核心含义在于打破传统单一命令链的限制，通过构建双重（或多重）汇报关系，实现专业职能深度与跨领域协同效率的融合。

2. 医药企业矩阵型组织结构适用范围

（1）复杂且动态的研发环境　医药企业的研发活动通常涉及多学科协作（如生物学、化学、临床医学等），且面临严格法规监管和技术快速迭代的挑战。矩阵型组织结构能够整合不同职能部门的资源（如研发、生产、质控），通过横向项目组快速响应技术变化和法规调整需求，提高决策效率。例如，新药开发项目需要动态协调实验室研究与临床试验资源，矩阵结构可有效应对此类复杂任务。

（2）多项目并行管理需求　医药企业常需同时推进多个研发项目（如不同适应证的药品开发）或跨区域市场项目。矩阵结构通过设立临时性项目组，灵活调配人力与设备资源，避免重复投入。例如，某企业可能同时开展肿瘤药与疫苗研发，通过矩阵管理实现技术共享与风险分散。

（3）多元化产品线管理　大型医药集团往往覆盖化学药、生物药、医疗器械等多业务领域。矩阵式结构可纵向按职能划分（如采购、销售），横向按产品线或业务单元划分，促进资源整合与协同。例如，同一生产部门可能同时支持不同产品线的需求，实现成本优化。

（4）应对市场快速变化与创新压力　医药行业竞争激烈，市场需求变化迅速。矩阵结构通过强化跨部门协作（如研发与市场部门的早期对接），缩短产品从实验室到市场的周期，同时支持持续技术创新。

（5）高风险长周期项目的资源协调　临床试验、上市审批等环节周期长、风险高，需多部门持续配合。矩阵结构中，项目经理统筹协调研发、法规、市场等职能团队，明确权责并动态调整资源分配，降低项目失败风险。

矩阵型组织结构在医药企业中的适用性与其行业特性高度契合，尤其在研发创新、多项目管理、资源整合及动态环境适应方面优势显著。但需注意避免双重汇报导致的权责模糊，需通过清晰的角色界定和沟通机制优化管理效能。

（四）医药企业区域型组织结构

1. 医药企业区域型组织结构定义　区域型组织结构是一种以地理区域为核心划分管理职责和资源配置的组织架构模式。在这种结构下，企业根据不同国家、地区或市场的特点，设立区域分支机构或事业部，赋予其一定的自主权，以更高效地响应本地化需求、适应区域法规差异并提升市场渗透能力。

2. 医药企业区域型组织结构适用范围

（1）市场分布广泛且区域差异显著　区域型组织结构适用于医药企业在多个地理区域开展业务且不同区域市场特征差异较大的情况。例如，跨国药企在欧美、亚洲、非洲等地的市场需求、政策环境、消费能力差异显著，区域型结构可授权本地团队灵活制定市场策略，快速响应区域需求，避免"一刀切"式管理导致的资源错配或效率低下。

（2）区域法规与政策环境复杂　医药行业受严格法规监管，不同国家或地区的药品审批、医保政策、合规要求差异较大。例如，中国医保目录谈判与欧洲 EMA（欧洲药品管理局）的审批流程存在显著差异，区域型结构可配备本地化法规团队，确保企业运营符合区域政策要求，降低合规风险。

（3）区域客户需求多样化　不同地区的疾病谱、医疗习惯、患者支付能力差异显著，例如老龄化地区对慢性病药物需求高，新兴市场更关注低价仿制药。区域型结构允许企业通过本地化团队深入调研需求，定制产品组合与推广策略，提升市场渗透率。

（4）供应链与分销网络需本地化管理　医药产品对冷链物流、仓储条件、分销渠道要求严格，例如疫苗运输需依赖区域化冷链设施。区域型结构可优化本地供应链布局，协调区域内生产、仓储与配送资源，缩短响应时间并降低成本。

（5）资源整合与协同效应需求　在区域内部，企业可通过集中采购、共享研发资源或联合推广实现协同效应。例如，某药企在东南亚设立区域总部，整合多国临床试验数据以加速新药注册，同时共享区域内营销资源，提升整体运营效率。

（五）医药企业项目型结构组织结构

1. 医药企业项目型结构组织结构定义　项目型结构是医药企业为突破性创新或关键战略任务设计的临时性作战单元，其本质在于：将全权指挥链、核心资源及决策权限集中于特定项目负责人，以达成明确、高优先级的里程碑目标。该模式彻底打破职能壁垒，体现"一切为项目让路"的战略决心。

2. 医药企业项目型结构组织结构适用范围

（1）高复杂性研发项目　项目型结构适用于医药企业中的高复杂性研发项目，例如新药开发、临床试验或生物技术创新。这类项目通常涉及多学科协作（如药理、临床、法规等）、跨部门资源整合以及严格的时间节点控制，项目型组织能够集中资源、明确责任主体，通过临时性团队快速响应技术难题，确保研发流程的高效推进，同时减少职能部门的层级干扰，提升决策灵活性。

（2）突发公共卫生事件响应　在应对突发公共卫生事件（如疫苗紧急开发或疫情相关药品生产）时，项目型结构能够快速组建专项团队，突破常规流程限制。此类场景要求短期内协调研发、生产、审批及供应链等环节，项目型组织通过赋予项目经理高度决策权，实现跨职能资源的直接调配，确保任务优先级明确，快速达成应急目标。

（3）定制化合同生产（CDMO）或合作项目　医药企业承接定制化合同研发生产（CDMO）或与外部机构（如高校、CRO公司）的合作项目时，项目型结构能有效管理客户个性化需求。每个项目可能涉及独特的技术标准、交付周期与合规要求，通过独立的项目团队可针对性制定执行方案，避免与常规业务冲突，同时保障客户沟通的专一性与服务质量可控性。

（4）国际化市场准入与注册　在拓展国际市场时，项目型结构适用于药品注册、市场准入等区域性合规任务。不同国家的法规要求、文化差异及审批流程差异较大，需组建专门团队集中处理资料准备、本地化试验及政府沟通。项目型组织能够灵活适配地域特性，统筹法务、注册、市场等部门资源，降低跨国协作的沟通成本，加速产品上市进程。

（六）医药企业研发驱动型结构组织结构

1. 医药企业研发驱动型结构组织结构定义　研发驱动型组织结构是一种以研发活动为核心，围绕新药发现、技术创新和产品管线开发而构建的企业组织模式。其核心目标是通过高效的研发体系推动企业核心竞争力，确保在药物创新、临床试验、技术突破等领域保持领先地位。

2. 医药企业研发驱动型结构组织结构适用范围

（1）以创新药研发为核心业务的企业　研发驱动型结构适用于以创新药研发为核心业务的医药企业，这类企业通常需要持续投入大量资源进行药物发现、临床试验及上市审批，其组织结构强调跨部门协作（如研发、临床、注册、市场等部门紧密联动），以加速研发流程并确保各环节高效衔接，满足创新药长周期、高风险的研发需求。

（2）专注于复杂适应证领域的医药企业　在肿瘤、罕见病、基因疗法等高度专业化且技术壁垒高的领域，研发驱动型结构能够集中资源组建专业团队，推动技术突破。这类领域对研发深度和跨学科整合要求极高，需通过扁平化管理与灵活决策机制快速响应技术挑战，确保在竞争激烈的市场中保持领先地位。

（3）处于快速成长期或战略转型期的企业　处于成长期或从仿制药向创新药转型的企业需要通过

研发驱动型结构重塑核心竞争力。该结构可帮助企业建立标准化研发流程、优化资源配置，并通过引入外部合作（如 CRO、学术机构）弥补内部能力短板，实现技术积累与管线升级，支撑长期战略目标的实现。

> **知识链接** ┈┈
>
> ### CRO
>
> 合同研究组织（CRO）是为制药企业、生物技术公司等提供研发外包服务的专业机构。其服务涵盖药物研发的多个阶段，包括药物发现、临床前研究、临床试验以及注册申报等。CRO 凭借其专业团队和丰富经验，能高效推进研发进程，帮助企业降低成本、提高研发效率并确保合规性。在全球医药研发成本上升的背景下，CRO 行业快速发展，已成为医药研发领域不可或缺的重要力量。

（4）政策与市场环境高度支持创新的地区　在监管政策鼓励创新（如优先审评、专利延长）、医保支付向创新药倾斜的市场中，研发驱动型结构能最大化政策红利。企业可通过快速推进管线布局抢占市场先机，同时借助与监管机构的密切沟通优化研发策略，降低政策不确定性对项目进度的影响。

（5）具备充足资金与人才储备的规模化企业　研发驱动型结构依赖持续的资金投入（年均研发占比常超 15%）及高端人才（如靶点发现科学家、临床药理专家）。规模化企业可通过多元融资渠道（如 IPO、license – out）保障资金链，并建立人才梯队和知识管理体系，避免因关键人员流失导致研发断层，适合长期高强度研发投入的运作模式。

> **知识链接** ┈┈
>
> ### IPO
>
> 首次公开募股（initial public offerings，IPO），也称首次公开发行股票，指一家股份有限公司第一次将公司股份向社会公众出售。上市公司首次公开发行股票并且上市之后，可以根据生产经营需要增发新股，可以公开发行，也可以非公开发行。上市公司公开发行新股，可以分为向原股东配售股份（简称"配股"）和向不特定对象公开募集股份（简称"增发"，即公开增发）。
>
> 首次公开募股是企业透过证券交易所首次公开向投资者增发股票，以期募集用于企业发展资金的过程。通常，上市公司的股份是根据向相应证监会出具的招股书或登记声明中约定的条款通过经纪商或做市商进行销售。一般来说，一旦首次公开上市完成后，这家公司就可以申请到证券交易所或报价系统挂牌交易。

（七）医药企业混合型组织结构

1. 医药企业混合型组织结构定义　混合型组织结构是指在医药企业中，通常指将职能型（按专业划分部门，如研发、生产、销售）、事业部型（按产品线、治疗领域或市场区域划分）和矩阵型（双重汇报关系，如项目与职能交叉）等结构相结合的管理体系。其核心目的是在集中化控制（如研发资源整合）与分散化决策（如区域市场灵活性）之间实现平衡，以应对医药行业的特殊挑战。

2. 医药企业混合型组织结构适用范围

（1）多元化业务布局　混合型组织结构适用于业务范围广泛的医药企业，尤其是同时涉足药品研发、生产、销售及医疗器械等不同领域的集团。通过整合职能型（如研发、财务）与事业部型（如按产品线划分）结构，既能实现专业化管理，又能针对不同业务灵活调配资源，适应多业务协同与独立运营的需求。

（2）跨区域市场运营　在覆盖国内外多个市场的医药企业中，混合型结构可平衡总部集中管控与区域自主权。例如，总部保留核心职能（战略规划、法规合规），而区域事业部根据当地政策、文化差异调整销售策略，提升市场响应速度与本地化竞争力。

（3）复杂研发与生产协同　医药企业通常需同步推进多个研发项目与规模化生产，混合型结构通过设立专项项目组（矩阵式）与职能部门的结合，促进跨部门协作。例如，新药研发团队可临时整合研发、临床、生产人员，加速成果转化，同时维持生产部门的稳定性。

（4）应对政策与行业动态　医药行业受政策监管严格且变化频繁（如医保控费、新药审批），混合型结构允许企业快速调整特定部门或成立临时任务组应对政策变化，例如成立合规专项小组，同时保持其他职能部门的常规运作，确保整体业务连续性与风险可控性。

（5）资源优化与成本控制　混合型结构支持核心资源（如资金、技术平台）的集中化管理，避免重复投入；同时按产品线或项目灵活分配资源，例如在创新药与仿制药业务间动态调配研发预算，实现成本效率与战略重点的平衡。

四、医药企业组织变革

💡 案例分析 ···

案例： 某企业是一家在医药行业摸爬滚打 10 年的中型医药企业，一直专注于研发、生产和销售各类创新药物。从最初只有 2 种药物，靠着小团队四处奔波推广，到如今已经发展到拥有 10 种药物，涵盖心血管、抗肿瘤和神经系统等多个热门领域，员工也扩充到了 200 人，其中研发人员 50 人、生产人员 80 人、市场和销售人员 40 人、行政和后勤人员 30 人。这 10 年，该企业可以说是乘着医药行业发展的东风，一路高歌猛进。

然而，最近一年，公司内部的矛盾逐渐显现。部门之间的沟通越来越不顺畅，研发部门和生产部门经常因为技术标准和生产流程的问题吵得不可开交，新产品上市时间一拖再拖；决策效率也变得很低，所有重大决策都要经过高层管理者漫长的集中讨论，市场机会稍纵即逝；一线员工对决策过程毫无发言权，工作积极性被打击得所剩无几，创新动力更是无从谈起；资源分配也出现了严重不均的情况，随着产品线的不断扩展，资金、设备和人力在不同部门之间的分配变得极不均衡，严重影响了公司的整体效率。

面对这些问题，公司高层深知再不改变，企业就会在激烈的市场竞争中逐渐掉队。于是，一场声势浩大的组织变革探索之旅就此开启。

1. 事业部型结构的设想　有人提出，按照产品线划分事业部，每个事业部拥有独立的决策权和资源分配权。这样一来，每个事业部都能快速响应市场变化，专注于自己负责的产品线，从研发到生产再到销售，形成一个完整的闭环。比如心血管药物事业部，可以自己决定研发方向、生产计划和市场推广策略，不用再层层上报，等待冗长的审批流程。这样似乎能大大提高效率，让每个产品线都能灵活应对市场。

2. 矩阵型结构的考量　还有人觉得矩阵型结构可能更适合。这种结构同时按职能和产品线划分，员工可能同时隶属于两个上级。比如一个研发人员，他既属于研发部门，负责整体的研发技术支持，又可能被分配到某个具体的产品线项目组，参与该产品的研发工作。这样既能保证专业化的职能管理，又能实现不同项目之间的协作和资源共享。

3. 数字化转型的尝试　在讨论过程中，还有人提出了数字化转型的大胆想法。设立首席数字官（CDO）岗位，推动 IT 部门与业务部门协同考核。利用当下热门的人工智能、大数据及云计算等技术，为业务发展赋能。比如通过大数据分析，精准把握市场需求，为研发提供方向；利用人工智能优化生产流程，提高生产效率；利用云计算搭建高效的沟通平台，打破部门之间的信息壁垒。

问题： 1. 数字化转型是当下很多企业追求的目标，但该企业在推动数字化转型时可能会面临哪些挑战？比如员工对新技术的接受程度、数据安全问题、新旧系统的兼容性等，该如何应对这些挑战？

2. 综合考虑企业的现状和各种变革方案的优缺点，你认为该医药应该采用哪种组织结构？请详细说明理由，并提出具体的变革策略，包括变革的步骤、时间安排、人员调整等。

（一）组织变革的概念、原因、目标与内容

1. 医药企业组织变革的概念 是指为应对内外部环境剧变，主动重构组织结构、流程、权责及文化，以提升战略适配性与核心竞争力的系统性工程。其实质是打破惯性平衡，通过组织功能的再生实现"战略 – 组织 – 环境"动态匹配。

2. 组织变革的原因 医药企业的组织变革本质上是应对行业生态剧变的战略响应。在强监管、高投入、长周期特性制约下，变革动力主要源于四维结构性压力的传导与转化。

（1）政策法规体系的颠覆性重构 医保控费常态化深刻重构了医药行业生存逻辑。国家集采使成熟药品利润空间锐减逾90%，倒逼企业实施价值链重组：生产体系转向精益化，关停冗余产能并构建柔性供应网络；万人级销售团队裂变为精干学术单元，专注创新药上市支持；质量管理部门升级为战略中枢，应对全球监管穿透性审查。例证可见某跨国企业为符合欧盟无菌药品新规，将38个生产基地纳入集团质量受权人垂直管控体系。

（2）技术革命对传统模式的降维打击 生物技术、人工智能与连续制造（CM）正颠覆医药行业百年传统。AI药物发现使计算生物学团队从辅助角色跃升为战略核心，直报首席科学官；基因编辑技术推动研发体系向"核心实验室 + 开放网络"转型；CM技术推动生产单元重组为模块化单元。

（3）竞争格局的生态位重塑 创新主体多元化正重塑医药行业竞争规则：BIOTECH企业凭借技术平台争夺顶尖人才，驱动传统药企建立风险投资部门；消费医疗平台抢占患者入口，倒逼药企升级数字健康事业部并增设首席患者体验官（CPXO）；专利集中到期促使企业建立专利管理委员会，战略剥离成熟产品线。

（4）战略转型的内生需求 当企业突破发展临界点，组织能力须与战略愿景动态契合：百时美施贵宝转向免疫疗法，重组研发资源建立细胞治疗卓越中心；赛诺菲糖尿病业务升级为整合照护方案，重构跨职能团队；阿斯利康强化中国区本地决策权，捕捉新兴市场机遇。三大案例彰显战略升级路径。

医药企业组织变革本质上是监管环境、技术创新、市场竞争三维变量函数。当政策重塑行业规则、技术颠覆价值链条、竞争重构生态位时，企业必须通过组织结构、流程机制和文化基因的深度再造，重建战略适配性。这不仅是生存必需，更是把握生物医药黄金发展期的关键战略能力。

3. 医药企业组织变革的目标

（1）重塑合规生命力 通过质量体系垂直管理、数据完整性架构升级，建立抵御全球监管风暴的免疫系统，将合规成本转化为竞争壁垒。

（2）激活创新加速度 打破研发孤岛，构建跨职能敏捷团队（如诺华AI药物发现单元），缩短NDA周期30%以上，抢占首创新药（first – in – class）窗口期。

（3）锻造价值链韧性 借力集采倒逼机制，打造柔性供应网络与精益生产体系（如辉瑞模块化CM车间），实现成本结构颠覆性重构。

（4）构建生态协同力 通过开放创新架构（如罗氏基因治疗联盟），整合Biotech、数字平台与患者社区资源，实现从产品交付到健康解决方案的转型。

4. 医药企业组织变革的内容

（1）组织架构调整 医药企业组织变革的核心在于优化内部架构，包括部门设置、职能划分及层级关系调整，例如从传统职能型结构向矩阵型或事业部型转型，以适应市场动态变化和战略转型需求，提升跨部门协作效率，确保研发、生产、营销等环节的高效联动，尤其在应对创新药研发周期长、合规要求高的行业特点时，需强化项目管理与资源整合能力。

（2）管理流程优化 通过标准化、信息化手段重构核心业务流程，例如引入 ERP（企业资源计划）、CRM（客户关系管理）等系统，实现研发申报、供应链管理、市场准入等环节的数字化管控，缩短决策链条，减少冗余环节，同时加强合规内控，例如完善 GMP 和 GSP 执行流程，以提升运营效率并降低风险。

（3）企业文化重塑 医药企业需打破传统保守文化，建立以创新、患者为中心的价值导向，例如通过内部孵化机制鼓励研发突破，强化员工对质量安全和合规的认同感，同时利用跨部门协作平台促进知识共享，塑造敏捷、开放的组织氛围，以应对带量采购、国际化竞争等外部环境变化带来的挑战。

（4）人力资源配置升级 针对医药行业高技术、高监管特性，优化人才结构，重点引进复合型研发人才、国际化注册人才及数字化营销团队，建立分层培训体系（如 MAH 制度下的质量授权人培养），完善绩效考核与激励机制，例如将创新成果与股权激励挂钩，以留住核心人才并激发组织活力。

（5）数字化转型深化 通过大数据、AI 等技术推动研发智能化（如 AI 辅助药物筛选）、营销精准化（如数字化患者教育平台）及供应链可视化（如区块链追溯系统），构建数据中台整合研发、生产、流通全链条信息，实现从经验驱动向数据驱动的决策模式转变，提升市场响应速度与资源利用效率。

> **知识链接**
>
> **区块链追溯系统**
>
> 区块链追溯系统是一种利用区块链技术构建的去中心化数据库系统，能够记录商品从生产到消费过程中的每一个环节的信息，并且这些信息一旦被记录就无法更改。它通过分布式账本技术，确保信息的透明性和不可篡改性，为各行业的供应链管理提供了新的解决方案。

（6）合规与风险管理体系重构 基于国内外监管趋严（如 FDA 审查、中国《中华人民共和国药品管理法》修订），建立覆盖全生命周期的合规管理体系，包括强化药物警戒（PV）、药物临床试验质量管理规范（GCP）等环节，设立独立风险管理部门，利用信息化工具实现风险实时监测与预警，确保企业在新版《ICH 指南》等国际标准下稳健运营。

（二）医药企业组织变革的过程

1. 诊断与分析阶段 组织变革的第一步是通过全面诊断明确企业现状与问题根源，包括分析内部管理架构、业务流程、资源配置效率及外部市场环境、政策法规、竞争格局等，结合医药行业特性（如研发周期长、合规要求高），识别现有组织模式与战略目标的差距，确定变革的紧迫性与核心方向，为后续方案设计提供数据支撑。

2. 战略规划与目标设定 基于诊断结果，制定清晰的变革战略框架，明确短期与长期目标（如提升研发协同性、优化供应链响应速度），设计适配医药行业监管要求的组织架构（如矩阵式管理、事业部制），规划资源分配优先级，并建立风险评估机制（如政策变动、临床试验风险），确保变革路径符合企业使命与合规要求。

3. 实施变革举措 此阶段通过调整部门职能、优化决策流程、引入数字化工具（如 AI 药物研发平台）等具体行动推进变革，重点关注医药企业的特殊性（如 GMP/GCP 合规培训、跨部门协作），同步推动文化转型（如创新导向、质量至上理念），通过沟通机制减少员工抵触，并借助试点项目（如区域销售团队重组）验证方案可行性后全面推广。

4. 评估反馈与动态调整 建立量化指标（如研发周期缩短率、市场准入效率）与定性反馈（如员工满意度、客户评价）相结合的评估体系，定期监测变革效果，结合医药行业动态（如新药审批政策变化）及时调整策略，通过 PDCA 循环（计划–执行–检查–处理）持续优化流程，确保变革成果与行业发展趋势及企业战略同步。

5. 制度化与持续创新 将已验证有效的变革措施固化为标准制度（如跨部门协作 SOP、合规风险管理体系），同时构建敏捷组织能力以应对行业不确定性（如突发公共卫生事件），通过技术创新（如数字化转型）、组织学习（如搭建知识共享平台）推动持续改进，最终实现医药企业在效率、合规性与竞争力上的长期提升。

五、激励理论

案例分析

案例： 李娜是一家药企的老板。公司成立五年后，取得了非常可喜的业绩，她决定让员工共享公司的成功。夏季来临，她宣布，在 6 月、7 月、8 月三个月中，星期五也成为公司休息日，大家一周只上 4 天班，且不扣工资。刚宣布的那一刻，员工们报以热烈的掌声。

在新制度实施一个月后，李娜最信赖的一位员工找到了她，说："由于市场不会因为公司休息而休息，因此大家不是每个周五都能正常休息，大家更愿意得到加薪而不是额外的休息时间。"李娜十分惊讶，因为公司大多数员工不到 35 岁，而年收入已达三四十万元，这是当地平均工资的数倍。假如她有这个收入水平，会毫无疑问选择多休息，她以为公司的员工也会如此。不过李娜还是在接下来的大会上召集了所有员工，问他们："你们是希望每周多休息一天，还是希望加薪？"结果大多数人选择加薪。

问题： 为什么会出现这种情况？李娜该如何激励员工？

（一）医药企业激励的基本内涵与步骤

1. 激励的基本内涵 激励是指通过激发个体的内在动力或施加外部刺激，促使其产生目标导向的行为，并维持这种行为的过程。它是心理学、管理学和组织行为学的核心概念，涉及人类行为动机的触发、维持和调节。

2. 激励的四要素

（1）外部刺激 在激励过程中，管理者为实现组织目标而对被管理者所采取的各种管理手段及相应形成的管理环境。

（2）需要 人们对一定客观事物或某种目标的渴求或期望。

（3）动机 一种推动人从事某项活动的心理动力，动机驱使人们向满足需求的目标前进。

（4）行为 有什么样的动机，就会产生什么样的行为，行为是激励的目的。

3. 医药企业激励的基本步骤

（1）明确激励目标 医药企业需根据战略方向明确激励的核心目标，如激发研发创新、提升合规意识、优化生产效率或强化销售业绩等。需结合行业特性（如长周期研发、高监管要求）和企业发展阶段（初创期侧重生存激励、成长期侧重市场扩张），确保激励目标与公司战略一致，并通过员工需求调研分析不同岗位（研发、生产、销售）的核心诉求，避免激励与实际脱节。

（2）设计差异化激励体系 根据岗位性质与贡献类型设计多层次激励方案：研发人员侧重项目奖

金、专利分成或长期股权激励；销售人员采用绩效提成与市场开拓奖励；生产人员关注质量安全奖金与效率提升激励。同时需融合物质激励（薪酬、福利）与非物质激励（晋升通道、培训资源、荣誉表彰），例如为科研骨干提供学术交流机会，或为合规表现优异的团队颁发企业内外部认证奖项。

（3）制定科学考核标准　依据激励目标设定量化与非量化结合的考核指标：研发部门考核专利数量、临床试验进度；销售部门考核市场占有率、回款率；生产部门考核质量合格率、成本控制效率。需融入行业特殊要求（如 GMP 合规性、药品不良反应监测），避免单一结果导向，例如将合规培训参与度、团队协作能力纳入晋升评估，确保激励与行为规范同步强化。

（4）实施动态激励执行　通过透明化流程落实激励措施，如定期公布绩效排名、按季度发放项目奖金或年度兑现股权激励。需建立双向沟通机制，例如通过绩效面谈解释激励逻辑，或设立匿名反馈渠道收集员工对激励公平性的意见。针对突发情况（如疫情导致的研发紧急攻关）可增设临时专项奖励，保持激励的灵活性与时效性，同时确保符合医药行业薪酬合规要求（如反商业贿赂条款）。

（5）建立效果评估与调整机制　定期（如半年或年度）通过数据分析（员工离职率、专利产出量、销售增长率）和满意度调研评估激励效果。根据政策变化（如医保集采影响销售模式）、技术趋势（如AI 药物发现工具普及）或员工结构变化（如新生代员工占比增加），动态调整激励权重，例如增加数字化技能培训激励或引入弹性工作制。对失效的激励条款（如过时的销售提成比例）及时迭代，确保体系持续适配企业发展需求。

（6）构建激励文化长效机制　将激励融入企业文化，通过案例宣传（如表彰重大新药研发团队）、制度固化（如《创新奖励管理办法》）和领导示范（高管参与一线激励仪式）强化认同感。注重长期价值观引导，例如将患者受益指标纳入研发人员考核，或将环保生产目标与部门奖金挂钩，使激励超越短期利益，成为驱动医药企业可持续发展的核心动力。

（二）医药企业激励的原则

1. 绩效与合规导向原则　绩效考核既重结果又重过程，依据岗位设置差异化指标，数据驱动评估，保障业绩达成与合规质量，激励员工追求卓越。

2. 长短激励结合原则　融合短期激励（如销售提成、季度奖）与长期激励（如股权、项目分红），平衡员工短期收益与长期发展，助力企业战略落地。

3. 合规伦理优先原则　激励政策严格合规，防止违规推广与数据造假，将"患者满意度"等伦理指标纳入考核，坚守道德底线，促行业健康发展。

4. 创新驱动与容错原则　鼓励研发创新，设专项奖金与创新基金，同时构建容错文化，对高风险项目宽容失败，营造创新环境，推动持续创新。

5. 员工发展支持原则　提供法规培训、技术进修，设双通道晋升，支持学术发表与会议参与，助力员工在专业技能、学术研究等多领域成长。

6. 团队协作与市场薪酬原则　通过项目制激励与共享目标，强化跨部门协作；对标市场薪酬，差异化激励稀缺人才，增强企业竞争力，保障团队高效协同与人才稳定。

（三）激励的方式

在高度专业化、强监管且关乎人类健康的医药行业，构建高效、持久且富有吸引力的激励体系，是激发人才潜能、驱动持续创新、保障产品质量与业务增长的核心战略。成功的激励绝非单一手段，而是一个深度融合物质回报、精神认可、成长赋能与环境塑造的立体化系统。以下从关键维度阐述其具体实践方式。

1. 物质激励　保障价值认可与长期绑定。

（1）具有竞争力的全面薪酬　确保基础薪资、绩效奖金与行业及区域市场对标，具备显著吸引力。

薪酬结构需科学反映岗位价值、个人贡献与绩效成果，尤其在关键研发、医学、注册及销售岗位上体现差异化竞争力。

（2）创新导向的长期激励　①股权激励（ESOP/期权）：面向核心管理层、关键科学家及高潜力人才，通过授予公司股票、期权或限制性股票单位（RSUs），将其个人财富增长与企业长期价值深度绑定，尤其适用于上市或拟上市企业。②项目里程碑奖金：针对研发管线中的关键项目（如 IND 申报、临床阶段突破、NDA/BLA 提交、获批上市），设置清晰、可量化的里程碑奖金，即时认可团队在漫长研发周期中的重大突破，激发攻坚克难动力。③利润分享/收益分成：对于成功上市并产生显著商业价值的重磅产品，可设计基于产品利润或销售额的分成计划，让参与其研发、生产、市场化的核心团队共享商业成功果实。

（3）全面周到的福利保障　提供超越法定标准的补充医疗保险（覆盖员工及家属）、高端体检、重疾保障、补充养老金计划等，体现企业的人文关怀，解决员工后顾之忧，增强安全感和归属感。

2. 非物质激励　满足成长需求与成就认同。

（1）清晰的职业发展通道与赋能体系　①双轨制晋升路径：并行设置管理序列与专业序列（如科学家Ⅰ~Ⅳ、首席科学家、院士），让技术专家无需转向管理岗也能获得匹配的职业声望与回报。②定制化学习地图：结合业务战略与个人发展诉求，提供覆盖专业技能（如新靶点研究、临床试验设计、法规动态）、领导力、行业前沿（如基因治疗、AI 制药）的系统性培训与高端学术会议参与机会。③导师计划与轮岗机制：为新员工及高潜人才配备资深导师；在研发、医学、市场、生产等关键部门间设计轮岗路径，拓宽视野，培养复合型人才。

（2）多元化认可与荣誉体系　①即时性与仪式感并重的表彰：设立"创新火花奖""质量卫士奖""客户价值奖"等多样化奖项，结合日常即时表扬（如邮件、会议致谢）与季度/年度隆重的颁奖典礼，让贡献及时可见、被尊重。②专业影响力塑造：支持员工在顶级期刊发表论文、在重要行业峰会演讲、参与制定行业标准或指南，提升其在专业领域内的声誉和影响力。③内部知识共享与标杆树立：创建内部技术论坛、建立"专利墙"、评选"研发之星"等，促进知识流动，树立内部标杆，营造见贤思齐的氛围。

（3）赋予挑战性工作与决策参与　①关键项目担纲机会：将有潜力的骨干委以核心项目负责人或关键角色，赋予其独立决策空间与资源支持，在实践中加速成长。②参与战略研讨：邀请不同层级、不同职能的骨干参与公司或部门层面的战略研讨会、流程优化项目，使其感受到自身见解的价值和对公司方向的影响力。

3. 环境与文化激励　营造支持性土壤。

（1）使命驱动的企业文化　①强化"患者为先"理念：通过内部沟通、真实患者故事分享、研发管线进展播报等，持续强化企业"为患者带来希望与健康"的核心使命，点燃员工内在的责任感与崇高感。②倡导科学精神与合规文化：营造尊重科学、勇于探索、严谨求实、坚守合规（GMP、GCP、GLP 等）的浓厚氛围，让员工为在高质量标准下工作而自豪。

（2）赋能高效与关怀的工作环境　①资源与技术保障：提供先进的研发设备、高效的 IT 系统、充足的科研经费，扫除工作障碍，让员工专注于价值创造。②灵活性与平衡支持：在保障业务连续性的前提下，提供弹性的工作时间、混合办公模式、充足的带薪休假，关注员工身心健康（如 EAP 计划、健康促进活动），尊重个人生活平衡。③开放包容与心理安全：鼓励建设性反馈、包容失败（在研发中尤为关键）、倡导开放沟通与团队协作，营造员工敢于发声、勇于创新的安全环境。

卓越的医药企业激励体系，本质上是将企业的战略目标与人才的核心诉求进行深度耦合。它超越简单的"薪酬包"，致力于构建一个员工价值被充分认可、能力得以持续提升、贡献获得广泛尊重、并在有意义的工作中实现个人抱负的生态系统。唯有如此，方能持续吸引并留住顶尖人才，点燃其内在的创新激情与卓越追求，最终驱动企业在拯救生命、改善健康的伟大事业中行稳致远，创造持久价值。这一体系的建设与优化，是医药企业基业长青不可或缺的管理智慧与实践。

（四）医药企业激励实务相关知识

💡 **案例分析** --

案例： 一些企业存在一些类似现象。例如，企业都希望员工能主动承担工作、能取得更好的成果，但承担工作最多的人总是那些工作效率最高的人。其结果是，人人都不愿意承担责任、不愿意提高工作效率，组织里充满着一群似乎非常忙碌的所谓的"敬业者"。

每个组织都需要创新，需要有创意的人，但一些单位却总是把担子压在那些提出新建议、新方案的人的肩上（谁提出谁负责）。其结果是，没有人敢提新建议、新方案。

问题： 为什么会出现这些情况呢？问题究竟出在哪里？

----

1. 医药企业激励的误区与对策 医药企业作为技术密集型和人才密集型行业，激励机制的设计直接影响研发创新、市场开拓和团队稳定性。结合搜索结果中的行业共性问题及医药行业特性，以下从误区与对策两方面展开分析。

（1）医药企业激励机制的主要误区 ①过度依赖物质激励，忽视精神与长期激励：许多企业将激励等同于奖金或提成，尤其在销售团队中采用单一业绩提成模式，导致员工短期逐利，忽视研发创新和合规性。例如，医药代表可能因过度追求销售目标而忽视学术推广，甚至出现违规行为。研发人员的需求更多集中于职业发展、项目成就感等非物质层面，但企业常以短期奖金替代长期股权激励，难以留住核心人才。②激励与战略目标脱节，缺乏系统性设计：绩效方案未与企业战略（如创新药研发、合规转型）挂钩，导致激励方向偏离长期发展目标。例如，仅以销售数量考核，忽视新药研发周期长、风险高的特点。③考核标准单一化，忽视差异化需求：同一企业内，研发、生产、销售等岗位特性不同，但考核指标趋同（如仅关注 KPI 完成率），导致激励失效。例如，研发人员需要灵活性，而销售团队需要明确的提成规则，但企业常一刀切。未考虑员工年龄、职级差异。年轻员工可能更看重晋升机会，资深专家则关注项目自主权，但企业往往缺乏分层设计。④内部激励分配机制不合理：科室或项目组二次分配照搬公司级方案，未根据岗位价值调整。例如，医药企业研发团队中，核心科学家与辅助人员贡献差异大，但奖金分配未体现岗位系数，引发不满。团队协作项目（如多部门联合的新药研发）中，分配机制不科学，导致贡献不均时成员积极性下降。⑤忽视政策与技术变革对激励的影响：医保政策（如DRG/DIP 付费）和 AI 技术应用（如 AI 药物筛选）改变了行业逻辑，但企业仍沿用传统激励模式。例如，未将创新药入组率、研发效率提升等纳入考核。

（2）医药企业激励机制优化对策 ①构建差异化、分层次的激励体系：研发团队采用"项目里程碑奖金 + 长期股权激励"模式，结合专利产出、临床进展等指标，延长激励周期。销售团队平衡短期业绩与合规性，引入学术推广质量考核，并探索超额利润分享机制。跨部门协作设立联合奖金池，根据角色贡献分配（如铁三角模式中客户经理、方案经理、交付经理按 3：4：3 比例分配）。②强化战略导向与长期激励：将企业战略（如创新药占比、国际化布局）分解为部门和个人目标，纳入绩效考核。例如，对研发人员增加"靶点验证效率""AI 工具应用率"等创新指标。推广"劣后激励"模式，核心团队需承担部分风险（如项目失败则奖金递减），收益与长期成果挂钩。③优化考核体系，提升科学性与灵活性，引入多维度评价：如研发人员考核"技术突破 + 团队协作 + 知识分享"，销售团队考核"合规性 + 客户满意度 + 市场覆盖率"。利用 AI 工具动态调整激励参数。例如，通过数据分析预测不同项目的风险收益比，动态分配奖金权重。④关注员工需求与职业发展：针对不同群体设计激励组合：年轻员工提供培训与晋升通道，资深专家赋予项目决策权，女性员工增加弹性工作选项。建立"双通道"晋升体系，技术岗与管理岗并行，避免"千军万马过独木桥"。⑤借力政策与技术红利重构激励逻辑：结合医保政策调整考核指标。例如，将创新药入组率、患者用药依从性等纳入绩效，响应政策导向。将AI技术应用纳入激励范围。例如，对采用AI缩短研发周期的团队给予额外奖励，推动技术落地。

医药企业的激励机制需兼顾行业特性（如长周期、高合规）、员工需求多样性及政策技术变革。避免"金钱万能""一刀切"等误区，通过差异化设计、战略对齐和技术赋能，构建可持续的激励生态。例如，某头部药企通过"项目制＋劣后对赌"模式，使核心团队在创新药研发中与企业风险共担、收益共享，最终实现多款重磅药物上市。

2. 医药企业十种奖励优良工作的方法　在医药行业中，奖励员工优良工作表现需要结合行业特点（如高专业性、长研发周期、严格合规性等），同时兼顾物质激励与精神激励。以下是十种适用于医药企业的奖励方法，既有普适性，也体现行业特性。

（1）科研创新奖金＋专利分红　①适用对象：研发团队、核心技术人员。②方式：设立专项奖金池，对成功开发新药、取得专利或突破性技术成果的团队给予高额奖励，或按未来产品销售额的一定比例分红。③意义：激发创新活力，体现技术价值，契合医药行业研发驱动的核心逻辑。

（2）学术深造与国际会议支持　①适用对象：科研人员、医学事务人员。②方式：资助优秀员工攻读博士学位、参加国际学术会议（如 ASCO、AACR 等），或与全球顶尖实验室合作交流。③意义：提升专业能力，增强企业学术影响力，满足高层次人才对职业发展的需求。

知识链接

ASCO 和 AACR

美国临床肿瘤学会（American Society of Clinical Oncology，ASCO）成立于1964年，是全球领先的肿瘤专业学术组织。ASCO 致力于预防癌症及改善癌症服务，其会员包括来自100多个国家的超过40000名肿瘤学领域的专业人士，如临床肿瘤科医师、参与肿瘤学训练计划的医师和医疗专家、肿瘤科护士以及肿瘤科执业医师等。ASCO 的年会是全球肿瘤学界最重要的会议之一，每年都会吸引众多世界一流的肿瘤学专家参加。在会议上，与会者们会分享探讨当前国际最前沿的临床肿瘤学科研成果和肿瘤治疗技术，很多重要的研究发现和临床试验成果也会选择在 ASCO 年会上进行首次发布。

美国癌症研究协会（American Association for Cancer Research，AACR）成立于1907年，是世界上成立最早、规模最大的癌症研究组织。其使命是通过研究、教育、交流、协作、科学政策与宣传、癌症研究资助等方式预防和治愈癌症。目前，AACR 拥有来自141个国家和地区的超过58000名会员，涵盖基础、转化及临床领域的研究人员、各类医疗卫生专业人士及癌症倡导者等。AACR 年会是世界上规模最大的癌症研究会议之一，每年都会吸引来自世界各地众多专业人士出席会议。

（3）股权激励计划（ESOP）　①适用对象：高管、核心骨干。②方式：授予股票期权、限制性股票或虚拟股权，将个人利益与企业长期发展绑定。③意义：适用于医药企业长周期研发特点，稳定关键人才，减少流动性风险。

（4）弹性工作制与健康管理福利　①适用对象：全体员工（尤其高压岗位）。②方式：允许灵活安排工作时间（如实验室人员错峰实验）；提供免费体检、心理咨询服务、健身津贴或健康保险升级。③意义：缓解医药行业高强度工作压力，体现企业对员工身心健康的关怀。

（5）临床项目署名与学术荣誉　①适用对象：参与临床试验的科研人员。②方式：在论文发表、行业奖项申报中优先署名为贡献突出的员工，或推荐其参评行业奖项（如"中国医药创新人物"）。③意义：满足科研人员的学术荣誉感，提升个人品牌价值。

（6）家庭关怀福利　①适用对象：长期出差或加班的员工（如临床监查员CRA）。②方式：提供家属医疗保险、子女教育补贴；为外派员工安排探亲假及差旅补贴。③意义：解决员工后顾之忧，增强归属感，尤其适合需要频繁出差的岗位。

（7）跨部门轮岗与晋升通道透明化　①适用对象：潜力员工。②方式：开放研发、生产、注册等部门的轮岗机会；明确晋升标准，优先提拔绩效优秀者至管理岗或技术专家岗。③意义：打破医药企业部门壁垒，培养复合型人才，减少人才流失。

（8）社会责任项目参与权　①适用对象：价值观驱动的员工。②方式：选派优秀员工参与企业公益项目（如偏远地区医疗支援、罕见病药物捐赠）；设立"社会责任贡献奖"并公开表彰。③意义：契合医药行业的社会责任属性，提升员工使命感。

（9）定制化学习资源　①适用对象：不同职能员工。②方式：销售人员，提供数字化营销、合规培训课程；生产人员，支持考取GMP认证等专业资质；注册人员，订阅全球法规动态数据库。③意义：精准匹配岗位需求，帮助员工应对行业合规与技术进步挑战。

（10）团队庆功与成果可视化　①适用对象：项目团队。②方式：阶段性成果达成后举办庆功宴，发放团队奖金；在办公区设置"里程碑墙"，展示项目进度和贡献者姓名。③意义：强化团队协作文化，及时反馈成果，避免因研发周期长导致的士气低落。

节后小结

1. 组织职能本质　医药企业通过分工（研发/生产/质控等专业化部门）与协作（跨职能团队）整合资源，应对行业高监管、高风险特性。

2. 设计核心原则

（1）战略导向　架构匹配业务目标（如研发驱动型 vs 区域事业部）。

（2）合规内嵌　独立质控（QA）、药物警戒（PV）部门直接向高管汇报。

（3）敏捷协同　矩阵式管理破除部门壁垒。

3. 组织变革动因　政策剧变（如集采）、技术颠覆（AI制药）、战略转型（仿制药→创新药）倒逼架构重组。

4. 激励体系构建

（1）双轨驱动　物质（股权ESOP＋里程碑奖金）＋非物质（学术署名＋弹性工作制）。

（2）行业定制　研发人员侧重专利分红，销售人员捆绑合规指标。

第三节　领导及决策

领导与决策是医药企业管理的核心内容，直接影响企业的运营效率和发展方向。随着医药行业的快速发展和市场竞争的加剧，科学有效的领导方式和决策方法显得尤为重要。领导不仅是引领团队前行的舵手，更是塑造企业文化、激发创新活力的源泉。而决策，则是企业在复杂多变的市场环境中把握机遇、应对挑战的关键所在。

医药企业面临着日益激烈的市场竞争和不断变化的政策法规环境，这就要求企业的领导者不仅要有敏锐的市场洞察力，还要具备果断而明智的决策能力。领导与决策的过程涉及对市场动态、企业内部条件、竞争对手情况以及政策法规等多方面的深入分析。这一过程不仅需要科学的方法论支持，更需要丰富的实践经验和专业素养作为保障。

一、领导职能概述

（一） 领导的定义

领导是指能够吸引并凝聚团队成员，通过个人影响力、卓越能力以及独特的人格魅力，有效引导并激励团队追求并实现组织目标的过程。简单来说，领导就是那个能带着大家一起努力工作，实现公司目标的人。领导就像是团队的指南针，指引着大家朝着正确的方向前进，遇到困难时，领导也会想办法带领大家一起克服。领导的定义包括三个要素：首先，领导不是孤立存在的，他们必须有一批愿意跟随他们的人，即部下或追随者；其次，领导的目的是通过激励和引导部下，共同努力实现组织的既定目标；第三，领导者拥有影响追随者的能力或力量，这些能力或力量包括由组织赋予领导者的职位和权力，也包括领导者个人所具有的影响力。

（二） 领导的实质

领导的实质在于影响力，这种力量能够改变和引领下属以及整个组织的认知模式和行为习惯，从而为实现组织的既定目标贡献力量。

衡量领导工作是否有效，一个关键的标准就在于领导者所施加的影响力的大小以及这种影响力被有效利用的程度。简而言之，领导者的影响力是领导工作的核心所在，它关乎领导能否成功地引导团队和组织朝着目标前进。

知识链接

领导者就是管理者吗？在实际生活中，常常有人将两者混为一谈，其实两者还是有一定的区别。管理者主要负责计划、组织和控制日常运作，确保任务高效完成，依赖职位权力来管理团队；领导者则更注重设定愿景、激励员工和推动变革，依靠个人魅力和影响力赢得支持。简单来说，管理者关注"把事情做对"，领导者关注"做对的事情"，两者相辅相成，共同推动企业成功。

二、领导的职责与作用

（一） 领导的职责

在关乎人类生命健康与福祉的医药行业，领导者肩负着远超越一般商业管理的重任。他们不仅是企业运营的决策者，更是科学探索的掌灯人、质量安全的守护者、合规伦理的践行者以及卓越人才的凝聚者。其职责体系，需深刻回应行业的高风险、长周期、强监管特性，并始终锚定"以患者为中心"的价值原点。核心职责可凝练为以下战略维度。

1. 战略导航与创新引擎，定义未来航向 基于疾病演变、科技突破（如基因/AI 疗法）及监管动态的深刻洞察，制定聚焦核心领域与管线布局（自研/引进/合作）的前瞻战略；同时以未满足临床需求驱动研发目标，构建开放创新生态，通过科学风险管理与端到端数字化转型赋能研发－生产－患者体验全价值链。

2. 卓越运营与坚不可摧的质量安全基石 筑牢质量与运营根基，恪守全球最高 GMP/GCP/GLP 标准，将"质量零容忍"内化为文化，持续投资建设韧性 QMS 及 CAPA 机制。优化供应链与先进制造模式（如精益/连续制造），保障供应与效率。强化财务韧性，审慎配置资本，支撑长期稳健运营与持续创新。

3. 熔铸组织与人才，激发创新源动力 熔铸卓越组织与文化，以"患者为先"使命凝聚全员，培育科学精神与合规伦理根基。打造行业领先的多维激励（股权/里程碑奖金）与双轨制发展平台，营造包容试错、心理安全的创新环境。打破壁垒，构建跨职能敏捷组织，驱动高效协同与快速响应。

4. 外部担当与可持续发展，构建信任生态 构建信任生态与可持续发展领导力，恪守最高商业道德与全球规范（如 IFPMA 准则），在产品安全与临床数据上保持主动透明沟通。深化关键伙伴关系：与监管机构共建互信以加速创新疗法可及；携手 HCPs 基于科学提升诊疗；倾听患者，提升药品可及性并履行 CSR。将 ESG 理念（绿色化学、可持续运营）深度融入战略，引领负责任增长。

医药企业领导者的角色，是战略家、科学家、质量卫士、人才导师和伦理守护者的多维融合。其终极使命，在于引领组织在科学探索的无人区开辟道路，在严苛的合规框架下稳健运营，在激烈的市场竞争中创造价值，最终将安全、有效的创新疗法送达最需要的患者手中。这不仅要求卓越的商业智慧和战略眼光，更需一份对生命的敬畏、对科学的执着以及对伦理的坚守。唯有如此，方能驾驭医药行业的复杂性与崇高性，驱动企业穿越周期，成为守护人类健康的坚实力量，实现基业长青的真正价值。这不仅是职责，更是赋予医药领袖的独特历史使命。

（二）领导的作用

医药企业领导的核心作用是驾驭复杂生态的战略舵手与价值灯塔。在关乎人类生命健康的特殊领域，医药企业领导者承载着超越商业利润的崇高使命。他们是科学边界的开拓者、质量防线的守护者、组织灵魂的塑造者，更是平衡多方诉求的生态构建者。其核心作用体现为三重战略角色的深度融合。

1. 科学航程的领航者与风险决策者

（1）洞察未来航向 穿透疾病谱演变、技术革命（如基因编辑/AI 制药）与监管趋势的迷雾，制定聚焦未满足临床需求的研发战略，果断配置资源于潜力赛道。

（2）驾驭研发不确定性 在长周期、高失败率的科学探索中，建立阶段性评估机制，以专业判断力平衡创新野心与风险管控——既勇于押注颠覆性疗法，也敢于终止无望项目。

（3）点燃数字化转型引擎 推动人工智能与大数据深度融入药物发现、智能生产及患者服务全链条，重塑产业效率边界。

2. 组织卓越的奠基者与人才磁极

（1）熔铸使命驱动型文化 将"患者为先"的信念注入组织基因，同步培育严谨求实的科学精神与不可撼动的合规伦理，使员工在挽救生命的崇高感中汲取动力。

（2）构建人才引力场 设计融合股权激励、里程碑奖金与双轨晋升的多维成长生态，为顶尖科学家与核心骨干提供挑战性舞台与心理安全空间，激发持续创新的原生动力。

（3）打破协同壁垒 打通研发、生产到市场的价值链条，锻造能敏捷响应外部变化的无界组织。

3. 信任生态的架构者与可持续变革先锋

（1）树立合规伦理标杆 以超越监管要求的商业道德标准（如 IFPMA 准则）规范全链条行为，主动披露产品安全数据，赢得监管机构与医患群体的深度信任。

（2）深化利益共同体联结 与监管机构共建加速创新药可及的伙伴关系；携手医疗专业人士基于科学证据提升诊疗水平；倾听患者诉求，通过创新支付与 CSR 项目拓宽药品可及性。

（3）引领绿色医药革命 将 ESG 理念深植战略内核，以绿色化学、可持续制造降低环境足迹，定义行业负责任增长的新范式。

终极使命是在科学、商业与伦理的交叉点上，医药领袖必须同时扮演冒险家与守门人——以战略魄力开辟治疗新疆域，以敬畏之心守护质量生命线，最终将实验室的突破转化为亿万患者触手可及的生命希望。这不仅是商业领导力的巅峰考验，更是对人类健康未来的庄严承诺。

三、领导的权力和领导力的培养

（一）领导的权力

医药企业领导的核心权力是科学、伦理与商业交叉点的战略裁量权。医药行业领导者的权力本质，是在高度不确定性和强监管约束下推动人类健康事业前进的特许决策权。这种权力绝非简单管控，而是平衡科学探索、患者安全与商业可持续的精密杠杆，具体体现为五大核心维度。

1. 战略方向的终极裁定权

（1）研发管线的生死裁决　基于未满足临床需求与科学价值评估，独掌数亿级研发项目的立项、资源倾斜及终止决策（如叫停Ⅲ期临床），定义企业科学探索疆界。

（2）技术路线的战略押注　在基因治疗、ADC 药物、AI 制药等颠覆性领域分配关键技术资源，塑造未来竞争力壁垒。

（3）全球市场布局决断　裁定新兴市场准入优先级与本土化策略，平衡短期收益与长期战略占位。

2. 质量与合规的绝对否决权

（1）质量文化定调权　通过言行塑造"质量零容忍"文化基因，将 GMP/GCP 标准转化为全员不可逾越的红线。

（2）合规防火墙启用权　对任何触碰商业道德（如推广合规）、数据真实性（如临床试验）的行为行使一票否决，守护企业生存根基。

（3）危机响应最高指挥权　在药品不良反应或生产偏差事件中，直接启动全球召回及 CAPA 系统，承担终极责任。

3. 资源分配的全局调度权

（1）资本配置的定向权　在研发（70%＋预算）、产能扩建、并购动态调配百亿级资金，平衡短期现金流与长期价值创造。

（2）顶尖人才定价权　突破薪酬体系限制，为关键科学家设计定制化股权激励（如专项 ESOP），解决核心人才绑定痛点。

（3）数字化转型投资权　裁定 AI 筛药平台、连续制造等战略技术投入规模与节奏，定义产业效率新基准。

4. 组织基因的熔铸权

（1）文化密码编写权　通过仪式（如患者故事分享）、符号（如实验室诺贝尔墙）将"患者为先"使命植入组织血脉。

（2）高阶人才生杀权　任免核心管理层（如研发 VP、质量负责人），构建跨职能决策委员会，重塑组织能力图谱。

（3）协同机制设计权　打破部门深井（如研发与商业化隔阂），建立基于治疗领域的敏捷作战单元。

5. 生态规则的定义权

（1）监管话语建构权　代表行业参与法规及行业规则制定，推动监管科学进化。

（2）价值链伦理准绳制定权　要求供应商签署 ESG 承诺书，将绿色化学标准延伸至上游原料商。

（3）公众信任修复权　在危机事件中通过透明披露（如主动公布失败临床试验）重建社会信任。

（二）领导力的培养与提升

医药行业领导力的培养，绝非标准管理课程的简单移植，而是在高风险、长周期、强监管的特殊环境中，对战略定力、科学洞见与伦理底线的系统锻造。其核心路径需围绕以下几个方面展开。

1. 认知升维：构建跨界知识图谱

（1）科学素养的深度浸润　通过顶尖学术机构合作（如冷泉港实验室研修）、前沿技术工作坊（CRISPR/AI 制药实操），持续更新疾病机制与治疗范式认知，将领导者淬炼为"科学对话的平等参与者"。

（2）监管智慧的动态习得　深度剖析 FDA/EMA 审批案例库，模拟 ICH 指南修订推演，培养预判政策风向与构建合规战略的能力。

（3）商业伦理的基因植入　以真实行业危机事件（如药品召回伦理决策）为沙盘，在患者生命权、商业利益与合规红线间建立本能级权衡框架。

2. 实战淬火：复杂场景的压力锻造

（1）研发决策熔炉　主导虚拟研发管线沙盘——在 10 年期、50% 失败率设定下，完成从靶点选择到Ⅲ期叫停的全程资源调配，锤炼科学直觉与风险耐力。

（2）危机响应试炼场　模拟药物安全性事件：48 小时内协调医学、合规、公关团队完成证据链梳理、监管沟通及公众声明，塑造高压下的透明领导力。

（3）全球资源博弈台　主导新兴市场准入推演：平衡本土化生产投入与专利悬崖压力，在文化差异中构建共赢伙伴关系。

3. 组织赋能：双轨制成长生态构建

（1）"使命能力"双螺旋培养机制　纵向深潜：为技术型领袖定制"科学企业家"路径（如 MIT 生物科技商业化项目），补足商业转化短板；横向拓维：安排商业化高管深度参与早期研发评审，培育技术敏锐度。

（2）跨域轮岗的战场洗礼　强制要求高潜人才完成"研发→注册→市场"关键链路轮岗（1824 个月），破解部门视角局限，锻造端到端价值链思维。

（3）伦理领导力共同体　建立由退休监管官员、医学伦理学家及患者代表组成的顾问团，定期开展"灰色地带"决策辩论，筑牢道德判断基准。

4. 文化滋养：塑造领导力生长的沃土

（1）患者价值具象化渗透　每月安排领导者参与患者随访、临床研究中心蹲点，将抽象使命转化为可感知的生命故事。

（2）失败智慧的机制化传承　设立"研发遗产库"：系统归集终止项目的科学发现与失败归因，转化为组织学习资产。

（3）跨代际导师火炬传递　匹配各类奖项得主与新生代科学家组成"使命伙伴"，在化合物筛选与专利攻防实战中传承行业精神。

四、决策职能概述

（一）决策的定义与重要性

1. 决策的定义　组织或个人是为了实现某一特定目标，在对客观环境和自身因素进行深入分析的基础上，从两个或两个以上的备选方案中选择一个最为合理的方案的过程。这一概念源自对企业经营管理活动的深入研究和总结，是医药企业管理中的重要组成部分。

2. 医药企业决策的重要性

（1）决策是企业管理的核心　诺贝尔经济学奖得主西蒙强调"管理就是决策，决策贯穿了整个管理过程"。无论是医药发展战略的制定，还是具体的业务活动中购、销、储、运各环节的调配，以及人、财、物、时间、空间各经营要素的安排与利用，都离不开决策。决策的正确与否直接关系到企业的兴衰成败。决策是管理活动的起点和基础，决定了企业的方向和行动。

（2）决策影响企业的战略方向 在医药企业中，决策不仅关乎日常运营，更影响着企业的战略方向。正确的决策能够引导企业朝着正确的方向发展，实现企业的长远目标。例如，医药企业在选择研发方向时，需要通过决策来确定研发的重点领域和产品类型，这将直接影响企业的市场竞争力和未来发展潜力。

（3）决策促进企业的创新与变革 医药行业是一个高度依赖创新的行业，企业的创新能力和研发决策直接影响其长期发展。管理者在研发方向、技术引进、合作伙伴选择等方面的决策，决定了企业能否在竞争中保持领先。同时，决策也是推动企业变革的关键力量，通过决策可以调整企业的组织结构、优化管理流程，提高企业的竞争力和适应能力。

（二） 医药企业决策的原则

决策是医药企业管理中的关键环节，有效的决策能够推动企业的发展，提高竞争力。为了确保决策的科学性和有效性，决策者需要遵循以下原则。

1. 可行性原则 所选择的决策方案必须是在现有资源条件下切实可行的。在决策过程中，需要充分考虑企业的人力、物力、财力等资源状况，确保所选方案能够在实践中得到有效实施。例如，企业在选择新的生产设备时，需要考虑设备的购置成本、运行成本以及企业的融资能力等因素。

2. 民主性原则 鼓励员工参与决策过程，提高决策的民主性和科学性。员工是企业的重要资源，通过鼓励员工参与决策过程，可以集思广益。同时，也有助于增强员工的归属感和责任感，提高工作积极性。

3. 系统性原则 决策应从全局出发，考虑问题的各个方面和各个环节，避免片面性和局部性。系统性原则要求决策者具备全局思维和战略眼光，确保决策的全面性和协调性，避免因局部优化而导致整体效率下降

4. 保密性原则 决策过程中涉及的企业机密和敏感信息应严格保密。在竞争激烈的市场环境中，企业的决策信息往往被视为重要的商业机密。一旦泄露，可能会对企业的竞争优势和市场地位造成不利影响。因此，在决策过程中，需要采取严格的保密措施，确保信息的安全。

（三） 医药企业的决策类型

在医药企业管理中，决策是管理者根据企业内外部环境和条件，为实现企业目标而作出的选择和决定。根据不同的分类标准，决策可以分为多种类型。

1. 按决策的重要性分类

（1）战略决策 属于高层决策，关系组织发展的全局性、长期性的重大问题的决策。需要综合考虑市场动态、行业发展趋势、企业资源等多方面因素。

（2）战术决策 一般由中层管理者作出，为了保证战略决策的实现所作出的决策。涉及企业日常运营和具体业务活动，这类决策更加具体和细致，主要关注如何实现企业短期目标和提高运营效率。

（3）业务决策 一般由基层管理者作出，组织日常活动中为了提高效率所作的决策。涉及日常运营活动，如排班安排、设备维护等。

2. 按决策的主体分类

（1）个人决策 由单个管理者独立作出，如部门日常事务处理。效率高，但可能考虑不全面。

（2）集体决策 通过团队讨论共同作出，如新药研发方向确定。可以获得更多信息、方案和认同，更好地沟通和决策，但存在从众现象和责任不明。

3. 按决策所涉及的问题分类

（1）程序化决策 常规决策，处理重复性、例行问题，如采购审批、质量检查等。有既定程序和

标准，决策效率高。

（2）非程序化决策　非常规决策，处理新出现的、例外问题，如应对突发公共卫生事件等。需要创新性解决方案，决策难度大。

4. 按决策的可靠程度分类

（1）确定型决策　在信息完整、结果可预测的情况下进行的决策。由于条件和结果都是明确的，这类决策相对简单，主要依赖于对已知信息的准确分析和判断。

（2）风险型决策　在部分信息不确定但可评估概率的情况下作出的决策。虽然决策结果存在不确定性，但可以通过概率分析来评估不同结果的可能性，从而作出相对合理的决策。

（3）非确定型决策　在信息严重不足、结果难以预测的情况下作出的决策。这类决策面临大量不确定性和未知因素，决策者需要依靠自身经验和直觉进行判断。

案例分析

案例：一家专注于医药领域的企业，致力于提供高质量的医药产品以满足市场需求。近期，该企业面临一个重大的商业决策：一家国际知名的药品分销商提出了一项大宗药品订货请求，这批药品的单价相较于市场价格略低，但订购数量巨大，且分销商承诺承担所有相关的销售费用和跨国运输费用。

分析：企业需要考虑多个核心因素，如产品的生产成本、当前及未来的市场需求，以及接受这批订货后可能带来的企业利润等。若企业能够全面、准确地掌握这些因素的信息，并基于这些信息作出决策，那么这一决策过程将属于确定型决策。然而，若企业对某些关键因素的信息掌握不够全面，或存在不确定性，那么就需要采用更为复杂的风险型或非确定型决策方法来进行综合评估。在此过程中，企业需要权衡各种利弊，以确保最终决策的科学性和合理性。

（四）医药企业决策过程

在医药企业管理中，科学的决策过程是确保决策质量的关键。一个完整的决策过程通常包括以下几个步骤。

1. 提出问题　决策者需要首先明确要解决的问题是什么，知道哪里需要行动尽力获取精确、可依赖的信息。在医药企业中，决策问题可能涉及产品研发、生产、销售、市场策略等多个方面。正确识别问题是决策成功的前提。

2. 确定目标　目标体现的是组织想要获得的结果，明确所要获得结果的数量和质量。决策目标可能涉及提高产品质量、扩大市场份额、降低成本、提升品牌形象等多个方面。

3. 拟定备选方案　管理者从多角度审视问题，提出达到目标和解决问题的各种方案。这些方案应该具有可行性和可操作性，能够满足决策目标的要求。

4. 评价备选方案　对拟定的备选方案进行评估，仔细考虑各种方案的预期成本、收益、不确定性和风险，比较它们的优劣和可能的效果。

5. 选择满意方案　确定所拟定的各种方案的价值或恰当性，根据评估结果，选择最符合决策目标、最具有可行性的方案。

6. 选定实施计划　制定详细的实施计划，调动各种相关资源，以保证方案的顺利执行。在实施过程中，密切关注方案的执行情况和效果，有效处理执行过程中遇到的阻力，及时调整和优化方案。

7. 监督与反馈　将实际执行效果与所设立的目标进行比较，对决策过程和实施结果进行总结，分析成功经验和不足之处，将总结结果反馈给相关人员，为未来的决策提供借鉴和参考，决策是一个循环往复的过程。

（五）　医药企业决策实施过程中的风险管理

在医药企业决策实施过程中，风险管理是确保决策目标顺利实现的关键保障。它涉及对潜在风险的识别、评估、控制和监控，以确保企业的稳健运营，有效的风险管理应当贯穿决策实施的全过程。

1. 风险识别　是风险管理的第一步，旨在发现可能影响决策实施的各种潜在风险。在医药企业，常见的风险包括市场变化风险、研发失败风险、生产质量风险、法律法规风险等。

2. 风险评估　是对识别出的风险进行量化分析，以确定其对企业的影响程度和发生的可能性。常用的评估方法包括：①定性评估，如专家打分法、风险矩阵法；②定量评估，如概率分析法、敏感性分析。

3. 风险应对策略　针对识别出的风险，企业需要制定相应的应对策略，以降低风险的影响。常见的风险应对策略如下。①风险规避：调整实施方案避开高风险环节，选择更稳妥的技术路线。②风险减轻：采取措施降低风险的影响程度，如加强质量控制、提高研发效率等。③风险转移：通过购买保险、签订合作协议等方式将风险转移给第三方。④风险接受：在风险无法避免或降低的情况下，企业选择接受风险，并制定相应的应急计划。

4. 风险监控与反馈　风险监控是确保风险管理措施有效实施的关键环节。企业需要建立风险监控机制，定期评估风险状况，及时调整风险管理策略。同时，建立风险报告制度，制定应急预案，明确应急处理权限，向管理层和利益相关者及时报告风险情况，以便作出相应决策。

节后小结

1. 领导本质　通过影响力（非职位权力）引导团队实现目标，核心是塑造愿景与激发认同。

2. 医药领导三重角色

（1）科学领航者　决策研发管线（如叫停Ⅲ期临床）。

（2）合规守护者　行使质量一票否决权（GMP/GCP）。

（3）生态架构师　构建监管/患者/供应商信任网络。

3. 权力五维度　战略裁定权→资源调度权→组织熔铸权→合规否决权→生态定义权。

4. 决策七步法　问题诊断→目标锚定→方案拟定→风险评估→满意选择→计划实施→闭环反馈。

第四节　控制及纠偏

管理的目的是有效地实现组织的目标，计划工作是为了确定这个目标，组织和领导工作则是通过合理配置、利用各种资源来实现这个目标。然而，现实生活中，由于环境不断变化或是工作不努力，人们的行动状态经常会与目标出现偏差甚至是南辕北辙。不能任由行动偏离目标，否则永远无法达到胜利的彼岸，而要达到胜利的彼岸，就必须随时发现并纠正这种偏差，这就需要控制工作。

一、控制职能概述

（一）　控制的含义及重要性

1. 控制的含义　是指通过系统化的管理手段和机制，确保企业战略目标实现、资源高效利用、风险有效防控，同时满足行业法规、质量标准和伦理要求的全过程管理活动。其核心在于通过计划、组织、监督、调整等职能，保障企业运营的合规性、安全性和效益性，尤其在医药行业这一高度监管、高风险的领域具有特殊意义。

2. 医药企业控制职能的重要性　在关乎人类生命健康与福祉的医药行业，健全且高效的控制职能绝非仅仅是后台管理环节，而是企业稳健运营、履行社会责任、实现长远发展的战略核心与生命线。其重要性体现在以下几个相互关联的关键维度。

（1）保障合规性，规避致命风险　医药行业是受法律法规监管最严格的领域之一。从药品研发、临床试验、生产制造（GMP）、流通销售（GSP）到药物警戒（PV），每个环节都面临严密的合规要求。强有力的控制职能通过建立并持续完善内控体系、审计监督机制和合规培训，确保企业的每一项活动都严格遵循国家药品监督管理局（NMPA）、美国食品药品管理局（FDA）、欧洲药品管理局（EMA）等国内外监管机构的要求。这是防范因违规导致的巨额罚款、产品召回、市场禁入乃至吊销执照等灾难性后果的根本防线，直接维系企业的生存权。

（2）捍卫质量生命线，守护患者安全　"质量即生命"在医药行业是至高无上的信条。控制职能是质量管理体系（QMS）有效运行的中枢神经。它通过制定并监控严格的原材料检验、生产过程控制、成品放行标准、稳定性研究以及供应商管理等流程，确保每一粒药片、每一支针剂都符合预设的安全、有效和纯度标准。这不仅是满足法规的基本要求，更是对患者生命安全与公众健康的庄严承诺。任何质量控制的疏漏都可能直接转化为对患者的伤害，对企业声誉造成不可逆的毁灭性打击。

（3）管控运营风险，提升资源效能　医药企业运营涉及巨额研发投入、复杂的全球供应链、精细的生产工艺和庞大的市场网络。控制职能通过全面的风险评估、健全的财务内控、严谨的采购流程、高效的库存管理以及精准的运营数据分析，系统性地识别、评估和应对财务风险、运营风险（如供应链中断、生产事故）、信息安全风险等。这不仅有效降低了经济损失和运营中断的可能性，更能优化资源配置，提高资产利用效率和整体运营效能，为创新投入和市场拓展提供坚实的财务保障。

（4）强化数据可靠性，奠定决策基石　从实验室研发数据、临床试验结果到生产批次记录、不良反应报告，数据的完整、准确和可追溯性（ALCOA＋原则）是医药行业的命脉。控制职能通过实施严格的电子数据管理系统、审计追踪、权限控制和定期审计，确保数据真实可靠。这是支撑科学决策、成功申报注册、有效进行药物警戒以及应对监管检查的核心基础。数据失实将直接动摇企业研发成果和产品质量的公信力。

（5）维护行业声誉，赢得持久信任　在公众高度关注健康和安全的今天，医药企业的声誉是其最宝贵的无形资产。一次重大的合规事故或质量丑闻，足以让多年积累的信任瞬间崩塌。强有力的控制职能通过持续监控风险点、及时纠正偏差、确保透明合规的运营，主动构筑和维护企业的道德形象与社会公信力。赢得患者、医生、监管机构、投资者和社会公众的长期信任，是企业可持续发展的无形基石。

因此，医药企业的控制职能绝非简单的"后台约束"，而是一项具有高度战略价值的核心管理活动。它如同企业的"免疫系统"和"神经系统"，通过系统性、前瞻性的设计、监督与改进，为企业构筑起坚固的合规屏障、铸就可靠的质量基石、提升敏捷的运营韧性、守护关键的数据资产、并最终赢得宝贵的市场信任。在日益复杂严苛的监管环境和激烈的市场竞争中，持续投入并优化控制职能，是医药企业实现基业长青、切实履行"为人类健康护航"使命的必由之路和根本保障。忽视控制，无异于在悬崖边起舞，将企业置于巨大的、不可承受的风险之中。

（二）控制的基本类型

医药企业的稳健运营与可持续发展，高度依赖于一套多层次、相互关联的控制职能体系。这些职能并非孤立存在，而是协同作用，共同织就一张覆盖全价值链的风险防控网。其基本类型主要包括以下关键维度。

1. 质量控制（QC）与质量保证（QA）

（1）核心目标　确保药品和医疗器械的安全、有效、纯度与质量符合既定标准及法规要求（如GMP、GLP、GCP、GDP），保障患者安全。

（2）职能区分　①QC：聚焦于具体的检测与放行活动。通过严格的实验室测试（如理化、微生物、稳定性）和过程监控，对原材料、中间体、包装材料、成品及环境进行符合性检验，出具客观数据，决定产品是否可进入下一环节或上市。②QA：着眼全局体系保障。负责建立、维护、监督和持续改进整个质量管理体系（QMS）。涵盖文件控制、偏差管理、变更控制、CAPA（纠正与预防措施）、供应商管理、内外部审计、培训有效性评估等。QA的核心在于确保过程受控，预防缺陷发生，并对QC活动进行监督。

2. 合规控制

（1）核心目标　确保企业所有运营活动严格遵守国内外药品监管法律法规（如中国《中华人民共和国药品管理法》、美国FDA21CFR系列、欧盟GMP指南等）以及行业伦理规范。

（2）关键职能　①法规解读与落地：持续跟踪、解读复杂且动态更新的法规要求，将其转化为可执行的内部政策、标准操作规程（SOP）和员工行为准则。②合规监控与审计：通过定期自查、内部审计、模拟检查等手段，主动识别合规差距与风险点。③培训与文化建设：系统性开展全员合规培训，培育"质量源于设计、合规融入日常"的企业文化。④迎检与整改：主导应对药监部门的现场检查、飞行检查及各类问询，协调资源落实检查发现项的整改。⑤特定领域合规：如药物警戒（PV）合规、反贿赂反腐败、数据隐私（GDPR等）、广告与推广合规等专项管理。

3. 财务与运营控制

（1）核心目标　保障企业资产安全、财务信息真实可靠，优化资源配置效率，管控运营风险，支持战略决策。

（2）主要领域　①财务控制：建立严密的内部控制（如职责分离、授权审批、账实核对）、执行预算管理与财务分析、进行成本控制、确保财务报告符合会计准则。②运营风险控制：识别和评估供应链（供应商风险、库存控制、物流安全）、生产（设备维护、产能规划、能源管理）、信息安全、业务连续性等领域的潜在风险，制定并监督防范措施。③资源效率监控：运用关键绩效指标（KPI）和数据分析，追踪生产效率、项目投入产出比、研发费用效能等，驱动运营持续改进。

4. 数据完整性控制

（1）核心目标　确保在整个产品生命周期（研发、生产、检验、流通、警戒）中生成或使用的所有GXP相关数据的准确性、完整性、一致性、可追溯性与可靠性）。

（2）核心举措　①系统化保障：在计算机化系统（如LIMS、MES、ERP、CDMS）中实施严格的访问控制、审计追踪、电子签名、数据备份与恢复策略。②流程与规范：制定数据管理规程，规范纸质记录和电子记录的创建、修改、审核、存储、检索和销毁流程。③意识与审核：强化员工数据诚信意识培训，定期进行数据可靠性专项审计。

5. 内部审计

（1）核心目标　作为独立的"第三道防线"，客观评估前述各项控制职能（质量、合规、财务运营、数据）的设计合理性与运行有效性，并向最高管理层和治理机构（如董事会审计委员会）提供独立保证和建议。

（2）关键价值　①风险导向：基于风险评估制定审计计划，聚焦高风险领域。②发现与洞察：识别控制漏洞、管理薄弱环节及潜在改进机会。③推动改进：通过审计报告和跟踪验证，促进管理层落实整改措施，提升整体控制环境成熟度。④支持治理：为高层监督和决策提供独立、客观的信息。

它们共同构成了医药企业抵御风险、保障质量、履行责任、赢得信任并最终实现基业长青不可或缺的系统性保障框架。忽视任何一环，都可能使企业在严苛的监管环境和激烈的市场竞争中面临重大风险。因此，对这些控制职能持续投入资源并优化其协同效能，是医药企业战略管理中的核心要务。

（三）控制的基本要求

在高度规范且关乎生命健康的医药行业，健全且有效的控制职能绝非锦上添花，而是企业生存与发展的生命线。其核心使命在于构建系统化的防护网，确保从研发、生产、供应链到最终患者使用的全流程，始终严格遵循法规要求、保障产品质量绝对可靠，并将患者安全置于至高无上的地位。实现这一目标，控制职能必须坚实构筑以下基本要求。

1. 无懈可击的法规遵循

（1）精准解读与动态更新　必须建立机制，对国内外药品监管机构不断更新的法规、指导原则和行业标准进行持续、精准的解读、消化和转化。

（2）内化于流程　确保所有关键业务流程（如 GMP、GSP、PV、GCP 等）的设计与执行，均能严格、无偏差地体现相关法规要求。

（3）主动监控与应对　设立主动监控机制，及时发现潜在合规风险与偏差，并驱动快速、有效地纠正与预防措施（CAPA），将风险遏制于萌芽状态。积极应对监管机构的检查与审计，确保透明、高效地合作。

2. 前瞻主动的风险管理

（1）系统性识别与评估　运用科学的风险管理工具（如 FMEA、HACCP 等），系统性地识别在产品生命周期（研发、生产、供应链、上市后）各环节可能影响患者安全、产品质量、数据完整性或业务连续性的潜在风险。

（2）量化分级与优先级　对识别出的风险进行科学评估，量化其发生的可能性和影响的严重性，明确风险等级，聚焦资源优先管控高风险领域。

（3）制定与执行管控策略　基于风险评估结果，制定并有效实施针对性的风险控制措施（包括预防、检测、缓解和应急计划），持续监控其有效性并动态调整。

3. 坚实可靠的质量管理体系

（1）体系化架构　建立覆盖全流程、全员参与、文件化的质量管理体系（QMS），通常以 ISO13485（医疗器械）、ICHQ10（药品）等国际标准为框架，满足 GMP/GSP 等法规要求。

（2）关键要素保障　①文件控制：确保所有质量相关文件（政策、程序、记录、标准）的创建、审核、批准、发放、修订、存档和废止均受控，保证其现行有效和可追溯。②变更控制：对任何可能影响产品质量、安全性、有效性或法规符合性的变更（工艺、物料、设备、方法、场所、法规等）实施严格评估、批准、验证/确认和记录。③偏差管理：建立规范流程，对偏离既定程序、标准或预期的任何事件（偏差、OOS/OOT 等）进行及时报告、彻底调查、根本原因分析，并执行有效的 CAPA。④验证与确认：确保厂房设施、关键设备、生产工艺、检验方法、清洁程序及计算机化系统经过充分验证或确认，持续稳定地满足预定用途和法规要求。⑤内部审计：定期开展独立、客观的内部质量审计，评估QMS 运行的有效性和符合性，识别改进机会。⑥管理评审：最高管理层定期评审 QMS 的运行状况、绩效指标、资源充分性、变更需求及改进机会，确保体系的持续适宜性、充分性和有效性。

4. 严谨的数据完整性与可靠性

（1）ALCOA＋原则贯彻 确保所有与产品质量和法规决策相关的数据（纸质和电子）在整个生命周期内均符合 A（attributable，可归属）、L（legible，清晰）、C（contemporaneous，同步）、O（original，原始）、A（accurate，准确）以及 C（complete，完整）、C（consistent，一致）、E（enduring，持久）、A（available，可用）的 ALCOA＋原则。

（2）计算机化系统验证（CSV） 对生成、处理、存储或报告 GXP 相关数据的计算机化系统进行严格验证，确保其功能符合预期，数据安全、完整、可靠，访问权限受控，审计追踪功能完备并定期审核。

5. 专业胜任且持续提升的团队

（1）资质与培训 确保从事控制职能（如质量保证 QA、质量控制 QC、合规、验证等）的人员具备必要的教育背景、专业技能、资质认证和持续培训，深刻理解其职责对产品质量和患者安全的重要性。

（2）质量文化培育 积极推动"质量源于设计"（QbD）和"持续改进"的质量文化深入人心，使合规与质量成为所有员工自觉的行动准则。

（3）沟通与协作 建立高效的跨部门沟通协作机制，确保控制职能与研发、生产、供应链、注册、药物警戒、销售等部门紧密合作，信息畅通，共同保障合规与质量目标达成。

6. 稳健高效的供应商与外包管理

（1）严格准入与评估 对关键物料、服务（如合同生产 CMO、合同检验 CRO、关键供应商）的供应商实施严格的资质审核、现场审计和绩效评估。

（2）明确权责与管控 在委托外包活动时，通过书面协议（质量协议、技术协议）清晰界定双方的质量责任与义务，并对受托方实施有效的监督与控制，确保其活动符合法规和合同要求。

7. 有效的内部控制系统

（1）财务与运营合规 建立并维护健全的财务报告、反舞弊、运营效率相关的内部控制制度，防范欺诈、浪费和滥用，保障资产安全，确保财务信息的可靠性。

（2）流程效率与保障 设计并执行控制措施，确保关键业务流程（如采购、生产计划、库存管理、销售渠道管理）在合规前提下高效、可控地运行。

医药企业的控制职能绝非简单的"事后把关"，而是贯穿企业价值链、驱动持续改进的核心引擎。它要求企业将严谨的合规意识、科学的风险管理、卓越的质量追求、可靠的数据治理、专业的人才队伍以及对供应商的严格管控融为一体。唯有构建起这样一套严密、动态且富有韧性的控制体系，医药企业才能在全球日益严苛的监管环境下赢得信任，确保持续为患者提供安全、有效、高质量的药品，最终履行对生命健康的庄严承诺。这不仅是法规的强制要求，更是企业基业长青的根本保障和不可推卸的社会责任。

（四） 控制的基本过程

医药企业的控制职能绝非孤立、静态的环节，而是一个贯穿产品全生命周期、持续运转的精密体系。其核心目标在于确保每一粒药片、每一支针剂都安全、有效、质量可控，最终守护患者健康。实现这一崇高使命，依赖于一系列环环相扣、严谨规范的基本过程。

1. 目标设定与风险识别

（1）锚定合规与质量目标 过程始于明确且具挑战性的目标。这些目标直接源于国家药品监督管理局（NMPA）、美国食品药品管理局（FDA）、欧洲药品管理局（EMA）等全球监管机构的法律法规、行业规范（如 GMP、GCP、GLP、GSP）以及企业内部的质量方针。目标必须清晰界定在研发、生产、质量控制、供应链、药物警戒等各环节需达到的合规标准与质量高度。

（2）系统性风险扫描　基于既定目标，运用科学的风险管理工具（如失效模式与影响分析 FMEA、危害分析与关键控制点 HACCP 等），系统性地"扫描"整个业务流程。识别可能阻碍目标达成、威胁患者安全、影响产品质量或数据完整性的潜在风险点。这涵盖从原材料采购、生产工艺、设备运行、环境控制、数据分析到上市后监测等所有关键节点。

2. 控制措施的设计与实施

（1）精准施策　针对识别出的风险，设计和部署精准、有效地控制措施。这些措施是构建安全防线的"砖石"，形式多样。

（2）规程化控制　制定详尽、可操作的标准操作规程（SOP）、工作指令（WI）、验证方案等，明确每一步操作规范。

（3）物理/技术控制　采用先进的自动化设备、在线监测系统、访问权限控制、环境监控设施、防错装置等，减少人为差错，确保持续稳定。

（4）人员能力控制　严格的岗位资质要求、持续的专业培训与考核，确保员工具备执行控制措施所需的知识与技能。

（5）文档化控制　建立强大的文件管理体系，确保所有操作、决策、结果均被及时、准确、完整、可追溯地记录（符合 ALCOA + 原则）。

（6）无缝融入流程　确保设计的控制措施能无缝嵌入实际业务流程，成为员工日常工作的自然组成部分，而非额外负担。通过充分的沟通、培训和资源保障，推动措施的有效落地。

3. 持续监控与合规验证

（1）实时动态追踪　控制措施的生命力在于持续地监控。

（2）过程监控　对关键工艺参数、环境条件、设备运行状态等进行实时或周期性监测（如在线 PAT 技术、定期环境监测）。

（3）结果检查　对中间产品、成品进行严格的质量检验（QC），依据注册标准和药典要求判定其是否符合质量属性。

（4）记录审核　定期审核批生产记录、检验记录、设备日志、培训记录等，确保操作合规、数据真实完整。

（5）独立审计与深度检查　设立独立的内部审计职能，定期依据计划对各部门、各流程、整个质量管理体系（QMS）进行系统、客观的审计，评估控制措施的有效性和体系运行的符合性。同时，积极准备和迎接外部监管机构的 GMP 检查、飞行检查等，将其视为验证体系有效性的重要契机。

4. 偏差管理与问题处置

（1）敏锐捕获与报告　建立开放、畅通的报告渠道，鼓励员工及时报告任何偏离既定程序、标准、预期结果的偏差、异常事件、超标/超趋势结果（OOS/OOT）、投诉或潜在问题。营造"无责备文化"是鼓励报告的关键。

（2）深度调查与根因剖析　对报告的问题启动正式调查程序。运用鱼骨图、5Whys 等工具进行彻底的根源分析，避免停留在表面现象，精准定位问题发生的根本原因（是人员、方法、物料、机器、环境还是测量）。

（3）有效纠正与预防　基于根因分析，制定并执行针对性的纠正措施消除已发生问题的直接影响，以及预防措施防止同类问题再次发生。CAPA 计划需明确责任人、时间表、验证方法，并严格跟踪其执行效果直至闭环。

5. 绩效评估与体系优化

（1）数据驱动的决策　定期收集、汇总、分析来自监控、审计、偏差、投诉、CAPA、质量指标

（如批次放行率、投诉率、审计发现项、CAPA 完成率等）的海量数据。利用统计工具进行趋势分析，评估控制体系的整体效能和目标的达成度。

（2）管理评审与战略调整 最高管理层定期主持管理评审会议，全面审视质量管理体系的绩效、资源充分性、内外部变化（如新法规、新技术、业务拓展）、风险状况以及改进机会。基于数据和评审结果，作出关于体系改进、资源投入、目标调整等战略性决策。

（3）持续改进的文化 将"持续改进"作为核心质量文化。鼓励从日常运营中主动识别改进机会，应用精益（Lean）、六西格玛（SixSigma）等工具优化流程、提升效率、消除浪费，同时确保不降低质量与合规标准。将经验教训转化为知识库，实现体系能力的螺旋式上升。

医药企业的控制职能，本质是一个永不停歇的精密循环：始于目标与风险认知，成于精准控制措施的构建与运行，依赖于全天候的监控与验证，强大于对问题的快速响应与根除，最终升华于基于数据的评估与持续优化。这个过程环环相扣，相互驱动，共同编织了一张保障药品安全、有效、质量可控的动态防护网。唯有深刻理解并严格执行这一过程，医药企业才能在瞬息万变的监管环境和复杂的生产挑战中，始终如一地履行对患者生命健康的神圣承诺，奠定企业可持续发展的坚实根基。这不仅是法规的刚性要求，更是对生命尊严的最高致敬。

二、控制的重点对象和作用

（一）控制的重点对象

在医药行业高度规范化的生态中，控制职能如同精密的导航系统，精准锁定对产品质量、患者安全和法规符合性具有决定性影响的关键领域。这些重点对象并非孤立存在，而是贯穿药品全生命周期的核心命脉。医药企业必须集中优势资源，对这些战略要隘实施最严密的监控与保障。

1. 生命线：药品质量核心要素

（1）原料与辅料 严格把关源头质量，对化学原料药、中药材、药用辅料、内包材等建立高于药典标准的供应商审计体系。确保其来源清晰、成分稳定、无交叉污染风险，每批次入厂均经严格鉴别与放行检验。

（2）生产工艺 动态监控核心工艺参数（温度、压力、时间、pH 值、搅拌速度等），确保其始终处于经过验证的可控范围内。关键生产步骤（如无菌灌装、灭菌工艺、混合均一性）需设置冗余控制层，并实施实时数据采集与报警。

（3）中间体与成品 执行多层级质量检验网络，依据注册标准和法定方法对关键质量属性（纯度、含量、溶出度、无菌性、可见异物等）进行全覆盖检测。不合格品实施物理隔离与销毁追踪，杜绝流入市场可能。

2. 信任基石：数据完整性体系

（1）研发与注册数据 确保临床试验数据（GCP）、非临床研究数据（GLP）、工艺开发数据的原始性、可溯源性及不可篡改性，这是药品上市科学性与有效性的根本凭证。

（2）生产与检验记录 从批生产记录、设备日志到实验室原始图谱，全面贯彻 ALCOA + 原则（可归属、清晰、同步、原始、准确、完整、一致、持久、可用）。重点防范数据删除、篡改、权限滥用等系统性风险。

（3）计算机化系统 对 LIMS（实验室管理系统）、MES（制造执行系统）、SCADA（监控系统）等承载 GXP 数据的平台，实施严格的访问控制、审计追踪、电子签名及定期备份验证，构筑数字空间的"防篡改金库"。

3. 合规命门：法规符合性关键点

（1）GMP/GSP 动态合规　持续监控厂房洁净度、设备校准状态、人员操作规范、仓储温湿度等硬性指标，确保生产与流通环节始终满足现行药品生产/经营质量管理规范。

（2）变更控制枢纽　对工艺优化、设备更新、供应商切换、质量标准升级等任何变更，实施跨部门联合评估。未经充分验证与法规报批的变更，一律禁止实施。

（3）药物警戒哨点　建立灵敏的上市后不良反应监测机制，确保用药风险信号能被快速捕获、科学评估并按规定上报，成为控制链向临床应用的延伸。

4. 风险放大器：供应链脆弱环节

（1）高危供应商　对无菌制剂内包材生产商、细胞治疗用培养基供应商、冷链运输服务商等高风险第三方，实施飞行审计与季度绩效评审，推行"质量协议 + 驻厂监督"双保险模式。

（2）冷链物流　对生物制品、疫苗等温敏药品，部署全程温度监控与应急响应机制。验证运输路径热分布，确保 2~8℃或冷冻链等关键条件毫厘不差。

（3）委托生产（CMO）管控　明确界定委托方与受托方质量责任，通过实时数据共享、关键步骤远程监控、定期现场审计，将外部产能纳入自身质量防火墙。

5. 体系支柱：基础设施与人员能力

（1）关键设备状态　对灭菌柜、高效液相色谱仪、生物安全柜等直接影响产品质量的设备，实施预防性维护、使用后清洁确认及再验证管理，杜绝"带病运行"。

（2）洁净环境保障　持续监测无菌车间粒子数、微生物数及压差梯度，定期开展培养基模拟灌装试验，将环境失控风险降至百万分之一级。

（3）胜任力防线　针对质量负责人、无菌操作员、验证工程师等关键岗位，建立岗位技能矩阵与年度能力评估。未经考核认证或培训失效人员，严禁接触核心流程。

医药企业的控制职能，本质是对质量风险制高点的战略管控。唯有精准识别原料、工艺、数据、供应链、设施与人员这六大核心坐标，并构建多维度、纵深化的防御体系，才能将"零缺陷"从理念转化为实践。这不仅是对监管要求的回应，更是对患者生命健康的庄严守护——因为每一处控制的疏漏，都可能成为击穿安全防线的致命缺口。聚焦重点，方能在复杂严苛的医药生态中，铸就不可撼动的质量丰碑与行业公信力。

（二）控制的作用

在关乎人类健康的医药领域，控制职能绝非被动合规的权宜之计，而是企业生存发展的核心中枢。它如同精密运行的神经网络，穿透研发、生产、流通全链条，将风险意识转化为系统性防御能力，最终兑现对患者生命的庄严承诺。其核心作用体现为五大战略支点。

1. 法规合规的刚性守护者

（1）动态法规屏障　实时解读全球监管动态（如 NMPA、FDA、EMA 新规），将抽象条款转化为可执行的操作标准，确保企业始终立于合规安全区。

（2）审计响应中枢　构建应对飞检、例行检查的快速响应机制，将监管压力转化为体系优化动力，维护企业市场准入资格与经营合法性。

（3）行业秩序基石　通过自律性合规实践，推动建立公平竞争、质量为先的产业生态，提升行业整体公信力。

2. 质量风险的系统性熔断器

（1）前瞻性风险布防　运用 FMEA 工具预判工艺漏洞，在关键控制点（CCPs）设置物理防错与电子监控双保险，将缺陷拦截在发生前。

（2）偏差治理引擎　建立从异常报告、根因分析到CAPA闭环的快速通道，确保单个偏差触发全流程加固，杜绝同类问题复发。

（3）质量文化孵化器　通过偏差透明化分析、质量KPI可视化，培育"人人都是质量哨兵"的行为自觉，使风险管理内化为组织基因。

3. 产品质量的终极担保人

（1）全生命周期质量锚定　①研发阶段：确保处方工艺设计（QbD）数据真实可溯，为量产奠定科学基础。②生产环节：通过工艺验证、中间体放行、成品全检三级防线，锁定关键质量属性（CQAs）。③流通领域：监督冷链运输合规性，保障药品最终使用时的有效性。

（2）数据完整性堡垒　贯彻ALCOA＋原则，使批记录、检验图谱成为不可篡改的质量铁证，让每粒药都经得起历史检验。

4. 运营效能的隐性加速器

（1）流程缺陷扫描仪　通过周期性质量回顾（PQR），识别工艺波动、设备损耗等效能瓶颈，驱动精益化改造。

（2）资源优化导航图　基于质量成本分析（COQ），精准投放资源至高风险领域，避免合规性过度投入导致的效益损耗。

（3）供应链韧性编织者　通过供应商分级审计与应急替代方案预置，确保原料断供、物流中断等"黑天鹅"事件不影响产品可及性。

5. 企业价值的战略放大器

（1）市场信任货币　持续合规记录形成"质量品牌溢价"，加速新产品准入与医保谈判进程。

（2）资本信心基石　健全的内控体系显著降低监管处罚、产品召回等黑箱风险，提升ESG评级与投资吸引力。

（3）创新保护盾　完善的记录系统与变更控制，为专利诉讼、技术转让提供法律级证据支持。

医药企业的控制职能，本质是用科学架构守护生命希望。它既是以GMP为基石的合规底线，更是以患者为中心的价值高线。当严谨的工艺监控阻断次品流出，当实时的冷链数据保全疫苗活性，当药物警戒系统捕获风险信号——这些无声的守护时刻，正是控制职能最崇高的价值彰显。

在监管日趋严苛、创新加速迭代的今天，卓越的控制体系已成为药企核心竞争力。它不仅是规避风险的盾牌，更是驱动质量跃升、铸就行业丰碑的引擎。因为医药行业的所有荣光，最终都凝结于一个朴素真理：唯有对控制职能的极致坚守，方能兑现对生命的无限尊重。

三、实施控制的管理路径

在高度规范与风险密集的医药行业，构建并有效实施强有力的控制职能，是保障患者安全、确保合规运营、实现可持续发展的生命线。其管理路径需遵循系统化、嵌入化与动态化的原则，具体可沿以下核心脉络展开。

（一）顶层设计与制度筑基：构建控制体系之"纲"

1. 战略对齐与风险导向　将控制职能深度融入企业整体战略与风险管理框架。基于对行业法规（如GMP、GLP、GCP、GDP）、产品质量风险、数据完整性风险、商业道德风险的精准识别与评估，明确控制目标与优先级。

2. 制度体系化构建　建立层次清晰、覆盖全面、权责明确的内控制度体系。涵盖质量管理体系（QMS）、合规政策、操作规程（SOP）、授权审批、信息管理、举报机制等核心领域，确保各项要求有章可循、有据可依。

3. 组织架构与权责明晰 设立独立、权威且具备充分资源的控制部门（如质量保证 QA、合规部、内审部、风险管理部），清晰界定其与业务部门、管理层、董事会的报告关系和职责边界，赋予必要的独立性与话语权。

（二）流程嵌入与执行落地：贯穿业务运营之"脉"

1. 关键流程控制点固化 将控制要求深度嵌入研发、采购、生产、检验、仓储、物流、销售、市场推广、财务、人力资源等核心业务流程。在关键决策点和风险高发环节（如供应商准入、处方工艺变更、批放行、不良反应报告、费用报销、数据录入）设置强制性控制节点。

2. 标准化操作与记录追溯 推行严格的标准化操作规程（SOP），并通过培训、考核确保员工理解并熟练执行。强化全过程记录（纸质与电子）的及时性、准确性、完整性与可追溯性，将其视为控制有效性的客观证据。

3. 人员能力与意识强化 实施分层级、常态化、针对性的合规与质量文化培训。不仅传授"怎么做"，更强调"为何做"，培育全员的质量意识、合规自觉性与主人翁责任感，使控制要求内化于心、外化于行。

（三）动态监控与持续精进：打造闭环管理之"环"

1. 常态化监测与指标牵引 建立覆盖关键控制点的量化绩效指标（KPIs）与合规指标（KCIs），如偏差发生率、CAPA 完成率、审计缺陷率、培训完成率、投诉处理时效等。利用信息化手段进行实时或周期性数据采集、分析与可视化呈现，实现控制效能的动态监测。

2. 多层次审计与独立验证 执行计划性的内部审计（包括体系审计、流程审计、产品审计）与严格的外部审计（客户审计、监管检查）。审计活动应具备独立性、专业性，聚焦高风险领域与历史问题点，确保控制执行的符合性与有效性得到客观验证。

3. 偏差管理与持续改进（CAPA） 建立高效、闭环的偏差处理、投诉处理与不合格品控制流程。对任何偏离既定要求的现象进行根本原因分析（RCA），制定并有效执行纠正与预防措施（CAPA）。将 CAPA 的有效性追踪与评估作为管理评审的核心输入，驱动体系与流程的持续优化。

4. 管理评审与决策支持 定期由最高管理层主持控制体系评审会议，综合审视监控数据、审计结果、CAPA 状态、监管动态、风险变化等信息，评估控制体系的充分性、适宜性与有效性，并据此作出资源分配、制度修订、战略调整等关键决策。

（四）技术赋能与文化引领：注入长效发展之"魂"

1. 数字化与智能化应用 积极应用质量管理信息系统（QMS）、实验室信息管理系统（LIMS）、企业资源规划系统（ERP）、客户关系管理系统（CRM）、电子数据采集系统（EDC）等数字化工具，以及自动化控制、数据分析（DA）、人工智能（AI）等技术，提升控制的自动化、精准性与效率，降低人为差错风险。

2. 质量与合规文化塑造 将"质量第一""合规至上""患者为本"的核心价值观融入企业文化的骨髓。高层管理者须以身作则，通过言行一致、资源投入和公开承诺，传递对控制的坚定支持。建立鼓励报告问题、坦诚沟通、勇于担责、积极学习的正向文化氛围，使合规成为集体自觉。

医药企业控制职能的有效实施，绝非孤立部门的职责，而是一项需全员参与、全过程覆盖、全生命周期管理的系统性工程。其成功依赖于清晰的目标设定、坚实的制度基础、彻底的流程嵌入、严谨的监控验证、高效的偏差改进、先进的技术支撑以及深入人心的质量合规文化。唯有通过这条环环相扣、动态优化、持续精进的管理路径，方能筑牢企业稳健运营的根基，赢得患者信任与监管认可，最终在激烈的市场竞争中行稳致远。

四、纠偏相关知识

（一）纠偏的含义

在医药行业高度规范化的运营环境中，纠偏（corrective action）绝非简单的错误修复，而是企业控制职能中至关重要的系统性自我修复与进化机制。其核心含义可概括为：针对已识别的偏差、违规或体系漏洞，通过结构化分析、根源治理及预防性强化，实现运营合规性与产品质量的精准复位和韧性提升。其实质是构建质量长城的关键免疫反应。

（二）纠偏的流程

在高度规范化的医药行业，建立健全的控制体系是确保药品安全、有效和质量的基石。然而，即便最完善的控制系统也可能出现偏差。当控制职能（如质量保证、质量控制、生产管理等）识别出实际运行或结果偏离既定标准、规程或预期时，一套严谨、高效且闭环的纠偏流程至关重要。此流程不仅是纠正当前问题的关键，更是驱动体系持续改进、防范风险复发的核心机制，其核心环节如下。

1. 偏差识别与初步评估

（1）识别触发　任何人员（操作人员、质检员、管理人员等）在履行职责过程中，发现任何与批准的工艺规程、质量标准、操作规程、验证状态或法律法规要求不符的情况，均有责任立即上报。

（2）初步评估与分类　控制职能（通常由质量保证部门主导或深度参与）第一时间介入，对上报的偏差进行初步评估。评估要点包括：偏差的性质、对产品质量的潜在影响范围、是否影响已放行批次、对患者安全的风险程度以及是否符合法规报告要求。据此，对偏差进行初步严重性分级（如关键、重大、次要），并决定是否启动正式调查。初步评估需迅速，以控制潜在影响。

2. 启动调查与根本原因分析

（1）正式调查启动　根据初步评估结果，若需深入调查，则由质量保证部门正式启动偏差调查程序。成立跨职能调查团队，成员通常涵盖生产、质量、工程、物料、法规等相关部门，确保视角全面。

（2）深入调查与根因挖掘　调查团队系统性地收集、审查与偏差相关的所有证据（如批生产记录、检验记录、设备日志、环境监测数据、人员操作记录、物料信息、培训记录、相关 SOP 等）。运用科学工具（如 5W1H 分析法、鱼骨图、故障树分析等）深入剖析，精准定位导致偏差发生的根本原因，而非停留于表面现象或直接原因。此阶段要求客观、深入、彻底，避免主观臆断。

3. 影响评估与临时控制

（1）全面影响评估　在调查过程中或确认根本原因后，需全面评估该偏差对产品质量、工艺验证状态、已放行/待放行产品、注册文件、患者安全以及法规符合性的具体影响。评估需基于科学数据和风险管理的原则。

（2）实施临时措施　在调查完成或最终纠正措施生效前，若有必要且可行，应立即采取临时控制措施。例如，隔离受影响物料或产品、暂停特定工序、增加中间控制检测频次等，旨在有效控制偏差的即时影响，防止问题扩大或不合格品流入下道工序或市场。

4. 制定与批准纠正预防措施（CAPA）

（1）针对性方案制定　基于确认的根本原因和全面的影响评估，调查团队制定具体的纠正措施和预防措施。措施需清晰、可行、可衡量，并明确责任部门、执行人员和完成时限。

（2）科学论证与风险评估　重大或复杂的 CAPA 方案可能需要进行科学论证（如额外的验证、稳定性研究）或详细的风险评估，以确保其有效性且不会引入新风险。

（3）方案批准　制定的 CAPA 计划必须提交至指定管理层级（通常涉及质量负责人）进行审核和批准。批准需基于方案的充分性、科学性和合规性判断。

5. 措施执行与效果跟踪

（1）措施落实　经批准的 CAPA 计划由责任部门在规定时限内严格实施。执行过程需有记录可查。

（2）过程监控　控制职能（特别是质量保证）对 CAPA 的执行进度和实施过程进行密切跟踪与监督，确保按计划进行，并及时协调解决执行中的障碍。

6. 效果确认与闭环

（1）有效性验证　CAPA 措施实施完成后，核心环节在于严谨验证其有效性。这需要评估：措施是否按计划执行完毕？是否真正消除了根本原因？是否有效防止了同类偏差的再次发生？验证方法可包括数据分析（如后续批次质量趋势）、额外审计/检查、特定监测、再培训效果评估等。验证需提供客观证据。

（2）偏差关闭　只有在确认 CAPA 有效执行且效果得到验证后，质量保证部门方可正式批准关闭该偏差。关闭决定应有充分的记录支持。

（3）知识管理与体系更新　将偏差调查结果、根本原因及有效的 CAPA 信息纳入企业的知识管理体系。据此，对相关标准操作规程（SOP）、质量标准、培训材料、工艺参数等进行必要的修订与更新，将经验教训固化到质量管理体系中，实现持续改进。

7. 记录与报告

（1）完整文档化　偏差识别、调查、评估、CAPA 制定与执行、效果验证直至关闭的全过程，均需进行清晰、准确、及时地记录。偏差报告是关键的 GMP 文件，必须易于追溯和审计。

（2）法规报告（如适用）　对于符合法规要求的重大偏差（如影响产品安全性、有效性或质量属性的关键偏差），需按照规定时限和路径向相关药品监管机构进行报告。

医药企业的纠偏流程绝非简单的"发现问题 - 解决问题"，而是一个融合了风险管理、根本原因分析、跨部门协作、严谨验证和知识转化的动态闭环管理系统。控制职能在此流程中扮演着主导、协调、监督和验证的核心角色。一个高效运行的纠偏机制，不仅能有效化解即时风险，更能驱动质量管理体系的螺旋式上升，为药品的持续安全、有效、质量可控构筑坚实的防线，最终守护患者的健康权益和企业的合规信誉。

（三）纠偏的方法

在医药行业严苛的合规环境下，控制职能（质量保证、质量控制、生产监管等）需建立科学、动态的纠偏方法体系，以精准识别、快速响应、彻底消除偏差。这些方法不仅聚焦于问题解决本身，更致力于从源头阻断风险再生，推动质量管理体系持续进化。核心纠偏方法如下。

1. 结构化根因分析法　通过系统化工具穿透表象，锁定偏差本质。

（1）5Why 溯源法　针对异常现象持续追问"为什么"，逐层深入直至揭示根本诱因（如设备参数偏移源于维护规程缺陷）。

（2）鱼骨图（因果图）　将人员、设备、物料、方法、环境、测量六大维度作为"鱼骨主干"，发散性归集潜在致偏因素，实现全景归因。

（3）故障树分析（FTA）　对重大偏差构建逻辑树模型，通过布尔运算量化风险路径，精准定位最脆弱环节。

2. 风险分级管控法　基于影响程度实施差异化管理。

（1）偏差三重评估　①产品影响评估：判定对药品关键质量属性（CQAs）的潜在威胁。②体系影响评估：检验对已验证工艺、GMP 合规性的冲击。③患者风险评级：依据用药安全风险划分纠偏优先级（如关键/重大/次要）。

（2）决策树工具　将评估逻辑嵌入可视化流程图，确保处置方案与风险等级严格匹配。

3. CAPA 闭环管理法　构建"纠正预防验证"三位一体机制。

（1）纠正措施　①即时控制：隔离受影响批次、暂停产线等物理阻断手段。②短期修复：如调整设备参数、复检可疑物料等快速恢复合规状态。

（2）预防措施　①流程再造：修订 SOP 漏洞、优化工艺设计。②体系加固：升级设备校准规程、强化人员资质认证。

（3）有效性核验　①追踪期监测：通过后续 35 批生产数据验证措施稳定性。②专项审计：针对 CAPA 执行效果开展穿透式核查。

4. 数据驱动预测法　将被动纠偏转向主动防控。

（1）趋势分析　聚合偏差数据库，识别高频次、同类型事件规律（如特定设备季节性故障）。

（2）先导指标监控　建立工艺参数偏移预警阈值（如压片硬度波动 >5% 触发干预）。

（3）预测模型构建　基于历史数据训练 AI 算法，预判潜在偏差发生概率及影响路径。

5. 知识转化固化法　实现经验到体系的质变。

（1）案例库建设　将典型偏差调查报告转化为内部培训教材。

（2）SOP 即时迭代　依据 CAPA 成果同步更新相关规程文件版本。

（3）质量文化渗透　通过偏差分享会、GMP 知识竞赛等活动强化全员风险意识。

6. 跨职能协同作战法　打破部门壁垒凝聚纠偏合力。

（1）战时指挥机制　重大偏差发生时，由质量负责人牵头组建临时攻关组（含生产、工程、物流代表）。

（2）并联作业模式　调查团队开展根因分析时，生产部门同步执行临时控制措施。

（3）联席会议制度　月度质量回顾会（QRM）中交叉审视跨部门纠偏成效。

卓越的纠偏体系拒绝"头痛医头"。控制职能需深度融合上述方法，形成"根因挖掘风险定级精准干预效果追踪知识沉淀"的螺旋上升闭环。其终极目标不仅是消除单一偏差，更是通过每一次纠偏实践，持续锻造企业质量管理的"免疫系统"，最终在合规底线之上构筑患者信赖的生命防线。

（四）纠偏的作用

在医药行业，控制职能如同企业稳健运行的"中枢神经系统"和"免疫系统"，其核心价值远不止于流程监督与合规检查。其中，"纠偏"作为控制职能的关键动作与核心价值体现，发挥着不可替代的保障与驱动作用。其重要意义主要体现在以下几个方面。

1. 保障合规生命线，规避系统性风险　医药行业处于严苛的法规监管之下（如 GMP、GSP、GCP 等）。控制职能通过持续的监控和审计，能够精准识别运营环节中偏离法规、标准操作规程（SOP）或既定流程的偏差。及时、有效地纠偏行动，是确保企业始终运行在法规框架内的关键屏障。它主动堵住合规漏洞，化解潜在的行政处罚、产品召回，甚至吊销许可等重大风险，守护企业的生存根基。

2. 维护质量体系完整性，确保产品安全有效　药品质量直接关乎公众健康与生命安全。控制职能通过对生产、检验、储存、运输等全链条的监控，能敏锐捕捉任何可能导致产品质量偏离标准的质量偏差（如原料异常、工艺参数漂移、检验结果超标等）。果断的纠偏措施，包括隔离可疑物料、暂停生产、深入调查、实施纠正与预防措施（CAPA），是防止不合格品流入市场、确保每一粒药片安全有效的最后防线，是质量体系稳健运行的基石。

3. 强化风险管理，化被动为主动　纠偏并非简单的"灭火"。其精髓在于通过深入分析偏差发生的根本原因，揭示流程中的系统性缺陷或潜在失效模式。控制职能驱动的纠偏，会推动企业实施针对性地纠正措施（立即解决问题）和预防措施（消除未来发生的可能性）。这种"溯源治本"的模式，将风险管理的关口前移，从被动应对问题转向主动构筑防线，显著提升企业整体的风险抵御能力。

4. 提升运营效率与资源效益　偏离既定目标或最优路径的操作，往往导致资源浪费、效率低下（如生产返工、流程延误、不必要的重复工作）。控制职能通过识别这些效率偏差和资源浪费点，触发纠偏流程。优化操作步骤、调整资源配置、改进信息系统等措施，能够有效消除瓶颈、减少浪费、提升流程效率，最终转化为企业运营成本的控制和竞争力的增强。

5. 巩固企业声誉与信任基石　在公众和监管机构高度关注的医药领域，任何重大的、未被及时纠正的偏差事件，都可能引发信任危机，对企业品牌造成难以估量的损害。控制职能通过高效、透明的纠偏机制，展现企业对质量、合规和患者安全的高度责任感。这不仅是满足监管要求的体现，更是向利益相关者传递严谨、可靠、持续改进的企业形象，是维护和提升企业声誉的无形资产。

6. 驱动持续改进，激发内生动力　每一次纠偏行动，特别是对其根本原因的深入分析和 CAPA 的有效实施，都是一次宝贵的组织学习机会。控制职能系统性地收集、分析偏差数据和纠偏效果，为企业提供了客观的改进方向。这促使企业不断完善流程、更新标准、优化系统、提升人员能力，形成"识别偏差－分析根因－有效纠偏－预防再发－持续优化"的良性循环，成为推动组织螺旋式上升的内在驱动力。

纠偏，绝非医药企业控制职能的终点，而是其价值创造的核心枢纽。它如同精密的导航系统，在复杂多变的医药航程中，不断识别航向偏差，果断修正航线，确保企业这艘巨轮始终朝着合规、优质、高效、可持续发展的目标安全前行。强大的纠偏能力，是医药企业核心竞争力的重要组成部分，是实现基业长青的坚实保障。

节后小结

1. 控制职能本质　医药企业的"免疫系统"与"导航仪"，通过目标监控→偏差识别→纠偏行动→体系优化闭环，保障合规、质量与效率。

2. 纠偏核心流程　偏差报告→根本分析（5Why/鱼骨图）→分级评估（产品/体系/患者风险）→CAPA 制定→效果验证→知识固化。

3. 纠偏六大作用　守护合规生命线→捍卫质量基石→主动防控风险→优化资源效能→巩固企业声誉→驱动持续改进。

目标检测

参考答案

一、选择题

（一）单项选择题

1. 根据法约尔管理职能框架，计划职能的首要任务是（　　）。

　　A. 协调各部门资源　　　　　　　　　B. 明确组织目标并制定实施方案

　　C. 建立绩效考核标准　　　　　　　　D. 监督战略执行进度

　　E. 系统性自我修复与进化

2. 医药企业短期运营计划（1 年）的核心特征是（　　）。

　　A. 关注技术平台建设　　　　　　　　B. 制定业务组合战略

　　C. 与预算深度绑定，具有法律效力　　D. 规划产能全球布局

　　E. 人力资源招聘

3. 目标管理中"SMART 原则"的"R"指（　　）。

　　A. 风险控制　　　　　　B. 资源优化　　　　　　C. 相关性

　　D. 可追溯性　　　　　　E. 时限性

4. 矩阵型组织结构在医药企业的核心价值是（　　）。

    A. 降低人力成本   B. 实现专业深度与跨领域协同的平衡

    C. 简化决策层级   D. 规避监管风险

    E. 应对市场快速变化与创新压力

5. 医药企业组织变革的首要动因是（　　）。

    A. 员工满意度下降   B. 政策法规颠覆性重构（如集采）

    C. 竞争对手数量增加   D. 内部流程冗余

    E. 监管加强

6. 针对研发人员的有效激励方式是（　　）。

    A. 提高基础薪资占比   B. 专利分红＋国际学术会议支持

    C. 缩短绩效考核周期   D. 增加管理职级

    E. 提高短期奖金

7. 医药企业领导行使"质量绝对否决权"的直接依据是（　　）。

    A. 股东利益最大化   B. GMP/GCP 法规要求   C. 生产成本控制需求

    D. 市场销售压力   E. 应付药监部门的检查

8. 某药企应对突发公共卫生事件的决策属于（　　）。

    A. 程序化决策   B. 非程序化决策   C. 确定型决策

    D. 业务决策   E. 非业务决策

9. 决策过程中"评价备选方案"的核心任务是（　　）。

    A. 制定实施计划   B. 比较成本收益与风险   C. 识别问题本质

    D. 动员执行资源   E. 调整和优化方案

10. 医药企业 QA（质量保证）的核心职能是（　　）。

    A. 执行成品化学检验   B. 建立与维护质量管理体系（QMS）

    C. 校准生产设备   D. 管理药品销售渠道

    E. 提高销售额

（二）多项选择题

1. 计划职能在医药企业中的核心作用包括（　　）。

    A. 提供组织行动指导   B. 直接提升产品利润率

    C. 降低运营不确定性   D. 确立控制标准

    E. 替代领导职能

2. 医药企业目标管理（MBO）的行业特性表现为（　　）。

    A. 跨职能参与式管理   B. 完全消除研发风险

    C. 合规框架下的自我控制   D. 权责对等的分权机制

    E. 成果导向的资源聚焦

3. 医药企业制定计划需遵循的核心原则有（　　）。

    A. 以患者需求与科学价值为核心   B. 优先保障股东回报率

    C. 强监管导向   D. 长期视角与灵活性

    E. 最大化市场份额

4. 医药企业组织设计必须遵循的核心原则有（　　）。

    A. 战略导向，目标驱动   B. 股东利益最大化

    C. 合规与风险内嵌   D. 高效协同，打破壁垒

    E. 管理层级最大化

5. 医药企业激励的典型误区包括（　　）。

　　A. 过度依赖物质激励　　　　　　　　B. 激励与战略目标脱节

　　C. 忽视员工差异化需求　　　　　　　D. 内部分配机制僵化

　　E. 过度强调长期愿景

6. 推动组织变革的关键外部因素包括（　　）。

　　A. 政策法规重构　　　　B. 员工年龄结构变化　　　　C. 技术革命

　　D. 竞争生态位重塑　　　E. 办公楼搬迁

7. 医药企业战略决策的典型特征包括（　　）。

　　A. 全局性影响　　　　　B. 长期性布局　　　　　　　C. 高层主导制定

　　D. 每日排产调度　　　　E. 设备维护流程

8. 决策实施风险管理的正确策略有（　　）。

　　A. 风险规避（调整技术路线）　　　　B. 风险减轻（加强质控）

　　C. 风险转移（购买保险）　　　　　　D. 风险接受（制定应急预案）

　　E. 风险忽视（不予处理）

9. 医药领导者"组织熔铸权"的表现形式是（　　）。

　　A. 任免研发 VP 等核心管理层　　　　B. 审批差旅费用

　　C. 设计跨职能敏捷团队　　　　　　　D. 通过患者故事渗透使命文化

　　E. 统计月度考勤

10. 数据完整性控制（ALCOA +）的具体要求包括（　　）。

　　A. 数据修改留痕可追溯　　　　　　　B. 使用最贵的数据存储设备

　　C. 原始记录不可篡改　　　　　　　　D. 同步实时记录操作

　　E. 每日打印所有电子数据

二、简答题

1. 简述医药企业计划制定的关键程序步骤（至少列出 5 步）。

2. 简述医药企业组织变革的四个阶段及核心任务。

3. 简述医药企业领导者与普通管理者的核心区别。

4. 如何运用"决策七步法"处理药品分销商大宗订单？

5. 针对某生物制品冷链运输温度超标偏差，设计纠偏流程。

三、实例分析

案例：××制药是国内知名无菌注射剂生产企业。2025 年 8 月，QC 实验室在对批号 VX23××A 的 5% 葡萄糖注射液进行灯检时，发现可见白色悬浮颗粒，不合格率达 0.5%（标准要求≤0.1%）。质量保证部（QA）立即启动偏差调查程序：生产追溯显示异常集中在灌装工序，同期环境监测数据暴露 A 级灌装区 5μm 粒子数瞬时超标（28 个/m^3，标准为≤20 个/m^3）；工程部排查发现灌装线活塞密封圈存在磨损，导致医用硅油微量渗入药液；深层调查揭示：设备维护规程未规定密封圈更换周期，依赖"故障后维修"模式。此时恰逢 NMPA 飞检在即，该事件可能导致生产线停产整顿。

　　问题：1. 职能协同问题：QC 与 QA 在此事件中的核心职责如何划分？

　　　　　2. 纠偏路径设计：应制定哪些具体措施实现根本性改进？

　　　　　3. 体系漏洞反思：该事件暴露了质量管理系统哪些致命缺陷？

第三章　医药企业质量管理

PPT

现代质量管理之父 W. Edwards Deming（戴明）：质量无需惊人之举，而是无数细节的坚持。这句话同样道破了医药行业质量管理的本质。作为关乎人类健康与生命的特殊产业，医药企业的每一粒药片的纯度、每一支疫苗的无菌、每一份记录的完整，都是对科学严谨性与职业良知的终极考验。从希波克拉底"首要之务，不可伤害"的古老誓言，到全球化 GMP 体系用百万计标准编织的生命防护网，质量在此早已超越技术范畴——它既是企业存续的伦理基石，更是文明社会赋予的战略圣责。

学习目标

1. 掌握关键术语（如质量、药品质量、质量管理）；药品质量特性；全面质量管理的基本内涵。

2. 熟悉与质量相关的术语；药品质量标准；全面质量管理的工作程序；医药行业典型的质量管理方法的概念。

3. 了解质量管理的发展历史；医药企业典型的质量管理方法；我国药品质量保证体系；全面质量管理的工作程序。

4. 能灵活运用医药企业典型的质量管理方法，并结合实际案例说明其应用场景与价值。

情境导入

暴雨夜的"较真"

午夜时分，某生物制药原料药生产基地外暴雨倾盆。车间内，生产正有序进行，突然，洁净区的温湿度监控发出刺耳警报——湿度值异常飙升，值班工艺员立即上报。工程人员火速排查，发现是屋顶一处极其微小的潜在缝隙渗入了微量水汽，异常仅持续了很短时间，且该区域当时并无开放操作，初步评估风险较低。然而，这条生产线正在生产的是即将出口的高纯度心血管原料药关键中间体。面对紧张的交付期限，车间主任提出了是否可基于风险评估予以通融的疑问，而质量总监斩钉截铁地要求彻查到底。

后续，企业坚定地选择了质量优先，立即启动偏差调查，受影响批次全部暂扣待验，详细的调查全面展开。这个暴雨夜，成为了企业坚守质量红线、守护生命健康防线的生动写照。

第二天清晨，阳光驱散了暴雨。生产线上，受影响的中间体批次被醒目地隔离。一支由 QA、QC、生产、工程组成的联合调查组已开始工作，一丝不苟地分析数据、评估影响、制定纠正预防措施（CAPA）。虽然交期可能延迟，成本会增加，但整个工厂都弥漫着一种无声的共识：这是必须付出的代价，是守护那条"终极防线"的基石。

导言：医药质量管理的核心价值在于构筑人类健康的终极防线！这条防线不靠"侥幸"和"差不多"，而靠对每一个细节的"零容忍"。一次看似微小的通融，就可能埋下风险的种子，侵蚀防线的根基。

医药质量管理的核心价值在于构筑人类健康终极防线：通过严苛质量体系将"不可承受之责"转化为"可托付的承诺"。其既是企业生存底线与全球化竞争资产［掌握现行药品生产管理规范/国际人用药品注册技术协调会（The International Council for Harmonisation of Technical Requirements for Pharmaceuticals for Human Use，ICH）国际质量语言]，更是希波克拉底誓言的工业具现——以体系化敬畏熔铸科学、伦理与责任，锻造保障人类健康的文明铠甲。

第一节　质量与药品质量的概念

通用电气公司前总裁杰克·韦尔奇曾说"质量是维护顾客忠诚的最好保证"。质量体系的演进是人类驾驭自然规律与建构工业文明的缩影。从农耕时代经验导向的技艺传承，到工业革命催生的标准化生产，直至现代药品质量管控网络的形成——这一历程不仅折射出分析化学与微生物学的突破，更融合了医学、统计学与工程学的智慧。当药品制造从作坊提纯迈向分子设计，质量内涵已从成分检测上升为工艺稳健性、数据追溯性、风险预见性的系统哲学，既是科学理性的结晶，更是文明对生命敬畏的具象化承诺。

一、质量的概念

（一）质量内涵

质量是企业永恒的话题，是企业生存和发展的基本保障，也是社会生活中最为常见的概念之一，关于质量的解释，不同时期不同研究主体给出了不同的看法。

美国著名的质量管理学家约瑟夫·M·朱兰（Joseph M. Juran）认为"质量就是产品的适用性，即满足客户显性或隐性需求的能力"。

全面质量控制的创始人阿曼德·费根堡姆（Armand V. Feigenbaum）他对质量的定义强调了全面性和系统性：质量是产品或服务在设计、生产、销售和服务过程中满足用户需求的总和。费根堡姆认为，质量不仅体现在产品的最终性能上，还体现在整个生命周期的各个阶段。

国际标准 ISO 9000 中将质量定义为"一组固有特性满足明示的、通常隐含的或必须履行的需求或期望的程度"。其中，"固有特性"在质量体系框架内特指产品本质属性或工艺内生参数（如药品的化学稳定性、生物等效性、时间的可靠性），其区别于"赋予"属性（如市场定价机制）。

质量是质量管理中最基本的概念，部分地区或者场合下也会使用"品质"这一词来表达。这里的质量不是哲学中"质"与"量"的相加，也与物理学中质量概念有所区别。

我国国家标准规定质量是指"产品、过程或服务满足规定或潜在要求（或需要）的特征及特征的总和"。"质"即事物本体、本性，"量"即度、程度。广义的质量不单指产品质量，也包括过程质量和服务质量。其中，过程质量和服务质量可统称为工作质量。狭义的质量通常仅包含产品质量。

质量的定义中主要有以下两个内涵。

1. 动态性　质量标准随技术进步与市场需求升级持续演变。在科技创新加速和消费者期望多元化的驱动下，企业需动态评估技术应用潜力并解析需求变化趋势，通过产品创新与服务优化实现质量升级。这一过程既满足客户价值期待，也为企业创造可持续竞争优势与经济效益。

2. 相对性　质量要求具有显著的地域适应性。受经济发展阶段、技术基础及文化传统等环境差异影响，全球各市场消费者对质量的核心诉求呈现结构性分化（如新兴市场侧重性价比，发达国家关注可持续性）。企业需建立多维质量评价体系，通过本地化需求洞察动态调整产品与服务设计，在合规基础上实现质量要素的区域精准配置，从而构建差异化市场竞争力。

（二）与质量相关术语的定义

1. 过程　是指"一组将输入转化为输出的相互关联或相互作用的活动，这些活动通过配置资源（人员、设备、方法等）实现增值，并在受控条件下达成预定目标。"质量并非孤立属性，而是过程能力的函数表达。通过标准化过程定义、精细化过程控制与动态化过程优化，企业可将抽象的质量要求转化为可执行、可测量、可持续改进的操作范式，最终实现质量目标与商业价值的协同增长。

2. 产品 是指"在组织和顾客之间未发生任何交易的情况下，组织能够产生的输出（包括服务、软件、硬件和流程性材料），其通过过程实现并承载质量特性。"在质量管理体系中，产品是质量活动的最终输出与价值体现。其定义不仅涵盖物理实体，更延伸至服务与数字化解决方案。通过精准定义产品特性边界（如设计空间、关键参数），企业能够将质量战略转化为可执行、可验证的操作标准，最终实现"质量源于设计、成于控制、显于产品"的闭环管理。

（三）产品质量的概念

产品质量是广义质量概念中的一部分，指产品满足规定或潜在要求（或需要）的特征及特征的总和，即适用性。不同的产品有不同的要求，故而有着不同的质量特性。一般来说，产品的质量特性包括外观质量、性能、寿命、安全性、可靠性、经济性等方面。

产品满足明示的、隐含的或必须履行的需求或期望的能力，这些需求或期望通过其固有特性（如功能、安全性、可靠性）及生命周期内的表现来实现。

（四）工作质量的概念

工作质量是企业质量管理的重要部分，包含生产过程规范性和服务有效性两方面。它体现在企业各部门为达到质量相关标准（如操作流程、服务规范）和潜在需求（如客户隐性期望）所展现的综合能力。与可量化检测的产品质量不同，工作质量虽难以直接测量，但会通过企业经营成果（如利润增长、产品合格率提升、生产效率优化）间接反映出来。

头脑风暴

质量是不是可测的？保证质量的方法有哪些？

二、药品质量的概念

（一）药品质量的定义

药品是指满足预防、治疗、诊断人的疾病，有目的地调节人的生理功能并规定有适应证或者功能主治、用法及用量的物质，包括中药、化学药和生物制品。药品质量系指药品固有特性满足明确要求与隐含需求的综合程度。其核心是保障药品的安全性（safety）、有效性（efficacy）、稳定性（stability）、均一性（uniformity）、经济性（economic accessibility）。具体体现为：符合注册标准的理化性质（如纯度、含量均匀度）与生物学特性（如无菌、内毒素限值）；不同批次产品关键质量属性在预设标准范围内的持续稳定；从原料采购到患者用药，质量属性在储存、运输及使用环节的可追溯与可保障性。

（二）药品的质量特性

药品的质量特征主要体现在以下几个方面。

1. 安全性 指按规定的适应证和用法、用量使用药品后，人体产生毒副作用反应的程度。药品的安全性是其基本特征之一，只有在衡量有效性大于不良反应的情况下，药品才能被使用。

2. 有效性 指在规定的适应证、用法和用量的条件下，药品能满足预防、治疗、诊断人的疾病，有目的地调节人的生理功能的性能。有效性是药品的基本特征，若对防治疾病无效，则不能成为药品。

3. 稳定性 指药品在规定的条件下保持其有效性和安全性的能力。规定的条件包括药品的有效期限，以及生产、贮存、运输和使用的要求。

4. 均一性　指药物制剂的每一单位产品都符合有效性、安全性的规定要求。例如，药品制剂的每一片、一支注射剂、一包冲剂等都应具有相同的品质。

5. 经济性　药品作为商品，还应具备一定的经济性，即在保证质量和疗效的前提下，价格合理。

（三）药品质量标准

药品质量标准是国家对药品质量、规格及检验方法所作的技术规定，是药品生产、供应、使用、检验和药政管理部门共同遵循的法定依据。药品质量标准分为法定标准和企业标准。法定标准又分为国家药典、行业标准和地方标准。药品质量标准的内容包括药品的纯度、成分含量、组分、生物有效性、疗效、毒副作用、热原度、无菌度、物理化学性质以及杂质等。

我国的药品质量标准体系由多个层次的标准构成，主要包括《中华人民共和国药典》和国家药品监督管理部门颁布的药品标准。此外，省级药品监督管理部门可根据实际情况制定中药饮片炮制规范、地方性中药材质量标准和医疗机构制剂规范，形成了较为完备的药品质量标准管理体系。

1.《中华人民共和国药典》　简称《中国药典》，英文简称为 ChP。该药典由国务院药品监督管理部门组织国家药典委员会制定并修订，经国务院药品监督管理部门颁布实施。它是国家为保障药品质量、确保人民用药安全有效而制定的法典，是国家药品标准体系的核心，具有强制性和法律效力。

2. 国家药品监督管理部门药品标准　通常称为局颁标准，同样由国务院药品监督管理部门组织药典委员会制定并修订，经国务院药品监督管理部门颁布。局颁标准主要收载以下几类药品。

（1）国务院药品监督管理部门批准的新药。

（2）疗效肯定，但质量标准仍需进一步改进的新药。

（3）上版药典收载，而新版未收载的疗效肯定，国内仍生产、使用，需要统一标准的品种。

（4）原来地方标准收载的、医疗常用、疗效较好、生产地较多、需统一标准的品种。

知识链接

《中国药典》（2025 年版）

《中国药典》（2025 年版）已由国家药监局、国家卫生健康委 2025 年第 29 号公告颁布，自 2025 年 10 月 1 日起实施。《中国药典》（2025 年版）收载品种总计 6385 种，新增 159 种，修订 1101 种，不再收载 32 种。其中一部中药收载品种共计 3069 种，新增 28 种，修订 420 种，不再收录 19 种；二部化学药收载品种共计 2776 种，新增 66 种，修订 483 种，不再收载而转四部收载 2 个药用辅料品种；三部生物制品品种共计 153 种，新增 13 种，修订 62 种，不再收载 13 种；四部收载药用辅料共计 387 种，新增 52 种，修订 136 种。本版药典收载通用技术要求共计 410 个，新增 69 个，修订 133 个；其中三部生物制品新增通则（总论）13 个，修订 31 个；四部新增通则 56 个、修订 102 个。

节后小结

1. 关键术语回顾　质量是一组固有特性满足明示的、通常隐含的或必须履行的需求或期望的程度；药品质量系指药品固有特性满足明确要求与隐含需求的综合程度。

2. 质量的定义中主要有两个内涵：动态性和相对性。

3. 药品是满足预防、治疗、诊断人的疾病，有目的地调节人的生理功能并规定有适应证或者功能主治、用法及用量的物质。

4. 药品的质量特征包括安全性、有效性、稳定性、均一性和经济性。

5. 我国的药品质量标准体系由多个层次的标准构成，主要包括《中国药典》和国家药品监督管理部门颁布的药品标准。

第二节　质量管理与药品质量管理

质量是衡量竞争力的关键，质量管理贯穿产品全生命周期。在药品行业，质量管理尤为重要，因为它直接关系到公众的健康和生命安全。药品作为特殊商品，其质量管理必须严格遵循国家法律法规和标准。企业需建立完善的质量管理体系，从原材料采购到生产、检验、储存和运输，确保每个环节的质量可控。

一、质量管理

（一）质量管理的定义

质量管理是指通过系统化的方法协调组织内部活动，确保产品或服务符合既定标准并满足客户需求的全过程管理活动。其本质是以客户为中心，通过科学规划、过程控制和持续改进，实现质量目标并提升组织效率。

> **知识链接**
>
> **药品质量管理体系的核心框架与实践**
>
> 药品质量管理体系是保障药品安全性与有效性的核心框架，其贯穿药物研发、生产、流通及使用的全生命周期。国际通用的药品生产质量管理规范标准通过规范生产环境、工艺验证与人员培训等环节，确保药品质量可控；而 ICH Q 系列指南（如 Q9 质量风险管理、Q10 药品质量体系）则为全球质量标准的协调提供了技术基础。在中国，药品质量管理遵循《中国药典》及 NMPA 发布的配套规范，同时结合新兴技术（如区块链追溯系统）强化供应链透明度。质量源于设计、持续工艺验证等理念的引入，进一步推动质量管理从终端检测向全过程控制转型。为适应生物药与细胞治疗等前沿领域的发展，质量管理体系需重点关注无菌控制、冷链稳定性等特殊要求。

质量管理的核心目标包含四个方面：一是追求客户满意，即始终以客户需求为导向，提供超越期望的产品或服务；二是注重缺陷预防，通过优化生产过程减少错误，而非依赖事后检验；三是降低质量成本，包括减少返工、报废、售后维修等费用；四是建立动态改进机制，推动质量水平螺旋式上升。

现代质量管理体系（如 ISO 9001）强调五大基本原则：第一，领导作用，要求管理层为质量目标提供资源支持与战略方向；第二，全员参与，打破"质量仅是质检部门责任"的传统观念，将质量责任贯穿于全体员工；第三，过程方法，注重对生产流程的标准化设计及实时监控；第四，循证决策，强调通过数据分析制定改进策略；第五，关系管理，要求与供应商、客户等外部主体协同构建质量保障网络。

与传统管理相比，现代质量管理实现了三大转变：从"事后检验"转向"全过程控制"，从"质检部门担责"转向"全员参与"，从"被动纠错"转向"主动预防与持续改进"。例如，传统汽车制造依赖生产线末端抽检，而现代车企则通过统计过程控制实时监控焊接、涂装等环节参数，从源头降低缺陷率。

（二）质量管理的发展历史

自古以来，人类就面临着各种质量问题。古代的食物采集者需要辨别哪些果实和植物可食用，哪些有毒；猎人则需判断哪些木材适合制作弓箭，哪些更坚固。如今，现代企业必须确保产品合格且满足客户需求。质量管理一直是人类社会的重要管理内容，从古人简单的采集、保管、使用，到现代社会的系统化管理，经历了漫长的发展历程。根据管理方式和方法的不同，质量管理的发展可分为以下五个阶段。

1. 工业革命前的手工匠人时代（18 世纪前） 在工业革命之前，产品质量完全依赖工匠的个人技艺与经验。例如，中世纪的欧洲铁匠通过师徒传承掌握武器锻造技术，中国瓷器工匠凭借秘方控制釉色与硬度。这一阶段缺乏统一标准，质量波动大，无法适应规模化生产需求。

2. 质量检验阶段（19 世纪末至 20 世纪 20 年代） 工业革命催生了机械化生产，产品复杂度提升催生专职检验岗位。1911 年，泰勒在《科学管理原理》中提出"计划与执行分离"，企业开始设立独立质检部门。福特汽车通过流水线标准化与专职检验员控制质量，但缺陷仍依赖成品抽检，导致废品率高达 30%。此阶段的局限性在于仅将质量视为"事后把关"，忽视系统性改进。

3. 统计质量控制阶段（1930 年至 20 世纪 50 年代） 统计学的引入标志着质量管理科学化。1924 年，贝尔实验室的休哈特发明控制图，通过监控生产过程波动预防缺陷；二战期间，道奇与罗明开发抽样检验表，帮助美军高效验收军需品。此阶段核心是通过统计工具（如 SPC）实现过程控制，但过度依赖技术专家，普通员工参与度低。

4. 全面质量管理阶段（TQM，1960 年至 20 世纪 90 年代） 日本战后经济崛起推动了 TQM 的成熟。戴明提出"PDCA 循环"与"14 条管理原则"，强调管理层责任与持续改进；朱兰的"质量三部曲"（计划、控制、改进）将质量与战略结合；费根堡姆则定义"全面质量管理"，要求质量责任覆盖研发、生产、销售全流程。TQM 的三大特征为：全员参与、客户导向、文化变革。典型案例是丰田"精益生产"，通过员工提案制度每年消除数万项浪费。

5. 数字化与全球化时代（21 世纪至今） 大数据、物联网等技术重塑质量管理模式。例如，半导体工厂通过 AI 分析晶圆加工数据，实时预测良率；特斯拉利用 OTA 技术远程修复车辆软件缺陷。六西格玛（6σ）与精益生产结合，追求"接近零缺陷"；苹果公司通过全球化供应链管理系统，协同全球供应商实现质量追溯。当前趋势呈现三大特点：数据驱动决策、敏捷化响应、生态化协同。

💡 **案例分析** ⋯⋯

案例： 某药业是一家以生产中药片剂、胶囊为主的中型企业。该企业原有车间洁净度不足，纸质批记录易出错，员工对偏差处理流程不熟悉，导致产品合格率仅为 97%，客户投诉集中在包装混淆与溶出度不稳定。

该企业通过升级硬件改造：将 D 级洁净区升级为 C 级，安装高效空气过滤器（HEPA），增加压差监控系统，确保空气流向从高洁净区向低洁净区流动。以及设备更新：淘汰老式单冲压片机，引入全自动高速压片机（配备在线称重检测），减少人为操作误差。

加强了信息化管理，使用电子批记录系统：采用 MES（制造执行系统），操作员通过扫码枪录入原料批号、设备参数，系统自动生成电子批记录，避免手写错误。通过数据追溯，建立药品全生命周期数据库，实现从原料供应商到成品发货的全链条追溯，应对飞检（飞行检查）效率提升 50%。

更对人员培训与流程优化，例如进行偏差管理培训，针对常见偏差（如压片机卡料、温湿度超标），编制《偏差处理 SOP》，组织模拟演练，确保员工掌握"报告→调查→纠正→预防"四步法。也对岗位进行交叉考核，质检员与生产操作员互换岗位体验，强化"下一工序是客户"的质量意识。

分析： 以药品生产管理规范"三防四控"为核心，企业通过多方面举措保障药品质量。在防污染方面，洁净区升级与压差监控有效阻断粉尘和微生物污染风险；防差错措施包括电子批记录系统避免人工录入错误，自动化设备减少操作波动。在人员方面，跨岗位培训打破部门壁垒，提升全员质量责任感。技术与管理协同发力，硬件投入如高速压片机与在线检测技术实现"实时监控 - 自动调整"闭环，符合药品生产管理规范"持续工艺验证"要求；软件赋能方面，MES 系统满足数据完整性要求，为质量回顾分析提供数据支撑。PDCA 循环落地实施，通过计划、执行、检查和处理四个阶段，确保质量管理体系的持续改进与优化。

（三） 药品质量管理

药品质量管理是在国家法律法规框架下，对药品研发、生产、经营和使用等环节进行组织、协调与控制的活动。各药事主体为确保药品质量，满足患者治疗和保健需求，制定质量方针与目标，通过质量策划、控制、保证和改进等手段，在质量体系内开展整体质量管理，这些活动均属于药品质量管理范畴。

药品质量管理是医药企业生存与发展的生命线，其核心目标是确保药品的安全性、有效性和稳定性。由于药品直接关系患者生命健康，质量管理需贯穿研发、生产、流通、使用的全生命周期。

二、质量标准化管理系统

（一） 质量管理体系的含义

质量管理体系（quality management system，QMS）是企业为实现质量目标而建立的一套标准化管理框架。它通过制定清晰的流程、规范和责任分工，确保产品从设计到交付的每个环节均符合客户需求和法规要求。例如，一家制药企业需根据 GMP 建立 QMS，涵盖原料检验、生产工艺监控、成品放行等全流程，以保证药品安全有效。

（二） 质量管理体系的核心要素

质量管理体系的构建需围绕四大核心要素：一是质量方针与目标，如企业承诺产品一次合格率达 99% 以上；二是标准化流程，如操作人员需按作业指导书（SOP）执行生产步骤；三是资源保障，包括人员培训、检测设备维护等；四是持续改进机制，通过收集生产数据、分析问题原因（如使用 Pareto chart），实施改进措施并跟踪效果，形成 PDCA 管理闭环。

知识链接

ISO 9000 系列标准

国际标准化组织（International Organization for Standardization，ISO）是全球最大的非政府性标准化机构，总部位于瑞士日内瓦，目前有 162 个会员国，中国于 1978 年加入，并在 2008 年成为常任理事国。

ISO 9000 系列标准是由 ISO 的第 176 个技术委员会——质量管理和质量保证技术委员会（ISO/TC176）制定的。该委员会成立于 1980 年，它在总结以往质量检验管理和统计质量管理经验的基础上，制定了这一系列质量保证模式。到目前为止，ISO 9000 系列标准已经发布了五个版本，分别是 1987 年版、1994 年版、2000 年版、2008 年版和 2015 年版。

企业可以申请 ISO 9000 系列认证，由权威的第三方机构来证实其产品或服务符合 ISO 9000 系列标准。ISO 9000 系列标准由多个核心标准和支持性文件组成，其中最重要的四个核心标准中，ISO 9001 是认证机构审核的主要依据，也是企业通过 ISO 9000 认证必须满足的标准。

（1）ISO 9000：2015 标准，即《质量管理体系——基础和术语》。

（2）ISO 9001：2015 标准，即《质量管理体系——要求》。

（3）ISO 9004：2009 标准，即《质量管理体系业绩改进——指南》。

（4）ISO 19011：2011 标准，即《质量和/或环境管理体系审核——指南》。

ISO 9000 系列标准并不是用来评估产品的优劣程度，而是用以评估企业在生产过程中对流程控制的能力，是一个组织建立质量管理体系的标准，为企业提供了一种具有科学性的质量管理和质量保证方法和手段，可用以提高企业内部管理水平，帮助组织实施并有效运行质量管理体系。

（三）质量管理体系的组成

质量管理体系是医药企业确保产品和服务质量的核心框架，其构成要素相互关联、协同作用。

1. 质量方针与目标是体系的基础　质量方针由企业最高管理者制定，体现企业对质量的承诺；质量目标则是方针的具体化，需可量化、可考核，例如"产品合格率≥99.8%"或"客户投诉率≤0.5%"。这些目标需与企业战略一致，并通过逐级分解落实到各部门。

2. 组织结构与职责分配是体系的骨架　医药企业需设立质量管理部、生产部、检验部等职能部门，明确各部门的权限与协作流程。例如，质量受权人（QP）负责药品放行，生产主管需确保工艺合规。清晰的职责划分能避免权责不清，保障质量活动高效执行。

（1）程序文件与作业指导书是体系运行的"说明书"　程序文件包括管理规程（如《偏差处理程序》）、标准操作规程和技术文件（如工艺流程图）。例如，《洁净区清洁 SOP》需详细规定清洁步骤、频率和验收标准，确保生产环境符合 GMP 要求。所有文件需定期审核更新，以匹配法规变化和企业实际。

（2）资源管理是体系的物质保障　包括人力资源（如员工培训与资质认证）、基础设施（如生产设备校验与维护）、工作环境（如温湿度控制）以及信息资源（如质量数据管理系统）。例如，制药企业需对灭菌设备进行定期验证，确保其性能稳定；检验人员需通过药监部门考核方可上岗。

（3）过程控制是体系的核心环节　涵盖从原料采购到成品放行的全生命周期管理。例如，原料需经供应商审计与入厂检验；生产过程需监控关键工艺参数（CPP）；成品需通过微生物限度、含量测定等检验。通过风险分析工具（如 FMEA）识别关键控制点，并制定预防措施。

（4）质量记录与文档管理是体系可追溯性的关键　所有质量活动均需形成记录，如批生产记录、检验报告、设备使用日志等。记录需真实、完整、可追溯，并按规定期限存档。例如，药品批记录需保存至有效期后一年，以便问题追溯与召回。

（5）内部审核与管理评审是体系的自我完善机制　内部审核定期检查体系运行符合性，如发现文件未及时更新或操作偏离 SOP，需启动纠正措施。管理评审由高层主持，综合审核结果、客户反馈等信息，评估体系适宜性，并制定改进计划，如引入新型检测技术或优化生产流程。

3. 法规符合性与风险管理贯穿体系始终　医药企业需严格遵守《中华人民共和国药品管理法》、GMP、ISO 9001 等法规标准，同时通过风险评估工具（如 HACCP）识别潜在质量风险。例如，针对冷链药品运输，需制定温度偏离应急预案，最大限度降低质量风险。

三、我国药品质量保证体系

药品质量保证体系是通过一系列规章制度、工作程序、组织架构、人员配置和资源配置，将质量保证活动进行系统化、规范化和制度化的管理。其核心在于激发企业各层级、各岗位员工的积极性和创造力，并借助科学技术的力量，从根本上落实质量责任制。

我国的药品质量保证体系严格遵循全面质量管理理念，构建了涵盖药品研发、生产、流通和使用全过程的完整质量保证体系。这一体系通过实施《药物非临床研究质量管理规范》（good laboratory practice，GLP）、《药物临床试验质量管理规范》（good clinical practice，GCP）、《药品生产质量管理规范》（good manufacturing practice，GMP）、《中药材生产质量管理规范》（good agriculture practice，GAP）和《药品经营质量管理规范》（good supply practice，GSP）等一系列质量管理规范，对药品全生命周期进行严格控制，确保公众用药安全。

（一）药物研发质量管理

药物研发是药品正式上市前的关键步骤，其质量管控直接决定了最终产品的安全性、有效性和质量稳定性，堪称保障药品品质的核心基础。通过科学规范地管理研发全流程，既能提升药物开发效率，又能为后续生产筑牢质量根基。我国现行药品研发体系主要划分为两大阶段：临床前研究与临床研究。

根据《中华人民共和国药品管理法》法定要求，从事药物非临床安全性评价的机构须遵循 GLP，而承担临床试验的机构则必须严格执行 GCP。这两大规范体系从实验设计、操作流程到数据管理均作出强制性规定，为药物研发质量提供了双轨制保障。

1. 药物非临床研究质量管理　临床前阶段研究是药物进入人体试验前的系统性科研工作，涵盖天然产物提纯/化学合成、药物分析、药效学、药动学、毒理学及药剂学等关键领域。具体包括药物合成工艺开发、提取方法优化、理化性质测定、处方筛选试验、剂型选择评估、制备工艺验证、质量标准建立、稳定性考察以及药理毒理评价等全流程研究。我国明确规定，所有临床前研究必须遵循 GLP 进行操作。

（1）GLP 制度发展历程　GLP 是针对药物非临床安全性研究的标准化管理体系，对实验方案设计、操作流程、数据记录、报告生成及质量监督等环节进行严格规范，其核心目标是确保实验数据的真实性与可靠性，为后续临床试验提供科学依据。我国 GLP 制度建设历经三个阶段：1993 年国家科委首次发布试行版文件，但因执行力度不足未有效落地；1999 年国家药监局重新颁布试行规范并正式实施；2023 年升级为现行版 GLP，形成完整的法规框架。

（2）GLP 核心管理要求　GLP 规范（2023 版）共包含 5 章：总则、申请与受理、资料审查与现场检查、审批、发证和证书管理、监督管理及附则。该体系从实验室硬件配置到研究过程管理均作出系统性规定。

（3）GLP 认证实施体系　国家药监部门通过资质认证对非临床研究机构实施准入管理，重点核查其管理体系、人员资质、设备条件及项目运行能力。我国自 2003 年起逐步建立认证制度：2003 年启动首次 GLP 机构检查，2007 年颁布认证管理办法实现全国统一监管。截至 2017 年 3 月，全国共有 64 家机构通过 GLP 认证，标志着我国非临床研究质量达到国际标准。

2. 药物临床研究质量管理　临床研究是药品上市前验证其安全有效性的核心环节，主要包括临床试验与生物等效性试验两大类型，两者共同构成药品人体评价的科学基础。

（1）临床试验　通过系统性研究（涵盖患者及健康志愿者），全面评估药物在人体内的吸收、分布、代谢及排泄规律（简称 ADME 过程），同时监测其疗效与潜在不良反应。例如，某抗肿瘤新药需经过 Ⅰ 期（安全性）、Ⅱ 期（初步疗效）、Ⅲ 期（扩大验证）临床试验，累计数千例数据方可申报上市。

（2）生物等效性试验　主要针对仿制药或剂型改良药物，通过对比活性成分的吸收速度（如达峰时间 t_{max}）和吸收程度（如药时曲线下面积 AUC），验证其与原研药的等效性。例如，某降压药片剂与胶囊剂需通过此试验证明两者疗效一致，方可视为可替代产品。

《药品注册管理办法》明确规定，所有新药注册必须完成临床试验，且需经国家药监部门审批后严格执行 GCP。违规开展临床试验将面临项目终止、数据作废等处罚，如 2021 年某药企因擅自修改试方案被撤销临床批件。

1）GCP 制度发展历程　GCP 是全球公认的临床试验黄金标准，从试验设计、受试者招募到数据分析均有严格规定，其发展体现我国药品监管与国际接轨的进程。①探索期（1986—1998 年）：1986 年起跟踪欧美 GCP 动态，1994 年启动本土化起草。②试行期（1998—2003 年）：1998 年卫生部发布首个试行版，1999 年国家药监局升级为行业规范。③成熟期（2003 至今）：2003 年现行版 GCP 实施，新增数据溯源、伦理审查等要求，2015 年加入 ICH 后进一步对标全球标准。

2）GCP 核心管理框架　GCP（2020 版）通过 13 项模块构建全方位管理体系，重点包括以下内容。①受试者保护：设立独立伦理委员会，强制签署知情同意书，建立严重不良事件 24 小时报告制度。②试验科学性：要求方案需包含统计学设计（如随机双盲）、预设终止标准。③责任分工：明确申办方（药企）负责资金与药品供应，研究者（医生团队）主导试验执行，监查员定期核查数据真实性。

3）GCP 认证准入机制　我国实行临床试验机构动态认证管理，认证流程如下。①资质申请：医疗机构提交人员资质、设备清单、应急预案等材料。②现场核查：专家组实地检查病房条件（如急救设备）、文件系统（如 SOP 完备性）。③持续监督：每 3 年复检，违规机构将被暂停资格（如某医院因篡改数据被取消肿瘤科试验资质）。

（二）生产过程的质量管理

药品生产是药品质量形成的核心环节。戴明曾提出产品质量是生产出来的，不是检验出来的。因此，在药品生产过程中，必须有效控制所有可能影响药品质量的因素，规范生产秩序，从源头上提升药品质量，确保公众用药的安全性和有效性。

药品生产过程的质量管理是保障药品安全有效的核心环节，其核心是严格执行 GMP。GMP 要求企业从人员、设备、物料、工艺、环境、文件六大维度构建全链条管理体系。例如，生产操作人员需经过无菌操作培训并持证上岗，关键设备需完成安装、运行、性能三阶段验证，原辅料供应商必须通过资质审核，确保每一环节的可控性与可追溯性。

药品生产的质量控制始于严格的物料管理。原辅料入库前需进行鉴别试验（如红外光谱法检测成分纯度），物料按合格品（绿色标签）、待验品（黄色标签）、不合格品（红色标签）分区存放，避免交叉污染。生产工艺需通过"三批验证"确保稳定性——连续三批产品的关键质量指标（如片剂硬度、溶出度）均达标后方可正式生产。生产过程中，企业需实时监测环境参数，例如 D 级洁净区悬浮粒子需控制在每立方米 3520 个以内，压差梯度维持 ≥10Pa，防止外界污染。

现代药品生产高度依赖风险控制技术。企业需采用失效模式分析（FMEA）识别高风险工序（如灭菌不彻底），并通过危害分析关键控制点（HACCP）设定灭菌温度、灌装精度等关键监控参数。例如，某生物制品企业将病毒灭活工序设为关键控制点（CCP），要求每批记录灭活温度（56℃±0.5℃）与持续时间（≥60 分钟），确保病毒残留量低于检测限。

质量管理体系的落地离不开规范化文件支持。批生产记录需详细记录物料批号、工艺参数及偏差处理过程，保存至药品有效期后一年；标准操作规程（SOP）每两年修订一次，确保与最新法规同步。以某口服液生产企业为例，其因未及时更新清洁 SOP 导致设备残留交叉污染，最终被药监部门责令停产整改，凸显文件动态管理的重要性。

国家药监部门通过 GMP 认证与动态监管双重机制保障生产合规。企业申请 GMP 认证时需提交厂房布局图、工艺流程图等材料，并通过现场检查（如核查设备验证记录、环境监测数据）。通过认证后仍需接受飞行检查，例如 2022 年某药企因批生产记录时间逻辑矛盾（压片完成时间早于物料领用时间）被吊销 GMP 证书。

（三）　流通过程的质量管理

药品流通过程是连接生产与使用的重要纽带，其质量管理需遵循 GSP，重点控制药品的储存、运输、销售与追溯四大环节，确保药品在流通中质量稳定、信息可溯。例如疫苗、生物制品等需全程冷链运输，温度偏差超过 2℃ 必须启动应急预案，防止药品失效。

1. 储存　药品储存管理是流通质量的基础。企业需根据药品特性划分仓储区域：阴凉库（≤ 20℃）、冷藏库（2~8℃）、常温库（10~30℃），并配备温湿度自动监测系统，数据至少保存 5 年。特殊药品（如麻醉药品）须实行"双人双锁"管理，处方药与非处方药分区分架陈列，避免混放。2021 年某医药公司因未及时检修冷库导致胰岛素结冰报废，直接经济损失超百万元，凸显规范储存的重要性。

2. 运输　运输环节的质量控制聚焦于冷链技术与风险防控。冷链药品需使用验证合格的保温箱或冷藏车，运输途中每 5 分钟记录一次温度数据，并留存电子轨迹。第三方物流企业需通过 GSP 认证，运输人员需接受专业培训（如冷藏车预冷操作、断电应急处理）。以某疫苗运输为例，全程采用 GPS 定位与温度云监控，确保 2~8℃ 温控达标率 100%，为疫苗接种安全提供保障。

3. 追溯　药品追溯体系是流通监管的核心工具。我国自 2019 年起全面推行"一物一码"电子监管制度，每盒药品均赋唯一追溯码，覆盖生产、批发、零售、使用全链条。消费者可通过"中国药品追溯"平台扫码查询药品真伪、流向及有效期。2023 年某假药案件中，执法人员通过追溯码快速锁定非法销售网点，48 小时内完成全国下架，展现了信息化追溯的高效性。

药品流通风险管理需贯穿全流程。企业需定期开展 GSP 内审，重点检查近效期药品管理（距有效期 6 个月需挂牌警示）、退货药品验收（逐批核对批号与外观）等环节。药监部门通过飞行检查、年度报告审查等方式动态监督，例如某连锁药店因销售记录缺失被暂停 GSP 证书，整改后经复查合格方可恢复经营。

节后小结

1. 关键术语回顾　质量管理是指通过系统化的方法协调组织内部活动，确保产品或服务符合既定标准并满足客户需求的全过程管理活动。

2. 质量管理的发展历史分为工业革命前的手工匠人时代、质量检验阶段、统计质量控制阶段、全面质量管理阶段、数字化与全球化时代。

3. 质量方针与目标是体系的基础、组织结构与职责分配是体系的骨架、法规符合性与风险管理贯穿体系始终。

4. 我国的药品质量保证体系严格遵循全面质量管理理念，构建了涵盖药品研发、生产、流通和使用全过程的完整质量保证体系。这一体系通过实施 GLP、GCP、GMP、GAP、GSP 等一系列质量管理规范，对药品全生命周期进行严格控制，确保公众用药安全。

第三节　全面质量管理

管理是人类最基本的社会活动，自人类文明诞生之初便贯穿于生产生活的方方面面。随着近百年来企业规模的扩张、经济形态的演进以及社会需求的升级，企业管理思想经历了从经验积累到科学体系的跨越式发展。它不仅是实践经验的理性总结与升华，更是指导企业高效运作、应对复杂挑战的思维框架。尤其在医药行业，药品质量直接关乎公众健康与生命安全，片面强调管理的实践性而忽视理论指导，无异于在无灯塔的航程中冒险前行。对于现代青年一代而言，正确认识管理理论与实践的辩证关系，是成长为高素质医药从业者的必修课。

一、全面质量管理概述

全面质量管理（total quality management，TQM）是以客户需求为导向，通过系统性、全员化、全流程的质量控制与持续改进，实现产品和服务质量最优化的管理体系。在医药行业中，TQM 的核心理念是"质量源于设计"，强调从药品研发、生产到流通的每一个环节均需严格遵循科学规范与法规要求（如《中华人民共和国药品管理法》、GMP、GSP），最终保障患者用药的安全性、有效性和可及性。

产品质量的形成贯穿于产品研发、生产、流通的全生命周期，因此质量管理需要全体员工的共同参与，覆盖从研发到售后服务的每个环节。通过各环节的协同联动，构建系统化的管理体系，从而确保产品的高质量输出，最终实现客户价值与市场需求的精准匹配。全面质量管理的核心内涵可概括为以下四个维度。

1. 以质量为核心的生命线 质量不仅是企业生存发展的根基，更是赢得客户信任的关键要素。在医药领域，由于药品直接关系人体健康，必须通过严格的工作质量保障产品质量。例如，药品生产需严格执行 GMP 规范，确保每批产品的成分含量差异不超过 ±5%，制剂稳定性达到 36 个月有效期标准，用精准控制实现安全性和有效性的双重保障。

2. 全员参与的立体化管理 从企业决策层到一线操作者均承担质量管理职责：高层管理者负责制定质量战略（如年度产品抽检合格率≥99.8%），中层管理者需落实岗位培训与流程监督，基层员工则需精准执行标准操作规程。在疫苗生产企业中，不仅研发人员要确保病毒灭活工艺达标，物流人员还需掌握冷链运输应急操作，形成环环相扣的质量责任网络。

3. 以客户满意为导向的双向驱动 客户需求是质量管理的终极目标，这里的"客户"既包含外部用药患者，也涵盖内部生产流程的衔接环节。例如，在制药流程中，压片工序需为后续包装工序提供符合硬度标准（30~50N）的片剂，而最终药品包装需设计便于老年患者开启的防误操作结构。通过定期开展患者满意度调研（如用药便捷性评分）和内部工序质量互评，持续优化服务体系。

4. 多方共赢的价值创造 有效的质量管理体系能够实现企业、员工与社会的协同受益：企业通过质量提升获得市场认可（如某药企因不良反应率低于行业均值30%而中标国家集采），员工因质量达标获得职业发展机会（如操作员通过技能认证晋升为质量督导员），社会则因优质药品供给提升公共健康水平。这种良性循环正是现代医药企业可持续发展的核心动力。

二、全面质量管理的基本内涵

全面质量管理的特点可总结为"三全三一切"，即全员、全过程、全方位、一切为顾客满意、一切以预防为主、一切用数据说话。

（一）全员参与

全面质量管理的核心理念强调全员参与，即企业从高层管理者到一线员工均深度融入质量管理体系。高层管理者负责制定质量战略方针与目标，并提供资源支持，其决策直接塑造企业质量文化；中层管理者将战略转化为具体行动计划，协调跨部门协作确保体系高效运行；基层员工则通过严格的生产操作与工艺控制（如医药企业生产线上的精准检测），直接影响最终产品质量。全员参与机制激发各层级员工的主动性与创造力：质量检验员实时把关纠偏，研发人员持续优化产品可靠性，形成覆盖研发、生产、监管的全链条质量闭环。这种上下一体的协同模式，使质量管理贯穿企业每个环节，不仅夯实了产品质量基础（如医药企业实现零缺陷批次），更构建了持续改进的生态，将个体责任转化为集体动能，最终驱动质量提升从理念转化为实践成果。

（二） 全过程控制

全面质量管理的全过程控制理念在医药企业体现为覆盖药品全生命周期的质量闭环管理：从源头端严格执行原辅料供应商审计与入厂检验（如药用胶囊需检测铬含量≤2ppm），确保原材料零缺陷；在生产端遵循 GMP 动态监控原则，通过在线监测系统（如压片机实时反馈片重差异、灭菌柜温度均匀性验证）保障工艺稳定性，关键工序参数偏差自动触发报警（如冻干工艺中真空度波动>5%即暂停生产）；延伸至流通端构建冷链追溯体系（2~8℃药品运输温控达标率≥99.9%），配备电子温度记录仪与远程监控平台；最终通过药物警戒系统（PV）收集不良反应数据，驱动工艺优化（如调整缓释片处方降低胃刺激发生率）。这种从"供应商准入"到"患者用药安全"的链式管控，使质量管控节点从传统终检的 1 个扩展至 200＋关键控制点（以单抗生产为例），将药品质量风险拦截率提升至 99.97%，真正实现"质量源于设计"的行业准则。

（三） 全方位管理

医药企业的全方位质量管理要求系统性管控产品质量、服务质量、工作质量及环境质量。产品质量是核心，必须严控药品的疗效、安全性、稳定性和合规性，不断优化研发与生产工艺。服务质量涵盖专业用药咨询（售前）、精准配送（售中）及高效的用药指导、不良反应监测与投诉处理（售后）。工作质量依赖于员工的专业素养和流程规范，需通过严格培训、优化流程及合规考核提升 GMP 执行与操作精准度。环境质量则关乎洁净车间、实验室等关键区域的严格控制，保障药品生产安全与员工健康。全方位管理需将系统质量观念融入企业血液，运用综合手段实现质量全面提升。

（四） 一切为顾客满意

在医药行业，全面质量管理的终极目标是实现患者与医疗机构的双重满意。企业需通过真实世界研究（如万例患者用药依从性分析）、医疗卫生专业人士（HCP）深度访谈精准捕捉需求，例如患者渴望更小药片便于吞咽（如阿斯利康将奥希替尼片剂直径从 9mm 缩至 6mm），医生关注药品临床证据强度（如恒瑞医药为 PD－1 抑制剂开展 37 项Ⅲ期试验）。据此将需求转化为刚性质量指标：严格遵循 ICH Q3D 控制元素杂质（如镉≤0.2ppm），利用 QbD（质量源于设计）优化缓释制剂释放曲线（误差率<5%）。同时构建闭环反馈机制：通过药物警戒系统（PV）48 小时内响应不良反应，客服中心处理用药咨询（首解率≥95%），并基于 2000＋份年反馈报告持续改进（如调整儿童药口味提升依从性）。最终以"安全有效"为核心，将患者生命健康嵌入质量基因。

（五） 一切以预防为主

在医药企业，预防为主是全面质量管理的关键原则。在产品设计阶段，采用先进理念和技术，充分调研市场与需求，可避免设计不合理引发的质量问题。生产过程中，建立完善质量监控体系，实时监控关键环节与参数，及时纠正偏差，防止质量问题出现。同时，加强员工质量意识培训，使其严格遵守操作规程，主动采取预防措施。此外，建立质量预警机制，分析统计质量数据，提前预防。预防为主理念要求医药企业树立主动质量管理意识，将重点从事后检验转移到事前预防和事中控制，降低质量问题发生概率，提升产品质量水平。

（六） 一切用数据说话

在医药企业的全面质量管理中，数据至关重要。它能客观反映产品质量、生产过程稳定性及顾客需求满意度等信息。通过收集、整理与分析数据，企业能精准把握质量现状，发现问题并明确改进方向。例如，分析生产数据可发现生产异常，及时调整；分析顾客满意度调查数据，能针对性地改进产品。同时，利用数据建立质量控制图等统计工具，可实时监控生产过程，快速解决质量问题。因此，医药企业需建立完善的数据收集和分析体系，注重数据质量，以科学的数据分析为质量管理提供支持，实现质量的持续改进与提升，确保药品质量可靠、安全有效，满足患者需求。

全面质量管理的"三全三一切"特点，体现了质量管理的系统性、科学性和有效性。通过全员参与、全过程控制、全方位管理，企业可以形成一个全面的质量管理体系；以顾客满意为目标、以预防为主、用数据说话，则为企业提供了质量管理的方向和方法。这些特点相互联系、相互作用，共同推动企业质量管理水平的不断提升，为企业在市场竞争中赢得优势提供了有力的支持。

三、全面质量管理的工作程序

在当今快速发展的社会中，无论是企业生产、项目管理，还是个人学习与成长，都离不开科学的管理方法。PDCA 循环因其强大的实用性和有效性，被广泛应用于各个领域。其核心理念是通过计划（plan）、执行（do）、检查（check）、处理（act）四个阶段的循环迭代，实现持续改进和高效管理。

（一）计划

计划阶段是 PDCA 循环的起点，也是整个循环成功的关键。在这个阶段，目标是明确问题，设定目标，制定行动方案。学生在学习和实践过程中，会面临各种任务和挑战，比如一个班级要组织一次职业技能竞赛，或者一个小组要完成一个小型的项目设计。此时，就需要先分析现状，识别问题或改进机会。例如，在职业技能竞赛中，通过分析以往比赛的成绩和经验教训，找出本班学生在哪些技能点上存在不足，这就是识别问题的过程。接着，要设定具体、可衡量的目标，不能只是笼统地说"要取得好成绩"，而应该明确具体的目标，如"在本次竞赛中，班级平均分达到 80 分以上，且至少有 3 名学生进入前 10 名"。

有了明确的目标后，还需要制定详细的实施计划，包括资源分配（如学习资料、设备的使用安排）、时间表（明确每个阶段的学习任务和时间节点）、责任人（指定每个任务的负责人）等。在这个过程中，可以运用一些工具来辅助计划的制定，如 SWOT 分析，分析自身的优势（strengths）、劣势（weaknesses）、机会（opportunities）和威胁（threats），从而更好地制定符合实际情况的计划；5W1H（why/what/where/when/who/how）分析法，帮助全面思考问题，确保计划的周密性；甘特图则可以直观地展示任务的时间安排和进度，方便对计划进行管理和监控。

（二）执行

执行阶段，目标是按照计划实施行动，并收集数据。在执行过程中，要按计划分工协作，落实具体任务。以班级组织职业技能竞赛为例，每个小组成员根据分工，有的负责理论知识的学习，有的负责实操技能的练习，有的负责收集资料和信息。

在执行过程中，要记录执行过程中的数据和问题，如学习进度、资源消耗情况、遇到的突发情况等。例如，在实操练习中，记录每次练习的成绩、耗时以及出现的问题，这些数据将为后续的检查和改进提供依据。需要注意的是，此阶段强调"试运行"，即先在小范围内验证方案的可行性，避免全面铺开后出现问题导致更大的损失。比如，在项目设计中，先选取一个小型的模块进行试验，看看是否符合预期，如果发现问题，及时调整，然后再逐步扩大范围。这种小步快跑的方式，能够有效降低风险，提高执行的成功率。

（三）检查

执行完成后，就进入检查阶段，目标是评估执行结果，对比计划与实际的差异。要对执行过程中收集到的数据进行分析，验证目标达成情况。例如，通过对比实际的学习进度和计划进度，看看是否按时完成了学习任务；对比实际的成绩和目标成绩，分析是否达到了预期。同时，要识别执行中的问题、偏差或未达预期的原因。比如，如果在职业技能竞赛的准备过程中，发现某个小组成员的实操成绩始终不理想，就要通过分析数据，找出是操作方法不正确、设备使用不熟练，还是其他原因导致的。

在这个阶段，可以运用一些工具来辅助检查，如数据图表，通过制作柱状图、折线图等直观地展示数据的变化趋势和差异情况；关键绩效指标（KPI），确定一些关键的指标来衡量执行的效果，如学习任务的完成率、竞赛成绩的提升率等；鱼骨图（因果分析），帮助分析问题产生的原因，从人员、设备、材料、方法等多个方面进行排查，找到问题的根源，为后续的改进提供方向。

（四）处理

最后是处理阶段，目标是总结经验，优化流程，为进入下一循环做好准备。要将成功经验标准化，形成制度或规范。例如，在项目实践中，如果某个小组采用了一种高效的团队协作方式，取得了很好的效果，就可以将这种协作方式总结出来，形成一套标准的流程，供其他小组参考和借鉴。

针对未解决的问题，要制定改进措施，并纳入下一轮 PDCA 循环。比如，在职业技能竞赛中，如果发现某个技能点始终是学生的薄弱环节，那么在下一轮的学习计划中，就要重点针对这个技能点进行强化训练，调整学习方法和时间安排。若目标达成，也不能满足于现状，而应设定更高的目标，开启新的循环，不断提升自己和团队的能力和水平。

PDCA 循环是一个动态的、持续改进的过程，它适用于各种场景和任务，无论是学生的学习、实践项目，还是未来进入企业后的工作任务，都能通过这一方法实现高效管理和持续提升。在学习和掌握PDCA 循环的过程中，不仅能够提高自己的管理能力和解决问题的能力，还能培养良好的团队协作精神和创新意识。通过不断地计划、执行、检查和处理，能够在实践中不断积累经验，提升自己的综合素质，为未来的职业发展和个人成长打下坚实的基础。

节后小结

1. 关键术语回顾　全面质量管理是以客户需求为导向，通过系统性、全员化、全流程的质量控制与持续改进，实现产品和服务质量最优化的管理体系。

2. 全面质量管理的核心内涵可概括为以下四个维度：以质量为核心的生命线、全员参与的立体化管理、以客户满意为导向的双向驱动、多方共赢的价值创造。

3. 全面质量管理的特点可总结为"三全三一切"，即全员、全过程、全方位、一切为顾客满意、一切以预防为主、一切用数据说话。

4. PDCA 循环的核心理念是通过计划、执行、检查、处理四个阶段的循环迭代，实现持续改进和高效管理。

第四节　医药企业典型的质量管理方法

在医药企业的质量管理实践中，一系列科学化、系统化的工具与方法被广泛应用，以确保药品从研发到生产的全生命周期质量可控。这些方法不仅帮助企业管理层精准定位问题，还为一线操作人员提供了明确的改进方向。医药行业中典型的质量管理办法有统计过程控制图（数图法）、因果图法、排列图法、分层法、直方图法和调查表法。以下将详细阐述医药行业中典型的六种质量管理方法，并结合实际案例说明其应用场景与价值。

一、统计过程控制图

统计过程控制（statistical process control，SPC）图即数图法，是预防性质量管理的核心工具。由于医药生产（尤其是无菌制剂、生物制品、API）高度强调过程的稳定性和受控状态，使得其在医药行业中应用最广泛、最核心。

其通过实时监控过程数据，识别异常波动并预警。某输液生产企业采用 X - R 图监控灌装量，规格要求为（500±10）ml。某日控制图显示连续 7 点呈上升趋势，虽未超限，但根据 Western Electric 规则判定为异常。调查发现灌装泵活塞磨损导致渐进性偏差，及时更换后避免了大批量不合格品产生。在无菌制剂生产中，不合格品率图（P 图）常用于监控灭菌工序。例如，某企业设定灭菌不合格率上限为0.1%，当连续 3 批数据接近控制限时，提前对灭菌柜进行维护，将故障风险消灭于萌芽状态。SPC 图的应用需严格遵循数据采集规范，如子组容量、抽样频率需符合统计学要求，否则可能导致误判。此外，随着智能制造的发展，SPC 正与 MES（制造执行系统）深度融合，实现实时数据自动采集与分析。

二、因果图法

因果图法（cause - and - effect diagram）又称鱼骨图，通过结构化思维追溯问题根源。当出现偏差、超出质量标准（OOS）结果、投诉或任何质量问题时，根本原因分析是 GMP 的强制要求。因果图法在医药行业中的应用非常广泛，它是进行结构化头脑风暴、系统性地探索问题潜在根源（人、机、料、法、环、测）的经典工具，是偏差调查、CAPA（纠正措施与预防措施）流程中的关键环节。

某固体制剂企业发现某批次片剂崩解时限不合格，质量部门组织跨部门会议绘制鱼骨图。在"人"维度中，新员工培训不足导致压片参数设置错误；"机"维度显示压片机模具磨损超差；"料"维度发现原料微晶纤维素流动性异常；"法"维度揭示工艺验证未覆盖极端湿度条件；"环"维度显示梅雨季节车间湿度超标；"测"维度发现崩解仪校准滞后。经逐一验证，最终锁定原因为原料流动性不足与湿度控制失效。企业通过更换原料供应商、加装除湿设备，崩解合格率从 83% 提升至 98%。因果图法的优势在于系统性，但也可能因头脑风暴过于发散而陷入无效讨论。因此，实践中常结合"5Why 分析法"对分支原因进行深度追问，例如针对"湿度控制失效"连续提问：为何除湿系统未启动？（因传感器故障）；为何未及时发现故障？（因预防性维护计划缺失，从而直指管理漏洞）。

知识链接

5Why 分析法

5Why 分析法是一种通过连续追问"为什么"来追溯问题根本原因的思维工具，其核心在于突破表层现象，直指系统性的管理或技术缺陷。在医药行业，该方法被广泛用于偏差调查、客户投诉处理及预防性质量改进，尤其适用于跨部门协作的复杂问题分析。与因果图法（鱼骨图）不同，5Why 分析法更强调逻辑链的纵向深度而非横向广度，通过至少五层递进式提问，揭示问题背后的深层次动因。

三、排列图法

排列图法（pareto chart）基于"二八法则"，帮助管理者聚焦"关键少数"问题。广泛用于识别和优先处理最重要的质量问题。该方法通过柱状图与累积百分比曲线的结合，直观展示各类缺陷的影响权重。

某注射剂生产企业发现年度客户投诉中，可见异物问题占比达 65%，远超其他类型。质量团队绘制排列图后发现，玻璃屑（45%）、纤维（30%）和橡胶颗粒（15%）为主要异物来源。进一步调查显示，玻璃屑主要源于洗瓶工艺的喷嘴压力过高，导致安瓿瓶内壁划伤；纤维污染则与洁净服材质及更衣流程有关。企业通过优化洗瓶参数、更换低脱落纤维洁净服，异物投诉率下降58%。排列图法的核心价值在于资源分配优化，例如将80%的改进资源投入解决前20%的关键问题。但需注意，当主要问题解决后，原本次要问题可能上升为新矛盾，因此需动态更新排列图以持续改进。

四、分层法

分层法（stratification）通过将数据按特定维度分类，揭示不同因素对质量的影响差异。这一方法在医药行业的多变量分析中尤为重要，医药生产数据量大且来源复杂（不同批次、不同生产线、不同班次、不同供应商、不同原料批次、不同设备等）。分层法是数据整理和分析的基础。

以某生物制剂企业为例，其冻干产品偶尔出现水分含量超标问题。质量团队将历史数据按"冻干机型号""操作班组""原料供应商"三个维度分层分析，发现使用A型冻干机的晚班生产批次超标率显著高于其他组合。深入排查发现，A型设备在夜间环境温度较低时真空泵效率下降，导致干燥不彻底。企业随后为A型冻干机加装恒温控制系统，并调整晚班生产计划，水分超标率从8%降至1.2%。分层法的关键在于选择合理的分层维度，需结合工艺流程与历史经验。例如，在分析无菌灌装合格率时，可按"人员工龄""洁净区级别""培养基批次"分层，以识别关键影响因素。此方法能够有效避免数据混杂导致的误判，但需确保各层数据量充足，否则可能因样本过少而失去统计意义。

五、直方图法

直方图法（histogram method）通过数据分布分析评估过程稳定性，在医药行业常用于工艺参数监控和了解关键质量特性数据的分布形态。

例如，某胶囊填充工序要求装量差异控制在±5%以内。质量部门连续抽取300粒胶囊，测量装量并绘制直方图。结果显示数据呈双峰分布，峰值分别位于-4%和+3%，进一步调查发现两台填充机参数设置不同。调整后数据恢复正态分布，过程能力指数（CPK）值从0.7提升至1.3。直方图还可用于识别特殊变异模式，如某冻干粉针剂的外观检查中，直方图显示"色泽不均"问题集中在某特定时间段，追溯发现该时段冻干机真空度波动频繁。通过维修真空泵并增加在线监测，问题发生率从12%降至2%。直方图的局限性在于仅能反映静态数据分布，无法体现时间序列变化，因此常与数图法结合使用。

六、调查表法

调查表法（check sheet）作为质量管理的基础工具，其核心在于通过结构化表格快速收集与整理数据，为问题分析提供原始依据。在医药行业中，该方法用于系统地收集数据和信息，调查表的设计需紧密结合具体场景。

例如，某口服液生产车间发现产品漏液问题频发，质量部门可设计包含"瓶盖松动""瓶身裂纹""封口温度不足"等选项的表格，要求操作员每半小时记录缺陷类型及发生次数。经过一周的数据积累，统计显示"瓶盖松动"占比高达72%，进一步调查发现旋盖机压力参数设置不当。通过调整设备参数并加强巡检，漏液率从5.3%降至0.8%。调查表法的优势在于操作简便、成本低廉，但需注意避免数据记录的主观偏差，如操作员因绩效考核压力而瞒报问题。因此，企业常将其与电子化数据采集系统结合，例如在包装线上安装传感器自动记录缺陷类型，确保数据的客观性与实时性。

头脑风暴

在医药企业中，如何更高效地收集和整理用于排列图分析的质量数据？如何确保排列图法能够准确识别出医药企业中最重要的质量问题？如何实现排列图的动态更新，以反映医药企业质量状况的实时变化？

节后小结

1. 医药行业中典型的质量管理办法有数图法、因果图法、排列图法、分层法、直方图法和调查表法。

2. 因果图法又称鱼骨图，通过结构化思维追溯问题根源。当出现偏差、OOS 结果、投诉或任何质量问题时，根本原因分析是 GMP 的强制要求。

3. 排列图法基于"二八法则"，帮助管理者聚焦"关键少数"问题。广泛用于识别和优先处理最重要的质量问题。

4. 分层法通过将数据按特定维度分类，揭示不同因素对质量的影响差异。

5. 直方图法通过数据分布分析评估过程稳定性，在医药行业常用于工艺参数监控和了解关键质量特性数据的分布形态。

6. 调查表法作为质量管理的基础工具，其核心在于通过结构化表格快速收集与整理数据，为问题分析提供原始依据。

目标检测

参考答案

一、选择题

（一）单项选择题

1. 药品质量的定义不包括（   ）。

A. 药品的物理学、化学、生物学等指标符合规定标准的程度

B. 药品的市场竞争力

C. 药品在生产、储存、运输和使用过程中的稳定性、均一性等要求

D. 药品满足预防、治疗、诊断人的疾病的能力

E. 符合注册标准的纯度、含量均匀度等特性

2. 《药品生产质量管理规范》（GMP）的核心要求不包括（   ）。

A. 防污染   B. 防混淆   C. 防差错

D. 防止市场竞争   E. 洁净区与非洁净区的压差控制

3. 全面质量管理（TQM）的核心理念是（   ）。

A. 质量源于检验   B. 质量源于设计   C. 质量源于市场

D. 质量源于生产   E. 质量源于设计

4. 在药品质量管理中，药品流通过程需遵循的规范是（   ）。

A. GMP   B. GSP   C. GLP

D. GCP   E. GAP

5. 药品质量标准分为法定标准和企业标准，其中法定标准不包括（　　）。

    A. 《中华人民共和国药典》

    B. 国家药品监督管理局药品标准

    C. 企业内部标准

    D. 省级药品监督管理部门制定的中药饮片炮制规范

    E. 国家药监局网站公示的药品注册标准

6. 药品质量管理的"三防四控"中，"四控"不包括（　　）。

    A. 控制人员资质　　　　　　B. 控制设备状态　　　　　　C. 控制市场销售

    D. 控制操作流程　　　　　　E. 控制原辅料供应商审计

7. 药品质量的五大特性不包括（　　）。

    A. 有效性　　　　　　　　　B. 安全性　　　　　　　　　C. 稳定性

    D. 经济性　　　　　　　　　E. 可及性

8. 药品质量管理体系的核心框架不包括（　　）。

    A. GMP　　　　　　　　　　B. ICHQ 系列指南　　　　　C. ISO 9000 系列标准

    D. 《中国药典》　　　　　　E. 药品召回管理程序

9. 药品质量标准的修订频率通常是（　　）。

    A. 每年一次　　　　　　　　B. 每五年一次　　　　　　　C. 每十年一次

    D. 每二十年一次　　　　　　E. 仅在新药上市时修订

10. 药品质量管理中，PDCA 循环的最后一个阶段是（　　）。

    A. 计划（plan）　　　　　　B. 执行（do）　　　　　　　C. 检查（check）

    D. 改进（act）　　　　　　　E. 终止（terminate）

（二）多项选择题

1. 药品质量的特性包括（　　）。

    A. 有效性　　　　　　　　　B. 安全性　　　　　　　　　C. 稳定性

    D. 均一性　　　　　　　　　E. 经济性

2. 药品质量管理的核心要素包括（　　）。

    A. 质量方针与目标　　　　　B. 标准化流程　　　　　　　C. 资源保障

    D. 持续改进机制　　　　　　E. 市场营销策略

3. 药品质量管理体系的实施流程包括（　　）。

    A. 计划（plan）　　　　　　B. 执行（do）　　　　　　　C. 检查（check）

    D. 改进（act）　　　　　　　E. 评估（evaluate）

4. 药品质量管理中，质量控制的关键技术与工具包括（　　）。

    A. 理化检测技术　　　　　　B. 过程分析技术　　　　　　C. 质量风险管理

    D. 市场调研　　　　　　　　E. 客户反馈分析

5. 全面质量管理（TQM）的特点包括（　　）。

    A. 全员参与　　　　　　　　B. 全过程控制　　　　　　　C. 全方位管理

    D. 一切为顾客满意　　　　　E. 一切以预防为主

6. 药品的质量特性包括（　　）。

    A. 有效性　　　　　　　　　B. 安全性　　　　　　　　　C. 稳定性

    D. 均一性　　　　　　　　　E. 经济性

7. 下列质量管理规范，对药品全生命周期进行严格控制，确保用药安全的是（　　）。

    A. GLP   B. GCP   C. GMP

    D. GMP   E. SOP

8. 全面质量管理的核心内涵可概括为（　　）四个维度。

    A. 以质量为核心的生命线   B. 全员参与的立体化管理

    C. 以客户满意为导向的双向驱动   D. 多方共赢的价值创造

    E. 优化与标准化

9. 根据管理方式和方法的不同，质量管理的发展可分为（　　）五个阶段。

    A. 工业革命前的手工匠人时代

    B. 质量检验阶段

    C. 统计质量控制阶段

    D. 全面质量管理阶段

    E. 数字化与全球化时代

10. 医药行业中典型的质量管理办法有（　　）。

    A. 数图法   B. 因果图法   C. 排列图法

    D. 分层法   E. 散步图法

二、简答题

1. 药品质量的定义是什么？其主要特性有哪些？

2. 药品质量管理的核心意义是什么？

3. 药品质量管理体系（QMS）的四大核心要素是什么？

4. 全面质量管理（TQM）的"三全三一切"特点是什么？

三、实例分析

案例：某药品生产企业在日常监督检查中被发现存在多项违反 GMP 的行为。具体情况如下：在原料库内，两批乌鸡粉混放在同一冰柜中，中间仅用纸板隔离；乌鸡桂圆养血口服液的批生产记录中，提水和浓缩工序未单独设计记录日期的位置，且部分设备使用记录丢失；与供应商签订的质量保证协议中，关键内容如生效日期和有效期未填写；水浴式安瓿检漏灭菌柜设备确认中未能涵盖箱体外管路中的温度探头位置；企业纯化水管理人员培训不到位，水系统管理存在缺陷。

问题：1. 请分析上述违规行为可能对药品质量产生的具体影响。

2. 针对上述问题，提出切实可行的整改措施，并说明如何通过这些措施提升企业的药品质量管理水平？

第四章 医药企业人力资源管理

PPT

彼得·德鲁克在 1954 年首次提出人力资源的概念，认为其是"所有资源中最具生产力和创造性的特殊资产"，强调劳动者自身对这一资源的使用权。

在医药企业管理中，人力资源管理更是核心，是促使企业高效协作、提升核心竞争力的关键力量。医药行业环境复杂多变，每一个环节都离不开优秀的人才，而人力资源管理，就是要通过科学合理地规划、招聘、培训、绩效和薪酬管理等手段，吸引、培养和留住这些人才，让他们在各自岗位上发挥最大价值。

学习目标

1. 掌握关键术语（如人力资源管理、招聘选拔、培训开发、绩效薪酬）；人力资源管理的基础概念，明晰其发展演变的关键阶段与标志性成果；不同招聘渠道的特点及各种招聘方法；员工培训内容及方式方法；常见薪酬制度特点，并把握薪酬管理的主要内容与操作流程。

2. 熟悉员工招聘流程；绩效管理工具方法，尝试构建人员管理体系，定期评估，及时发现绩效问题并提出可行改进措施。

3. 了解医药企业人力资源管理的特点以及未来的发展趋势。

4. 能运用相关知识，进行职业生涯规划。

情境导入

2025 年 4 月 25 日，艾伯维制药中国人力资源执行总监金燕因其在推动企业人力资源数智化转型方面的突出贡献，受邀担任 HRoot「Spark 领航者」人力资源服务机构百强榜评审嘉宾。她主导实施的"200 人紧急扩招项目"成为行业标杆案例，通过引入 AI 智能简历筛选系统、数据驱动的岗位匹配模型以及自动化招聘流程管理平台，大幅提升了招聘效率与精准度，整体招聘周期缩短了 30%，团队招聘效率提升达 40%。该项目不仅保障了企业在业务快速扩张阶段的人才供给，也为组织构建了更加科学高效的人才管理体系。凭借这一系列创新实践，艾伯维中国在全球人力资源管理领域获得高度认可，荣获全球 HR 最高奖项——"卓越人力资源管理全球大奖"。

启示：金燕的经验为医药行业在数字化时代下的人才战略提供了有益借鉴，展现了人力资源管理者在战略支持与技术创新中的关键作用。

第一节 人力资源管理概述

一、人力资源管理的概念

随着知识经济时代的到来，科学技术的快速发展为各行各业带来了机遇与挑战。市场竞争愈发激烈，企业间的竞争更加白热化。面对这种环境，企业意识到人力资源的重要性，积极探索如何有效管理人力资源，以确保生存与发展。

人力资源被视为推动企业创新与提升竞争力的核心要素。根据彼得·德鲁克的人力资源的概念，后续学者从宏观和微观两个维度扩展了这一概念：宏观层面指能够推动经济社会发展的劳动人口总和，微观层面则关注特定组织内部成员的劳动能力总和。

人力资本理论认为，通过教育和培训等投资形成的劳动能力具有资本属性，能为投资者带来长期收益，这与人力资源的价值创造功能互为补充。人口资源作为数量概念，构成了人力资源的基础，而人才资源则是人口资源中具备高技能、高创造力的优质子集，三者呈现"人口资源→人力资源→人才资源"的递进关系。构建系统性的人力资源管理框架，以人口资源为基础，通过教育投资提升人力资源质量，培养人才资源，最终实现人力资本增值。

医药企业人力资源管理（HRM）是在严格监管与高科技创新双重背景下，以合规为底线、专业人才为核心、质量文化为基石，保障企业持续满足药品安全要求的战略性管理活动。

随着知识经济的发展，技术变革与市场需求的迭代推动人力资源管理不断升级。例如，人工智能和大数据技术的普及催生了对数据分析师和算法工程师等复合型人才的需求，促使企业在招聘、培养和配置人才时进行精细化调整。这种变化强调了人力资源管理的前瞻性，使企业能够将人力资源转化为持续竞争优势。

二、人力资源管理的发展

人力资源管理在中国的发展主要分三个阶段，体现了管理理念的演变。

1. 第一阶段：人事劳资管理阶段　员工被视为劳动力，管理方式机械，依赖档案记载，人事和劳动部门按需求或指示招聘，管理集中于日常考勤、薪资发放等事务。这是计划经济的产物，强调基本管理。国营企业按《劳动工资计划》运作，员工晋升调薪由资历和行政级别决定。1986年固定工制度向劳动合同制过渡。

2. 第二阶段：人力资源管理阶段　企业意识到人力是资源，但未上升到战略高度。开发以"工作"为核心，绩效考核依工作要求，开发围绕提升员工知识技能，强调适配性。不过存在过度工具化倾向，KPI考核致员工职业发展路径单一，员工保留率低，忽视潜力开发。

3. 第三阶段：人力资源战略管理阶段　与企业战略紧密结合，重视人力资源关键作用，以"人"为中心，寻求员工职业发展与企业战略结合，关注个人成长，人力资源部门职能提升。

综上所述，人力资源管理在中国的演变过程不仅反映了企业对员工角色认识的逐步深化，也体现了全球人力资源管理理念的影响和实践经验的借鉴。随着社会经济的发展和科技的进步，人力资源管理将继续朝着更为战略化和人性化的方向发展，为企业的可持续发展提供强有力的支持。

三、人力资源管理机制

（一）牵引机制

牵引机制的概念指的是通过明确组织对员工的期望与要求，使员工能够做出正确的行为选择，从而将他们的努力和贡献有效地引导到帮助企业实现其目标，并增强其核心竞争力的轨道上。牵引机制的核心在于向员工清晰、直观地传达组织对其行为和绩效的期望。牵引机制的实现主要依赖于以下几个人力资源管理模块。

1. 企业文化与价值观体系　企业文化作为组织的精神图腾与价值基因，深植于组织成员的行为范式与制度肌理之中，通过显性化的实践形态与隐性化的心理契约实现文化传承，其价值内核不仅塑造着员工的认知框架与行为选择，更通过构建意义共享体系，在个体价值实现与组织使命达成之间建立情感纽带与价值共振。这种文化场域的正向建构，能够有效激发员工的内在驱动力，将职业承诺转化为创造性实践，最终为组织的可持续发展注入内生动力。

2. 职位说明书 作为战略人力资源管理的基础要件，承担着组织期望具象化的核心功能。通过系统解构岗位职责边界、工作流程规范、绩效评价准则以及胜任力模型，该文本构建了三维度呈现体系：纵向明确职位在组织架构中的权责定位，横向界定跨部门协作的接口标准，立体呈现能力素质的动态要求。这种结构化表述不仅为员工提供了可量化的职业发展坐标系，更通过建立"目标－行为－结果"的映射关系，构建了组织与个体之间的心理契约。

【课堂活动】

请简要说明职位说明书在牵引机制中扮演的角色及其主要功能。

---

3. 绩效指标体系 职位说明书虽然能够阐明组织对员工行为和工作的基本期望，但若要从组织战略及部门目标的高度提出更高的期望，就必须建立一个以战略为导向的绩效指标体系。绩效指标体系是构建企业牵引机制的核心模块，绩效指标体系不仅是企业考核员工的标准，更重要的是，它是通过对组织战略的逐层分解，形成企业自上而下的目标牵引机制。

知识链接

绩效指标体系

绩效指标体系按照不同的维度可以分为不同的类别，按照指标的来源，可以把绩效指标分为关键绩效指标（key performance indicator，KPI）、岗位职责指标（position responsibility indicator，PRI）、工作态度指标（work attitude indicator，WAI）、岗位胜任特征指标（position competence indicator，PCI）、否决指标（no－no indicator，NNI）等。

1. 关键绩效指标（KPI） 比如一家电商企业，其关键绩效指标可能包括销售额增长率、客户满意度、退货率等。销售额增长率反映了企业业务拓展的能力，客户满意度体现了企业服务质量和客户体验，退货率则与产品质量和物流配送等环节相关。

2. 岗位职责指标（PRI） 以一家制造企业的生产车间为例，生产岗位的岗位职责指标可能涵盖产品合格率、生产效率、设备维护频率等。产品合格率直接关系到产品质量，生产效率体现了岗位工作的产出能力，设备维护频率则保障了生产的正常进行。

3. 工作态度指标（WAI） 在一个销售团队中，工作态度指标可以包括出勤率、工作积极性、团队协作精神等。出勤率保证了销售人员有足够的时间开展业务，工作积极性影响着销售业绩，团队协作精神则有助于团队整体目标的实现。

4. 岗位胜任特征指标（PCI） 对于一家科技公司的研发岗位，岗位胜任特征指标可能包括创新能力、技术专长、问题解决能力等。创新能力有助于推动企业产品的升级换代，技术专长是完成研发任务的基础，问题解决能力则能应对研发过程中遇到的各种难题。

5. 否决指标（NNI） 在食品生产企业中，食品安全否决指标至关重要，一旦出现食品安全事故，如食品中检测出有害物质超标，将直接导致企业面临严重的法律责任和市场信任危机，无论其他指标表现如何，都可能被判定为不合格。

---

4. 培训开发体系 为了有效地引导员工的行为，企业还需要依赖于全面的培训与开发体系。通过系统的培训，企业不仅可以提升员工为客户创造价值的专业技能和核心能力，还可以传递企业的文化与价值观，加深员工对企业管理体系的理解与认同。这样的培训不仅是技术层面的提升，更是文化层面的

浸润，使企业的制度化牵引和文化牵引找到具体的实施载体和路径。因此，培训开发体系是企业牵引机制的重要组成部分。

（二）激励机制

从人力资源管理的操作实践来看，激励机制更多地体现为企业的薪酬体系设计、职业生涯管理和升迁异动制度，激励的核心在于对员工的内在需求把握与满足，即依靠科学、公平、公正的薪酬体系设计，将员工对企业的价值、员工的投入、员工承担的责任、员工的工作成果等与其获得的报酬待遇相挂钩，依靠利益驱动和对员工的内在需求的满足来实现对员工激励，这充分体现了需求理论和公平理论的主要思想。具体而言，企业的激励机制主要依靠以下几个人力资源模块来完成。

1. 薪酬体系设计 薪酬是现代企业人力资源管理的核心职能，而要实现薪酬对员工的有效激励，就必须打破传统平均主义的薪酬模式，构建一个能够充分反映员工价值和贡献的薪酬体系。企业需树立科学薪酬分配理念，合理拉开差距，构建基于业绩与能力的制度化薪酬体系，综合考量岗位价值、技能水平、工作绩效等因素精准定位薪酬。体系应具弹性与动态调整机制，随企业经营、市场薪酬变化及员工成长适时调整。科学性与公平性是核心，前者要求薪酬计算分配基于数据分析与岗位评估，确保与实际付出匹配；后者强调薪酬管理一视同仁，遵循统一规则，避免不公引发不满与流失。

2. 职业生涯管理与升迁异动制度 企业传统的职业生涯通道是建立在企业的职务等级体系的基础之上的，是一种官本位的职业生涯管理制度。现代人力资源管理往往倡导建立多元化的职业生涯通道，为同一个员工提供职务等级和职能等级两种不同的职业生涯通道，即一位员工可以选择成为企业中的管理者，也可以选择成为企业中具有核心专长和技能的专家。对于选择成为专家的员工，企业要为其提供专门的培训、资源支持以及发展空间，使其能够在专业领域不断深耕细作，提升自身的专业能力和技术水平。专家在企业中也可以获得和管理者同样的报酬待遇、权限、地位和尊重。这样的制度设计能够充分调动员工的积极性和创造性，让员工根据自身的兴趣、优势和职业规划选择适合自己的发展道路。华为的"天才少年计划"构建三维能力评估模型，通过 AI 算法为顶尖人才生成个性化发展路径。

3. 分权与授权系统 在知识经济时代的知识型工作者，不仅将薪酬分配和升迁发展看作是一种重要的需求，而且将组织所赋予的工作自主性和工作权限也视为极为重要的工作要素。通过合理的分权，企业可以将决策权下放到基层员工手中，使他们能够根据实际情况及时做出反应，提高工作效率和决策的准确性。而授权则可以让员工感受到组织对他们的信任和认可，增强他们的责任感和工作动力。在实施分权与授权的过程中，企业还需要建立相应的监督和评估机制，确保权力的合理使用和工作目标的顺利实现，避免出现权力滥用和管理失控的情况。

因此，企业建立科学有序的分权和授权机制，不仅能够大幅度提高组织运行的效率和效果，同时还是对员工进行激励的重要手段。

知识链接

分权与授权的区别

1. **分权** 是指将企业的决策权按照一定的规则和程序，下放到企业的各个层级和部门，使基层员工或中层管理者拥有一定的决策权力，能够根据实际情况及时做出反应，以提高工作效率和决策的准确性。分权通常是一种较为正式的制度安排，涉及企业组织结构的调整和权力的重新分配。例如，一家大型连锁企业将部分商品的采购决策权下放到各个分店，分店可以根据当地的市场需求和销售情况自主决定采购的商品种类和数量。

2. **授权** 是指上级管理者将部分权力委托给下级员工，让下级员工在一定范围内行使这些权力，以完成特定的任务或实现特定的目标。授权更强调上级对下级的信任和认可，通过授权，员工可以感受到自己被赋予了更多的责任和自主权，从而增强责任感和工作动力。例如，部门经理将一项重要项目的策划和执行权授权给一位经验丰富的员工，让该员工负责项目的整体推进和具体实施。

（三）　约束机制

所谓约束机制，其本质是对员工的行为进行限定，通过一系列明确的规则、标准和规范，使其符合企业的发展要求的一种行为控制，它使得员工的行为始终在预定的轨道上运行。约束机制的核心是企业以 KPI 指标为核心的绩效考核体系和以任职资格体系为核心的职业化行为评价体系。约束机制主要依靠以下人力资源管理模块来实现。

1. 以 KPI 指标为核心的绩效考核体系　绩效指标体系来自对企业战略目标的分解和对外部市场需求的分解，通过这两种分解，使得企业的战略目标和外部市场的要求能够有效地传递到组织中的每一位员工，将高层管理的战略职责和市场终端的压力都得到无衰减的传递。同时依靠将 KPI 指标考核结果与员工的报酬待遇、升迁发展相挂钩，依靠利益动力机制形成对员工的约束。

2. 以任职资格体系为核心的职业化行为评价体系　任职资格涵盖完成工作所需行为（如流程执行、团队协作、问题解决）及支撑行为的知识、技能与素质（如专业知识、沟通能力、创新思维、责任心）。其核心在于行为标准与要求，这些标准基于对企业业务流程的深入分析以及对工作内容、绩效标准的精确提炼。通过分解流程、细化工作内容与绩效标准，形成具体行为步骤和操作规范，明确各环节要求与质量标准。员工依此指导工作，可有效提升效率与效果，减少失误偏差，增强组织职业化水平与运营能力。

（四）　竞争与淘汰机制

企业需构建正向牵引与激励机制推动员工能力业绩提升，同时建立反向竞争淘汰机制，释放不适应组织发展的员工，传递市场压力，激活人力资源。竞争与淘汰机制主要依赖以下模块实现。

1. 竞聘上岗制度　确保公平有效，全体人员同一起跑线接受挑选，避免不平衡心理，强化责任感，打破传统观念，摒弃落后体制。

2. 末位淘汰制度　末位淘汰并非一定要将排名最后的员工逐出组织，还可采用调岗、降职等温和处理手段，这在国内企业管理现状下是更好选择。国内学者何凡兴界定"末位淘汰"为：企业因竞争需要，借助科学评价手段对员工合理排序，在一定范围内奖优罚劣，按一定比例对排名靠后的员工进行调岗、降职、降薪或下岗、辞退等。其旨在促使在岗者挖掘工作潜力，让企业获得竞争力。

四大机制的核心在于整合人力资源价值链管理，涵盖价值创造、评价、分配三个环节，使牵引、激励、约束机制相互融合，形成有机整体。

四、职业生涯规划

职业生涯规划从个人层面而言是指个人根据自身条件和环境，制定职业目标并规划实现路径的过程；从组织层面而言是指组织为实现职业目标而制定的系统性计划。

（一）　规划的重要性

1. 个人层面

（1）明确方向　帮助个体清晰认识自身兴趣、优势与劣势，避免盲目选择职业。

（2）提升竞争力　提前规划可针对性提升技能，增强在职场中的适应性。

（3）实现价值　通过合理规划，将个人目标与职业发展结合，最大化发挥潜力，实现自我价值。

（4）平衡生活　协调工作与家庭，实现事业与生活的和谐发展。

2. 组织层面

（1）留住人才　通过规划员工职业路径，增强员工归属感与忠诚度。

（2）优化资源配置　根据员工能力与目标，合理分配岗位，提高组织效率。

（二）规划步骤

1. 自我评估

（1）兴趣与价值观　明确自己热爱的领域及追求的核心价值。

（2）能力与技能　分析专业技能、学习能力、沟通能力等。

（3）性格与动机　了解自身性格特点及职业驱动力。

2. 环境分析

（1）行业趋势　关注新兴行业与技术变革，如人工智能、新能源等。

（2）岗位需求　研究目标岗位的技能要求与职业发展路径。

（3）社会与经济因素　考虑政策、经济形势对职业的影响。

3. 目标设定

（1）短期规划（在校期间）目标　夯实专业基础；探索职业方向；积累实践经验。

1）学业提升　重点学习核心课程（有机化学、药理学、药剂学、药物化学、药物分析、临床药学等）。选修跨学科课程（如医药企业管理、医药市场营销等），拓宽知识面。争取奖学金或发表论文等，提升竞争力。

2）技能培养　①实验室技能：熟练掌握 HPLC、GC、质谱等仪器操作。②技术能力：学习数据分析（Python/R）、文献检索（PubMed、Sci – Hub）、药学软件（如 AutoDock）。③软技能：沟通能力、团队协作、英语（尤其是专业英语）。

3）职业探索　①实习：争取到医院药房、药企研发/生产部门、CRO 公司、监管机构的实习机会。②科研：参与指导老师课题或大学生创新项目，积累科研经验。③行业交流：参加药学论坛、学术会议等，了解行业动态。

4）证书准备　英语四六级、计算机二级；执业药师资格证（毕业后可考）。

5）其他　如 GCP（药物临床试验规范）证书、ISO 质量管理体系证书等。

（2）中期规划（毕业后 3～5 年）目标　明确细分领域，积累行业经验，提升专业深度。可选职业方向及路径如下。

1）研发方向

岗位：药物合成、制剂开发、药理毒理研究、生物制药等。

路径：本科/硕士、博士深造（适合想进研发核心岗位者）。进入药企研发部门或 CRO 公司，从实验员逐步晋升为项目负责人。

2）生产与质量管理

岗位：药品生产工程师、QA/QC（质量保证/质量控制）、GMP 认证专员。

路径：进入制药企业生产部门，熟悉 GMP 规范，逐步晋升为生产主管或质量经理。

3）临床药学与医疗方向

岗位：临床药师、CRC（临床研究协调员）、CRA（临床监查员）。

路径：医院药师需通过规范化培训并考取职称；CRA 需积累临床试验经验，考取 GCP 证书。

4）注册与法规事务

岗位：药品注册专员、RA（法规事务经理）。

路径：熟悉国内外药品注册法规。

5）市场营销与商业方向

岗位：医药代表、产品经理、医学顾问。

路径：从销售或市场专员起步，积累客户资源，转向管理或策略岗位。

关键行动：考取相关证书（如执业药师、PMP项目管理证书）。积累行业资源，拓展人脉。根据方向选择继续深造（如MBA、MPH公共卫生硕士）。

（3）长期规划（5～10年及以上）目标　成为行业专家或管理者，实现职业突破。路径示例如下。

1）技术路线　研发总监、首席科学家（需博士学历＋科研成果）。

2）管理路线　药企高管、创业（如开设连锁药房、CRO公司）。

3）政策与学术路线　进入药监局、高校任教或科研机构。

关键行动：持续学习行业新技术（如AI药物设计、基因治疗）。关注政策变化（如集采、创新药审批）。建立个人品牌（发表文章、参与行业标准制定）。

4. 行动计划

（1）学习与培训　制定学习计划，提升专业知识与技能。

（2）证书与技能加持

1）必备证书　执业药师资格证（药学相关岗位通用，尤其是医院、药企）。

2）加分技能　实验操作（如LC－MS、流式细胞术）、数据分析（SPSS、Python）、外语（英语六级/专业英语，涉外岗位需雅思/托福）、法规知识（药事管理相关证书）。

（3）实践与经验积累　主动参与项目、实习或跨部门合作。

（4）人脉拓展　建立行业人脉，获取资源与信息。

5. 动态调整　药学行业趋势变化快（如近年来生物药、创新药受重视），可通过行业会议、前辈交流（如校友、职场人）了解最新动态，若发现某方向不适合自己（如不适应科研的重复性，或不擅长销售的高压），及时调整重心（如从研发转向药事管理）。

（1）定期复盘　每季度或半年评估进展，根据实际情况调整目标与计划。

（2）适应变化　灵活应对行业变革、个人需求变化等，保持规划的灵活性。

（三）职业生涯选择定位

药学类专业的职业生涯关键在于"早期探索＋精准聚焦"，结合自身兴趣（是喜欢实验室研发、临床服务，还是商业推广）和行业需求，逐步细化目标，就能找到适合自己的路径。

药学专业类学生的职业生涯规划需要结合个人兴趣、专业方向、行业趋势以及长期目标来制定。

1. 科研/学术方向（适合对研发、探索感兴趣者）

（1）就业场景　高校、科研院所（如药物研究所）、药企研发部门。

（2）核心任务　新药研发（如靶点发现、制剂开发）、药理/药效研究、药物分析技术优化等。

（3）发展建议　优先深造（本科/硕士、博士），尤其是想进入核心研发岗或高校，学历门槛较高；尽早参与实验室项目（如本科进课题组），积累实验技能（如HPLC、Western Blot）和科研思维；可关注细分领域（如生物制药、天然药物、仿制药一致性评价），提升专业竞争力。

2. 医药企业岗位（覆盖产业链多环节，选择灵活）

（1）研发岗　对应"科研方向"，需扎实的专业基础和实验能力。

（2）生产/质检岗　负责药品生产流程管理（如GMP合规）、质量检测（如原料/成品检验），适合细心、严谨的学生，部分企业接受本科毕业生，可考取"执业药师""药品检验工"等证书。

（3）市场/销售岗　如医药代表（推广药品）、市场专员（制定推广策略），需沟通能力和行业认知，对学历要求相对灵活，但需熟悉药品知识（如适应症、禁忌证）。

（4）**医学事务岗**　如医学联络官（MSL），对接医生传递药品学术信息，需医学＋药学复合知识，通常要求硕士及以上，适合擅长学术沟通者。

3. 医院药学（稳定型选择，适合想贴近临床者）

（1）**就业场景**　医院药房（门诊/住院药房）、临床药学室、药事管理部门。

（2）**核心任务**　处方审核、药品调配、临床药学服务（如参与查房、指导合理用药）、药事管理（如药品采购/库存管理）。

（3）**发展建议**　需考取"执业药师资格证"，部分三甲医院要求硕士学历或规培经历；关注"临床药学"趋势（目前医院更重视药学与临床结合），可学习临床医学基础知识（如诊断学、治疗学），提升与医生、患者的沟通能力。

4. 药事管理/监管方向（适合关注政策、合规者）

（1）**就业场景**　政府监管部门（如药监局、市场监管局，需通过公务员考试）、药企合规部门、医药咨询公司。

（2）**核心任务**　药品注册（如提交新药申报资料）、政策解读（如跟进FDA/国家药监局新规）、合规审查（确保企业生产/销售符合法规）。

（3）**发展建议**　熟悉药事法规（如《药品管理法》、GMP），关注行业政策动态（可通过"国家药监局"官网、行业公众号了解），考"法律职业资格证"可增加优势。

5. 其他新兴方向（结合行业趋势）

（1）**医药电商/互联网医疗**　如线上药房运营、药品电商合规管理，需熟悉医药知识＋电商逻辑。

（2）**药物警戒（PV）**　监测药品不良反应，确保用药安全，目前行业需求增长快，需学习流行病学、统计学基础。

（3）**国际医药（外贸/注册）**　如药企国际注册岗（对接欧美等地区的药品注册），需英语能力＋国际法规知识（如FDA、EMA规则）。

总之，避免过度规划：保持灵活性，允许计划随环境和个人成长调整；平衡理想与现实：目标需兼具挑战性与可行性，避免不切实际的期望；职业生涯规划是一个持续的过程，需结合自我探索、外部环境与实际行动，逐步实现职业目标。职业生涯规划不是一成不变的，而是伴随个人成长不断优化的过程。通过持续学习与实践，逐步实现职业目标，成就精彩人生。

（四）常见方法

1. SWOT分析　评估自身优势（strengths）、劣势（weaknesses）、机会（opportunities）与威胁（threats）。

2. 职业锚理论　确定自己在职业中最为看重的核心价值，如技术型、管理型、创业型等。

3. 5W归零思考法　通过"我是谁""我想干什么""我能干什么""环境支持或允许我干什么""自己最终的职业目标是什么"等问题，明确职业方向。

节后小结

1. 医药企业人力资源管理（HRM）是在严格监管与高科技创新双重背景下，以合规为底线、专业人才为核心、质量文化为基石，保障企业持续满足药品安全要求的战略性管理活动。

2. 人力资源是"所有资源中最具生产力、最具创造性的特殊资产"，宏观层面指能够推动经济社会发展的劳动人口总和，微观层面则关注特定组织内部成员的劳动能力总和。

3. 人力资源管理在中国的发展大约经历了三个阶段：人事劳资管理阶段、单纯的人力资源管理阶段、人力资源的战略管理阶段；人力资源四大管理机制：牵引机制、激励机制、约束机制、竞争与淘汰机制。

第二节　人才招聘

在企业总体发展战略规划的指引下，招聘作为人力资源管理的核心环节，承担着人才供应链建设的战略使命。

案例引导

某制药公司招聘简章

企业简介：海南某医药有限公司，注册成立于2025年3月，是一家国有控股混合所有制企业，公司是科技型企业和专精特新型企业。企业以"新质生产力"的核心观念为引领，致力于整合传统中药产业的资源优势……

招聘岗位

1. 中药采购员（2人、5~8千元/月）

岗位职责：①根据采购计划，制定资金预算和付款计划，合理安排采购任务；②认真审核采购合同，监督管理采购的进度和质量；③负责控制降低采购成本；④制作、编写各类采购指标的统计报表，总结各项指标，并加以分析；⑤配合质量管理部做好供应商的审计工作，配合做好采购监督工作；⑥负责中药材行情信息的收集。

岗位要求：①大专及以上学历，中药学相关专业，具有3年以上采购工作经验；②熟悉中药材相关知识，具备较强的中药材鉴别能力，有一定的产地供应商资源，并具有较好的开拓新供应商能力，熟悉中药材的种植、采收、加工情况；③熟悉采购流程，具有良好的沟通能力、谈判能力和成本意识。

2. 中药饮片销售员（3名、9000~15000元/月）

岗位职责：①负责拓展中药医院及市场占有率，负责客户开发、售前产品咨询、售中促成订单、售后问题处理；②负责客户回访、跟进及处理客户投诉；③负责完成每月公司制定的营收和复购目标，协同公司完成客户精细化运营；④完成上级安排的其他工作任务。

岗位要求：①大专及以上学历，药学、中药学相关专业优先，有销售工作经验者优先；②熟悉中药行业相关政策；③年龄22~45岁；④普通话二甲，熟悉办公软件操作，能及时处理客户信息；⑤具备良好的沟通表达能力和灵活应变能力；⑥有较强的谈判能力，性格外向，逻辑思维能力强；⑦有丰富的社会资源，能够自主拓宽销售渠道。

一、人才招聘概述

（一）招聘的核心含义和特点

医药企业招聘是指医药公司（包括制药、生物技术、医疗器械、医药流通等相关企业）为了满足其业务发展需求，通过一系列流程和渠道，识别、吸引、评估和录用具备所需专业知识、技能、资质和素质的人才的过程。其核心含义和特点如下。

1. 满足特定业务需求

（1）研发创新　招聘科学家、研究员、临床开发人员等，进行新药/器械的发现、研究和临床试验。

（2）生产制造　招聘工程师、技术工人、质量保证/质量控制人员等，确保药品/器械符合严格的

GMP 规范生产。

（3）法规注册　招聘注册专员、法规事务专家，负责产品上市许可申报、与药监部门沟通。

（4）市场营销与销售　招聘医药代表、市场经理、产品经理等，进行产品推广和销售（需符合行业合规要求）。

（5）供应链与物流　招聘相关人才管理药品/器械的特殊存储和运输要求。

（6）医学事务　招聘医学联络官、医学顾问，提供科学支持。

（7）支持职能　招聘财务、人力资源、IT、法务等通用职能人才，但通常也要求了解医药行业特性。

2. 高度的专业性和合规性

（1）专业门槛高　许多核心岗位（研发、医学、注册、生产质量）要求具备药学、医学、生物学、化学、工程学等特定领域的学历背景和专业知识。

（2）资质认证要求　部分岗位需要特定的执业资格证书或行业认证。

（3）严格法规遵循　招聘过程本身（尤其涉及销售、医学岗位）及录用人员的背景调查需符合医药行业相关法律法规（如反商业贿赂、数据隐私、GMP/GSP 等）的要求。

3. 对特定素质的重视

（1）严谨细致　在研发、生产和质量环节尤为重要，关乎产品安全和有效性。

（2）合规意识　整个行业处于强监管下，员工必须深刻理解并遵守合规要求。

（3）责任心与伦理道德　工作直接关系到患者生命健康，对职业道德要求极高。

（4）持续学习能力　医药行业知识和技术更新迭代快。

4. 复杂的评估流程　除了考察通用能力（沟通、团队协作、解决问题），更侧重评估专业知识的深度、实践经验、对法规的理解、解决复杂技术问题的能力以及合规意识。而面试官通常需要相关领域的专家。

5. 竞争激烈　核心研发、高端管理和特定领域专家人才稀缺，吸引和保留优秀人才竞争激烈。企业需建立良好的雇主品牌和人才吸引策略。

总之，医药企业招聘的核心含义是在严格遵循行业法规的前提下，精准识别并获取具备高度专业化知识、技能、资质，并兼具严谨、合规、责任感和伦理道德素质的人才，以支撑企业实现研发创新、安全生产、合规运营、有效推广药品/器械的核心使命，最终服务于患者健康和公共卫生事业。

这不仅仅是为空缺岗位招人，更是为守护生命健康、推动医学进步和满足严格监管要求而构建专业人才队伍的关键战略活动。

（二）招聘工作的意义

在企业整体发展战略规划下，招聘工作至关重要，对人力资源管理和企业意义重大。

1. 招聘决定企业能否吸纳优秀人才　优秀人才是企业发展的核心驱动力。精准招聘可吸引具备专业技能、创新思维和经验的人才，如新兴互联网企业借科学手段吸纳算法工程师，为竞争奠定基础。

2. 招聘影响人员流动　合理招聘能吸引与企业价值观相符、职业规划契合的人才，降低人员流动率；招聘不当则导致员工与企业不匹配，增加离职率。

3. 招聘影响人力资源管理费用　高效招聘能精准定位人才，减少招聘周期和成本；不恰当招聘则可能导致多次重复招聘，增加费用。

4. 招聘是企业对外宣传的有效途径　招聘过程展示企业形象、文化和发展前景，完善且人性化的招聘流程能让应聘者产生良好印象，传播企业正面形象。

二、招聘的主要渠道与方法

医药企业招聘因其高度专业性和合规性要求，其招聘渠道和方法具有鲜明的行业特色，通常采取多元化、针对性强的组合策略。

（一）线上渠道（主流且高效）

1. 专业医药招聘网站/平台

国内：医脉同道（专注于医药大健康）、丁香人才网（强医学背景）、医药英才网、猎聘（高端职位）、前程无忧/智联招聘（基础及综合岗位）。

国际：LinkedIn（全球覆盖，尤其适合中高端及海外人才）、BioSpace（生物技术领域顶级平台）、Nature Careers、Science Careers（顶尖研发人才）。

优势：精准触达行业人才库，可筛选专业背景、经验、技能。

2. 企业官方招聘网站/微信公众号

重要性：大型药企（如辉瑞、罗氏、恒瑞、石药等）均有完善的官方招聘门户和公众号，是发布职位、展示雇主品牌、吸引主动求职者的核心阵地。

优势：信息权威、直接投递、建立人才库、传递企业文化。

3. 行业垂直社区/论坛

国内：丁香园论坛（医生、医学生、医药从业者聚集地）、小木虫（科研人员）、专业微信群/QQ群。

国际：ResearchGate（科研人员社交平台）、特定领域的专业论坛。

方法：发布招聘信息、参与讨论、建立专业形象、寻找被动候选人。

4. 社交媒体招聘

平台：LinkedIn（核心平台）、微信公众号、脉脉（职场社交）、微博（辅助）。

方法：发布职位、分享行业洞察和公司动态、员工代言、高管发声、利用标签精准推送、主动搜索和联系候选人。

（二）线下渠道（建立深度联系与信任）

1. 医药行业专场招聘会

类型：大型综合医药招聘会（如医药英才网、各地人才市场主办）、细分领域招聘会（如生物医药创新人才大会、医疗器械专场）。

优势：直接面对大量目标候选人，高效初步筛选，提升企业本地知名度。

2. 行业峰会、学术会议、展览会

场合：世界医药原料中国展、全国药品交易会、各类学会年会（如药学、临床、生物技术等）。

方法：设置展位/招聘角、赞助活动、参会人员中主动物色人才、高管演讲吸引关注。

优势：接触顶尖专家、资深从业者和有潜力的毕业生，了解行业动态。

3. 校园招聘

目标院校：顶尖医学院校（如协和、北大医学部、复旦上海医学院等）、药科大学（如中国药科大学、沈阳药科大学），综合性大学的生命科学、化学、化工、生物工程等相关院系。

活动：宣讲会、双选会、实习生项目、校企合作（实验室共建、联合培养）、校园竞赛赞助。

优势：建立长期人才管道，培养未来骨干，塑造雇主品牌。

（三）专业中介与合作（精准猎取核心人才）

1. 猎头公司

类型：专注于医药/生命科学领域的精品猎头公司（核心渠道，对行业理解深、人脉广）、大型综合猎头公司。

适用岗位：高管职位、核心技术专家（如首席科学家、临床研究负责人）、稀缺领域人才（如基因治疗、ADC 药物专家）、高潜力中层管理者。

优势：主动寻访并说服被动候选人，保密性强，效率高（尤其对紧急或难招岗位）。

2. 人力资源外包/招聘流程外包

模式：将部分或全部招聘流程（如初级岗位批量招聘、简历筛选、初试）外包给专业 HRO/RPO 服务商。

优势：降低成本、提高效率、利用外部专业能力。

3. 与专业协会/研究机构合作

机构：中国药学会、中华医学会、各细分领域协会、国家级/省级重点实验室、研究所。

方法：发布职位、获取推荐、联合举办活动。

（四）内部与推荐渠道（高效且可靠）

1. 内部晋升与转岗

重要性：优先考虑内部员工是保留人才、激励士气的重要手段。

方法：建立清晰的内部职位公告系统和职业发展通道。

2. 员工推荐计划

核心优势：推荐人了解公司和岗位需求，候选人质量通常较高，融入快，成本相对较低。是医药企业最常用且效果显著的方法之一。

关键：设计有吸引力的奖励机制（物质＋非物质），确保流程透明高效，做好新老员工融合。

（五）创新与新兴方法

1. 人才数据库与 CRM 系统

方法：建立和维护自有候选人数据库，利用招聘 CRM 系统进行长期关系管理（如发送行业资讯、公司动态、邀请参加活动），在合适时机激活。

2. AI 与大数据招聘工具

应用：智能简历筛选（匹配专业关键词、资质）、面试安排、人才画像分析、预测招聘效果。

3. 雇主品牌内容营销

方法：制作和传播展示公司研发实力、社会责任、员工故事、工作环境的优质内容（视频、文章、社交媒体帖文），吸引被动人才。

4. 虚拟招聘会/线上宣讲会

优势：打破地域限制，降低成本，方便候选人参与，尤其在全球化招聘或特殊时期（如疫情）作用凸显。

（六）选择渠道的关键考量因素

1. 岗位类型与级别

高管/核心专家：猎头、行业会议、高管人脉、LinkedIn 主动寻访。

研发/医学/注册/生产质量：专业招聘网站、校园招聘（博士/硕士）、行业会议、员工推荐、学术期刊/社区。

医药代表/市场销售：专业招聘网站、员工推荐、行业招聘会、社交媒体。

支持职能：综合招聘网站、校园招聘、内部推荐。

2. 目标人才群体 是被动人才还是主动求职者？是应届生还是资深人士？

3. 招聘速度与预算 猎头快但贵，员工推荐性价比高，校园招聘周期长。

4. 公司规模与品牌知名度 大公司自有流量高，小公司/初创企业更依赖主动出击和专业渠道。

5. 地域性要求 本地招聘会、本地院校合作、地方人才市场。

成功的医药企业招聘绝非依赖单一渠道，而是根据具体岗位需求和公司情况，精心设计并整合多种渠道。核心在于：精准触达目标人才群体，高效筛选符合专业、技能和合规要求的候选人，并通过强有力的雇主品牌和专业的招聘体验吸引其加入。对行业特性、法规要求和人才市场的深刻理解是选择有效渠道的基础。

📄 案例分析

案例： 某科技公司"智创未来"正处于快速发展阶段，为满足业务扩张需求，决定开展外部招聘工作。

招聘团队首先确定了外部招聘的来源，将目标锁定在学校（特别是计算机相关专业和市场营销专业的高校）、竞争者公司、失业者群体（具有相关行业经验者）以及自我雇佣者（如自由职业的软件开发人员和财务顾问）。

在招聘方法上，采用了广告招聘和外出招聘相结合的方式。广告招聘方面，在各大知名招聘网站、行业相关的公众号以及本地主流报刊杂志上发布了详细的招聘信息，内容包括公司简介、岗位要求、薪资待遇、福利政策等。在选择媒体时，充分考虑了媒体的传播范围和目标受众的匹配度。

外出招聘方面，招聘团队前往多所知名高校举办校园招聘会，与学生进行面对面交流，介绍公司的发展前景和职业机会，并现场进行初步筛选。同时，还参加了行业内的招聘会，与社会招聘人员直接沟通。

然而，在招聘过程中，招聘团队遇到了一系列问题。在广告招聘中，虽然收到了大量简历，但筛选难度极大，花费了大量时间和人力。而且，部分应聘者进入角色较慢，需要较长时间适应公司的工作环境和文化。外出招聘时，费用支出较高，包括场地租赁、宣传资料制作、招聘人员的差旅费等。此外，在决策过程中，由于信息收集不全面，存在一定的决策风险。同时，公司内部员工得知大量外部招聘后，积极性受到了一定影响，担心自己的晋升机会减少。

问题： "智创未来"公司在广告招聘时，在媒体选择上需要考虑哪些因素？结合案例说明。

三、选拔录用的关键环节和特点

医药企业招聘后的选拔录用环节是其人才获取的核心阶段，因其行业高度专业化、强监管和涉及生命安全的特性，选拔流程尤为严格、系统且多维。该过程不仅评估候选人的硬性技能，更深度考察其合规意识、职业道德、风险把控能力等软性素质。

（一）选拔流程的核心阶段

1. 简历筛选与初步评估

关键词匹配：利用 ATS 系统或人工筛选，严格匹配专业背景（药学、医学、生物学、化学、工程学等）、学历要求（特定岗位对本科/硕士/博士有硬性规定）、资格证书（执业药师证、GMP 证书、GCP 证书等）、相关工作经验年限及领域（如 3 年以上单抗药物工艺开发经验）。

合规性初筛：检查简历是否存在明显漏洞或可疑点（如频繁跳槽于竞争对手、空白期过长但无合理解释），初步排除不符合基本合规要求的人选（如销售岗位有商业贿赂记录）。

2. 笔试/在线测评

专业知识测试：针对研发、注册、生产、质量等岗位，进行深度的专业知识笔试（如药物化学、药理学、GMP 法规、临床试验设计、统计分析）。

能力倾向测试：考察逻辑思维、解决问题能力、学习能力等（通用）。

性格测评/价值观匹配度测评：评估候选人的责任心、严谨性、合规意识、团队协作、抗压能力等是否与医药行业特性和公司文化契合（尤为重要）。

情境判断测试：模拟工作中遇到的合规困境、伦理难题或突发质量问题，考察其判断和决策能力（核心环节）。

3. 初试/电话/视频面试

HR 面试：核实基本信息、求职动机、职业规划、薪资期望、对公司及行业的了解，初步评估沟通表达、文化匹配度。

专业线/直线经理面试：聚焦核心专业技能、项目经验深度、解决实际技术/业务问题的能力。面试官通常是该领域专家，会深入询问技术细节、项目贡献、遇到的挑战及解决方案。例如：

研发岗：深入探讨实验设计、数据分析、技术难点突破。

注册岗：询问特定国家/地区的法规要求、申报策略、与监管机构沟通经验。

生产/QA/QC 岗：考察 GMP 理解深度、偏差/OOS 调查处理经验、质量风险管理意识。

医学岗：评估医学信息解读能力、KOL 管理经验、医学策略制定。

销售岗：在合规框架下考察市场分析、客户管理、学术推广能力（强调合规红线）。

4. 复试/多轮深度面试

跨部门/交叉面试：邀请相关协作部门（如研发与生产、医学与市场、注册与临床）的负责人参与，评估跨部门协作能力、全局观、沟通影响力。

高管面试：针对中高层岗位，由部门总监、VP 或更高层领导面试，考察战略思维、领导潜力、行业洞察、价值观深度契合度。

案例分析与演示：要求候选人针对特定业务场景（如设计一个早期临床方案、解决一个生产工艺放大难题、处理一个严重的客户合规投诉）进行现场分析、演示或提交报告，深度考察实战能力、逻辑思维、表达呈现。

文化契合度深度访谈：通过行为面试法，深入了解候选人在过往经历中展现出的诚信、合规意识、对质量的敬畏、以患者为中心的理念。

5. 背景调查　在医药企业是强制性且极其深入的环节，其核心内容如下。

学历学位、专业资格证书：必须通过官方渠道验证（学信网、发证机构）。

工作经历真实性：向历任雇主核实职位、在职时间、主要职责、离职原因、是否有重大违规或纪律处分（尤其关注是否涉及商业贿赂、数据造假、严重 GMP 违规）。

工作表现核实：了解业绩、能力、合作性。

合规记录审查：通过公开渠道或第三方服务核查是否有商业贿赂、欺诈、违反行业法规等不良记录（对销售、市场、高管岗位尤其关键）。

信用及无犯罪记录：部分岗位（尤其是涉及资金、敏感信息）需要提供。

行业口碑了解：通过非正式渠道了解其在行业内的专业声誉和职业道德。

6. 体检　确保候选人身体健康状况符合岗位要求（尤其是生产、实验室等特定环境岗位）。部分外企或特殊岗位要求较高标准的体检。

7. 录用决策

多维度综合评估：由 HR、用人部门负责人、相关协作部门代表（甚至质量/合规部门代表）共同参与决策会议，基于所有面试评估、测试结果、背景调查报告进行综合评议。

"一票否决"项：背景调查发现严重问题（如学历造假、严重违规记录、商业贿赂史）、关键专业知识/技能不达标、价值观/合规意识测试不合格等，通常具有一票否决权。

薪酬福利谈判与审批：HR 根据公司薪酬架构、候选人资历、市场水平进行谈判，内部走审批流程。

（二）医药企业选拔录用的显著特点

1. "合规性"贯穿始终 从简历筛选到背景调查，合规性是不可逾越的红线。任何环节发现候选人存在合规风险（尤其是商业贿赂、数据造假），几乎都会被淘汰。

2. 对"专业深度"的极致追求 核心岗位的面试由真正的技术专家主导，问题深入且具体，旨在精准评估候选人在特定细分领域的真实水平和经验价值。

3. "软素质"权重极高 严谨细致、高度责任心、强烈的合规意识、诚信正直、以患者为中心的理念等软素质，与专业技能同等重要，甚至在某些岗位（如 QA、PV、医学伦理）上更为关键。

4. 流程长且复杂 重要岗位通常经历 3 ~ 5 轮甚至更多轮面试，加上严格的背景调查，整个流程耗时较长（数周至数月）。

5. 多方参与决策 决策往往需要 HR、业务部门、协作部门，甚至质量/合规部门的共同认可，确保人才满足多维度的要求。

6. 对"质量与安全"的敏感性 选拔过程本身也需确保严谨、无差错（如信息保密），避免因流程疏漏引入风险。

（三）录用阶段的关键注意事项

1. 书面 Offer 发放 明确职位、职级、汇报关系、工作地点、薪酬结构（基本工资、奖金、福利）、试用期规定、保密协议要求、合规承诺书等。薪酬构成需清晰透明，符合行业反商业贿赂规定。

2. 入职前合规培训与签署 新员工入职前或入职当天，必须签署员工手册、行为准则、保密协议、利益冲突声明、反商业贿赂承诺书等关键文件。

3. 入职引导与合规文化植入 入职培训中，GMP/GCP/GSP 等法规、公司合规政策、质量体系、患者安全理念是必修课，确保新人第一时间理解并认同行业的特殊责任和要求。

医药企业的选拔录用是一个高度专业化、强合规导向、多维度深度评估的系统工程。其核心目标不仅是找到"能做这份工作"的人，更是要找到"能安全、合规、高质量地完成这份关乎患者生命健康的工作"的可靠人才。严苛的流程和标准，是医药行业肩负社会责任和应对严格监管的必然要求。

知识链接

选拔测验方法扩展

情景判断测验：通过呈现真实工作场景的短视频，要求应聘者选择最优应对方案，重点考察决策能力与应变思维。

认知风格测试：采用 MBTI 等工具分析思维偏好，例如判断型（J）与感知型（P）在项目管理中的决策差异。

心理风险评估：通过压力测试、风险决策模拟等手段，识别潜在的心理脆弱性，防范职场极端行为。

节后小结

1. **招聘的核心定位** 医药企业招聘是在总体发展战略指引下，为满足研发创新、安全生产、合规运营等特定业务需求，通过系列流程吸引、评估和录用具备专业知识、技能及合规素质人才的过程，兼具高度专业性、强合规性和战略使命性。

2. 招聘的关键特点　需满足医药行业特有的业务需求（如研发、生产、注册、销售等细分领域），对专业门槛、资质认证要求严格，注重候选人的严谨性、合规意识、责任心和伦理道德，评估流程复杂且需行业专家参与，核心人才竞争激烈。

3. 招聘渠道的多元化策略　需结合岗位类型（如高管、研发专家、销售等）、目标人才群体及企业实际，整合线上（专业招聘网站、企业官网、行业社区）、线下（行业峰会、校园招聘）、专业中介（猎头）、内部推荐等渠道，形成精准触达的组合方案。

4. 选拔录用的核心环节　包括简历筛选（匹配专业、资质、合规性）、笔试/测评（专业知识、能力倾向、性格与合规意识）、多轮面试（HR 初筛、专业线深度考察、跨部门评估）、严格背景调查（学历、履历、合规记录）、体检及录用决策，全程贯穿合规性与专业深度要求。

5. 选拔录用的显著特性　以"合规性"为红线，对专业技能深度要求极高，重视责任心、合规意识等软素质，流程长且复杂，需多方（HR、业务部门、合规部门等）参与决策，对质量与安全风险敏感性强。

6. 招聘全流程的合规管控　涵盖背景调查（核查学术真实性、合规黑名单）、薪酬设计（避免销售提成过高、竞业协议风险）、面试工具（情景模拟、AI 诚信度分析）等，确保符合行业反商业贿赂、GMP/GCP 等法规要求。

7. 招聘的战略意义　不仅是填补岗位空缺，更是构建专业人才供应链的关键，影响企业人才质量、人员流动率、人力资源成本及雇主品牌，最终支撑企业实现守护患者健康、推动医学进步的核心使命。

第三节　培训上岗

一、培训上岗概述

（一）人才培训的目的

在现代职场中，人才培训目的多元且重要。一方面，对于许多刚走出校门的毕业生而言，学校教育与实际工作存在差距，他们缺乏经验与适应能力，系统的入职培训涵盖公司文化、价值观、工作流程、团队合作及职业素养等内容，能助其迅速融入团队、提升效率、减少适应期对企业运营的影响，实现学校教育的持续；另一方面，企业文化的建设依赖有效培训整合多元背景团队成员的不同价值观、信念和工作风格，使员工思想和行为趋于一致，营造统一团结的团队氛围，增强信任合作，提升整体效率，构建和谐工作环境激发员工创造力与积极性，为企业持续发展注入活力；同时，依据马斯洛需求层次理论，满足员工自我实现需求至关重要，提供良好培训机会能提升员工专业技能、满足职业发展追求，增强其对企业的认同感和忠诚度，在竞争激烈的职场中，吸引和留住关键人才；此外，企业最终目标是效益最大化，培训员工是重要途径，可提升员工专业技能与业务能力，增强其对企业文化认同感，促进积极性和创造力，提高劳动生产率，投资人才培养是对员工负责，更是对企业未来发展的投资，企业在培养人才过程中也为自身可持续发展铺平道路。

企业投资于员工培训的背后，是对未来发展的深刻思考。通过系统的培训，企业不仅能够帮助新员工快速适应环境，形成统一的团队文化，还能满足员工的个人发展需求，进而提高整体的工作效益。随着时代的发展和市场的变化，企业在人才培养上所投入的成本，最终将转化为更大的经济收益和竞争优势。因此，重视员工培训的企业，必将在未来的竞争中占据有利地位。

医药行业高度监管，产品直接关系到人民健康，因此培训上岗不是可有可无的流程，而是确保药品质量、患者安全、企业合规运营和员工胜任能力的强制性、基础性要求。

（二）培训上岗的重要性

1. 法规强制要求　GMP/GSP 明确要求所有从事影响产品质量工作的人员必须经过与其岗位要求相适应的培训，具备必要的理论知识和实际操作技能。培训记录是 GMP/GSP 检查的重点项目。《中华人民共和国药品管理法》及其实施条例强调企业的主体责任，要求建立完善的质量管理体系，人员培训是其中的核心要素。其他法规，如《医疗器械监督管理条例》《化妆品监督管理条例》等也有类似要求。

2. 保障产品质量　确保员工理解并严格按照经过验证的生产工艺、检验方法、操作规程执行，避免因操作失误导致产品污染、混淆、差错。掌握关键操作（如无菌操作、洁净区行为规范）的要求。

3. 确保患者安全　最终目标是防止不合格或错误的产品流入市场，保障患者用药安全有效。对于药物警戒、不良反应报告等岗位，培训能确保及时准确处理安全信息。

4. 合规运营　避免因人员操作不当或知识缺乏导致的违规行为（如数据完整性造假、记录不规范、未按规程操作），从而面临警告信、罚款、停产、吊销许可证等严厉处罚。

5. 提升员工能力与效率　使新员工快速熟悉岗位职责、公司流程、企业文化。帮助老员工更新知识技能，适应法规变化、技术升级、新产品新工艺引入。

6. 风险管理　通过系统培训，识别并控制人员操作带来的潜在质量风险。

二、培训上岗的主要内容和类型

1. 新员工入职培训

（1）公司级　企业文化、公司制度、组织结构、EHS（环境、健康、安全）基础、信息安全、反贿赂/反腐败、人事政策等。

（2）部门级　部门职能、主要流程、相关 SOP 概览、团队介绍。

（3）GMP/GSP 基础培训　法规意识、质量理念、数据完整性、偏差/变更/CAPA 概念、文件管理基础等，这是所有医药从业人员的必修课。

2. 岗位专业技能培训

（1）生产岗位　特定设备操作 SOP、清洁 SOP、生产工艺规程、批记录填写、洁净区行为规范、在线监控、取样、中间控制等。强调实操培训和考核。

（2）质量控制岗位　检验方法 SOP、仪器操作维护 SOP、实验室安全、试剂管理、样品管理、数据记录与审核、OOS/OOT 调查流程等。方法学和仪器操作需严格培训和确认。

（3）质量保证岗位　GMP/GSP 深入解读、审计技巧（内审/供应商审计）、文件管理系统、偏差/变更/CAPA 管理流程、验证/确认基础、投诉/召回处理、年度质量回顾等。

（4）仓储物流岗位　物料接收、储存、发放 SOP（尤其是温湿度控制、特殊管理药品）、运输管理、库存管理、GSP 相关要求（首营企业/品种审核、冷链管理等）。

（5）研发岗位　GLP/GCP 基础、实验设计与记录规范、数据管理、申报资料要求等。

（6）销售与市场岗位　产品知识、医学知识、推广行为规范（遵守《中华人民共和国反不正当竞争法》和行业准则）、不良反应报告流程、客户沟通技巧（合规性至关重要）。

（7）药物警戒岗位　不良反应收集、评估、报告流程（国内外法规要求，如 E2B）、信号检测、风险管理计划。

（8）注册岗位　国内外药品注册法规、申报资料撰写与审核、与药监部门沟通。

（9）设备/工程岗位　设备操作维护 SOP、公用系统（水、空调、压缩空气等）管理、预防性维护、计量校准、GMP 对设备设施的要求。

3. 持续/再培训

（1）法规更新　国内外药监机构发布新规或指南后。

（2）SOP 修订　当操作规程、方法等发生变更时。

（3）纠正预防措施　发生偏差、OOS/OOT、投诉、审计发现问题后，针对根本原因采取的培训。

（4）定期复训　对关键岗位和核心 SOP 进行周期性（如每年）的回顾和再考核。

（5）绩效反馈　员工表现评估后发现的技能差距。

4. 专项培训

（1）计算机化系统验证　针对使用计算机化系统的岗位（如 LIMS、MES、ERP、色谱数据系统）。

（2）数据完整性　深入理解 ALCOA + 原则及其在日常工作中的应用。

（3）无菌保证/无菌操作技术　对无菌产品生产、检验人员至关重要。

（4）风险管理工具　如 FMEA。

（5）领导力/管理技能　针对管理人员。

三、培训上岗的关键流程

1. 培训需求识别　新岗位设立、新员工入职；法规/指南更新、SOP 变更、引入新技术/产品/工艺；审计/检查发现、偏差/OOS/OOT/投诉调查结果、绩效评估反馈；员工转岗/晋升；周期性复训计划。

2. 培训计划制定与批准　明确培训对象、培训内容、培训方式（课堂讲授、线上学习、实操演示、师傅带徒弟、在岗培训）、培训师、教材、考核方式、预期完成时间。由部门负责人和质量部门审核批准。

3. 培训实施　按照计划进行培训，确保培训师具备资质。保留培训记录（签到表、教材版本、讲师信息）。

4. 培训效果评估　尤为至关重要。

（1）笔试　考核理论知识掌握程度。

（2）面试/口头提问

1）实操考核　现场演示操作技能，这是生产、检验等操作岗位的核心评估方式。由有经验的员工或主管观察并评估其操作是否符合 SOP 要求。

2）培训效果评估表（反馈）　了解学员对培训内容和讲师的反馈。评估结果必须明确（合格/不合格）并由评估人和被培训人签字确认。

5. 授权上岗　只有通过培训效果评估（考核合格）的员工，才能被正式授权执行该岗位的特定任务或操作特定的设备。授权通常由部门负责人或指定人员（如主管）批准，并记录在员工的培训档案中。授权文件应明确授权范围（如可操作的具体设备、可执行的检验项目等）。

6. 记录保存　所有培训计划、教材、签到表、考核记录、授权记录都必须清晰、完整、真实地保存。这是证明员工具备资格、企业符合 GMP/GSP 要求的最直接证据，在官方审计检查时必须提供。

四、关键成功要素

1. 高层管理者的承诺　投入资源，建立"质量文化"，强调培训的重要性。

2. 质量部门的深度参与　确保培训内容符合法规要求，监督培训体系有效运行，审核培训记录。

3. 胜任的培训师　具备专业知识、实践经验和良好的培训技巧。

4. 有效的培训材料　内容准确、清晰、及时更新，形式多样（PPT、视频、SOP、实操指南）。

5. 严格的考核机制 尤其重视实操考核，杜绝"走过场"。

6. 完善的记录系统 电子化培训管理系统能大大提高效率和可追溯性。

7. 持续改进 定期评估培训体系的有效性（如通过审计发现、员工反馈、绩效表现），不断优化。

8. 强调"第一次就做对" 通过充分的培训，减少人为错误。

对医药企业而言，培训上岗绝非简单的入职手续，而是贯穿员工整个职业生命周期的、基于法规要求、以保障质量和安全为核心目标的严谨管理体系。它要求企业投入资源、精心设计、严格执行、详细记录，并持续改进。一个健全有效的培训体系是医药企业合规运营、生产高质量产品、保障患者安全的基石。

五、主要培训方式方法及效果评估机制

医药企业的人才培训是其持续发展、保障质量合规、推动创新的生命线。由于行业高度专业化、法规严格且技术迭代迅速，其培训体系具有强针对性、系统化、合规驱动的特点。

（一）核心培训方式与方法

1. 按内容性质分类

（1）强制性合规与质量体系培训

1）内容 GMP、GCP、GLP、GSP、数据完整性、反商业贿赂法规（如中国《中华人民共和国反不正当竞争法》、美国《反海外腐败法》FCPA）、药物警戒（PV）、不良反应报告等。

2）方法 线上学习平台（LMS）：标准化课程、电子课件、在线考试（强制通过率，如100%）。课堂讲授：由内部合规官、质量保证（QA）专家或外部顾问进行深度解读和案例分析。情景模拟/工作坊，模拟药监部门检查、处理数据完整性质疑、应对商业贿赂场景等。

3）目标 确保全员理解并遵守法律法规，规避重大风险。

（2）专业技能与知识更新培训

1）内容 研发：新靶点、新技术（如ADC、细胞基因治疗、AI药物设计）、实验技能、数据分析软件。生产：新设备操作、工艺优化、清洁验证、偏差调查、无菌控制。注册：各国最新法规指南、申报策略、电子提交系统。医学：疾病领域新进展、临床研究设计、医学沟通技巧。市场销售：合规推广技巧、产品知识深度、市场分析工具（需严格在合规框架内）。

2）方法 技术讲座/研讨会：邀请内外部专家（科学家、工程师、临床医生）。导师制/在岗培训：资深员工一对一指导实践操作（尤其在生产、实验室）。外部专业会议/进修：资助员工参加国内外学术会议、短期课程、认证项目。E – learning平台：提供行业前沿数据库、期刊访问权限、专业课程库。案例研究与项目复盘：分析成功/失败项目，提炼经验教训。

（3）通用能力与领导力发展

1）内容 沟通协作、项目管理、问题解决、变革管理、领导力梯队培养。

2）方法 混合式学习：线上理论＋线下工作坊（角色扮演、沙盘模拟）。行动学习：组成跨部门小组解决实际业务难题。高管辅导/导师计划：为高潜力人才配备资深领导者作为导师。轮岗计划：安排潜力员工在不同部门（如研发转医学事务、生产转质量）轮岗，拓宽视野。

2. 按技术形式分类

（1）传统面授

1）优势 互动性强，适合复杂技能传授、案例讨论和建立关系。

2）适用 领导力发展、合规情景模拟、高风险操作技能（需现场指导）、新员工融入。

（2）在线学习

1）优势 灵活便捷、标准化高、成本低、易于追踪完成情况。

2）适用　合规基础课程、产品知识更新、通用技能理论课、法规指南速递。

（3）混合式学习　结合线上预习/理论＋线下实践/研讨，效果最佳，日益成为主流。

（4）移动学习　通过 APP 或微课推送碎片化知识（如最新临床数据解读、法规快讯）。

（5）虚拟现实/增强现实

1）应用　模拟高风险生产操作（无菌灌装、危化品处理）、设备维修演练、复杂手术器械操作培训（医疗器械公司）。

2）优势　安全、可重复、沉浸式体验。

3. 特色方法

（1）"影子计划"　新员工或轮岗员工跟随经验丰富员工观察学习。

（2）"质量文化工作坊"　深入探讨质量事件的根本原因，强化"质量第一""患者安全至上"的价值观。

（3）"合规情景剧场"　通过角色扮演应对各种合规困境和诱惑，明确行为边界。

（4）"知识管理平台"　建立内部 Wiki（类似在线知识库）或数据库，鼓励员工分享最佳实践、技术诀窍、失败教训。

（二）培训效果评估的关键方法

医药企业对培训效果的评估尤为严格，常结合量化指标与质化观察，核心是看培训是否真正转化为合规行为、质量提升和业务成果（表 4-1）。

表 4-1　柯氏四级评估模型的应用与深化

评估层级	评估重点	医药行业常用评估方法	关键行业指标举例
反应层	学员满意度与感知	培训后即时问卷（内容相关性、讲师水平、材料实用性）；焦点小组访谈	合规要点掌握自评；模拟场景应对信心评分
学习层	知识/技能掌握程度	标准化考试（尤其合规类，要求高分通过，如≥90%）、技能操作考核（GMP 操作、设备使用）、案例分析报告	关键法规条款准确率、SOP（标准操作规程）笔试/操作正确率、新技术原理掌握度
行为层	工作行为改变与技能应用	直接观察（主管、QA 人员观察实际操作是否符合 SOP）；关键行为记录（如偏差/OOS 调查质量、文件记录完整性）；360 度反馈（侧重合规行为、质量意识）；定期审计/检查结果关联	GMP 操作规范遵守率、文件记录差错率下降、临床试验方案偏离率、合规推广行为达标率、主动上报质量事件次数增加
结果层	业务结果与组织绩效影响	质量指标：产品合格率、批次放行率、客户投诉率、药监检查缺陷项数量 研发效率：项目里程碑达成率、IND/NDA 申报成功率 合规风险：严重违规事件数量、监管警告信涉及培训领域问题 运营效率：生产故障率降低、设备 OEE 提升 人才指标：关键岗位胜任率、高潜力人才保留率	药品抽检不合格率、新药上市时间缩短、员工主动报告安全隐患数量

> **知识链接**
>
> **医药行业效果评估的深化实践**
>
> 1. 强链接"行为层"与"结果层"　将员工操作规范性（行为层）直接与产品合格率、无偏差生产天数（结果层）挂钩分析。
>
> 2. 审计与检查作为关键验证　药监部门的 GMP/GCP 检查结果是评估生产、研发人员培训效果最权威的外部验证。检查中发现的缺陷若涉及人员操作或知识盲点，会直接追溯培训有效性。

3. "近失事件"分析　鼓励报告未造成实际后果的差错,分析其根本原因是否与技能或知识缺口有关,针对性改进培训。

4. 持续追踪与再评估　尤其对合规和关键技能,建立××年度复训机制和周期性技能再认证机制(如无菌操作资质每半年重新认证)。

5. ROI(投资回报率)计算　对重大培训项目(如引入新生产线全员培训、新法规强制转换培训),计算其带来的质量成本降低(返工、报废减少)、效率提升或避免的潜在罚款/损失。

(三) 培训有效的关键成功因素

1. 高层承诺与质量文化驱动　管理层需将培训视为投资而非成本,带头参与并强调其战略意义。

2. 深度需求分析　紧密结合业务战略、法规变化、技术革新、绩效差距和岗位胜任力模型设计培训。

3. 内容高度相关与场景化　避免泛泛而谈,聚焦解决实际工作中的具体问题和挑战,大量使用真实案例。

4. 讲师的专业性与权威性　内部讲师需是领域专家(如资深科学家、QA经理),外部讲师需有深厚行业背景。

5. 与绩效管理和人才发展挂钩　将培训完成度、知识掌握度、行为改变纳入绩效考核和晋升标准。

6. 利用技术提升体验与效率　LMS系统、移动学习、VR/AR等工具可大幅提升覆盖面和效果。

7. 持续迭代优化　基于各层级评估结果和数据,不断调整培训内容、形式和方法。

医药企业的培训是法规合规的基石、质量保障的盾牌、创新驱动的引擎。其成功依赖于将系统性科学方法(如柯氏模型)与行业特性(强监管、高风险、高度专业化)深度结合。有效的培训不仅提升技能,更在于内化合规意识、塑造质量文化、降低运营风险并最终服务于患者用药安全和企业可持续发展。持续精准的评估则是确保培训投入转化为实际价值的核心控制环节。

案例分析

案例: 某知名互联网科技公司近年来发展迅速,业务范围不断拓展,随着公司规模的扩大,新员工数量急剧增加,同时老员工也需要不断适应公司业务的变化。为了确保员工能够更好地融入公司并胜任工作,公司决定开展一次全面的人才培训。

在培训内容设置上,公司综合考虑了多个方面。首先,针对新员工,安排了详细的企业文化与企业精神培训课程,通过公司创始人分享创业历程、参观公司荣誉室等活动,让新员工深入了解公司的价值观和发展愿景。其次,根据不同岗位特点,设计了从业方式及心态培训,并邀请了行业专家进行分阶段长期培训。

分析: 在该公司的人才培训中,企业文化与企业精神培训被视为首要内容,是因为新员工要融入企业,需了解企业文化和精神,顺应企业"性格"被接纳,认同者才能立足发展。只有员工认同企业的价值观和发展愿景,才能更好地融入企业,为企业的发展贡献力量。

头脑风暴

讨论初入职场的职员如何更快地融入公司,了解自我工作职责。

节后小结

1. 医药行业的培训上岗是法规强制要求的基础性工作，核心目的是确保员工具备岗位所需的专业知识、技能及合规意识，保障药品质量与患者安全，推动企业合规运营；同时满足新员工融入、老员工知识更新需求，提升团队效率与凝聚力，最终支撑企业可持续发展。

2. 培训的主要内容与类型：涵盖新员工入职培训（公司文化、制度、GMP/GSP 基础等）、岗位专业技能培训（生产、质量控制、研发、销售等岗位的 SOP 操作、专业知识）、持续/再培训（法规更新、SOP 修订、新技术引入等）及专项培训（计算机化系统验证、风险管理等），内容需紧密结合行业法规与岗位实际需求。

3. 培训的流程包括培训需求识别（基于新员工入职、法规变更、审计发现等）、计划制定与批准（明确对象、内容、方式、考核等）、培训实施（保留完整记录）、效果评估（笔试、实操考核等，强调合格标准）、授权上岗（仅合格者获授权）及记录保存（作为合规证据），全流程体现严谨性与可追溯性。

4. 培训方式分为合规与质量体系培训（线上学习、情景模拟等）、专业技能培训（导师制、实操演练等）、通用能力培训（混合式学习、轮岗等）。

第四节　绩效与考核

医药企业的绩效管理与考核是一个高度专业化、且与质量合规深度绑定的管理体系。它不仅关乎员工激励与企业发展，更直接关系到药品质量、患者安全与法规符合性。在严格监管的医药行业，绩效管理绝非简单的"打分发奖金"，而是需要融入 GMP/GSP 理念、基于风险思维的系统工程。

🏷 管理学定律

马太效应

在一家医药研发公司，有两位研发人员，小李和小王。小李工作认真负责，专业能力强，在项目研发中经常能够提出创新的想法和解决方案，因此他的绩效评估一直非常优秀。公司为了激励他，不仅给予他高额的绩效奖金，还让他参与到重要的项目中，并为他提供了更多的培训和学习机会。小李得到这些支持后，工作更加努力，绩效也越来越好。而小王工作态度比较敷衍，专业能力也一般，在项目中经常出错，绩效评估结果一直不理想。公司对他的关注和支持也比较少，他逐渐失去了工作的动力，绩效也越来越差。最终，小李成为公司的核心研发人员，而小王则面临被淘汰的局面。

启示：在绩效管理中，表现好的员工会得到更多的奖励和资源，从而进一步提升他们的工作积极性与绩效；而表现差的员工则可能得不到足够的支持，绩效越来越差，动力越来越少，形成恶性循环。

一、医药企业绩效管理的核心特点

（一）质量与合规是首要前提

一票否决制：任何违反 GMP/GSP、数据完整性要求、触碰合规红线的行为（如故意造假、隐瞒偏差），无论业绩多好，绩效结果必然不合格。

质量指标权重极高：生产、质量、仓储等核心部门的 KPI 中，质量相关指标（如批次放行合格率、偏差发生率、审计缺陷项关闭率）通常占主导地位。

"安全第一"原则：涉及 EHS（环境、健康、安全）的绩效指标同样具有高优先级。

（二） 目标需高度对齐法规与企业战略

绩效目标必须服务于企业质量方针、年度质量目标以及合规要求。

研发需对齐注册申报节点与成功率；生产对齐产能利用率与质量稳定性；销售需符合合规推广要求下的市场目标。

（三） 强调过程与结果的双重考核

结果指标：销售额、生产效率、成本节约、项目完成率等。

过程指标：SOP 遵守率、文件记录完整性/及时性、变更/偏差处理时效、培训完成率、审计/检查准备度等，合规性主要体现在过程控制中。

（四） 数据驱动与可追溯性

考核依据必须是客观、可量化、可追溯的数据和记录（如批记录、检验记录、偏差报告、培训记录、审计报告）。

主观评价需基于具体行为事例，避免模糊打分。

二、绩效管理的关键流程与核心要素

（一） 目标设定 （关键要素）

1. SMART 原则　目标需具体、可衡量、可实现、相关、有时限。

2. 分层分解　公司战略目标→部门目标→团队/个人目标。确保纵向对齐。

3. 平衡计分卡思维　通常考虑以下四个维度。

（1）财务　预算控制、成本节约、盈利能力（适用部门）。

（2）客户/市场　客户满意度（内部/外部）、市场份额、合规推广指标（销售）。

（3）内部流程　质量指标（核心指标）、生产效率、流程优化、项目交付。

（4）学习与成长　培训完成率与效果、技能提升、人才发展。

4. 岗位差异化　不同岗位权重不同。

（1）生产操作工　SOP 遵守率、操作差错率、产量/效率、培训考核通过率。

（2）QC 检验员　检验及时率/准确率、OOS 发生率、仪器维护状态、数据完整性符合性。

（3）QA 工程师　偏差/CAPA/变更按时关闭率、审计（内/外）缺陷数量及整改效果、文件审核时效。

（4）注册专员　申报资料一次性通过率、审评沟通时效、项目按时完成率。

（5）销售代表　合规销售指标（核心指标）、学术活动有效性、客户覆盖、不良反应报告及时率。

（6）研发科学家　项目里程碑达成率、实验数据可靠性、专利产出。

（二） 绩效执行与持续反馈

1. 日常监督与辅导　主管需观察员工行为是否符合 SOP 与合规要求，及时纠正偏差（既是绩效辅导，也是质量保障）。

2. 定期回顾（非仅年终）　季度或月度回顾目标进展，识别障碍，调整策略或提供支持。

3. 关键事件记录　对重大贡献（如成功应对审计、解决复杂质量问题）或严重失误/违规行为进行实时记录。

（三） 绩效考核 （评估）

1. 多维度评估

（1）目标达成度　对照年初设定的量化目标。

（2）行为与能力　评估 GMP/GSP 意识、合规性、执行力、问题解决能力、团队合作、学习能力等，行为需有具体事例支撑。

（3）合规性审查　是否有违反公司政策或法规的行为？数据记录是否真实完整？

2. 评估主体多元化

（1）直接上级评价（主要方式）。

（2）跨部门协作方反馈（如 QA 对生产人员的评价）。

（3）下属评价（对管理者）。

（4）自我评价。

3. 数据支撑　所有评价结论必须基于可追溯的记录和数据（生产记录、检验报告、偏差报告、培训记录、审计报告、客户反馈等）。

（四）绩效反馈与面谈

1. 结构化面谈　基于事实和数据进行沟通，重点在改进而非指责。

2. 双向沟通　倾听员工意见，共同探讨绩效差距的原因（是技能不足、流程问题还是资源不足）。

3. 明确改进方向　制定具体的绩效改进计划。

（五）结果应用

1. 薪酬激励　奖金、调薪与绩效等级强关联。

2. 职业发展　晋升、调岗、人才梯队建设的重要依据。

3. 培训与发展　识别培训需求，制定个性化发展计划（IDP）。

4. 合同管理　对于持续绩效不佳或严重违规者，可能涉及调岗、再培训或终止合同。

三、医药企业绩效管理的特殊挑战与应对策略

（一）平衡 "效率/成本" 与 "质量/合规" 的压力

1. 将质量/合规指标设为高权重或门槛指标（不达标则整体绩效降级）。

2. 在效率指标中融入质量维度（如 "一次合格率下的产出" 而非单纯 "产量"）。

3. 管理层必须以身作则，传达 "质量优先" 的明确信号。

（二）避免绩效目标诱发违规行为 （如数据造假、 隐瞒偏差）

1. 正向激励为主　奖励发现问题、主动报告偏差、推动质量改进的行为，营造 "无责备文化"（针对非故意差错）。

2. 严惩不贷　对故意造假、隐瞒等诚信问题零容忍。

3. 目标设定合理　避免设定不切实际、可能导致走捷径的目标（如 "零偏差"）。

4. 考核过程指标　如 "偏差按时报告率" "CAPA 按时关闭率"，鼓励透明和及时处理问题。

（三）跨部门协作岗位的考核难题 （如研发与注册、 生产与 QA）

1. 设置共享目标（如 "新产品成功上市时间" "重大偏差协同解决时效"）。

2. 将协作满意度纳入相互评价维度。

3. 建立清晰的 RACI 矩阵（谁负责、谁批准、谁咨询、谁告知），明确责任边界。

（四）复杂法规环境下目标快速调整的需求

1. 保持灵活性　绩效管理周期内（如年度）允许根据法规变化或重大业务调整，经正式流程修订目标。

2. 加强沟通 及时向员工传达变化原因及调整后的期望。

（五）量化所有岗位（尤其是支持部门）绩效的难度

1. 结合定量与定性 对于难以量化的岗位，侧重关键职责履行情况、项目贡献、内部客户满意度、流程优化建议等行为和能力评估。

2. 行为锚定法 用具体行为描述来定义不同绩效等级的标准。

四、构建有效绩效管理体系的关键成功要素

1. 高层承诺与文化塑造 管理层必须视绩效管理为战略工具，而非 HR 事务，并塑造"质量文化""合规文化"与"绩效导向"融合的组织氛围。

2. 紧密链接质量体系 绩效指标必须源于质量目标，考核数据必须依托于 GMP/GSP 记录系统。

3. 强大的 HR 与质量部门合作 HR 设计流程工具，质量部门确保目标与考核内容符合法规要求并提供质量数据支持。

4. 管理者能力建设 培训管理者掌握目标设定、绩效反馈、辅导、困难对话等技能。

5. 透明与公平 标准清晰、过程公开、结果公正，员工信任是基础。

6. 技术支持 利用绩效管理系统整合数据、跟踪进度、生成报告，提高效率与透明度。

7. 持续改进 定期审视绩效体系的有效性（如通过员工调研、管理评审），根据内外部变化进行调整优化。

总之，医药企业的绩效管理是在严格法规框架下，驱动业务目标实现、保障质量合规、促进员工发展的精密引擎。其核心在于：①将"质量与合规"作为不可撼动的基石和最高优先级指标；②建立基于客观数据、紧密链接 GMP/GSP 记录的量化考核体系；③通过科学的目标设定和过程管理，平衡质量、效率、成本等多维目标；④营造鼓励透明、主动报告、持续改进的绩效文化，严防目标诱导的违规风险。

一个设计精良、执行到位的绩效管理体系，不仅能提升企业运营效率和竞争力，更是构建卓越质量文化、确保持续合规、保障患者用药安全的关键支柱。对于医药从业者而言，理解并积极参与绩效管理过程，是职业发展的重要一环。

【课堂活动】

讨论工作效率与高薪水之间的关系。

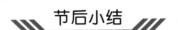

节后小结

1. 绩效管理的核心前提是质量合规：实行"一票否决制"，任何违反 GMP/GSP 或数据完整性的行为直接导致绩效不合格；质量指标（如批次合格率、偏差关闭率）在生产、质量等部门的 KPI 中占主导权重。

2. 目标设定需遵循 SMART 原则并与战略对齐：目标需具体、可衡量、可实现、相关且有时限，分层分解至部门与个人；采用平衡计分卡思维（财务、客户、流程、学习四维度），岗位差异化设计权重（如生产重 SOP 遵守率，销售重合规推广）。

3. 考核需数据驱动且多维度评估：依据可追溯的客观记录（批记录、审计报告等），避免主观模糊

评价；结合结果达成度、行为合规性（如 GMP 意识）、跨部门反馈等多角度综合评分。

4. 严控绩效目标诱导的合规风险：正向激励主动报告偏差的行为，严惩数据造假或隐瞒问题；避免设定不切实际的目标（如"零偏差"），考核过程指标（如偏差报告时效）。

5. 绩效结果应用需联动质量与文化：与薪酬、晋升、培训强挂钩，持续低绩效者需调岗或再培训；高层需塑造"质量优先"文化，通过透明流程和定期评审优化体系。

6. 绩效管理的内容包括设置绩效目标、确定目标实施措施及考核标准、实施绩效考核以及绩效反馈与激励。

第五节　薪酬福利

一、薪酬含义及福利知识

1. 薪酬的含义　是指员工从事组织所需要的劳动或服务，而从组织得到的以货币形式和非货币形式所表现的补偿或报酬。

（1）**狭义的薪酬**　是指个人获得的以工资、奖金及以金钱或实物形式支付的劳动回报。

（2）**广义的薪酬**　包括经济性的报酬和非经济性的报酬。经济性的报酬指工资、奖金、福利待遇和假期等，也叫货币薪酬；非经济性的报酬指个人对企业及对工作本身在心理上的一种感受，也叫非货币薪酬。

2. 福利知识　福利与薪酬不同，一般不以员工的劳动情况为支付依据，而以员工作为组织成员的身份为支付依据，是一种强调组织文化的补充性报酬。福利按其针对对象的范围大小，可分为全员性福利和部分员工福利（如某些企业内部有针对高层管理者的每年一周的海外旅游考察福利）。福利按照其是否具有强制性，可分为法定福利与企业自主福利。法定福利包括基本养老保险、医疗保险、失业保险、工伤保险、生育保险和住房福利等。其中前三项保险通常称为"三险"，为强制险种，是各企事业单位必须按规定严格执行的。五项保险统称为"五险"，"五险"再加上住房公积金统称为"五险一金"。企业自主福利则多种多样，如带薪年假、晋升、培训、免费班车等。组织福利在改善员工满意度方面起着重要的调节作用。

医药企业的薪酬福利管理是一个融合了高度专业性、严格合规性、激烈人才竞争与行业特殊风险的复杂体系。它不仅要解决吸引、保留、激励人才的核心问题，还必须深度嵌入 GMP/GSP 要求、反商业贿赂法规、数据完整性规范等监管框架，并响应带量采购、创新转型等产业变革带来的挑战。

二、医药企业薪酬福利管理的核心目标与原则

1. 战略对齐性　支持企业战略（如创新研发导向、成本领先、国际化扩张），确保薪酬资源投向关键岗位与核心能力。

2. 外部竞争力　在高度专业化、全球化竞争的人才市场中（尤其研发、注册、医学、高级生产管理、PV 人才），提供有吸引力的薪酬水平。

3. 内部公平性　建立清晰的职级体系与付薪逻辑，确保同岗同酬、不同岗位合理差异，维护组织稳定。

4. 绩效导向性　强绩效联动是核心。薪酬（尤其浮动部分）必须与个人、团队、公司绩效紧密挂钩，驱动目标达成。

5. 合规性（重中之重）

（1）反商业贿赂　严格遵守《中华人民共和国反不正当竞争法》《中华人民共和国药品管理法》中

关于禁止给予回扣等不正当利益的规定，以及国际法规（如美国《反海外腐败法》FCPA、英国《反贿赂法》UKBA）。销售、市场岗位的奖金设计是合规高风险区。

（2）GMP/GSP 数据完整性　薪酬计算依据（如绩效数据、销售数据）必须真实、准确、可追溯，严禁为达成奖金目标篡改数据。

（3）劳动法规　遵守最低工资、加班费、社保公积金等基本要求。

6. 成本可控性　在医保控费、带量采购压降利润的背景下，平衡人才投入与财务可持续性。

三、薪酬福利结构的关键组成部分与设计要点

1. 固定薪酬（基本工资）

（1）定位　保障员工基本生活，体现岗位价值与个人能力。

（2）设计要点

1）基于职级体系　建立科学的岗位评估，划分职级带宽，明确各职级薪酬范围。

2）对标市场　定期参与医药行业薪酬调研，针对不同职能（研发、生产、质量、销售、注册等）和地域制定差异化策略（领先型、匹配型、跟随型）。

3）考虑稀缺性　对关键稀缺人才（如细胞基因治疗专家、AI 药物研发科学家、国际注册总监）可设立特殊薪酬通道。

2. 浮动薪酬（绩效奖金/佣金）

（1）定位　激励核心杠杆，驱动高绩效与战略重点达成。

（2）设计要点（医药行业需极度谨慎）

1）销售岗位（高风险岗位）　合规至上，严禁直接挂钩药品销量/开方量。这是商业贿赂的核心风险点，替代方案如下。

挂钩"合规"行为指标：学术活动数量与质量、客户覆盖率、知识测试分数、合规审计结果。

挂钩"过程"指标：客户拜访计划完成率、CRM 信息录入完整性、市场信息反馈质量。

挂钩"团队/区域"绩效：淡化个人直接销售关联，强化团队协作。

挂钩"综合"目标：结合市场占有率（合规获取）、客户满意度、新产品推广效果（非销量）、不良反应报告及时率等。

设定上限与门槛：避免过度激励导致短期行为或违规。

延期支付/风险抵押：部分奖金延期发放，与后续合规审计结果挂钩。

2）非销售岗位（研发、生产、质量、职能等）

强链接个人与团队 KPI：奖金池大小取决于公司/部门整体绩效达成，个人奖金基于个人 KPI 完成度及行为表现。

质量/合规指标权重高：生产、质量岗位奖金需大幅挂钩质量指标（批次合格率、偏差率、审计缺陷关闭率、数据完整性合规）。

项目里程碑奖金：对研发关键项目节点设立专项奖励。

成本控制激励：对生产运营岗位设立合理化建议、降本增效奖励。

3. 长期激励（LTI）

（1）定位　保留核心人才（尤其高管、关键研发、技术专家），绑定长期利益。

（2）常见形式

1）股票期权、限制性股票　上市公司常用，需符合证券法规。

2）虚拟股权/增值权　非上市公司常用，模拟股权价值增长。

3）项目收益分成　针对重磅创新药研发成功后的商业化收益分享。

4）设计要点　设定明确归属期（通常3～5年），与公司长期财务、研发里程碑挂钩。

4. 福利与认可

（1）定位　提升员工满意度、归属感，体现人文关怀。

（2）医药行业特色

1）补充商业保险　高端医疗险、重疾险，吸引人才。

2）健康管理　年度深度体检、EAP计划、健康讲座。

3）研发人员专项福利　学术会议资助、期刊订阅、专利奖励。

4）生产人员关怀　特殊岗位津贴（如无菌车间）、倒班补贴、劳动保护升级。

5）培训发展投入　提供高质量的GMP/GSP、专业技能、领导力培训是重要"隐性福利"。

四、医药企业薪酬管理的特殊挑战与应对策略

1. 销售激励与反商业贿赂的尖锐矛盾

（1）彻底重构销售奖金逻辑　放弃"销量挂钩"，转向基于合规行为、医学知识、客户服务的综合评估体系。

（2）强化合规审计在奖金发放中的一票否决权　任何合规问题将取消或追回奖金。

（3）加大固定薪资占比　降低销售人员对浮动收入的过度依赖。

（4）投入合规培训与监控系统　从源头预防风险。

2. 集采常态下生产/供应链岗位的薪酬成本压力

（1）优化人员结构　提升自动化水平，精简冗余。

（2）精准激励　奖金重点挂钩成本控制、效率提升、一次合格率（降低返工成本）。

（3）技能津贴　奖励掌握多技能、能操作复杂设备的复合型工人。

3. 创新药企"烧钱期"的薪酬平衡

（1）高固定+高潜力LTI　提供有竞争力的固定工资保障生活，用丰厚的股权/期权吸引人才押注未来。

（2）里程碑奖金　关键研发节点达成时发放现金奖励，提振士气。

（3）非现金激励　强化研发自主权、项目影响力、学术发表机会等内在激励。

4. 跨地域（全球/全国）薪酬差异化管理

（1）差异化定位　根据当地生活成本、人才市场、法规要求（如不同国家加班费规定）制定区域策略。

（2）全球职级体系一对标　确保内部公平性框架，允许本地化灵活调整。

（3）外派人员方案设计完善的津贴（住房、子女教育、税收平衡）和归国保障。

5. 确保薪酬计算数据的完整性（GMP/GSP要求延伸）

（1）系统集成　HRIS系统与生产、销售、财务系统对接，自动获取可审计的绩效数据。

（2）严格审核　薪酬核算流程需多重校验，记录留痕，符合数据ALCOA+原则。

（3）独立审计　定期对薪酬数据进行合规审计。

五、构建有效薪酬体系的关键成功要素

1. 高层支持与合规文化　管理层必须理解薪酬合规的极端重要性，并在资源投入和决策中体现"合规优先"原则。

2. HR、财务、法务、质量的深度协同

（1）HR　体系设计、市场对标、日常管理。

（2）财务　成本测算、预算控制、长期激励建模。

（3）法务/合规　全程审核制度与方案，确保符合国内外反贿赂法规。

（4）质量　确保绩效数据来源符合 GMP/GSP，参与质量相关薪酬指标设定。

3. 强大的数据分析能力　精准分析薪酬有效性（成本、激励效果、保留率）、市场竞争力、内部公平性。

4. 透明沟通　清晰传达薪酬理念、结构、规则（保密细节除外），管理员工预期。

5. 动态调整机制　定期审视体系有效性，响应市场变化、法规更新与业务需求。

6. 技术平台支撑　利用 HRIS、薪酬管理系统实现自动化、标准化、可审计化。

医药企业薪酬管理的核心逻辑见表 4-2。

表 4-2　医药企业薪酬管理的核心逻辑

维度	核心要点	医药行业特殊性体现
战略导向	支撑业务战略，资源向关键人才倾斜	向研发创新、质量合规、关键技能岗位高度倾斜
竞争力	对标市场，吸引稀缺人才	全球人才争夺（尤其研发），需支付显著溢价；区域差异大
公平性	职级清晰，同岗同酬	生产 vs 研发 vs 销售差异显著，需科学评估
绩效联动	浮动薪酬强挂钩绩效	质量/合规指标权重极高；销售奖金设计是合规雷区，必须重构
合规性	绝对红线。符合劳动法、反贿赂法、数据规范	反商业贿赂是核心生命线；GMP/GSP 要求延伸至薪酬数据完整性；全球合规复杂性高
成本管控	平衡激励与财务可持续	集采压价、研发高投入双重压力，需更精细化管理
长期绑定	利用股权/期权保留核心	创新药企依赖 LTI；项目分成机制有吸引力
福利体验	全面福利提升满意度	补充医疗、健康管理、专项技能培训是行业标配

医药企业的薪酬管理，本质是在"合规高压线""人才争夺战"与"成本压力大"之间寻找精妙平衡的艺术与科学。成功的体系必须具备以下几点。

1. 将合规性（尤其反贿赂）嵌入薪酬设计的基因中，特别是彻底改革销售激励模式。

2. 以数据驱动（市场数据、绩效数据、成本数据）实现精准付薪与动态优化。

3. 通过差异化策略（岗位、地域、层级）解决复杂人才需求。

4. 利用长期激励和创新机制绑定核心人才，支撑企业未来。

对于医药从业者，理解公司的薪酬哲学与结构，不仅关乎切身利益，也是评估企业合规文化和长期发展潜力的重要窗口。对企业而言，一套设计精良、执行严谨、合规可靠的薪酬体系，是驱动创新、保障质量、赢得人才、实现可持续发展的战略性基础设施。

知识链接

海底捞的薪酬管理

满足员工基本需求：海底捞为员工提供良好的住宿条件和饮食待遇，确保员工的基本生活需求得到满足。此外，海底捞的薪酬水平在餐饮行业中也具有一定的竞争力，能够吸引和保留优秀的服务人员。

关注员工职业发展：海底捞注重员工的职业发展，为员工提供丰富的培训机会和晋升通道。员工可以通过自己的努力从基层服务员晋升为店长等管理岗位，实现自己的职业目标。这种关注员工职业发展的薪酬管理方式，让员工对海底捞产生了强烈的归属感和忠诚度。

节后小结

1. 薪酬是指员工从事组织所需要的劳动或服务，而从组织得到的以货币形式和非货币形式所表现的补偿或报酬。

2. 医药企业薪酬福利管理的核心目标与原则：战略对齐性、外部竞争力、内部公平性、绩效导向性、合规性、成本可控性。

3. 薪酬福利结构的关键组成部分有固定薪酬、浮动薪酬、长期激励、特色福利。

4. 医药企业薪酬管理的特殊挑战与应对策略：销售激励与反商业贿赂的尖锐矛盾、集采常态下生产/供应链岗位的薪酬成本压力、创新药企"烧钱期"的薪酬平衡、跨地域薪酬差异化管理、确保薪酬计算数据的完整性。

5. 构建有效薪酬体系的关键成功要素：高层支持与合规文化、HR、财务、法务、质量的深度协同、强大的数据分析能力、透明沟通、动态调整机制、技术平台支撑。

目标检测

参考答案

一、选择题

（一）单项选择题

1. 管理学大师（　　）在 1954 年首次提出了人力资源的概念。

　　A. 弗雷德里克·泰勒　　　　　B. 亨利·法约尔　　　　　C. 彼得·德鲁克

　　D. 马克斯·韦伯　　　　　　　E. 马克斯·泰勒

2. 牵引机制中，（　　）是用来明确岗位职责、绩效标准及胜任力模型的核心工具。

　　A. 绩效指标体系　　　　　　　B. 职位说明书　　　　　　C. 培训开发体系

　　D. 薪酬体系设计　　　　　　　E. 岗位开发体系

3. （　　）属于激励机制的重要组成部分，强调对员工价值、投入、责任与成果进行匹配。

　　A. 竞聘上岗制度　　　　　　　B. 末位淘汰制度　　　　　C. 薪酬体系设计

　　D. 绩效考核体系　　　　　　　E. 职位说明书

4. 在招聘过程中，（　　）是用于评估候选人是否具备岗位所需专业知识的测试。

　　A. 情境判断测验　　　　　　　B. 性格测评　　　　　　　C. 专业知识测试

　　D. 价值观匹配度测评　　　　　E. 薪酬体系设计

5. 背景调查中，（　　）对于医药企业的销售岗位尤为重要。

　　A. 合规记录审查　　　　　　　B. 工作经历核实　　　　　C. 学历真实性

　　D. 信用状况　　　　　　　　　E. 培训开发设计

6. 在医药企业的绩效管理中，（　　）会导致"一票否决"。

　　A. 工作效率低　　　　　　　　B. 数据造假　　　　　　　C. 缺勤率高

　　D. 没有完成培训　　　　　　　E. 过多培训

7. （　　）是医药企业薪酬管理中的"绝对红线"。

　　A. 绩效考核方式　　　　　　　B. 成本控制水平　　　　　C. 合规性

　　D. 员工满意度　　　　　　　　E. 公平性

（二）多项选择题

1. 人力资源管理在中国的发展主要分（　　）阶段，体现了管理理念的演变。

    A. 人事劳资管理阶段　　　　　B. 人事劳务管理阶段　　　　C. 人力资源管理阶段

    D. 人力资源发展阶段　　　　　E. 人力资源战略管理阶段

2. 下列关于职业生涯规划的说法中，正确的有（　　）。

    A. 医药行业需结合强监管、高技术、长周期等特点进行职业规划

    B. 职业发展路径应以专业深度＋法规意识＋持续学习为核心竞争力

    C. 所有员工都必须走管理岗晋升路径才能获得更高薪酬

    D. 高潜力领域包括细胞与基因治疗、AI 制药、真实世界研究等

    E. 持续增加经济收益

3. 医药企业招聘的线上渠道有（　　）。

    A. 医脉同道　　　　　　　　　B. 丁香人才网　　　　　　　C. 行业学术会议

    D. LinkedIn　　　　　　　　　E. 微信公众号

4. 医药行业培训上岗的重要性包括（　　）。

    A. 法规强制要求　　　　　　　B. 提升员工能力与效率　　　C. 增强团队凝聚力

    D. 增加企业税收　　　　　　　E. 符合国际惯例

5. 医药企业的薪酬体系设计需要考虑的核心目标有（　　）。

    A. 战略对齐性　　　　　　　　B. 外部竞争力　　　　　　　C. 内部公平性

    D. 绩效导向性　　　　　　　　E. 高管喜好

二、简答题

1. 人力资源管理在我国经历了哪几个发展阶段？
2. 请简要说明医药企业在选拔录用过程中有哪些显著特点？
3. 请简述医药企业开展培训上岗的核心目的，并说明其对企业发展和患者安全的意义。
4. 结合柯氏四级评估模型，谈谈医药企业如何有效评估培训效果。
5. 请简述医药企业薪酬福利管理的核心原则，并说明其对企业发展的意义。

三、实例分析

案例： 某互联网公司为了提升整体业绩，决定对绩效考核制度进行全面调整。总经理在没有与各部门负责人及员工进行充分沟通的情况下，直接下达了新的绩效考核方案。新方案大幅提高了业绩指标的权重，降低了团队合作等软性指标的占比，并且规定所有员工都必须按照新方案进行考核，未达标者将面临降薪甚至辞退的风险。这一决策引起了技术部门主管的强烈反对，该主管认为新方案过于强调短期业绩，忽视了技术研发的长期性和创新性，而技术部门是公司核心竞争力的关键所在，如果按照新方案执行，可能会导致技术人才流失，影响公司的长远发展。总经理陷入了两难的境地。

问题： 该案例中公司总经理犯了什么错误？请为总经理提供脱离困境的对策。

第五章 医药企业财务管理

PPT

被誉为"财务战略灯塔"的罗伯特·希金斯曾深刻指出："财务管理是企业的血液系统，尤其在医药领域，精准的财务管控能让创新药的种子萌发成守护生命的森林"。在医药产业的漫长进化史中，从古代药铺的账本算术到现代药企的资本魔方，财务管理始终是推动行业变革的核心引擎。

当人类对健康的永恒追求遭遇药品研发的"十亿美金十年周期"定律，当创新药的分子结构与资本市场的价值曲线产生奇妙共振，财务管理不再是简单的数字游戏，而是构建起连接实验室与病床、梦想与现实的价值桥梁。

学习目标

1. 掌握关键术语（如资金运作、价值管理）；筹资、投资、成本、利润分配、财务分析五大模块的基本内容；医药企业财务管理的特殊性。

2. 熟悉医药企业财务管理特点；医药企业股权融资、债权融资（生物医药专项债）、特殊融资等多元筹资方式；不同筹资渠道的成本与风险；药品研发周期的资金筹措策略。

3. 了解医药行业政策与法规；医药企业生命周期与财务策略；研发失败率与投资回报的量化分析框架；医药企业专属成本分类（研发分摊成本、无菌生产洁净区运维成本、药品追溯体系合规成本。

4. 能灵活应用"研发再投入优先"的利润分配逻辑，掌握仿制药企业规模利润分配、创新药企研发资本化处理等差异化方式；结合财务分析方法，评估企业财务健康度，能通过财务数据识别研发效率低下、库存周转异常等运营问题并提出改进建议"。

情境导入

A 企业与 B 企业的财务管理对比

A 企业是一家以创新为核心的生物制药公司，专注于开发治疗癌症、心血管疾病和自身免疫性疾病的新型药物。尽管 A 企业在研发领域取得了显著成果，但其高昂的研发成本（每年数十亿美元）和漫长的研发周期（通常超过 10 年）给企业带来了巨大的财务压力。尤其是在某些关键药物的临床试验失败后，A 企业的现金流一度紧张，导致后续研发进程受阻，甚至不得不削减部分研发项目以维持运营。这种状况不仅影响了企业的创新能力，还使其在市场竞争中处于不利地位。

相比之下，B 企业作为一家成熟的跨国制药企业，通过精细化的财务管理实现了稳定增长。不仅注重研发投入，还通过多元化的产品线、有效的成本控制和稳健的现金流管理，降低了财务风险。例如，B 企业通过收购其他制药公司来扩展产品组合，同时利用其强大的现金流支持新药研发。此外，B 企业还通过优化供应链管理和生产成本控制，提高了运营效率，确保了企业在高投入研发的同时仍能保持健康的财务状况。

思考：财务管理在上述医药企业中起到了哪些关键作用？

启示：1. 资金筹措与研发投入　医药企业的核心竞争力在于创新，而创新离不开巨额研发投入。A 企业的案例表明，如果企业无法有效筹措资金并合理分配研发预算，可能会导致关键项目中断，甚至影响企业的长期发展。而 B 企业通过多元化的融资渠道（如发行债券、股权融资）和稳健的现金流管理，确保了研发资金的持续投入。

2. 成本控制与运营效率　医药行业的生产和运营成本极高，尤其是在药品生产和质量控制方面。B 企业通过精细化财务管理，优化了供应链和生产流程，降低了成本，提高了利润率。而 A 企业在成本控制上的不足，进一步加剧了其现金流压力。

3. 风险管理与战略决策　医药行业的风险不仅来自研发失败，还包括市场竞争、政策变化和专利到期等。B 企业通过多元化的产品线和全球化市场布局，分散了风险；而 A 企业由于过度依赖少数几款核心产品，在面临研发失败时显得尤为脆弱。

4. 利润分配与股东回报　B 企业在实现稳定增长的同时，还通过股息和股票回购等方式回报股东，增强了投资者信心。而 A 企业由于现金流紧张，难以在短期内实现高额股东回报，影响了其市场估值。

财务管理是一个企业的命脉，对于创新型制药企业而言，财务管理不仅是确保研发资金充足的基础，更是应对行业高风险、实现可持续发展的核心工具。通过有效的资金筹措、成本控制、风险管理和利润分配，企业可以在激烈的市场竞争中占据有利地位，实现长期稳定增长。这一现实凸显了医药企业必须将财务管理提升到战略高度，以应对行业特有的挑战和机遇。

第一节　医药企业财务管理概述

在当今竞争激烈的医药行业，财务管理对企业的生存和发展至关重要。医药行业具有高投入、高风险、长周期的特点，尤其是创新型制药企业，往往需要投入大量资金用于研发，而研发成果的不确定性又使得现金流管理成为企业面临的核心挑战之一。

一、医药企业财务管理的概念

（一）财务管理的定义

通俗地讲，有关"钱财"的事务，就是"财务"。企业财务是指企业在生产经营过程中客观存在的资金运动及其所体现的经济利益活动，前者称为财务活动，后者称为财务关系。财务管理是企业组织财务活动、处理其与各方面财务关系的综合性管理工作，是企业管理的重要组成部分。企业财务活动是指资金的筹集、投放、营运及收益分配等活动。企业财务关系是指企业在进行各项财务活动的过程中与各种相关利益主体所形成的经济利益关系。

财务管理是企业为实现其目标，对资金筹措、使用、成本控制和利润分配等一系列财务活动进行有效管理的过程。其核心在于对资金的获取、运用和管理进行科学规划和调控，以确保资金流动性、盈利性和安全性，从而支持企业的战略目标和日常运营，保障长期可持续发展。财务管理不仅限于会计或账目管理，而是涵盖了从资金筹集到投资决策、从成本控制到利润分配的全方位活动。

（二）医药企业财务管理的特点

1. 研发成本高且风险大　医药企业在新药研发过程中需要投入大量资金用于基础研究、临床试验等环节。例如，研发一种新型抗癌药物，可能需要耗费数亿美元。同时，研发成功率较低，许多药物在研发过程中可能因各种因素失败，导致研发投入付诸东流。这就要求医药企业在财务管理中，要合理安排研发资金，评估项目的可行性和风险，进行有效的成本控制和资金预算管理，以降低研发成本和风险。

2. 药品定价受政策影响大　药品价格关乎民生和社会保障，政府会通过医保谈判、价格管制等政策手段对药品价格进行调控。例如，医保目录药品通常会有一个最高限价，医药企业在定价时必须考虑到这些政策因素。在财务管理中，医药企业需要密切关注政策动态，根据政策要求合理定价，确保药品的利润空间，同时又不违反政策规定，避免因价格问题引发的财务风险和法律风险。

3. 销售费用高 医药企业为了将药品销售到医疗机构和药店等终端，需要投入大量费用进行市场推广、学术推广、销售团队建设等。例如，一家大型医药企业可能会花费数亿元用于学术会议赞助、专家讲课费、销售代表的差旅费和招待费等。这使得销售费用在企业成本中占有较大比例，对企业的利润产生重要影响。在财务管理中，需要对销售费用进行严格的预算和监控，合理控制销售费用的增长，提高销售费用的投入产出比。

4. 库存管理复杂 医药产品的有效期较长，库存管理不当容易导致产品过期报废。同时，药品的品类规格繁多，不同药品的需求量和销售速度差异较大。例如，一些常用药品需求稳定，而一些特效药或新药的需求则具有不确定性。这就要求医药企业在财务管理中，建立完善的库存管理系统，根据销售预测和库存周转率合理控制库存水平，降低库存成本和损耗风险。

5. 应收账款回收风险高 医药企业的主要客户是医疗机构，这些客户通常付款周期较长，且可能因各种原因出现逾期付款甚至坏账的情况。例如，一些医院可能会因为资金周转困难而延迟支付货款。在财务管理中，医药企业需要加强应收账款的管理和催收工作，制定合理的信用政策，对应收账款进行风险评估和分类管理，及时计提坏账准备，以降低应收账款回收风险，确保企业的资金周转和财务稳定。

（三） 医药企业财务管理的重要性

医药企业的财务管理对于企业的生存和发展至关重要。

1. 确保资金流动性 医药企业通常需要大量资金支持研发、生产和市场推广，财务管理能够帮助企业合理配置资金，确保资金流动性，防止出现资金链断裂的风险。

2. 支撑企业战略决策 通过财务分析和预算编制，财务部门为企业提供准确的数据支持，帮助管理层做出科学的战略决策。

3. 提高经营效率 科学的财务管理能够优化成本结构、提高资源配置效率，帮助企业降低运营成本，提升盈利能力。

4. 风险控制与合规管理 财务管理能够帮助企业识别和防范财务风险，确保企业的财务活动符合法律法规，避免因违法违规行为而带来的法律风险。

（四） 医药企业财务管理目标

医药企业财务管理目标的核心是在强监管、高风险的行业特性下，通过资金链、资产效率与合规价值的动态平衡，实现可持续创新与股东回报最大化。

1. 保障可持续研发投入 医药企业需确保长期、稳定的资金流以支持高风险的创新研发。新药研发平均成本达 20 亿美元，周期长达 10 ~ 15 年，且失败率超 90%（如肿瘤药临床Ⅲ期淘汰率 87%）。财务管理需通过多元融资（如科创板 IPO、License－out 预付款）、政府补助（如国家新药创制专项）及利润再投资，构建"研发－上市－回报－再研发"的闭环资金链，避免因现金流断裂导致管线夭折。

2. 优化资本结构与风险对冲 针对医药行业特有的高波动性风险（如政策剧变、专利悬崖及带量采购冲击），医药企业需通过动态资本结构优化与多维风险对冲降低财务杠杆敞口：一方面实施审慎的债务管理，如某公司将负债率控制在 ≤35% 的安全阈值，预留充足现金储备（超 100 亿美元）应对 2028 年 Keytruda 专利到期冲击；另一方面运用金融工具对冲风险，典型如某公司通过外汇衍生品锁定汇率，2023 年减少汇兑损失 1.2 亿美元，同时购买临床试验保险转移研发失败导致的资金沉没风险，形成"资本缓冲＋金融避险"双支柱防御体系。

3. 实现全生命周期成本管控 医药企业通过全生命周期精细化成本管控实现降本增效：在研发端采用"风险共担"模式（如与CRO签订分期付款协议，依据研发里程碑支付费用），显著降低沉没成本风险；在生产端引入连续制造技术（如某公司应用流体化床替代传统批次生产），缩短生产周期30%，减少能耗与人工成本；在流通端依托SPD智能供应链管理系统（以上海瑞金医院为例），实现耗材"零库存"管理，将库存周转率提升至98%，有效规避滞销损耗与资金占用——形成"研发风险转移＋生产工艺革新＋流通数字赋能"三位一体的价值链重构。

知识链接

CRO

合同研究组织（Contract Research Organization，CRO）主要为医药企业和生物技术公司提供药物研发服务。在药物研发过程中，从药物发现阶段的化合物筛选，到临床前研究（包括药代动力学、毒理学研究等），再到临床试验阶段（涉及试验设计、患者招募、数据收集与分析等一系列复杂工作），CRO都可以参与其中。

4. 提升投入资本回报率（ROIC）与股东价值 医药企业以ROIC（投入资本回报率）超越WACC（加权平均资本成本）为财务核心目标，通过战略聚焦与资产轻量化双轨路径提升资本效率：一方面剥离低回报业务，如某公司出售仿制药部门，专注肿瘤与基因治疗等高价值领域，驱动ROIC从8%跃升至12%；另一方面创新商业模式，典型如某公司采用CDMO模式优化资产结构，将固定资产周转率提升至2.5次/年（超行业均值108%），大幅加速资本回收，从而在规避盲目扩张风险的同时，实现股东价值可持续增长。

知识链接

ROIC

投入资本回报率（return on invested capital，ROIC），是一种衡量企业利用资本获取利润能力的财务指标。

$$ROIC = （税后息前利润/投入资本）×100\%$$

税后息前利润（net operating profit after taxes，NOPAT）是企业在扣除所得税后的经营利润，但未扣除利息费用。税后息前利润＝息税前利润×（1－所得税税率）。息税前利润（earnings before interest and taxes，EBIT）是指在扣除利息和所得税之前的利润，包括企业的主营业务利润和其他业务利润等，它反映了企业经营活动的盈利能力，不受融资决策（利息费用）和税收政策的影响。

投入资本（invested capital）是指企业在经营过程中实际投入的资金，包括债务资本和权益资本。其计算方法有很多种，常见的一种是：投入资本＝总资产－流动负债－现金及现金等价物。总资产代表企业拥有的全部资源，减去流动负债（需要在一年内偿还的债务）后，再减去现金及现金等价物，得到的是企业用于长期经营活动的真实资金投入。

加权平均资本成本（weighted average cost of capital，WACC）是一个非常重要的财务指标，用于衡量企业为获取资金所必须支付的平均成本。它是根据企业的资本结构中权益和债务的比例，分别计算权益资本成本和债务资本成本，然后加权平均得到的。

$$WACC = \left（\frac{E}{V}×Re\right） + \left（\frac{D}{V}×RD×（1－Tc）\right）$$

式中，E为企业的权益市场价值（equity market value）；D为企业的债务市场价值（debt market value）；V = E + D 为企业的总资本价值（total capital value）；Re 为权益资本成本（cost of equity）；Rd 为债务资本成本（cost of debt）；Tc 为企业所得税税率（corporate tax rate）。

---

5. 强化合规与 ESG 价值管理　医药企业财务管理需深度内嵌合规与 ESG 价值管理，通过"风险防控 + 价值创造"双轨策略实现可持续增长：在反商业贿赂层面，设立专项审计基金（如某药企年度预算 500 万美元）并强化 FCPA 合规体系，规避类似诺华因行贿希腊、越南医疗机构被罚 3.467 亿美元的重罚风险；在 ESG 投入层面，将绿色实践及社会责任（罕见病药物可及性）纳入资产估值模型，吸引 ESG 偏好资本。此举不仅降低监管风险，更以 ESG 溢价重构企业估值逻辑，驱动长期财务韧性。

二、医药企业财务管理的主要内容与职能

（一）医药企业财务管理的主要内容

1. 资金筹集管理

（1）确定资金需求规模　依据企业的生产、研发、销售等规划，精确评估所需资金，避免资金冗余或短缺。例如，一家医药企业计划研发一款新药，需投入大量资金用于临床试验、设备购置等，通过详细测算确定所需资金规模。

（2）选择筹资方式　常见的有股权筹资（如发行股票）和债务筹资（如银行贷款、发行债券）。股权筹资能为企业带来长期、稳定的资金，但会稀释股东权益；债务筹资成本相对较低，但需承担还款压力。企业需综合考虑自身经营状况、市场环境等因素选择合适的筹资方式。

（3）优化资本结构　合理配置权益资本和债务资本的比例，使企业的综合资本成本最小化，同时保证财务风险可控。不同阶段的医药企业资本结构有所不同，初创期可能权益资本占比高，随着发展逐渐增加债务资本。

2. 资金投放管理

（1）现金管理　保持适当的现金余额，既要满足日常运营支付需求，如原材料采购、员工工资发放等，又要避免现金闲置。可通过现金预算等方法对现金进行规划。

（2）应收账款管理　制定合理的信用政策，控制应收账款的规模和账龄。医药企业销售药品或医疗器械给医院、药店等客户一定的信用期限，需对应收账款进行有效管理，如建立应收账款跟踪制度、评估客户的信用状况等。

（3）存货管理　优化存货水平，降低存货成本。医药企业存货包括原材料（如药品原料、包装材料等）、在产品（生产过程中的药品）和产成品（可销售的药品）。采用经济订购量模型等方法确定最佳的存货量，减少存货积压和缺货成本。

（4）固定资产投资管理　包括厂房建设、生产设备购置等。进行固定资产投资决策时，需对项目的可行性进行研究，评估投资回报率、回收期等指标。例如，投资建设一座新的制药工厂，需考虑市场前景、建设成本、运营成本等因素，判断投资的可行性和收益性。

（5）无形资产管理　医药企业的无形资产如专利技术、药品品牌等价值巨大。加强对无形资产的保护，合理评估其价值，有效利用无形资产进行授权、合作等，获取经济收益。

3. 成本费用管理

（1）成本核算　准确核算药品、医疗器械等产品的成本。采用合适的成本核算方法，如品种法、分批法等，将直接材料、直接人工和制造费用合理分配到产品成本中，为定价、成本控制等提供依据。

（2）成本控制　从研发、生产、销售等各个环节寻找降低成本的途径。在研发阶段，优化研发流程，提高研发效率；生产阶段，降低原材料消耗、提高设备利用率；销售阶段，合理控制销售费用等。

（3）费用管理 对企业的各项费用，如管理费用、销售费用、财务费用等进行预算编制、执行控制和分析。建立费用报销制度，规范费用支出行为，确保费用支出在合理范围内。

4. 收入利润管理

（1）销售收入管理 制定合理的销售价格，根据市场需求、成本、竞争状况等因素，采用成本加成定价法、竞争导向定价法等确定药品价格。加强销售渠道管理，拓展销售市场，提高产品的市场占有率，增加销售收入。

（2）利润分配管理 确定企业的利润分配方案，包括提取法定盈余公积、任意盈余公积等，以及股东股利分配。利润分配应兼顾企业的发展和股东的利益，合理的利润分配政策有助于企业积累资金用于再投资，同时也能回报股东。

5. 财务风险管理

（1）风险识别与评估 识别医药企业面临的各种财务风险，如市场风险（药品价格波动、市场需求变化等）、信用风险（客户拖欠货款等）、汇率风险（针对有进出口业务的医药企业）等。通过风险评估方法，确定风险的可能性和影响程度。

（2）风险应对策略 针对不同的风险采取相应的应对措施。对于市场风险，可通过市场调研、产品多元化等方式降低风险；信用风险可通过建立信用评估体系、购买信用保险等应对；汇率风险可采用套期保值等金融工具进行防范。

6. 财务分析与评价

（1）财务分析 通过财务报表（资产负债表、利润表、现金流量表等）分析企业的财务状况、经营成果和现金流量。计算财务指标，如偿债能力指标（流动比率、速动比率等）、盈利能力指标（净资产收益率、毛利率等）、营运能力指标（存货周转率、应收账款周转率等），评估企业的财务健康状况。

（2）财务评价 根据财务分析结果，对企业整体的财务管理水平、经营业绩等进行评价，总结经验教训，为今后的财务决策提供参考，促进企业财务管理的持续改进。

（二）医药企业财务管理的职能

1. 财务预测职能

（1）含义 财务预测是根据企业过去的经营数据和财务信息，结合宏观经济环境、行业趋势等因素，对企业未来的财务状况和经营成果进行预测。例如，通过分析过去几年医药产品的销售增长率、市场份额变化以及新药研发的投入产出情况等，来预测企业下一年度的销售收入、成本和利润等财务指标。

（2）目的和作用 为企业制定战略规划提供依据。准确的财务预测可以帮助企业管理层确定企业的长期发展方向，如是否扩大生产规模、进入新的医药细分市场等。在研发方面，预测新药研发的资金需求，以便提前规划资金来源，确保研发项目的顺利进行。协助企业在资本市场上进行融资决策。例如，企业若计划上市或发行债券，合理的财务预测能够向投资者展示企业未来的盈利能力和偿债能力，从而吸引投资者。

2. 财务计划职能

（1）含义 财务计划是基于财务预测的结果，制定企业未来一定时期内的财务目标和具体的财务行动方案。这一过程包括确定企业的资金筹集计划、资金运用计划、成本费用计划、利润分配计划等。例如，根据财务预测确定企业下一年度需要筹集多少资金用于购买新的生产设备，这些资金是通过银行贷款还是股权融资来获取，以及这些资金如何在不同部门和项目之间分配等。

（2）目的和作用 合理配置企业资源。医药企业资源有限，财务计划能够确保资金、人力等资源优先分配到关键的业务环节，如药品研发、临床试验等高价值的项目上。为企业的控制和考核提供标准。财务计划中的各项指标可以作为衡量企业各部门和员工工作绩效的标准，促进企业内部的管理效率提升。

3. 财务控制职能

（1）含义　财务控制是指在企业财务活动过程中，根据财务计划和预算，对企业的财务收支、资金运用、成本费用等进行监督和调节，以保证财务目标的实现。这包括对日常财务活动的监督，如审核每一笔费用支出是否符合预算标准；也包括对重大财务事项的控制，如企业并购、重大投资决策等。例如，在药品采购环节，控制采购成本，确保采购价格在预算范围内，并且采购数量符合生产计划的需求。

（2）目的和作用　确保财务计划的执行。通过对财务活动的实时监控，及时发现并纠正偏差，使企业的财务活动按照预定的计划进行，防范财务风险。例如，对企业的资金流动进行控制，避免出现资金链断裂的风险；对医药产品的定价进行控制，确保价格波动在合理范围内，减少市场竞争带来的财务风险。

4. 财务决策职能

（1）含义　财务决策是指企业根据财务目标和实际情况，在多个财务方案中选择最优方案的过程。在医药企业中，财务决策贯穿于企业的各个方面，如是否投资新的药品研发项目，是自己研发还是与其他企业合作研发；确定企业的资本结构，即债务融资和股权融资的比例等。例如，在决定是否投资一个高风险但潜在收益高的创新药研发项目时，需要考虑项目的预期收益、研发成本、失败风险以及对企业现有财务状况的影响等因素。

（2）目的和作用　优化企业财务资源配置。通过合理的财务决策，将资金投入最有价值的项目和业务领域，提高资金的使用效率，增强企业的竞争力。正确的财务决策可以使企业在市场竞争中获得优势，如通过合理的定价决策占领市场份额，通过有效的投资决策拓展业务领域等。

5. 财务分析职能

（1）含义　财务分析是通过对企业财务报表、经营数据等信息的收集、整理和分析，对企业财务状况和经营成果进行评价和总结。常用的方法包括比率分析、趋势分析等。例如，通过计算医药企业的资产负债率、流动比率等财务指标，分析企业的偿债能力；通过分析销售增长率、利润增长率等指标，评估企业的经营业绩和发展趋势。

（2）目的和作用　为企业的内部管理提供反馈信息。财务分析可以帮助企业管理层了解企业内部各部门的财务状况和经营成果，发现经营过程中的问题和不足，如某些药品的生产成本过高或销售渠道的成本控制不佳等。为投资者、债权人等外部利益相关者提供决策依据。外部人员可以通过财务分析了解医药企业的财务健康状况，从而做出是否投资、是否提供贷款等决策。

三、医药企业财务管理的挑战与发展趋势

（一）面临的主要挑战

1. 研发资金投入与管理

（1）高投入与风险并存　新药研发周期长、成本高，从基础研究到临床试验，再到药品上市，可能需要耗费数年甚至十几年的时间以及巨额资金。期间面临研发失败的风险，一旦失败，前期投入将付诸东流。

（2）资金预算复杂　研发过程涉及多个阶段和环节，每个阶段的资金需求和使用情况难以精确预估，对资金预算的准确性要求极高。

2. 药品定价与利润平衡

（1）政策限制　药品价格受到政府医保谈判、价格管制等政策的严格监管，医药企业定价空间有

限，难以完全根据市场需求和成本来定价。

（2）市场竞争与利润压力 在市场竞争激烈的环境下，为了抢占市场份额，企业可能需要降低价格，这会对企业的利润产生直接压力，需要在定价策略上找到平衡点。

3. 销售费用控制

（1）销售费用高 为了推广药品，医药企业需要投入大量销售费用，包括市场推广、学术会议赞助、销售团队建设等。这些费用在成本中占比较高，增加了成本控制的难度。

（2）费用效益评估复杂 难以准确评估销售费用的投入产出比，无法确定每一分钱的投入是否真正带来了相应的销售增长和利润提升。

4. 库存管理

（1）药品有效期管理 医药产品有效期较长，库存管理不当容易导致产品过期报废，造成经济损失。

（2）品种规格繁多 药品品种规格繁多，不同药品的需求量和销售速度差异较大，增加了库存管理的复杂性。

5. 应收账款回收

（1）客户付款周期长 医药企业的主要客户是医疗机构，这些客户付款周期普遍较长，可能因资金周转困难等原因出现逾期付款甚至坏账的情况。

（2）信用风险评估难度大 对客户的信用评估较为困难，难以准确预测客户的付款能力和意愿，增加了应收账款回收的风险。

6. 政策法规与监管

（1）政策变化频繁 医药行业受到严格的政策法规监管，政策的频繁变化可能对企业财务管理产生重大影响，如税收政策、医保政策、药品监管政策等的调整。

（2）合规要求严格 企业必须严格遵守相关政策法规和财务准则，确保财务管理和经营活动的合规性，否则可能面临罚款、法律诉讼等风险。

7. 成本控制

（1）原材料供应与价格波动 医药原材料供应的稳定性和价格波动对成本影响较大。原材料供应不足或价格上涨会导致生产成本上升，对企业利润造成压力。

（2）生产工艺与技术创新成本 为了提高产品质量和生产效率，企业需要不断进行生产工艺改进和技术创新，这需要投入额外的资金和资源，增加了成本控制的难度。

8. 国际化财务管理

（1）汇率风险 随着医药企业的国际化发展，涉及跨国业务和贸易往来，汇率波动会对企业的财务状况产生不利影响，如增加汇兑损失、降低利润等。

（2）不同国家财务制度差异 不同国家和地区的财务制度、会计准则和税收政策存在差异，给企业的财务管理带来挑战，需要企业熟悉和适应各国的财务要求。

（二）发展趋势

1. 数字化转型与智能化应用

（1）AI与大数据分析 利用人工智能（AI）和机器学习优化财务预测、成本控制及风险管理，例如通过数据分析预测研发投入回报率或供应链成本。

（2）RPA（机器人流程自动化） 自动化重复性财务操作（如发票处理、报表生成），提升效率并减少人为错误。

（3）区块链技术 应用于供应链金融、药品溯源及合规审计，增强数据透明度和安全性。

2. 研发投入的精细化财务管理

（1）动态预算管理　针对高风险的创新药研发，采用弹性预算和阶段性资金分配，结合临床试验进展调整资源投入。

（2）项目估值模型　引入实物期权法等工具评估研发管线价值，辅助投资决策。

（3）跨境研发协作的财务整合　全球化研发背景下，需管理多国资金流动、税务筹划及汇率风险。

3. 合规与风险管理升级

（1）全球监管趋严　应对国内外机构的合规要求，强化反商业贿赂、数据真实性审计（如 GXP 规范）的财务控制。

（2）ESG（环境、社会、治理）整合　将可持续发展指标纳入财务战略，例如绿色融资用于低碳生产或废弃物管理。

（3）供应链金融风险防控　疫情后对原料药供应稳定性的关注上升，需建立应急资金储备和供应商信用评估体系。

4. 资本运作与战略融资创新

（1）生物医药投融资热潮　通过 IPO、SPAC（特殊目的收购公司）或私募股权融资支持创新，财务团队需优化估值和投资者沟通。

（2）跨境并购的财务整合　跨国收购后的税务协同（如转移定价）、资产剥离及商誉减值管理成为关键。

（3）轻资产化趋势　部分企业转向 CDMO（合同研发生产组织）模式，财务管理需侧重合作方现金流分润和资产周转率优化。

5. 患者支付模式变革的财务适应

（1）创新支付模型　针对高价基因疗法或孤儿药，探索按疗效付费、分期付款等灵活方式。

（2）医保谈判与价格压力　财务部门需模拟医保控费政策对利润率的影响，优化产品组合定价策略。

（3）DTC（直接面向消费者）渠道的财务布局　数字化营销（如在线处方平台）要求重构收入确认和应收账款管理流程。

6. 供应链与成本控制强化

（1）区域化供应链重构　在地化生产（如应对中美脱钩）增加初期投资，但长期可能降低物流和关税成本。

（2）精益化管理　通过数字化工具监控生产损耗、库存周转，减少仿制药等成熟产品的运营成本。

7. 税务筹划全球化

（1）BEPS（税基侵蚀与利润转移）合规　适应 OECD 国际税收改革，合理规划跨国利润分配和知识产权（IP）持有架构。

（2）税收优惠利用　加大在爱尔兰、新加坡等低税率地区的研发中心布局，或申请中国"高新技术企业"税收减免。

8. 财务人才能力重构

（1）复合型团队建设　财务人员需兼具医药行业知识（如临床试验阶段划分）、数据分析和国际会计准则（IFRS）能力。

（2）业财融合　深化财务 BP（业务伙伴）角色下沉至研发、市场等部门，提供实时决策支持。

医药企业财务管理的核心趋势是技术驱动、风险前置和价值重构。未来，财务部门将从传统核算职能转向战略协同中心，平衡创新投入与盈利可持续性，同时应对全球合规和供应链不确定性挑战。企业需提前布局数字化工具、专业化团队和敏捷财务模型，以在行业洗牌中占据优势。

案例分析

A 公司财务管理的成功经验

A 公司是全球制药行业的领军企业，总部位于美国纽约，成立于 1849 年，拥有超过 170 年的历史。作为一家跨国制药巨头，A 公司的业务涵盖创新药物、疫苗、生物制药和消费者健康产品等多个领域。其产品线包括全球知名的药物，如降胆固醇药物立普妥（Lipitor）、抗癌药物爱博新（Ibrance）等。A 公司在全球范围内拥有数十个研发中心和生产基地，员工人数超过 7 万人，业务覆盖全球 180 多个国家和地区。

A 公司的核心竞争力在于其强大的研发能力和全球化运营体系。每年，A 公司将收入的 15%～20% 投入研发，致力于开发治疗癌症、心血管疾病、免疫性疾病和罕见病等领域的创新药物。此外，A 公司还通过战略并购和合作不断扩展其产品组合和市场影响力。A 公司的成功不仅体现在其科学创新上，更在于其卓越的财务管理能力，这使得企业能够在高投入、高风险的医药行业中保持稳健增长。

四、医药企业财务资金时间价值

（一）资金时间价值的概念

资金时间价值是指一定量的资金在不同时点上的价值量差额。医药企业在管理资金时考虑时间价值具有重要意义。例如，将 100 元存入银行，假设年利率为 3%，一年后会变成 103 元，这多出来的 3 元就是资金的时间价值。资金时间价值的实质是资金周转后使用后的增值额。通常情况下，资金使用价值被认为是没有风险和没有通货膨胀下的社会平均资金利润率。在医药企业中，无论是资金的筹集、投放还是回收，都会涉及资金时间价值的问题。

（二）在医药企业管理中的重要性

1. 投资决策方面

（1）项目评估 医药企业在进行新药研发投资决策时，需要考虑资金时间价值。新药研发周期长，一般需要数年甚至十几年的时间，投入资金巨大。企业会运用净现值（NPV）、内部收益率（IRR）等考虑资金时间价值的方法来评估项目的可行性。例如，一个新药研发项目预计未来 5 年每年产生不同的现金流入，通过将这些现金流入按照适当的折现率（考虑资金时间价值）折现到当前时点，与初始投资进行比较。如果净现值大于 0，说明考虑资金时间价值后项目有盈利空间，可以考虑投资；反之则可能放弃该项目。

（2）资产购置 在购买生产设备等固定资产时，企业也会考虑资金时间价值。比如，比较一次性购买设备和租赁设备的成本。租赁设备可能每年支付一定的租金，通过资金时间价值的计算来确定哪种方式在长期来看成本更低。

2. 融资决策方面

（1）债务融资成本比较 医药企业有多种债务融资方式，如银行贷款、发行债券等。不同融资方式的利息支付方式和利率可能不同。在考虑资金时间价值的情况下，企业可以准确计算不同债务融资方式的实际成本。例如，对于一笔长期银行贷款，利息可能是按照复利计算，企业需要考虑资金时间价值来确定实际的利息负担。

（2）股权融资时机选择 对于股权融资，企业需要考虑资金时间价值来确定合适的融资时机。如果企业现在融资，可能稀释现有股东的权益，但可以提前获得资金用于项目投资，这些资金在项目运作过程中会产生时间价值。企业需要权衡提前融资带来的资金增值和股权稀释的成本。

3. 营运资金管理方面

（1）应收账款管理 医药企业在销售药品或提供医疗服务后，应收账款的回收时间会影响资金的时间价值。企业可以制定合理的信用政策，缩短应收账款的回收周期。例如，通过提供现金折扣等方式鼓励客户提前付款，这样可以减少资金被占用的时间，提高资金的使用效率，充分利用资金的时间价值。

（2）存货管理 对于医药企业的存货，如药品库存等，过多的存货会占用资金。这些被占用资金如果用于其他投资可能会产生时间价值。因此，企业需要通过科学的存货管理方法，如经济订货量模型（EOQ）等，在满足市场需求的前提下，尽量减少存货占用资金，提高资金的时间价值利用率。

◣◣◣ 节后小结 ◢◢◢

1. 财务管理是企业为实现其目标，对资金筹措、使用、成本控制和利润分配等一系列财务活动进行有效管理的过程。

2. 医药企业财务管理目标：保障可持续研发投入、优化资本结构与风险对冲、实现全生命周期成本管控、提升资产回报率（ROIC）与股东价值、强化合规与 ESG 价值管理。

3. 医药企业财务管理的主要内容：资金筹集管理、资金投放管理、成本费用管理、收入利润管理、财务风险管理、财务分析与评价。

4. 医药企业财务管理的职能：财务预测职能、财务计划职能、财务控制职能、财务决策职能、财务分析职能。

5. 医药企业财务管理的挑战：研发资金投入与管理、药品定价与利润平衡、销售费用控制、库存管理、应收账款回收、政策法规与监管、成本控制。

6. 资金时间价值是指一定量的资金在不同时点上的价值量差额。医药企业在管理资金时考虑时间价值具有重要意义。

第二节 医药企业财务管理核心环节

💡 案例分析

案例： 在医药行业，研发新药是一项高投入、高风险且周期漫长的过程。某医药企业 A 公司是一家专注于创新药物研发的企业，其核心产品是一种针对罕见病的新型治疗药物。为了将这一药物推向市场，A 公司在研发过程中投入了大量资金，涵盖了多个关键环节：从早期的基础研究到临床试验，再到设备购置和市场推广。然而，由于药品审批周期长、研发进展缓慢，A 公司逐渐陷入了现金流不足的困境。

A 公司的研发项目已经进入了关键的Ⅲ期临床试验阶段，这是药品上市前的最后一道门槛。然而，Ⅲ期临床试验不仅需要大量的患者参与，还需要高昂的检测费用和数据分析成本。与此同时，A 公司还需要购置先进的实验设备以支持研发工作，并为未来的市场推广做准备。这些开支使得公司的现金流迅速紧张起来。尽管 A 公司已经投入了数亿美元，但距离药品上市还有至少两年的时间，这意味着公司需要更多的资金来维持研发和日常运营。

随着现金流的紧张，A 公司开始面临一系列严峻的挑战。首先，员工的工资和供应商的款项需要按时支付，否则可能影响研发进度和公司声誉。其次，如果资金链断裂，A 公司可能被迫暂停部分研发项目，这将直接影响药品的上市时间，甚至可能导致前期的巨额投入付诸东流。此外，现金流问题还可能引发投资者的担忧，导致股价下跌，进一步加剧融资难度。

为了应对这一资金危机，A 公司管理层迅速采取了行动，决定通过多渠道的筹资手段来解决资金瓶颈，具体措施如下。

1. 银行贷款　A 公司首先与多家银行进行了谈判，凭借其强大的研发能力和潜在的市场前景，成功获得了数亿美元的长期贷款。这笔资金主要用于支持临床试验的持续进行和设备的购置。

2. 发行公司债券　为了进一步补充资金，A 公司决定发行公司债券。由于 A 公司在行业内具有良好的声誉和稳定的现金流预期，债券发行获得了市场的积极反响，成功筹集了数亿美元。

3. 股权融资　A 公司还通过增发股票的方式吸引了新的投资者。尽管股权融资会稀释现有股东的持股比例，但 A 公司通过展示其研发项目的巨大潜力和市场前景，成功说服了投资者参与融资。

通过这次多渠道的筹资活动，A 公司成功筹集了足够的资金，不仅渡过了现金流危机，还确保了研发项目的持续推进。两年后，A 公司的新药成功通过了药品审批，并在市场上推出了这款创新药品。由于该药物针对的是一种罕见病，市场上几乎没有竞争对手，A 公司迅速占据了市场主导地位，并获得了可观的收益。新药的成功不仅为 A 公司带来了丰厚的利润，还显著提升了企业的市场价值和行业影响力。

分析：这一案例展示了医药企业在研发过程中的资金需求，以及如何通过有效的筹资管理来满足企业的资金需求、保持运营正常并确保未来发展。

一、医药企业筹资管理

（一）医药企业筹资管理的定义

筹资管理是指企业为满足其生产经营、发展战略等方面的资金需求，合理规划、决策并实施资金筹集活动的过程。在医药企业中，由于研发周期长、资金投入大，筹资管理显得尤为重要。筹资管理的目的是确保企业在短期内获得充足的资金支持，保证长期发展所需资金的稳定性和可靠性。

（二）医药企业筹资管理的目标

1. 资金充足性　企业需根据经营需求动态匹配资金供给，既要满足短期营运资金（如支付账款、工资发放）的需要，也要保障长期资本支出（如设备投资、研发投入）的供应。这要求企业精准预测现金流，建立多元融资渠道（如银行授信、供应链融资），避免资金链断裂。

2. 资金成本最小化　企业需在风险与成本之间权衡，选择最优融资方式。债务融资成本较低（可享受税盾效应），但过高负债会增加财务风险；股权融资成本较高（涉及控制权稀释和股利支付），但能增强企业抗风险能力。企业可通过优化资本结构降低加权平均资本成本（WACC），并把握市场时机（如低利率环境发债）降低融资成本。

3. 资金结构优化　合理的资本结构能平衡财务风险与收益。企业可参考 MM 理论和权衡理论，结合行业特点（如科技企业负债率通常低于重资产行业）确定最优负债水平，并确保融资期限与资产周期匹配（如长期项目对应长期资金）。

4. 资金安全性　确保所筹集的资金来源可靠，避免过度依赖单一融资渠道，确保企业资金流动性和偿债能力。可通过多元化融资（如结合银行贷款、资产证券化、永续债等工具）降低再融资风险，并对汇率、利率波动进行对冲。

5. 资金使用效益最大化　资金的使用应聚焦于核心业务的扩展和创新项目的开发，确保资金的使用效率和收益最大化。企业可通过经济增加值（EVA）评估项目优先级，淘汰低效投资，并严格监控资金使用（如 IPO 募集资金是否按计划投入项目）。

（三） 医药企业筹资管理的主要方式

1. 股权筹资 股权筹资形成企业的股权资金，是企业最基本的筹资方式之一。股权筹资的主要形式有吸收直接投资、发行普通股股票和留存收益。

（1）吸收直接投资

1）吸引直接投资的种类划分见表 5 - 1。

表 5 - 1 吸引直接投资的种类划分

类别	内容
吸收国家投资	政府或国有资本通过财政拨款、产业基金等形式注资，重点支持战略性医药项目（如创新药、疫苗研发）。如国家级生物医药基金（如上海百亿级并购基金）投资本土药企，推动产业链整合。政策导向明确，优先支持符合"健康中国"战略的领域（如 mRNA 技术平台）
吸收法人投资	其他企业（药企、保险机构等）以战略协同或财务收益为目的注资。模式细分：产业资本，如复星医药投资 BioNTech 成立合资公司，共享 mRNA 技术；金融机构，平安保险通过私募股权基金布局创新药企，获取长期回报
吸收个人投资	高净值个人或行业专家（如科学家、医生）以资金或技术入股。如初创 Biotech 公司吸引顶尖科研人员技术入股（如某细胞治疗企业创始人以专利作价持股 20%）；医生资源入股，助力临床渠道拓展（如肿瘤药企吸纳三甲医院专家投资）
中外合资经营（股权式合营）	外资药企与国内企业合资设立法人实体，外资持股通常≥25%。外资提供技术/资金（如阿斯利康与无锡药明共建研发中心）；中方负责本土化落地（如医保准入、渠道下沉），受《外商投资负面清单》约束

2）主要出资方式及医药行业应用见表 5 - 2。

表 5 - 2 主要出资方式及医药行业应用

出资方式	应用
货币资产出资	超 70% 直接投资采用现金形式，灵活性最高。如高瓴资本向百济神州现金注资超 10 亿美元，支持 PD - 1 抑制剂全球商业化
技术产权出	主要形式有专利、专有技术（如靶点发现平台）、临床试验数据等作价入股。该行业特殊性：技术估值依赖第三方评估（如信达生物 PD - 1 专利估值 8 亿元）；高风险性：技术迭代可能致价值缩水（如某 CAR - T 技术因竞品出现贬值 30%）
实物资产出资	如 GMP 厂房、实验室设备、生产线等。如药明康德以上海研发中心设备作价，与红杉资本共建细胞治疗合资企业
土地使用权出资	如重资产型药企（如原料药厂），以上海张江、苏州 BioBay 等生物医药园区地块为主
特定债权转股权	该形式可转换债券、供应商欠款转为股权。如某 Biotech 公司将 CRO 服务应付账款转为合作方股权，缓解现金流压力

3）优势和劣势分析见表 5 - 3。

表 5 - 3 吸收直接投资优势和劣势

优势	劣势
快速形成产能，直接获取设备/技术，缩短研发周期（如康桥资本投资 Paratek 后，其抗生素纽再乐®半年内实现规模化生产）	控制权分散，投资者要求董事会席位（如某创始团队因多轮融资持股降至 15%）
财务风险，无还本付息压力，适合高亏损期创新药企（如科创板未盈利企业泽璟制药）	资本成本高，投资者期望年化回报 > 30%（如 VC 投资 Biotech），挤压企业利润分配空间
资源协同效应，投资者带来技术、渠道或政策资源（如君实生物通过上实集团投资，加速进入上海医保目录）	产权流动性差，非证券化股权依赖 IPO 或并购退出（Biotech 企业平均退出周期 7 年）

4）创新方向 药品特许权投资（RBF）是投资者分享销售收入而非股权（如 Royalty Pharma 模式），避免股权稀释；国资并购基金主导是地方政府设立百亿级基金（如上海方案），整合区域医药资源。

（2）发行普通股股票

1）定义与医药行业应用场景 发行普通股股票指企业通过公开发行或非公开配售股份，吸引投资者成为股东，以换取资金支持经营活动。在医药行业中，该方式尤其适用于高研发投入、长回报周期的创新药企；

2）发行方式与医药行业实践 首次公开发行（IPO） 适用阶段于成长期企业，具备一定研发成果（如临床Ⅱ期数据）。常见的发行方式主要有以下几种方式。①增发（含定向增发）：非公开发行（定向增发），向特定对象（如战略投资者、实控人）发行股票，其优势是快速锁定资金，强化控制权；存在的风险是折价发行可能损害中小股东利益。②配股：向原股东按比例配售新股，维持股权结构稳定，但依赖股东资金实力（适用案例较少）。

3）优缺点 见表 5-4。

表 5-4 发行普通股股票优缺点

优点	缺点
无固定股息负担。医药研发失败率高，普通股无需强制分红，降低现金流压力（如信达生物连续亏损仍靠股权融资支撑研发）	资本成本高。投资者要求高回报率（Biotech 领域预期年化回报 > 30%），且发行费用占募资额 5%～10%（高于债券）
优化资本结构。降低资产负债率，提升再融资能力（人福医药定增后负债率下降，信用评级上调）	控制权稀释风险；多轮融资导致创始团队持股比例下降（如某创新药企创始人持股降至 15%）
资源整合效应。引入战略投资者（如产业资本、外资药企），带来技术或渠道协同（复星医药与 BioNTech 合资，加速 mRNA 疫苗本土化生产）	股价波动敏感性。临床数据失败可能引发股价暴跌（如重庆啤酒乙肝疫苗终止研发后股价跌逾 70%）

（3）留存收益

1）定义与医药行业定位 留存收益指企业将税后净利润留存于内部，未作为股利分配的部分，转化为经营发展资金。在医药行业中，该方式是内源性股权筹资的核心手段。本质是股东权益的再投资（未分配利润转增资本公积或股本）；行业价值是规避外部融资成本与风险，尤其适合现金流稳定的成熟药企（如云南白药留存收益占比超 40%）。

2）留存收益来源构成 留存收益主要由以下几个方面构成。①法定盈余公积：净利润 10% 强制提取。②任意盈余公积：股东大会自主决议提取比例；未分配利润是可自由支配的留存主体。

3）医药行业应用模式 留存收益在医药行业的应用模式主要有以下几个方面。①研发投入：支撑创新管线开发。②产能升级：扩建智能化生产基地。③战略储备：应对集采降价冲击。

4）优缺点 见表 5-5。

表 5-5 留存收益的优缺点

优点	缺点
零融资成本。无需支付利息或股息，降低财务风险（对比债务融资 5%～8% 利率）	规模依赖盈利水平。亏损或低利润企业难以积累（如百济神州连续亏损，留存收益为负）
无控制权稀释。避免股权融资导致的决策权分散（如某 Biotech 创始人因多轮融资持股降至 15%）	积累速度慢。单靠留存收益难支撑巨额研发投入（单款新药研发超 10 亿美元）
增强财务稳健性。提升净资产规模，优化资本结构（云南白药留存收益使资产负债率长期 <30%）	股东回报压力。长期低分红可能引发股东不满（如恒瑞医药 2023 年分红率降至 10%，遭机构质疑）
政策适配性高。不受外部融资政策波动影响（如 IPO 收紧、债券违约潮）	机会成本问题。留存资金若未高效利用，降低 ROE（如某药企闲置资金占比超 20%，ROE 仅 5%）

2. 债务筹资 债务筹资形成企业的债务资金。债务筹资的主要形式有银行存款、发行公司债券、租赁和商业信用。

（1）银行借款

1）银行借款的种类 银行借款的种类主要有以下几种。①信用贷款：适用对象为 AAA 级龙头药企或政策性支持项目。②抵押贷款：抵押物类型有厂房设备，存货/应收账款，流通企业首选。③质押贷款：医药创新模式主要有 2 个，一个是专利质押；另一个是药品批文质押。④政策性专项贷款：国家战略导向的科技贴息贷。⑤绿色贷款。

2）利息支付方式与医药企业策略 银行借款的利息支付方式主要有以下几种。①按月/季付息，到期还本：适用场景是现金流稳定的流通企业。②到期一次性还本付息：适用场景是研发期企业。③浮动利率挂钩 LPR：行业风险对冲，利率互换（IRS）锁定成本；选择 LPR 重置周期，1 年期更灵活。

3）贴息政策应用 利息政策的操作路径是申请科技型贴息→银行放款→财政返还利息。

（2）发行公司债券

1）公司债券的种类 见表 5-6。

表 5-6 发行公司债券的种类

种类		内容
信用债券	普通公司债	以企业信用背书，无抵押物，利率由企业资质（信用评级）决定
	可转换债券（CB）	持有人可在约定条件下转为股权，适合投资者对医药企业增长前景看好的场景
	绿色债券	若医药企业投资环保项目（如绿色制药技术），可发行此类债券，吸引 ESG 投资者
担保债券	抵押债券	以药企固定资产（厂房、设备）做抵押，降低融资成本
	质押债券	以知识产权（专利、药品批文）为质押物，适合轻资产研发型药企
结构化债券	可交换债券（EB）	大股东以持有的上市公司股份作为标的，用于融资而不稀释控制权

2）发行程序 ①前期准备阶段：内部决议，董事会、股东大会审批；选定主承销商、律所、评级机构；确定发行方案的规模、期限、利率结构。②监管审核阶段：向证监会/交易所提交申请材料，申请材料包括募集说明书、审计报告、信用评级等；医药企业需额外披露行业风险，如研发失败、政策集采影响。③发行与簿记阶段：路演推介，向机构投资者说明企业价值；簿记建档包括收集订单，确定最终发行利率。④上市与后续管理：债券在交易所挂牌流通；定期披露财务报告及重大事项，如新药审批进展。

3）优势和劣势 见表 5-7。

表 5-7 发行公司债券的优势和劣势

优势	劣势
融资成本可控。利率通常低于股权融资（避免稀释股东权益），优质药企可获 AA + 以上评级，显著降低利息支出	还本付息刚性压力。若研发失败或药品降价（如医保谈判），可能引发偿债风险
期限灵活匹配需求。短期债（1~3 年）补充流动资金；长期债（5~10 年）支持研发管线建设（如临床试验投入）	信用评级敏感。行业政策变动（如集采扩面）可能导致评级下调，推高再融资成本
优化资本结构。增加杠杆提升 ROE，尤其适合现金流稳定的成熟药企（如 OTC 药品业务）	信息披露要求严格。需持续公开经营数据，商业秘密保护难度增加

4）医药行业的特殊考量 ①研发风险对冲设计：可发行"里程碑债券"，利率与研发进度挂钩，如新药获批后利率下调。②政策适应性：在医保控费趋严背景下，侧重发行中长期债，避免短期流动性危机。③投资者偏好匹配：创新药企倾向发行可转债，吸引风险资本；传统药企则以高信用评级发行低息普通债。

医药企业发行公司债券是平衡融资成本与风险的重要工具，需结合行业特性（高研发投入、强政策监管）选择债券类型，严格管控发行流程，并利用灵活条款应对不确定性。尤其适合处于商业化阶段、现金流稳定的企业，而初创药企需谨慎评估偿债能力。

（3）租赁

1）租赁融资的种类 见表5-8。

表5-8 租赁融资的种类

种类		说明
融资租赁（资本性租赁）	直接融资租赁	租赁公司根据药企需求购买设备（如制药生产线、检测仪器），药企分期支付租金，租期结束后以象征性价格取得所有权
	售后回租	药企将自有设备（如已投产的反应釜）出售给租赁公司，再租回使用，快速盘活固定资产获取资金
经营租赁（操作性租赁）		短期租赁设备（如临床试验用移动实验室），租金计入费用，不纳入资产负债表，灵活应对阶段性需求
行业特殊租赁	研发设备租赁	针对高价值研发仪器（冷冻电镜、高通量筛选设备），租金与研发进度挂钩
	GMP厂房定制租赁	租赁公司按药企标准建造洁净厂房，药企以长期租赁形式使用，减轻重资产投入

2）租赁融资的程序 ①需求评估与方案设计：药企明确设备/厂房需求及预算；租赁公司定制方案包括租期、租金结构、留购选项。②尽职调查与审批：租赁公司核查药企信用资质、设备价值；医药行业需额外评估设备合规性，如是否符合GMP标准。③签约与设备交付：签订租赁合同如明确保险、维护责任；租赁公司采购设备并交付药企使用。④租金支付与资产管理：药企按约支付租金，通常按季/半年；租赁期内设备由药企负责维护保养。⑤租期结束处理：融资租赁要支付尾款取得所有权，或续租/退还；经营租赁是直接归还或协商续租。

3）优势和劣势 见表5-9。

表5-9 租赁的优势和劣势

优势	劣势
缓解现金流压力。无需一次性支付全款（如价值5000万元的生物反应器可分5年支付），保留资金用于研发与运营	总成本较高。租赁利率通常高于银行贷款（租赁公司覆盖设备处置风险溢价）
优化财务报表。经营租赁实现"表外融资"（新租赁准则下需部分资本化）；融资租赁虽增加负债，但提升资产规模，改善资产负债率	资产控制权受限。租赁期内设备处置需经出租方同意，影响药企运营灵活性
税务筹划价值。租金全额税前抵扣，降低税负（相比贷款仅利息可抵税）	合规性风险。医疗设备租赁需符合《医疗器械监督管理条例》，若设备不合规可能导致停产

（4）商业信用

1）商业信用的种类 商业信用在医药企业发展的过程中，发挥着非常重要的作用，商业信用包括以下几类。①应付账款：又称为贸易信用，上游延期付款是指药企采购原料药、辅料时，与供应商约定延期支付（如60~90天账期），占用供应商资金。下游预收款是指对经销商或医院提前收取货款，缓解生产资金压力。②票据融资：商业承兑汇票是药企向设备供应商开具商票，承诺未来付款，供应商可贴现或背书转让。银行承兑汇票是由银行担保兑付，信用度更高，适合大额采购（如进口制药设备）。③供应链金融工具：保理融资是将医院/经销商的应收账款转让给金融机构，快速回笼资金如集采中标后批量销售形成的应收款。反向保理是由核心药企协调，银行对其上游供应商提供融资，增强供应链稳定性。

2）商业信用融资的程序 ①信用额度建立：药企与供应商/客户协商账期、贴现率等条款；提供历史交易记录、财务报表证明偿付能力。②交易凭证生成：采购时签订延期付款合同，或销售时收取预付款/承兑汇票；医药行业需附药品购销资质文件，如GMP证书。③融资操作：票据贴现，持未到期票据向银行申请贴现，支付贴现利息；应收账款质押，以医院应收款为质押物向银行借款。④结算与闭环：到期支付供应商货款，或完成对客户的产品交付；若发生纠纷，可能触发信用条款重谈。

3）特点分析　见表5-10。

表5-10　租赁的优势和劣势

优势	劣势
零利息成本（基础形式）。应付账款延期支付通常无显性利息，是最廉价的短期融资来源	信用额度受限。额度取决于交易规模与药企议价能力，中小药企通常仅获小额信用
灵活性强。无需抵押物或复杂审批，随交易自动生成；账期可根据现金流动态调整（如销售淡季延长付款）	流动性风险。若过度依赖延期付款，遭遇供应商集体收紧账期（如原料药短缺时期），可能引发支付危机
优化营运资本。缩短现金转换周期（CCC）：延长应付账款天数→减少现金流出；缩短应收账款天数→加速现金回流	机会成本。为获取预收款或快速回款，可能需给予客户价格折扣（如3%现金折扣），变相增加成本
强化供应链关系。对优质客户提供预付款折扣，对稳定供应商及时付款，提升合作黏性	合规风险。医药行业商业贿赂敏感，需避免通过异常信用条款输送利益（如无故延长经销商账期）

（四）医药企业筹资管理中的风险控制

1. 医药企业筹资风险类型及成因

（1）利率风险　医药企业筹资时，若主要依赖债务融资，市场利率的波动会使企业面临利率风险。

（2）再融资风险　医药企业在发展过程中对资金需求大，可能需要不断筹资，而资本市场上融资的不确定性，如市场环境不佳、投资者信心不足等，会使企业面临再融资风险，导致资金链断裂。

（3）财务杠杆效应风险　债务融资虽能带来税盾效应，但也会增加企业的财务杠杆，若企业经营利润率低于债务利息率，财务杠杆会放大企业的亏损。

（4）汇率风险　跨国经营的医药企业，收入和支出涉及多种货币，汇率波动会影响其财务状况。

（5）购买力风险　当通货膨胀发生时，货币购买力下降，会使企业的债务实际价值降低，但如果企业的资产和收益不能同步增长，企业的偿债能力会受到影响。

2. 医药企业筹资风险控制策略

（1）优化资本结构　合理安排债务融资和权益融资的比例，既能利用债务融资的税盾效应，又能降低财务风险。一般来说，债务融资比例应与企业的盈利能力、偿债能力及市场利率等因素相匹配。

（2）拓宽筹资渠道　除了传统的银行贷款、发行股票、债券等方式，医药企业还可以考虑融资租赁、风险投资、政府补助等多种渠道，降低对单一融资渠道的依赖，提高资金的可得性。

（3）加强利率风险管理　在债务融资时，合理选择固定利率和浮动利率的债务比例，利用利率互换、远期利率协议等金融工具对冲利率风险。

（4）合理规划资金需求和筹资时间　准确预测企业的资金需求，根据资金使用计划合理安排筹资时间，避免资金闲置或资金短缺。

（5）加强汇率风险管理　跨国经营的医药企业可以采用套期保值工具，如远期外汇合约、外汇期权等，锁定汇率风险，同时优化海外业务布局，合理安排外币资产和负债的结构，降低汇率波动的影响。

（6）建立风险预警机制　建立财务风险预警指标体系，如资产负债率、流动比率、速动比率、利息保障倍数等，实时监测企业的财务状况，提前发现筹资风险，及时采取措施加以解决。

案例分析

某企业的筹资管理

某企业是中国领先的创新型制药企业之一，成立于 1970 年，总部位于江苏省连云港市。经过数十年的发展，该企业已经从一家地方性制药厂成长为全球知名的医药企业，其主营业务涵盖抗肿瘤药物、麻醉药物、造影剂、心血管药物和抗感染药物等多个领域。该企业在中国市场占据重要地位，同时也在积极拓展国际市场，其产品已进入美国、欧洲和东南亚等多个国家和地区。

该企业的核心竞争力在于其强大的研发能力和高质量的产品。公司每年将销售收入的 10%～15% 投入研发，致力于开发创新药物和高仿制药。该企业的研发管线涵盖了从早期研究到临床试验的多个阶段，尤其在抗肿瘤药物领域，该企业已经推出了多款具有自主知识产权的创新药物，如 PD－1 抑制剂卡瑞利珠单抗。此外，该企业还通过与国际制药企业的合作，加速了其国际化进程。

然而，创新药物的研发需要巨额资金投入，且研发周期长、风险高。为了支持其研发活动和国际化扩展，该企业在多年的发展过程中，依赖多元化的外部融资手段来满足资金需求。

1. 筹资管理策略　该企业在筹资管理方面采取了多元化的策略，以确保资金的充足性和灵活性。其筹资管理策略主要包括以下几个方面。

（1）股权融资　该企业通过股权融资为其研发和国际化扩展提供了重要的资金支持。2000 年，该企业在上海证券交易所成功上市，通过首次公开募股（IPO）筹集了大量资金。此后，该企业还通过多次增发股份进一步融资。

（2）债务融资　除了股权融资，该企业还通过债务融资来满足其资金需求。该企业多次发行公司债券，利用其良好的信用评级和资本市场声誉，以较低的利率筹集资金。

（3）政府资助与政策支持　该企业还积极争取政府资助和政策支持，以降低研发成本。作为中国创新药物研发的领军企业，该企业多次获得国家和地方政府的科研项目资助。

（4）国际化融资与合作　随着国际化进程的加速，该企业还通过与国际资本市场的对接，拓宽了融资渠道。

2. 结果与分析　该企业通过多元化的筹资管理策略，成功解决了资金需求问题，并为其研发活动和国际化扩展提供了强有力的支持。具体而言，该企业的筹资管理成果体现在以下几个方面。

（1）资金充足性与研发推进　该企业通过股权融资和债务融资，确保了研发资金的充足性。

（2）财务风险的控制　该企业在筹资过程中，注重股权融资和债务融资的平衡，有效降低了财务风险。通过合理的资本结构安排，该企业保持了适度的负债水平，既利用了债务的税盾效应，又避免了过高的财务杠杆带来的风险。此外，该企业还通过政府资助和政策支持，进一步降低了研发成本，增强了财务稳健性。

（3）国际化进程的加速　该企业通过国际化融资和合作，加速了其国际化进程。

（4）股东价值的提升　该企业通过科学的筹资管理和高效的资本运作，提升了股东价值。

该企业的筹资管理成功经验为医药行业提供了宝贵的借鉴。通过多元化的融资渠道、科学的资本结构安排以及政府资助的有效利用，不仅解决了资金需求问题，还为其研发活动和国际化扩展提供了强有力的支持。该企业的案例表明，在高投入、高风险的医药行业中，科学的筹资管理是企业实现长期可持续发展的关键因素之一。

二、医药企业投资管理

（一）投资管理的基本概念与目标

1. 投资管理的定义　投资管理是指企业在面对不同的投资机会时，通过对资金的有效配置和使用，确保资本的增值和风险最小化的过程。医药企业的投资管理通常涉及研发投资、生产设施投资、市场拓展投资等多个方面。由于医药行业的研发周期长、投资回报周期不确定，科学的投资管理尤为重要。

2. 投资管理的目标

（1）风险与回报的平衡　企业需要根据投资项目的风险特征和回报预期，制定合理的投资策略，确保资金的高效使用。

（2）资金的最优配置　通过对不同投资项目的比较和分析，合理配置资金，确保资源能够最大限度地用于高回报的项目。

（3）促进公司战略目标的实现　投资管理应紧密结合公司长期战略，支持研发、市场拓展等关键领域的投资，推动公司持续成长。

（4）增强企业的竞争力　通过精准的投资决策，提升企业的技术创新能力、市场占有率等，从而增强企业在行业中的竞争力。

（二）医药企业的投资管理种类

1. 项目投资　医药企业为实现特定项目而进行的投资，涵盖研发新药、建设生产设施等。研发新药需投入大量资金用于临床前研究、临床试验等，如开发一款创新药通常需耗费数亿甚至数十亿元；建设生产设施则包括购置土地、建造厂房、购买设备等，以满足药品生产需求，像建设一个现代化制药工厂可能需要数千万至数亿元投资。这类投资风险较高，但若项目成功，收益也颇为可观。

2. 证券投资　医药企业用自有资金购买股票、债券等有价证券。购买股票旨在获取股息和股票增值收益，可能会投资其他医药企业或相关行业股票以实现多元化投资。购买债券则主要是获取稳定的利息收入，如投资国债、金融债券或企业债券等。证券投资流动性强，能灵活调整投资组合，但同样面临市场波动风险。

3. 风险投资　医药企业向处于初创期或成长期的生物医药高科技企业进行投资，为其提供资金支持以换取股权。这些被投资企业通常拥有创新的药物研发技术、医疗器械概念等，但缺乏资金将其推向市场。如投资一些专注于基因治疗、细胞治疗等前沿领域的初创企业，风险投资具有高风险、高回报的特点，一旦被投资企业取得突破性进展或成功上市，将带来丰厚的回报。

4. 私募股权投资　通过私募股权基金向医药企业进行投资，投资对象多为具有一定规模和稳定业绩，但尚未上市或未在公开市场交易股权的医药企业。这种方式可帮助企业扩大生产规模、加速产品研发和市场拓展，同时为被投资企业提供管理经验、行业资源等增值服务。私募股权投资的锁定期较长，但有望获得较高的投资回报。

5. 并购与重组投资　医药企业通过并购其他企业实现资源整合、市场扩张、技术获取等战略目标。例如，大型医药企业收购小型制药公司以丰富产品线、扩大市场份额；或并购医药研发公司获取其研发技术和专业人才。重组则可能涉及资产、业务的重新整合与优化，通过这种投资方式，企业可快速提升竞争力，但也需面对整合过程中的诸多挑战，如企业文化差异、管理架构调整等。

6. 合作开发与授权协议投资　医药企业与其他企业、科研机构等签订合作开发协议，共同投入资金和资源进行药品研发、技术攻关等。各方共享研发成果和收益，同时分担风险和成本。此外，企业还可能签订授权协议，将自身专利技术授权给其他企业使用，或引进其他企业的专利技术，支付或收取授权费用，以此实现资源共享、优势互补，推动技术创新和产品多元化。

7. 无形资产投资　医药企业将自身拥有的专利技术、商标、品牌等无形资产作价入股,与其他企业的有形资产相结合,共同组建新的经济实体。例如,一家拥有知名药品品牌的医药企业,可将品牌价值评估后作为投资,与生产型企业合作,利用其生产能力将品牌优势转化为产品优势,实现互利共赢。

8. 营运资本投资　为确保企业日常经营活动的顺利进行,医药企业需对营运资本进行投资管理,包括现金管理、应收账款管理、存货管理等。现金管理要保证企业有足够的现金储备应对日常开支和突发情况;应收账款管理旨在缩短收款周期,提高资金回笼速度;存货管理则需合理控制原材料、在产品和产成品的库存水平,降低库存成本,避免缺货风险,以维持企业生产运营的稳定性。

(三) 投资决策方法

投资决策方法是投资管理的重要部分,常见的决策方法如下。

1. 净现值(NPV)法　是一种用于评估投资项目财务可行性的重要工具。它通过将未来现金流折现到当前时点,计算项目的净现值,从而帮助决策者判断项目是否值得投资。NPV法的核心思想是:如果项目的净现值为正,说明项目能够创造价值,值得投资;如果净现值为负,则项目可能不值得投资。

净现值(NPV)公式如下。

$$NPV = \sum_{t=0}^{n} \frac{CF_t}{(1+r)^t}$$

式中,NPV为净现值(net present value),表示项目未来现金流的当前价值;CF_t为第t期的现金流(cash flow),可以是正数(现金流入)或负数(现金流出);CF通常是初始投资,为负值;CF_1、CF_2、…、CF_n是未来各期的现金流;r为折现率(discount rate),反映资金的时间价值和项目的风险水平;t为时间期数,通常以年为单位;n为项目的总期数(项目寿命)。

(1) 公式组成详解　①现金流(CF_t):是项目在不同时间点产生的资金流入或流出。②初始投资(CF):项目启动时的资金投入,通常是负值。③运营现金流:项目运营期间产生的现金流入(如销售收入)和现金流出(如成本支出)。④终值:项目结束时可能产生的现金流(如设备残值)。

(2) 折现率(r)　反映了资金的时间价值和项目的风险水平。折现率的选择非常重要,通常基于以下因素:资金的机会成本(如市场利率)、项目的风险水平(高风险项目通常使用更高的折现率)、企业的加权平均资本成本(WACC)。

(3) 折现因子$[1/(1+r)^t]$　用于将未来现金流折现到当前时点。随着时间的推移,折现因子逐渐减小,反映了资金的时间价值。

(4) NPV的计算步骤　①确定现金流,列出项目在各期的现金流,包括初始投资和未来各期的净现金流(现金流入减去现金流出)。②选择折现率,根据项目的风险水平和资金成本,确定合适的折现率。③计算各期现金流的现值,使用折现公式$[CF_t/(1+r)t]$计算每期现金流的现值。④汇总现值,将所有现金流的现值相加,得到净现值(NPV)。

2. 内部收益率(IRR)法　是使得净现值为零的折现率。该方法适用于评估投资项目的收益率,IRR越高,说明项目的收益潜力越大。

$$NPV = \sum_{t=0}^{n} \frac{CF_t}{(1+IRR)^t} = 0$$

式中,NPV为净现值,此处设定为零;CF_t为第t期的现金流,可以是正数(现金流入)或负数(现金流出);CF_0通常是初始投资,为负值;CF_1、CF_2、…、CF_n是未来各期的现金流;IRR为内部收益率(internal rate of return),是使NPV等于零的折现率;t为时间期数,通常以年为单位;n为项目的总期数(项目寿命)。

3. 回收期法　通过计算项目从开始投资到收回全部初始投资所需的时间,帮助决策者判断项目的风险水平和资金回收速度。回收期越短，项目的风险越低，资金回收越快。

（1）回收期法

如果每年的现金流相等

$$回收期 = \frac{初始投资}{每年的净现金流}$$

如果每年的现金流不等

$$回收期 = 完整年数 + \frac{初始投资 - 累计现金流（完整年数）}{下一年的现金流}$$

（2）回收期法的优点与局限性

1）优点　①简单易用，回收期法计算简单，易于理解和应用；②风险衡量，回收期越短，项目的风险越低，资金回收越快；③流动性关注，回收期法特别适合关注资金流动性的企业。

2）局限性　①局限性忽略资金的时间价值，回收期法未考虑现金流的时间价值，可能导致错误的投资决策；②忽略回收期后的现金流，回收期法只关注资金回收的时间，忽略了回收期后的现金流，可能导致低估项目的总收益；③主观性，回收期的标准通常由企业主观设定，缺乏统一的标准。

4. 利润指数法　也称为收益成本比率法或现值指数法，通过比较项目未来现金流的现值与初始投资的比值，帮助决策者判断项目的盈利能力。利润指数法的核心思想是：如果 PI 大于 1，说明项目能够创造价值，值得投资；如果 PI 小于 1，则项目可能不值得投资。

（1）利润指数法的公式

$$PI = \frac{未来现金流的现值}{初始投资} = \frac{\sum_{t=1}^{n} \frac{CF_t}{(1+r)^t}}{CF_0}$$

式中，PI 为利润指数（profitability index）；CF_t 为第 t 期的现金流，通常是正数（现金流入）；CF 为初始投资（通常为负值）；r 为折现率（discount rate），反映资金的时间价值和项目的风险水平；t 为时间期数，通常以年为单位；n 为项目的总期数（项目寿命）。

（2）利润指数法的优点与局限性。

1）优点　①考虑资金的时间价值：利润指数法通过折现现金流，反映了资金的时间价值。②直观性：PI 以比率形式表示，易于理解和比较。③适合资本限额情况：在资本有限的情况下，PI 法可以帮助企业选择单位投资回报最高的项目。

2）局限性　①忽略项目规模：PI 法只关注单位投资的回报率，忽略了项目的绝对收益规模。例如，一个小规模项目可能具有高 PI，但其总收益可能较低。②折现率的主观性：折现率的选择可能受到主观判断的影响，导致 PI 计算结果存在偏差。③现金流预测的不确定性：未来现金流的预测可能存在误差，尤其是在长期项目中。

5. 净现值率（net present value ratio，NPVR）　又称盈利能力指数（profitability index，PI），是资本预算中用于评估投资项目效率的核心动态指标。它在净现值（NPV）基础上进化而来，更侧重于衡量单位投资的盈利创造能力，尤其适用于投资额度受限或需横向比较不同规模项目的场景。

（1）定义与核心逻辑

1）本质　NPVR 是项目净现值（NPV）与初始投资总额（initial investment）现值的比率。

2）公式　NPVR = NPV/初始投资现值。

若项目投资分多期投入，分母应为各期投资按折现率换算的总现值。

（2）决策规则与意义　黄金标准如下。

NPVR > 1 → 项目可行（因 NPV > 0，且单位投资回报高于要求回报率）。

NPVR < 1 → 项目不可行（NPV < 0）。

NPVR = 1→盈亏平衡（NPV = 0）。

（3）核心价值 净现值率是衡量投资项目价值的重要指标，它反映了单位投资的净现值水平，是评估项目盈利能力和投资效率的核心参考依据。核心价值主要表现在以下几个方面。①资源优化配置：在资本限额（capital rationing）下，优先选择 NPVR 最高的项目组合，实现整体价值最大化，如医药企业需同时分配研发、产能、并购资金。②规模无偏比较：避免 NPV 倾向大项目的缺陷，公平对比小型创新药研发与大型生产线扩建。③效率量化器：直观反映"投资性价比"，尤其适合评估高投入、长周期的医药研发项目。

6. 年金净流量（annual net cash flow，ANCF） 又称等额年金净流量或年金化净现值，是资本预算中用于标准化比较不同寿命期投资项目盈利性的动态评价指标。其核心逻辑是将项目的净现值（NPV）均摊到整个寿命周期内，转化为每年等效的净现金流入值，从而实现跨周期项目的公平对比。计算公式如下。

ANCF = 现金净流量总现值÷年金现值系数 = 现金净流量总终值÷年金终值系数

（三）医药企业投资的风险评估与管控策略

企业投资必须做好全面风险评估，重点关注政策、技术、市场、管理、财务等多维度风险因素，精准识别潜在风险点。同时，管控策略要多管齐下，通过分散投资布局、优化研发流程、灵活调整营销策略、强化内部控制、运用金融工具套期保值等手段，全方位降低风险，保障投资收益的稳定性和可持续性。

1. 风险评估

（1）政策风险评估 密切关注国家医药卫生体制改革动态，包括医保政策、药品集中采购政策、药品审批政策等的变化趋势。例如，医保控费政策的加强可能会影响药品的销售价格和利润空间；药品集采的推进则可能导致药品价格下降，对未中标企业的市场份额造成冲击。通过政策模拟与预测工具，如基于政策文本分析、历史数据回归分析和专家系统等方法开发的政策影响评估模型，来预测新政策对医药企业市场格局、产品价格、研发投入等方面的影响。

（2）技术风险评估 考察医药企业研发团队的实力、研发设备的先进性以及研发投入占营收的比例等，以评估其技术创新能力。关注医药领域的技术发展趋势，如人工智能在药物研发中的应用、基因编辑技术的突破等，分析企业现有技术的成熟度、创新性和被替代的可能性。

（3）市场风险评估 分析医药市场的规模、增长率、竞争格局等，了解目标企业在市场中的地位和市场份额变化趋势。考虑市场需求的波动性，如受季节、疾病流行趋势等因素影响的药品需求变化，以及患者支付能力、医保报销范围对市场容量的影响。例如，在老龄化加剧的背景下，心血管疾病、糖尿病等慢性病相关药品的市场需求可能会持续增长，但也可能面临市场竞争加剧的风险。

（4）管理风险评估 评估医药企业的管理层素质、经营决策能力、项目管理流程等。管理层的经验和能力对于企业的战略规划、研发投入、市场营销等方面都至关重要。考察企业的内部管理机制是否完善，包括质量控制体系、供应链管理体系、人力资源管理体系等，以确保企业能够高效运营并防范内部管理风险。

（5）财务风险评估 审查医药企业的财务报表，分析其财务状况，包括资产负债率、流动比率、速动比率、毛利率、净利率等指标，以评估企业的偿债能力、盈利能力和资金周转情况。关注企业的现金流状况，特别是对于研发投入大、项目周期长的医药企业，稳定的现金流是保障企业持续发展的关键。例如，高负债率可能会使企业在融资环境收紧或市场波动时面临较大的财务压力。

2. 管控策略

（1）分散投资 不要将所有资金集中投资于一家医药企业或一个医药项目，而是通过投资多家不同细分领域、不同发展阶段的医药企业，或者投资医药行业相关的基金、股票等金融产品组合，来分散单一企业或项目的投资风险。

（2）建立风险管理机制　医药企业应设立专门的风险管理部门或风险控制委员会，制定完善的风险管理制度和流程，明确各部门和岗位在风险管理中的职责和权限，确保风险管理工作能够有效开展。定期对投资项目进行全面的风险评估和监控，及时发现潜在风险并采取相应的应对措施。

（3）加强研发管理　为了降低技术风险，医药企业应加大对研发的投入，吸引和培养优秀的研发人才，引进先进的研发设备和技术，提高自身的创新能力。同时，建立严格的研发项目筛选和评估机制，确保研发项目的可行性和市场前景，加强对研发过程的管理和质量控制，提高研发效率和成功率。

（4）优化市场营销策略　医药企业应深入研究市场需求和患者偏好，制定差异化的市场营销策略，提高产品的市场竞争力。加强品牌建设和市场推广，提升产品的知名度和美誉度。此外，积极拓展销售渠道，如开拓线上销售平台、与医疗机构和药店建立长期合作关系等，以降低市场风险。

（5）加强内部控制　完善企业的内部管理制度，规范财务核算、资金管理、采购销售等业务流程，防范内部管理风险。建立有效的监督机制和内部审计制度，及时发现和纠正内部控制中的问题，确保企业运营的合法合规和资产安全。

（6）合理利用金融工具　针对汇率风险，医药企业可以运用外汇远期合约、外汇期权等金融工具进行套期保值，锁定汇率风险。对于利率风险，可以通过利率互换、利率期权等工具来管理融资成本。此外，还可以考虑购买商业保险来转移部分经营风险，如产品研发失败险、产品质量责任险等。

（7）强化政策应对能力　医药企业应加强对政策法规的研究和解读，积极参与行业协会组织的政策研讨活动，及时了解政策动态并提前制定应对策略。加强与政府部门的沟通与协调，争取政策支持和资源倾斜。例如，在药品集采中，企业可以通过优化生产成本、提高产品质量和供应保障能力等方式，提高中标概率，降低政策风险带来的不利影响。

（8）信息收集与分析　建立完善的信息收集系统，及时获取医药行业市场动态、技术进展、政策变化等信息，加强与同行业企业的交流与合作，共同探讨行业发展中的问题和解决方案，提高信息的共享和利用效率，从而更好地把握投资机会，降低投资风险。

三、医药企业资金营运管理

营运资金有广义和狭义之分，广义的营运资金是指一个企业流动资产的总额，狭义的营运资金是指流动资产减去流动负债后的余额。这里指的是狭义的营运资金，因为来源于流动负债的部分由于面临债权人的短期求偿权，无法供企业在较长期限内自由运用。

企业的营运资金应控制在合理的水平上，既要防止营运资金不足，也要避免营运资金过多。这是因为，企业营运资金越多，风险越小，但收益率也越低；相反，营运资金越少，风险越大，但收益率也越高。企业需要在风险和收益率之间进行权衡，从而将营运资金的数量控制在一定范围之内。企业的营运资金管理主要包括现金管理、应收账款管理和存货管理等。

（一）医药企业现金管理

1. 医药企业现金管理的重要性　医药企业因研发、生产、销售等环节资金需求大且周期长，合理的现金管理能保障企业正常运营，避免资金链断裂风险，提高资金使用效率，降低成本，增强竞争力，同时确保企业有足够资金应对市场变化和投资机会。

2. 医药企业现金管理的内容

（1）资金流入管理　①加强销售回款：直销业态下，虽应收风险小但账期长，需与医疗机构协商缩短回款周期；分销业态要健全客户信用评估，加大应收账款跟踪催收力度。②优化医保回款：与医保部门紧密合作，及时提交准确报销资料，跟踪回款进度，了解政策变化，参与试点项目加速回款。③吸引投资融资：吸引风险投资、申请政府补贴等，为企业发展提供资金支持。

（2）资金流出管理　①控制存货资金占用：合理规划库存，采用先进库存管理方法，如 ABC 分类法，分类管理药品，降低库存成本。②合理安排应付账款：在不影响信誉前提下，利用供应商信用期，优化资金流出时间。③降低运营成本：加强预算管理，严格控制成本费用支出，提高资金使用效率。

（3）资金运营管理　①建立资金池：将企业资金集中管理，提高资金利用效率和收益水平。②进行现金规划：分析现金流入流出规律，制定现金预算和管理策略，确保资金充足和流动性。③选择合适投资：在保证流动性和安全性的前提下，选择收益稳定的投资产品，提高资金收益。

（4）风险防范管理　①建立预警机制：设置应收账款周转率、现金比率等关键指标预警值，实时监控，及时发现风险。②制定应急预案：明确风险发生时的应急处理措施，如备用融资渠道、削减非必要开支等，降低风险损失。

3. 医药企业现金管理的策略与方法

（1）强化预算管理　建立全面预算管理体系，涵盖生产、销售、研发等环节，明确各部门预算编制职责，加强执行监督和分析考核，提高预算准确性。

（2）加强内部控制　完善财务管理制度，明确资金收支审批流程和权限，定期内部审计，确保资金安全规范使用。

（3）提升信息化水平　引入先进财务管理软件，实现实时资金监控和信息共享，提高资金管理效率和决策科学性。

（4）开展风险管理培训　提高财务人员风险意识和管理能力，及时应对风险。

4. 医药企业现金持有动机

（1）交易性需求　是指企业持有现金以便满足日常支付的需要，如用于购买材料、支付工资、缴纳税金、支付股利等。企业每天的现金收入和现金支出很少同时等额发生，保留一定的现金余额可使企业在现金支出大于现金收入时，不致中断交易。一般来说，企业为满足交易动机所持有的现金数额，主要取决于企业的销售水平。

（2）预防性需求　是指企业持有现金以便应付紧急情况的现金需求。由于市场行情瞬息万变和其他各种不测因素的存在，企业通常难以对未来现金流入量与流出量做出准确的估计和预期。一旦企业对未来现金流量的预期与实际情况发生偏离，必然会对企业的正常经营秩序产生极为不利的影响。因此，在正常业务活动现金需要量的基础上，追加一定数量的现金余额以应付未来现金流入和流出的随机波动，是企业在确定必要现金持有量时应当考虑的因素。企业为应付紧急情况而持有现金的余额主要取决于以下三个因素：①企业临时融资能力的强弱；②企业愿意承担现金短缺风险的程度；③企业对现金流量收支预测的可靠程度。

（3）投机性需求　指企业持有现金是为了抓住各种瞬息即逝的市场机会以获得较大的收益，如预期证券市价大幅度跌落时购入，以期价格反弹时获取资本利得等。投机动机只是企业确定现金余额时所需考虑的次要因素之一，其持有量的大小往往与企业在金融市场的投资机会及企业对待风险的态度有关。

企业在确定现金持有量时，一般应综合考虑各方面的持有动机。但要注意的是，由于各种动机所需的现金可以调节使用，企业的现金持有量一般小于以上三种需求下的现金持有量之和。

（二）医药企业应收账款管理

1. 医药企业应收账款管理含义　医药企业应收账款管理是指医药企业在日常经营过程中，对应收账款的形成、回收、监督以及风险控制等环节进行系统性规划、组织和控制的一系列活动。它是企业财务管理的重要组成部分，旨在确保企业资金的及时回收，降低资金占用成本，防范坏账风险，从而提高企业的资金使用效率和经济效益。

2. 医药企业应收账款管理功能

（1）促进销售　医药企业通过赊销的方式，可以吸引更多客户，扩大市场份额，提高产品销售额。例如，对于一些医疗机构等大客户，给予一定的信用期可以促进双方的合作，增加企业的销售机会。

（2）调节库存　在市场环境变化或销售淡旺季时，应收账款可以作为一种调节库存的手段。当库存积压时，企业可以通过赊销的方式将产品销售出去，减少库存压力；而当市场需求旺盛时，企业可以适当缩短信用期，加快资金回笼，以便及时补充库存。

（3）提供融资渠道　应收账款可以作为企业的资产，通过保理业务、质押贷款等方式为企业提供融资渠道，帮助企业解决短期资金周转问题。

（4）提升企业竞争力　良好的应收账款管理可以提高企业的资金使用效率，增强企业的财务稳定性和灵活性，从而提升企业在市场中的竞争力。同时，及时回收的应收账款也能为企业提供更多的资金用于研发、生产和市场拓展等活动，促进企业的可持续发展。

3. 医药企业应收账款管理成本

（1）机会成本　医药企业的资金被应收账款占用，无法用于其他更有价值的投资或生产经营活动，从而产生机会成本。例如，企业将资金投入应收账款，可能错过一些高回报的投资项目或无法及时采购原材料进行生产，导致潜在收益的损失。

（2）管理成本　应收账款管理需要企业投入一定的人力、物力和财力，包括信用调查、账款催收、会计核算、法律诉讼等方面的费用。例如，企业需要安排专门的人员对客户的信用状况进行评估，定期对应收账款进行账龄分析和跟踪管理，以及对逾期账款进行催收等，这些都会产生相应的管理成本。

（3）坏账成本　由于客户信用风险的存在，医药企业可能会面临部分或全部应收账款无法收回的情况，即产生坏账成本。特别是当客户经营不善、破产倒闭或恶意拖欠时，企业的坏账损失会增加。此外，企业还需按照会计准则的要求对应收账款计提坏账准备，这也会影响企业的利润水平。

4. 医药企业应收账款的日常管理

（1）客户信用评估　①审核客户资质：全面审查客户的营业执照、经营范围、行业声誉等基本信息，确保对方具备合法经营资格和良好商业信誉。②评估信用等级：根据客户的财务状况、历史交易记录、付款习惯等因素，运用科学的信用评估模型，将客户划分为不同的信用等级，如 AAA、AA、A、B、C 等。③设定信用额度：依据客户的信用等级和实际需求，为其合理确定信用额度上限，以此控制企业应收账款的风险敞口。

（2）合同条款管理　①明确付款方式和期限：在合同中清晰约定是采用现款现货、分期付款还是赊销等方式，同时准确界定付款的具体时间节点，如货到验收合格后 30 天内付款等。②规定逾期付款的处理措施：提前在合同中明确逾期付款时的利息计算方式、违约金标准以及企业有权采取的催款措施等，增强对客户的约束力。

（3）应收账款记录与跟踪　①建立详细账龄台账：按照客户名称、销售日期、发票号码、金额、到期日等要素，详细记录每一笔应收账款，便于随时掌握账款的动态情况和账龄结构。②定期对账：安排专人负责与客户定期进行对账，一般每月或每季度末进行一次，确保双方账目一致，及时发现并解决差异问题。

（4）账款催收管理　①制定催收策略：根据逾期账款的金额大小、逾期时间长短以及客户的历史合作情况等，制定个性化的催收策略，如对于小额逾期账款可以先通过电话提醒，对于大额长期逾期账款则采取发送律师函等方式。②及时沟通协调：与客户保持密切沟通，了解其未能按时付款的原因，如资金周转困难等，协商可行的解决方案，如适当延长付款期限、提供一定的付款折扣等。

（5）风险预警与监控 ①设定风险预警指标：确定合理的应收账款周转率、逾期账款占比、最大客户应收账款占比等关键风险指标，并设定相应的预警阈值。②实时监控与分析：利用财务管理软件等工具，实时监控应收账款的各项指标，定期进行数据分析，当指标超出预警范围时，及时发出风险预警信号。

（6）财务核算与报表分析 ①准确核算应收账款：按照会计准则的要求，正确记录应收账款的发生、收回、坏账计提等业务，确保财务数据的准确性和真实性。②编制并分析报表：定期编制应收账款明细表、账龄分析表等报表，通过对比分析不同期间的数据，为企业的经营决策提供有价值的参考依据。

（7）档案管理 ①整理归档资料：将与应收账款相关的合同、订单、发货单、发票、对账单、催款函等资料进行整理归档，按照客户或时间顺序分类存放，便于查阅和管理。②确保资料安全：采取适当的措施保护好应收账款档案资料，如进行电子备份、设置档案室访问权限等，防止资料丢失、损坏或泄露。

（8）团队培训与协作 ①开展培训活动：定期组织销售、财务、法务等相关部门人员参加应收账款管理的培训，提高员工的业务水平和风险意识，使其熟悉应收账款管理的流程和要求。②加强部门协作：促进销售部门与财务部门之间的沟通与协作，确保销售部门了解应收账款的回收情况，财务部门及时向销售部门反馈客户的付款信息和信用状况，共同应对应收账款管理过程中出现的问题。

（三）医药企业存货管理

1. 医药企业存货管理的含义 医药企业存货管理是指企业对药品、原材料、包装材料等存货的采购、存储、保管、领用、销售等环节进行计划、组织、控制和监督的活动。其目的是确保企业生产经营活动的顺利进行，同时优化存货水平，降低存货成本，提高企业的经济效益。例如，一家生产感冒药的企业，要对感冒药的原材料（如金银花、连翘等中药材）的采购进行规划，在合适的时间以合理的价格采购适量的原材料，还要对成品感冒药的存储进行管理，包括仓库的温度、湿度控制，防止药品变质等。

2. 医药企业存货管理的目标

（1）确保生产经营的连续性 保证足量的原材料、包装材料等存货供应，使药品的生产过程不会因缺货而中断；同时，确保足够数量的药品存货能够满足市场需求。例如，在流感高发季节，医药企业需要有足够的抗流感药品存货，以应对市场突然增加的需求。

（2）降低存货成本 存货成本包括采购成本、存储成本、缺货成本等。企业要通过合理安排采购批量和时间，减少资金占用，降低采购成本；通过优化仓库布局、采用先进的仓储管理技术，降低存储成本；通过有效的库存控制系统，尽量避免缺货情况，降低缺货成本。例如，采用经济订货批量（EOQ）模型来确定最佳的采购批量，以平衡采购成本和存储成本。

（3）保证存货的质量和安全 医药产品的质量至关重要。存货管理要确保药品、原材料等在存储过程中质量不受损，符合药品质量标准和相关法规要求，避免药品过期、变质等质量问题对患者健康造成危害和企业声誉受损。例如，对于一些生物制品，需要在低温冷藏的环境下存储，仓库要配备合适的冷藏设备，并且定期检查药品质量。

（4）提高存货的周转速度 加快存货的周转，减少存货积压，使企业资金能够及时回笼，提高资金的使用效率。例如，医药批发企业通过精准的销售预测和库存管理，及时将药品销售出去，使资金快速回流，用于新的采购和经营活动。

3. 医药企业存货管理的功能

（1）采购管理功能 ①供应商选择与评估：对药品原材料、包装材料等供应商进行严格的筛选和评估。评估内容包括供应商的资质、产品质量、价格、交货期等因素。例如，选择中药材供应商时，要考察其种植基地的环境、中药材的品种纯度等，以保证原材料的质量。②采购计划制定：根据企业的生产计划、销售预测和现有存货水平，制定合理的采购计划。采购计划要考虑药品的生产周期、原材料的供应周期等因素。例如，对于一些生产周期较长的抗生素药品，要提前安排原材料采购计划，确保原材料能够按时供应，以满足生产进度要求。

（2）库存管理功能　①仓储管理：包括仓库的选址、布局设计，以及库存货物的存放位置分配。合理的仓库布局可以提高仓库空间利用率和货物出入库效率。例如，采用自动化立体仓库，可以利用高层空间存放货物，通过自动化设备实现货物的快速存取。②库存盘点与监控：定期对存货进行盘点，核对库存账实是否相符。同时，利用库存管理系统对存货的实时数量、状态进行监控，及时发现存货异常情况。例如，通过条形码扫描或 RFID（射频识别）技术，可以实时了解药品在仓库中的位置和数量变化。③库存控制：运用库存控制技术，如 ABC 分类法，将存货分为 A、B、C 三类，重点管理 A 类存货（价值高、数量少的存货）。例如，对于一些价格昂贵的进口药品和关键原材料作为 A 类存货，对其库存水平进行严格控制，实行重点监控和优先补充。

（3）销售管理功能　①发货管理：根据销售订单及时准确地发货。包括货物的包装、标识、配送等环节。例如，对于一些需要冷链运输的生物制品，要确保在运输过程中温度符合要求，采用合适的冷链包装和运输设备，并且能够对运输过程中的温度进行实时监控。②售后服务管理：处理因存货质量问题引起的销售退回、换货等售后服务事宜。例如，当药品出现质量问题被退回时，要及时对药品进行质量检测，确定责任方，并按照相关法规和企业政策处理退货事宜，同时对相关存货进行相应的处理，如报废、返工等。

4. 医药企业存货管理的成本

（1）采购成本　①进价成本，这是存货成本的主要组成部分，包括药品、原材料等的购买价格。例如，企业从供应商处采购中药材金银花，每千克的价格为 100 元，那么采购 100kg 金银花的进价成本就是 10000 元。②采购费用，包括采购过程中发生的运输费、装卸费、保险费等。例如，一批从外地采购的药品，运输费用为 5000 元，装卸费用为 1000 元，保险费用为 500 元，这部分费用都要计入采购成本。

（2）存储成本　①仓储设施成本，包括仓库的建设或租赁费用、仓库设备（如货架、叉车等）的购置和维护费用。例如，企业租赁一个面积为 1000 平方米的仓库，年租金为 100 万元，仓库内安装货架花费 20 万元，每年的维护费用为 2 万元，这些都属于仓储设施成本的一部分。②仓储运营成本，如仓库人员工资、水电费、仓库管理系统软件的使用费等。例如，仓库有工作人员 10 名，月平均工资为 5000 元，每月水电费约 1 万元，使用仓库管理软件的年费用为 5 万元，这些费用在存储成本中占据一定比例。③存货损耗成本，由于存货在存储过程中可能会发生变质、损坏、过期等情况而导致的损失成本。例如，一批抗生素药品因为仓库温度控制不当而过期，价值 10 万元，这部分损失就属于存货损耗成本。

（3）缺货成本　①生产中断损失成本，当原材料等存货短缺导致生产中断时，企业可能会面临订单无法按时完成的损失，包括客户索赔、企业信誉损失等。例如，企业与某大型医院签订了药品供应合同，但由于原材料缺货导致生产中断，无法按时交货，医院要求企业赔偿违约金 20 万元，这就是生产中断损失成本的一部分。②客户流失成本，因为缺货无法满足客户需求，导致客户转向其他供应商，企业失去客户而产生的成本。例如，一家药店经常出现某种常用感冒药缺货的情况，顾客可能会选择到其他药店购买，长此以往，这家药店可能会失去这部分顾客，造成客户流失成本增加。

（四）医药企业流动负债管理

医药企业流动负债管理的含义主要是指企业在一年内或一个营业周期内，对其需要偿还的短期债务进行有效管理和控制，包括合理安排偿债资金、优化负债结构、降低财务风险等，以确保企业财务的稳健性和流动性。

1. 医药企业流动负债管理的内涵

（1）资金筹集方面 医药企业流动负债管理涉及通过各种渠道筹集短期资金以满足企业日常运营的资金需求，同时要确保这些资金的筹集成本最低，并且能够按时偿还，避免违约风险。

（2）资金运用方面 是指企业在生产经营过程中对所筹集的短期资金进行合理分配和有效利用，确保资金的使用效率最大化，同时要保证有足够的资金用于偿还到期的流动负债。

（3）风险控制方面 由于流动负债具有偿还期短、流动性强的特点，医药企业需要密切关注其流动负债的规模和结构，合理控制流动负债的比例，避免因过度依赖短期债务而带来的偿债压力和财务风险，确保企业的财务稳定性和持续经营能力。

2. 医药企业流动负债的来源

（1）经营活动产生的负债 这是医药企业流动负债的主要来源之一，包括应付账款、预收账款、应付职工薪酬、应交税费等。这些负债是企业在日常经营过程中自然产生的，与企业的采购、销售、生产等活动密切相关。例如，医药企业向原材料供应商采购货物或服务时形成的应付账款；在销售药品或医疗器械时，客户预先支付的款项形成预收账款。

（2）短期借款 医药企业为了满足短期资金需求，会向银行等金融机构借入短期借款。这些借款通常具有期限短、利率相对较低、还款方式灵活等特点，但也需要企业具备一定的信用条件和担保能力。短期借款的规模和期限应根据企业的资金需求和还款能力进行合理规划，以避免过度借款带来的财务风险。

（3）商业票据融资 商业票据是企业在金融市场上发行的一种短期无担保债务凭证，通常用于筹集短期资金。医药企业可以通过发行商业票据来获得资金，但需要具备良好的信用评级和市场认可度。商业票据的融资成本相对较低，但对企业的信用状况要求较高，一旦企业出现违约，可能会对其信用声誉造成较大影响。

（4）票据贴现融资 医药企业在持有未到期的商业票据时，可以将其拿到银行等金融机构进行贴现，以提前获得资金。这种方式可以帮助企业快速变现票据资产，解决短期资金周转问题，但需要支付一定的贴现利息，增加了企业的融资成本。

四、医药企业收益管理

（一）医药企业收入管理

1. 医药企业收入管理 是指企业在遵守法律法规和财务准则的前提下，对收入的取得、核算、监控、分析和分配等环节进行全面管理的过程，旨在合理组织收入、准确核算收入、有效监控和分析收入波动，并科学分配收入，以实现企业经济效益最大化和可持续发展。

2. 医药企业收入的来源

（1）药品销售 是医药企业最主要的收入来源之一。企业将生产的各类药品销售给经销商、零售商、医疗机构等客户，通过药品的差价或销售收入实现盈利。药品销售的收入受市场需求、药品价格、销售渠道、竞争状况等多种因素的影响。

（2）医疗服务提供 包括诊疗服务、手术治疗、康复护理、体检服务等。医疗机构根据所提供的服务项目和收费标准向患者收取费用，从而获得收入。医疗服务收入的高低与医疗机构的诊疗水平、服务质量、设备设施、患者流量等因素密切相关。

（3）研发合作与技术服务 一些大型医药企业或研发机构会与其他企业、科研院校等开展研发合作项目，通过提供研发技术支持、转让专利技术、合作开发新药等方式获得收入。此外，还可能为其他企业提供药品检测、临床试验、咨询服务等技术服务，收取相应的服务费用。

（4）药品授权与许可　企业将其拥有专利权或独家生产权的药品授权给其他企业生产或销售，按照约定的方式收取授权费或销售分成收入。这种方式可以使企业充分利用其知识产权优势，扩大市场份额，增加收入来源。

（5）医保报销收入　在医保体系下，医疗机构为医保患者提供医疗服务后，按照医保政策规定的报销比例和范围，向医保部门申请报销费用，从而获得一部分收入。医保报销收入在一定程度上保障了医疗机构的基本运营，但也受到医保政策调整、报销限额等因素的影响。

3. 医药企业收入预测方法

（1）趋势分析法　通过对医药企业过去多个时期的历史收入数据进行分析，计算出收入的增长趋势和变化规律，从而对未来收入进行预测。例如，可以采用移动平均法、指数平滑法等来平滑历史数据，消除偶然因素的影响，然后根据趋势线预测未来的收入。该方法简单易行，但准确性受历史数据质量和趋势稳定性的影响较大。

（2）市场份额法　首先对医药市场进行调研和分析，预测整个市场的规模和增长趋势，然后根据企业目前所占的市场份额以及未来的市场拓展计划，估算企业未来的收入。例如，如果预计某药品市场在未来几年内将以每年10%的速度增长，而企业在该市场的份额保持在20%，则可据此预测企业该药品的销售收入。这种方法需要准确的市场数据和对企业市场竞争力的合理评估。

（3）产品生命周期法　不同阶段的医药产品具有不同的销售特点和收入增长趋势。在导入期，销售收入较低且增长缓慢；成长期，销售收入快速增长；成熟期，销售收入达到峰值后逐渐趋于稳定；衰退期，销售收入开始下降。企业可以根据产品的生命周期阶段，结合市场推广策略、竞争对手情况等因素，对不同产品的收入进行预测，并汇总得到企业整体的收入预测。

（4）回归分析法　找出影响医药企业收入的关键因素，如广告投入、销售团队规模、药品价格、市场需求等，收集相关数据并建立回归模型，通过分析这些因素与收入之间的定量关系来预测未来的收入。该方法能够较为精确地揭示变量之间的因果关系，但需要大量的数据支持且模型的建立和求解较为复杂。

（5）情景分析法　考虑不同的市场环境、政策变化、技术突破等不确定因素，设定多种可能的情景，如乐观情景、悲观情景和一般情景等，分别预测在不同情景下的收入情况。然后根据各种情景发生的概率，计算出加权平均的收入预测值。这种方法可以帮助企业全面评估风险和不确定性对收入的影响，提前制定应对策略。

（6）专家意见法　邀请医药行业的专家、市场分析师、经验丰富的管理人员等，根据他们的专业知识和行业经验，对企业的未来收入进行预测和判断。专家意见法可以弥补数据不足或缺乏历史规律的情况，但存在一定的主观性，结果可能因专家的不同看法而有所差异。

（二）医药企业成本管理

案例分析

案例： 在全球医药行业中，创新药物的研发和生产是企业竞争力的核心。然而，随着市场竞争的加剧和生产成本的上升，医药企业面临着巨大的成本压力。A公司是全球领先的制药企业之一，其生产的创新药物在全球范围内享有盛誉。然而，A公司在生产和销售过程中也面临着成本上升的压力，尤其是在原材料、生产设备和劳动力成本方面。在成功研出一款新型抗癌药物后，A公司迅速投入大规模生产。然而，随着生产规模的扩大，A公司发现生产成本逐年上涨，主要原因如下。①原材料成本上升：

药物的关键原材料价格波动较大，导致生产成本不稳定。②生产设备维护成本高：大规模生产需要先进的设备，而这些设备的维护和升级成本较高。③劳动力成本增加：随着生产规模的扩大，劳动力成本也逐年上升。这些成本压力压缩了 A 公司的利润空间，促使管理层必须采取有效的成本管理措施以保持盈利能力。

问题： 有哪些成本管理策略可以成功降低生产成本，提高了企业的盈利能力呢？

1. 成本管理的基本概念与目标

（1）成本管理的定义　成本管理是指企业在生产经营过程中，通过对成本的预测、控制、核算和分析，以实现资源的优化配置和成本效益的最大化。医药企业的成本管理不仅局限于生产成本的控制，还包括研发成本、营销成本、物流成本等多个方面。在医药行业，成本管理直接影响到企业的盈利水平和市场竞争力。

（2）成本管理的目标　①成本控制：通过合理的成本控制，企业能够减少不必要的支出，提高资金使用效率，从而降低产品的生产成本，增加产品的市场竞争力。②优化资源配置：通过有效的成本管理，企业能够确保资金、设备、人力等资源的最优配置，避免资源浪费。③提高利润率：在保障产品质量和市场份额的前提下，降低成本，从而提高企业的利润率。④支持战略决策：成本管理为企业的战略决策提供重要的数据支持，帮助管理层作出科学的决策。例如，成本分析可以为产品定价、市场拓展等提供依据。

2. 医药企业的成本分类　在医药企业中，成本的分类通常可以分为以下几类。

（1）直接成本　是指能够直接归属于某一特定产品、服务或项目的成本。这些成本与生产或提供服务的活动直接相关，可以明确地追踪到具体的成本对象（如某种药品、某个生产批次或某个研发项目）。直接成本通常包括直接材料成本和直接人工成本，有时还包括直接费用。

（2）间接成本　是指不能直接归属于某个具体产品的成本，通常涉及多个产品或多个生产环节。例如，管理人员工资、厂房租金、水电费等。

（3）固定成本　是指在一定时期内，企业总成本不会随着生产规模的变化而发生显著变化的成本。常见的固定成本包括厂房租金、设备折旧等。

（4）变动成本　是指随着生产规模的变化而变化的成本。常见的变动成本包括直接材料费用、直接人工费用等。

（5）研发成本　医药企业的研发成本通常占据总成本的较大比例，尤其是在新药的研发过程中。研发成本包括临床试验费用、实验室设备费用、研究人员工资等。直接成本与间接成本的区别见表 5 – 11。

表 5 – 11　直接成本与间接成本的区别

项目	直接成本	间接成本
定义	可直接归属于某一特定产品的成本	无法直接归属于某一特定产品的成本
示例	直接材料、直接人工、专利使用费	工厂租金、设备折旧、管理人员工资
可追溯性	可以直接追溯到具体产品	无法直接追溯到具体产品
成本性质	通常为变动成本	通常为固定成本或间接变动成本
重要性	用于计算产品成本和定价	用于分摊到多个产品或服务中

3. 成本核算方法

（1）完全成本法　是一种将直接成本和间接成本都计入产品成本的核算方法。①直接材料成本：用于生产产品的原材料成本。②直接人工成本：直接参与产品生产的工人的工资和福利。③制造费用：

与生产相关的间接成本，如设备折旧、工厂租金、水电费等。适用于需要全面反映产品成本的企业，通常用于外部财务报告和定价决策。

1）优点　全面反映产品成本，便于定价和利润分析；符合会计准则要求，适用于外部报告。

2）缺点　间接成本的分摊可能存在主观性，影响成本准确性；不适用于内部管理决策，因为无法区分固定成本和变动成本。

（2）变动成本法　是一种只将变动成本计入产品成本的核算方法。①直接材料成本：用于生产产品的原材料成本。②直接人工成本：直接参与产品生产的工人的工资和福利。③变动制造费用：随产量变化的间接成本，如能源消耗、原材料运输费等。固定成本（如设备折旧、工厂租金）不计入产品成本，而是作为期间费用直接计入当期损益。适用于内部管理决策，尤其是短期经营决策和成本控制。

1）优点　便于分析成本－销量－利润关系（CVP分析）；有助于区分固定成本和变动成本，优化成本控制。

2）缺点　不符合会计准则要求，不适用于外部财务报告；无法全面反映产品成本，可能影响定价决策。

（3）作业成本法　是一种基于作业活动的成本核算方法。它将间接成本分配到具体的作业活动中，再根据作业活动与产品的关系将成本分配到产品中。作业成本法的核心步骤如下。①识别作业活动：如设备维护、质量检测、生产调度等。②分配资源成本到作业活动：将间接成本分配到具体的作业活动中。③分配作业成本到产品：根据产品消耗的作业活动量，将作业成本分配到产品中。适用于间接成本较高、产品种类多样的企业，如医药、电子制造等行业。

1）优点　提高成本分配的准确性，尤其是间接成本的分摊；有助于识别高成本作业活动，优化资源配置。

2）缺点　实施成本较高，需要大量的数据支持；计算过程复杂，可能增加管理成本。

（4）标准成本法　是一种以标准成本为基础的成本核算方法。标准成本是指在正常生产条件下，单位产品应消耗的直接材料、直接人工和制造费用的预计成本。实际成本与标准成本的差异称为成本差异，用于分析成本控制的效果。适用于生产流程标准化、产品种类较少的企业，如化工、食品加工等行业。

1）优点　便于成本控制和绩效评估；通过成本差异分析，识别生产中的问题。

2）缺点　标准成本的制定可能存在主观性，影响成本准确性；不适用于生产流程复杂、产品种类多样的企业。

（5）分批成本法　是一种按生产批次核算成本的方法。每个生产批次被视为一个独立的成本对象，直接成本和间接成本都按批次进行归集和分配。适用于按订单生产、产品种类多样的企业，如定制化医疗器械、特殊药品生产企业。

1）优点　便于按批次核算成本，适用于定制化生产；有助于分析每个批次的盈利能力。

2）缺点　成本核算工作量较大，尤其是批次较多时；间接成本的分摊可能存在主观性。

（6）分步成本法　是一种按生产步骤核算成本的方法。每个生产步骤被视为一个成本中心，直接成本和间接成本按步骤进行归集和分配。适用于连续生产、产品种类较少的企业，如化工、制药等行业。

1）优点　适用于大规模连续生产，简化成本核算；便于分析每个生产步骤的成本控制效率。

2）缺点　不适用于按订单生产或产品种类多样的企业；间接成本的分摊可能存在主观性。

4. 医药企业的成本控制与优化

（1）成本控制的基本方法　①精细化生产管理：通过精细化管理，提高生产过程的效率，减少浪费，控制生产环节中的变动成本。医药企业可以通过技术改造、生产流程优化等方式降低单位产品的生产成本。②采购管理优化：药品原材料采购通常占据较大比重，合理选择供应商、集中采购、优化库存管理可以有效控制原材料成本。③生产自动化与智能化：随着生产自动化和智能化水平的提高，企业可以在减少人工成本的同时提高生产效率，进而降低单位产品的生产成本。④产品定价与市场定位：通过科学的市场调研和定价策略，确保产品能够在市场中获得合理的利润空间，同时避免过度竞争带来的价格恶性竞争。

（2）成本优化的策略 ①研发过程的成本优化：医药企业可以通过引入外部合作、联合研发等方式，降低研发过程中出现的成本风险。例如，通过与高校或科研机构的合作，共享研发成果，降低研发费用。②生产效率提升：通过提高生产线的自动化程度，减少人力成本，并通过设备的优化管理来减少生产过程中设备的闲置和故障，提高生产效率。③物流成本管理优化物流管理，降低仓储和运输成本，提高供应链的效率。例如，通过与供应商和分销商建立长期合作关系，降低物流费用。④外包与合作：对于非核心业务，医药企业可以选择外包或合作伙伴，以降低成本并将资源集中于核心竞争力的提升。

（3）成本管理中的风险控制 ①供应链风险管理：医药企业的供应链较为复杂，涉及原材料采购、生产、运输等多个环节。在成本管理中，企业需要注重供应链的风险防控，确保在发生突发事件时，能够及时采取应对措施。②市场波动风险：药品的市场价格往往受到政策、竞争等多方面因素的影响。企业需要建立健全的市场监测机制，及时应对市场变化，降低价格波动带来的成本风险。③政策与法规风险：医药行业受政策和法规的影响较大。企业应时刻关注行业政策和法律法规的变化，确保在符合政策法规的前提下进行成本控制和优化。

五、医药企业利润分配管理

（一）利润分配的基本概念与目标

1. 利润分配的定义 利润分配是指企业在一定会计期间（通常为一年）实现的净利润，按照国家法律法规、公司章程和股东会决议，在各方利益相关者之间进行合理划分的经济行为。利润分配的本质是对企业经营成果的分配，涉及股东、企业、员工等多方利益，是企业财务管理的重要环节。对于医药企业而言，利润分配不仅涉及股东的分红，还可能包括对研发、生产、员工激励等方面的资金投入。

2. 利润分配的目标

（1）保障股东利益 利润分配的首要目标是保障股东的利益，特别是股东的现金回报。通过合理的分红政策，提高股东的投资回报率，吸引更多的投资者。

（2）支持企业持续发展 合理的利润分配应考虑到企业未来发展的需要。例如，将一部分利润留存用于再投资，以增强企业的竞争力，扩大生产能力或推进技术创新。

（3）提升企业形象与信用 稳定的利润分配政策可以提升企业的品牌形象和市场信任度。特别是在资本市场，稳定的分红记录有助于增加企业的吸引力，促进股东和潜在投资者的信心。

（4）激励员工 通过利润分配，部分企业还会设立员工奖金、股权激励等机制，激励员工的工作积极性，进而提升企业整体的生产效率和创新能力。

（二）医药企业利润分配的基本方式

1. 现金分红 是企业利润分配中最常见的一种形式。公司将盈利的一部分以现金的形式分配给股东，股东可以根据自己的需求使用这笔资金。对于医药企业而言，现金分红的决定通常基于以下几个因素。

（1）经营状况 医药企业的经营是否稳健，盈利是否持续，决定了现金分红的可行性和金额。

（2）资金需求 如果企业有大量的资金需求，例如用于研发或扩张，可能会减少现金分红，以便将资金用于再投资。

（3）**股东的期望**　长期投资者通常希望获得稳定的现金回报，因此公司需要权衡股东的回报和公司的长期发展。

2. 股票分红　是指公司将利润以股票的形式分配给股东。这种方式常见于成长型企业，尤其是一些处于研发阶段的医药公司。股票分红不仅可以帮助企业节省现金流，还能激励股东长期持股。股票分红的优势和挑战包括：优势是不需要动用现金，可以将资金用于再投资；增加了股东的持股数量，提高了其对公司的忠诚度。挑战是过度的股票分红可能导致股东的持股稀释，影响股东的权益。

3. 留存收益　是指企业将部分净利润留存，作为下一期投资的资金来源。这对于医药企业而言尤其重要，因为医药企业通常需要大量的资金用于研发、设备更新和市场拓展等。留存收益通常用于以下几个方面。

（1）**研发投入**　医药企业的研发投入通常是一个长期且高额的支出，留存收益可以为此提供稳定的资金支持。

（2）**扩大生产**　随着企业的扩张，需要资金投入新生产线的建设或现有生产线的升级中。

（3）**战略收购**　医药企业通过收购其他企业或技术，增强自身的竞争力，留存收益能够提供收购所需的资金。

4. 混合分配　是现代企业利润分配策略中一种综合性、多维度的创新模式，它通过有机结合现金分红、股票分红和利润留存三种主要分配形式，实现了股东即时回报与企业长远发展的动态平衡。这种分配方式在医药行业等资本密集型、创新驱动型产业中具有特殊的战略价值和应用意义。例如，企业可以在现金分红的同时，实施股票分红或将部分利润用于再投资。这种方式可以在不影响股东现金回报的同时，保证企业有足够的资金用于未来发展。

（三）医药企业利润分配程序

本项目所指的利润分配是指对净利润的分配。按照《中华人民共和国公司法》及相关法律制度的有关规定公司净利润的分配应按照下列顺序进行。

1. 弥补企业以前年度亏损　企业在提取法定公积金之前，应当先用当年利润弥补以前年度亏损。企业年度亏损可以用下一年度的税前利润弥补，下一年度不足弥补的，可以在五年之内用税前利润连续弥补，连续五年未弥补的亏损则用税后利润弥补。其中，税后利润弥补亏损可以用当年实现的净利润，也可以用盈余公积。

2. 提取法定盈余公积金　根据《中华人民共和国公司法》的规定，公司在分配当年税后利润时，应当首先提取利润的10%列入公司法定公积金。当公司法定公积金累计额达到公司注册资本的50%以上时，可以不再提取。法定盈余公积金可用于弥补亏损、扩大公司生产经营或转增资本，但企业用盈余公积金转增资本后，法定盈余公积金的余额不得低于转增前公司注册资本的25%。

3. 提取任意盈余公积金　根据《中华人民共和国公司法》的规定，公司从税后利润中提取法定公积金后，经股东会决议，还可以从税后利润中提取任意公积金。这是为了满足企业经营管理的需要，控制向投资者分配利润的水平，以及调整各年度利润分配的波动。

4. 向股东（投资者）分配股利（利润）　根据《中华人民共和国公司法》的规定，公司弥补亏损和提取法定公积金后所余税后利润，可以向股东（投资者）分配股利（利润）。如果公司违反规定，在弥补亏损和提取法定公积金之前向股东分配利润，股东必须将违反规定分配的利润退还公司。同时，公司持有的本公司股份不得分配利润。

（四）医药企业利润分配中的关键考虑因素

1. 企业盈利水平　盈利水平是决定利润分配的重要因素。医药企业的盈利状况直接决定了可分配利润的多少。企业应根据年度财务报告、现金流量等数据来判断分配能力。如果企业面临盈利压力，可能会选择减少分红，甚至不进行分红。

2. 资金需求　医药企业的资金需求通常较大，特别是在研发和生产方面。企业应根据自身的资金需求，合理确定分红比例。例如，在进行新药研发时，企业可能需要将大部分利润用于研发投入，减少现金分红。

3. 股东结构与投资者需求　股东结构对利润分配有重要影响。长期投资者可能更倾向于现金分红，而风险投资者和机构投资者可能更看重股票增值和企业长期发展潜力。因此，企业需要根据股东的需求平衡利润分配方式。

4. 政策与法规　医药行业受到国家政策和法规的严格监管，利润分配政策也需符合相关的税务规定和法律法规。企业应及时关注行业相关的政策变化，避免因违反法规而带来法律风险。

节后小结

1. 筹资管理是指企业为满足其生产经营、发展战略等方面的资金需求，合理规划、决策并实施资金筹集活动的过程。在医药企业中，由于研发周期长、资金投入大，筹资管理显得尤为重要。筹资管理的目的是确保企业在短期内获得充足的资金支持，保证长期发展所需资金的稳定性和可靠性。

2. 医药企业筹资管理的主要方式：股权筹资、债务筹资。

3. 投资管理是指企业在面对不同的投资机会时，通过对资金的有效配置和使用，确保资本的增值和风险最小化的过程。医药企业的投资管理通常涉及研发投资、生产设施投资、市场拓展投资等多个方面。

4. 医药企业的投资管理种类：项目投资、证券投资、风险投资、私募股权投资、并购与重组投资、合作开发与授权协议投资、无形资产投资、营运资本投资。

5. 投资决策方法：净现值（NPV）法、内部收益率（IRR）法、回收期法、利润指数法、净现值率、年金净流量。

6. 营运资金有广义和狭义之分，广义的营运资金是指一个企业流动资产的总额，狭义的营运资金是指流动资产减去流动负债后的余额。这里指的是狭义的营运资金，因为来源于流动负债的部分由于面临债权人的短期索求权，无法供企业在较长期限内自由运用。

7. 医药企业利润分配程序：弥补企业以前年度亏损、提取法定盈余公积金、提取任意盈余公积金、向股东（投资者）分配股利（利润）。

第三节　医药企业预算管理

在当今复杂多变的医药市场环境中，医药企业面临着前所未有的挑战与机遇。从新药研发的巨额投入，到药品生产、市场推广、销售及售后等各个环节，都与企业的资金运作息息相关。如何在激烈的竞争中实现资源的合理配置，提升经济效益，成为医药企业亟待解决的关键问题。而预算管理，作为企业战略规划与财务管理的重要工具，犹如一盏明灯，为医药企业照亮前行的道路，助力企业精准把控成本、有效分配资源、科学决策发展，切实保障企业在激烈的市场竞争中稳步前行，实现可持续发展的宏伟目标。

一、医药企业预算管理概述

（一）医药企业预算管理的定义与分类

1. 含义　医药企业的预算管理是指在特定的战略目标和经营环境下，医药企业运用系统的方法，对未来一定时期内（通常为一个会计年度）的各项经营活动、投资活动和财务活动进行预测、规划、控制、协调、评价和激励的管理活动。其核心是以价值创造为导向，通过资源的优化配置和过程的动态监控，确保企业战略目标的实现，并有效控制风险、提升运营效率和盈利能力。

2. 分类　见表 5-12。

表 5-12　预算的分类

依据	种类	说明
按预算的内容分类	销售预算	是对企业销售活动的预算安排，涵盖药品、医疗器械等医药产品的销售数量、单价、销售收入等方面的预测
	生产预算	基于销售预算来确定生产任务，包括生产产品的种类、数量、生产时间安排等。它需要考虑库存情况，以确保生产既能满足销售需求，又不会导致库存积压
	采购预算	涉及原材料、包装材料等物资的采购计划和资金安排。根据生产预算和库存管理策略，确定各类物资的采购量和采购金额
	销售费用预算	详细规划销售过程中可能发生的各项费用，如广告宣传费、市场推广费、销售人员薪酬、差旅费等
	管理费用预算	核算企业行政管理部门为组织和管理经营活动所发生的费用，如办公费、水电费、管理人员薪酬、研发费用（部分企业研发部门费用归入管理费用）等
	财务费用预算	包括利息支出、汇兑损益、银行手续费等与资金运作相关的费用。若企业有贷款业务，根据贷款金额和利率预估利息支出；有涉外业务，还需考虑汇率波动对汇兑损益的影响
	资本预算	主要用于规划企业长期投资项目的资金安排，如厂房建设、设备购置与更新、新药研发投资等。这些项目通常投资金额较大、回收较长周期
按预算的范围分类	企业整体预算	从整个企业层面进行编制，综合考虑企业各个方面经营活动的预算安排，体现了企业的总体战略目标和经营规划。它是各部门、各项目预算的汇总和协调，用于全面掌控企业的资源分配和经营业绩
	部门预算	各部门根据自身的职能和工作任务分别编制的预算，如生产部门的生产预算、采购预算，销售部门的销售预算、销售费用预算，研发部门的研发费用预算等。部门预算是企业整体预算的基础，通过各部门预算的编制和执行，实现对企业各项业务活动的细化管理和控制
按预算的时间跨度分类	长期预算	一般指预算期在 3 年以上的预算，主要用于企业的战略规划和长期投资决策，如长期发展规划中的资本性支出预算、新产品研发的长期投资预算等。长期预算能够为企业指明发展方向和目标，引导企业在较长时间内合理配置资源
	中期预算	预算期通常在 1~3 年，是对企业未来一段时间内的经营发展进行规划，结合企业的长期战略目标和短期经营计划。例如，企业的中期市场拓展计划预算，包括在这期间为开拓新市场所投入的销售费用、建设销售渠道的费用等
	短期预算	一般以 1 年以内为预算期，是最常见的一种预算类型，主要用于指导企业日常经营活动，如年度销售预算、生产预算、采购预算、费用预算等。短期预算能够使企业对近期的经营活动有明确的计划和控制，确保企业日常运营的稳定和高效
按预算的业务性质分类	生产预算	主要针对药品、医疗器械等医药产品的生产过程进行预算，包括生产量、生产成本等方面的预算内容，与生产部门的生产计划紧密相关
	研发预算	专注于医药企业的新药研发、技术改进等研发活动的资金安排，涵盖研发人员薪酬、实验设备购置、临床试验费用、研发材料采购等各项支出的预算。由于医药研发具有高投入、高风险、周期长的特点，研发预算在医药企业预算中占据重要地位
	销售预算	围绕医药产品和服务的销售活动制定，涉及销售量、销售收入、销售价格以及销售费用等方面的预算，是企业制定生产计划和各项费用预算的重要依据

依据	种类	说明
按预算的业务性质分类	采购预算	针对企业生产所需的原材料、辅料、包装材料等物资的采购进行预算，明确采购品种、数量、质量标准和采购金额等，以保障生产活动的顺利进行，并控制采购成本
	质量控制预算	涉及医药企业质量检测设备购置、质量检测费用、质量管理体系认证费用、质量人员薪酬等方面的预算，以确保医药产品符合质量标准，保证企业的生产经营活动合法合规

（二）　医药企业预算管理特点

1. 高度关注研发投入与风险管控　医药企业的核心竞争力在于研发创新，新药研发周期长（通常10~15年）、投入巨大、失败率高。预算管理必须将研发作为核心战略投资领域进行精细规划。这包括按项目、阶段（如临床前、Ⅰ/Ⅱ/Ⅲ期临床、上市申请）详细预算研发费用（CRO/CMO费用、研究者费用、材料费、人员成本等），并建立严格的里程碑审批和资金拨付机制。同时，预算体系需要包含对研发失败风险的评估和应对预案，设置风险储备金，确保在项目终止或延期时能及时调整资源分配，将损失降到最低。预算不仅是成本控制工具，更是研发战略落地的保障和风险管理的抓手。

2. 受强监管环境影响显著，合规成本刚性且高　医药行业是全球监管最严格的行业之一，涉及GMP、GSP、GCP、GLP等众多法规要求。这使得预算管理中，与合规直接相关的成本（如质量控制、验证与确认、持续工艺验证、药政事务、药物警戒、合规审计、环保安全投入）具有极强的刚性，削减空间有限且优先级极高。预算编制需详细预估这些合规性支出，确保在任何情况下都能满足监管要求，避免因不合规导致的停产、罚款、召回甚至吊销执照等灾难性后果。合规成本是预算中不可妥协的底线。

3. 市场准入与定价策略对收入预算影响巨大且复杂　医药产品的销售高度依赖医保准入、招标采购（尤其是国家/地方带量采购）、医院进院等市场准入环节，以及政府医保支付价格谈判和动态调整。这些因素使得收入预测变得极其复杂和不确定。预算管理需要深入分析不同产品在不同市场的准入策略、医保谈判预期、带量采购可能带来的"量升价跌"效应，以及竞争格局变化（如仿制药上市、生物类似药冲击）。收入预算不再是简单的销量×价格模型，而是一个需要结合政策解读、市场情报、谈判模拟和情景分析（乐观/中性/悲观）的动态过程，要求预算具备高度的灵活性和快速响应能力。

4. 销售与市场推广费用占比高，结构复杂且需精细化管理　在竞争激烈的市场环境下，医药企业的销售费用（包括庞大的销售队伍成本）和市场推广费用（如学术会议、医学教育、KOL合作、数字营销、患者支持项目）通常占收入比例非常高，是预算管控的重点和难点。预算管理需要精细划分费用类型（如人员薪酬、差旅、会议、市场材料、数字化投入）、目标客户群体（医院、医生、药店、患者）、产品生命周期阶段（新品上市、成熟期、专利悬崖后）以及推广活动的有效性（ROI评估）。预算分配需紧密围绕市场策略，严格区分合规推广与不合规支出，并建立强有力的费用审批和监控机制，确保每一分钱都花在刀刃上并符合行业合规规范。

5. 供应链与生产成本管理要求高精度与柔性　药品生产对原材料质量、生产工艺稳定性、供应链可靠性要求极高。预算管理需覆盖从原料药采购（可能受全球市场价格和供应链波动影响）、生产制造（严格GMP下的设备维护、能耗、人力、质量控制成本）、到复杂分销物流（冷链要求、库存管理、渠道费用）的全链条。需要精确预算批次成本、产能利用率、库存周转率等关键指标。同时，预算需要具备一定的柔性以应对市场需求波动（如带量采购后需求的骤增）、生产计划的调整以及供应链中断风险（如关键物料短缺），这要求预算中考虑安全库存成本或建立敏捷供应链的预算支持。

6. 长周期性与多维度情景规划至关重要　如前所述，研发、注册审批、市场准入、产品生命周期（专利期）都决定了医药企业经营具有显著的长周期性。年度预算往往不足以支撑战略决策，因此需要建立中长期（3~5年甚至更长）的滚动预测和预算框架。预算管理必须包含多维度（产品线、治疗领域、区域市场）、多情景（基于研发成功率、审批进度、市场准入结果、竞争格局变化、政策调整等关键变量）的规划和分析。这使得预算不仅是年度运营计划，更是评估长期战略可行性和资源需求、进行重大投资（如新建工厂、并购）决策的核心工具。动态更新的滚动预测是弥补年度预算静态局限的关键。

7. 高度依赖数据驱动与跨部门深度协同　医药企业预算的复杂性和专业性要求其预算管理高度依赖数据驱动。需要整合来自研发管线、临床试验运营、生产制造、供应链、市场销售、药政事务、财务控制等各个部门的海量数据和专业判断。预算编制、审核、执行监控和差异分析都需要强大的信息系统支撑和跨部门的深度协同与信息共享。财务部门在此过程中扮演整合者、推动者和分析者的角色，但预算的成功高度依赖于各业务部门的主动参与和提供准确的前端业务洞察。

总而言之，医药企业的预算管理是一个融合了战略投资规划、高风险研发管理、加强合规约束下的成本控制、复杂市场准入博弈、精细化营销投入管理以及长周期动态资源调配的复杂体系。其核心特点在于将严格的财务管控与高度的战略前瞻性、业务复杂性以及对不确定性的管理能力紧密结合起来。

（三）医药企业预算管理作用

1. 资源配置优化　医药企业通过预算管理，能够明确各部门、各项目在一定时期内可分配的资源量。例如在研发投入方面，企业可以依据预算合理安排资金，将资源向具有潜力的研发项目倾斜，如新型药物研发、先进制药工艺改进等。对于生产环节，预算可以合理分配生产原料采购资金、生产设备维护费用等，确保生产资源的高效利用，避免资源的闲置和浪费，使企业资源在研发、生产、销售等各个环节得到科学、合理的配置，提高企业整体运营效率。

2. 成本控制与管理　预算是医药企业控制成本的重要工具。在成本预算编制过程中，企业需要对原材料采购成本、生产过程中的各项费用、营销成本等进行详细规划。通过与实际成本的对比分析，企业能够及时发现成本超支的情况并深入探究原因。例如，若发现某药品生产批次的原材料采购成本超出预算，企业可及时与供应商协商，优化采购策略，降低采购价格；或者在生产过程中，通过工艺改进等措施降低生产成本。预算管理有助于企业将各项成本控制在合理范围内，提升产品利润空间。

3. 战略目标实现保障　医药企业的战略目标往往需要通过一系列具体的行动计划和资源分配来实现，而预算管理则是将战略目标转化为可操作计划的关键环节。例如，企业制定的市场拓展战略目标，需要通过预算安排相应的市场调研费用、销售渠道拓展费用、广告宣传费用等来支持。预算明确了各部门在实现战略目标过程中的职责和资源保障，确保企业战略目标能够有条不紊地推进，使企业的短期经营决策与长期战略发展紧密结合。

4. 风险管控与预警　在医药行业，企业面临着诸多风险，如药品研发失败风险、原材料价格波动风险、政策法规变化风险等。预算管理能够对这些风险进行一定程度的管控和预警。例如，企业可以在预算中设定一定的风险准备金，以应对可能出现的研发项目失败等情况；对于原材料价格波动风险，企业通过预算分析原材料价格变动对成本的影响，提前制定应对策略，如签订长期采购合同或优化采购渠道等。同时，预算执行过程中的偏差分析也可以作为风险预警信号，提醒企业管理层及时关注潜在风险并采取相应措施。

5. 绩效评价标准建立　预算为医药企业建立了一套较为科学合理的绩效评价标准。各部门和员工的工作绩效可以通过其预算执行情况来衡量。例如，销售部门可以依据销售预算来考核实际销售额、市场占有率等指标；生产部门可以对比生产预算来评估生产效率、产品质量等。这种基于预算的绩效评价体系能够激励员工积极完成工作任务，提高工作效率，同时也为企业的薪酬分配、奖金发放等人力资源管理决策提供了客观依据，促进企业整体绩效的提升。

（四）　医药企业预算管理流程

1. 战略目标分解与启动准备　流程始于公司最高管理层（董事会、CEO）基于企业长期愿景和战略规划（如研发管线布局、目标市场、增长目标），明确下一年度或预算周期的关键战略重点和财务目标（如收入增长率、利润目标、研发投入占比、关键产品上市目标）。财务部门据此制定详细的预算编制指南和时间表，明确假设前提（如宏观经济、行业政策预期）、编制模板、数据要求、责任部门（研发、生产、销售、市场、供应链、医学事务等）以及沟通协调机制。此阶段的核心是确保预算编制与公司战略高度对齐，并为各部门提供清晰的框架和起点。

2. 部门预算草案编制与汇总　各业务和职能部门依据战略目标、预算指南、历史数据、市场预测及自身业务计划，详细编制其负责领域的预算草案。研发部门需按项目/阶段（临床前、Ⅰ/Ⅱ/Ⅲ期、NDA/BLA）估算研发费用、人员需求；生产部门需基于销售预测、产能利用率、GMP 要求编制生产成本（物料、人工、制造费用）、资本支出（CAPEX）预算；商业部门（销售与市场）需结合产品生命周期、市场准入策略（医保、招标）、竞争格局、推广活动计划，编制详细的销售收入预测以及高额的销售与市场费用预算（人员、差旅、会议、广告）；供应链部门需预测采购成本、物流（特别是冷链）、库存水平；支持部门（如财务、人力、行政）编制管理费用预算。各部门需提供关键驱动因素和详细依据。财务部门负责收集、汇总所有部门草案，并进行初步的完整性和逻辑性检查。

3. 管理层审议、质询与整合平衡　这是预算流程中最为关键的协商和决策环节。高层管理层（通常由 CFO 主持，CEO 及各业务线负责人参与）对汇总后的初步预算进行多轮审议和质询。重点在于：挑战假设（收入预测是否合理？研发成功率是否乐观？费用效率如何）、评估资源分配优先级（研发管线项目排序、市场投入重点区域/产品）、识别并量化风险（如研发失败、政策变化、供应链中断的影响及应对预案）、寻求平衡（在收入、利润、现金流、投资需求之间，在各竞争性资源需求之间）。此阶段涉及大量讨论、谈判和修订，目标是形成一个既具挑战性又可实现、资源分配最优、风险可控且与战略高度一致的预算方案。财务部门在此过程中扮演协调者、分析者和顾问角色，提供数据支持和情景模拟分析。

4. 预算审批、下达与执行监控　经过充分审议和修订的整合预算方案，提交至公司最高权力机构（董事会）进行最终审批。获批后，预算方案正式成为公司未来一段时期（通常为年度）的财务运营蓝图。财务部门将总预算分解为各部门/产品线/项目的详细执行预算，明确 KPI 和目标，并正式下达给各责任中心。执行监控随即开始，这是预算管理发挥控制作用的核心。通过 ERP、EPM 等系统，定期（月度/季度）追踪实际收入、成本、费用、现金流、关键里程碑（如研发阶段完成、产品上市）等与预算目标的差异。财务部门主导差异分析，与业务部门深入沟通，识别差异原因（是执行不力、市场变化、还是预算假设偏差），评估影响，并形成管理报告。

5. 滚动预测、动态调整与绩效评估　鉴于医药行业的高度不确定性（研发进展、审批结果、市场变化、政策调整），静态的年度预算往往不足以应对现实。因此，医药企业普遍采用滚动预测（如每季度滚动更新未来 12～18 个月的预测）作为年度预算的必要补充。基于最新的内外部信息（如临床试验数据、医保谈判结果、实际销售表现、成本变动），对预算中的关键假设和数字进行更新和调整，使管理层始终掌握最新的预期财务状况，并据此作出更及时的运营和战略决策。动态调整机制允许在发生重大事件（如核心临床试验失败、成功收购、关键政策出台）时，按预设流程对正式预算进行修订。最后，在预算周期结束时，将预算执行结果与目标进行最终对比，作为绩效考核的重要依据，总结经验教训，并反馈到下一个预算周期的战略目标设定和流程优化中，形成闭环管理。

总结来说，医药企业的预算管理流程是一个从战略出发，经过自下而上编制、自上而下质询整合、审批下达、严格执行监控、并辅以滚动预测和动态调整的持续循环过程。其核心在于将战略意图转化为可执行的财务计划，并通过持续地监控、分析和适应，确保企业在充满风险和机遇的环境中有效配置资源，达成目标。

（五）医药企业预算管理方法

1. 固定预算与弹性预算

（1）固定预算 是根据预算期内正常的、可实现的某一固定业务量水平编制的预算。其特点是简单易行，但可比性差，容易导致预算执行结果与实际情况偏离较大。例如，某医药企业根据以往年度的销售量和生产量，确定下一年度的生产预算为 100 万盒药品，对应的原材料采购成本、生产成本等都按照这个固定量来计算。

（2）弹性预算 是在成本性态分析的基础上，依据业务量、成本和利润之间的联动关系，按照预算期内可能的一系列业务量水平编制的系列预算。它能够适应多种业务量水平，具有较好的可比性和控制性。比如，某医药企业的销售费用预算采用弹性预算方式，根据不同的销售量预测，分别制定相应的市场推广费用、销售人员薪酬等预算项目，当实际销售量发生变化时，可方便地找到对应的预算标准进行对比分析。

2. 增量预算与零基预算

（1）增量预算 是在基期水平的基础上，结合预算期业务量水平及有关成本费用因素的增减变化情况，对基期项目进行调整编制的预算。这种方法简单易行，但容易受历史因素的制约，可能导致预算的不合理性得不到纠正。例如，某医药企业的管理费用预算以往年度一直按照上一年度的实际发生额加上一定比例的增长来确定，如果某一项费用在基期存在不合理支出，增量预算就无法对其进行有效控制。

（2）零基预算 是指在编制预算时，对所有项目和活动都以零为基础，不考虑以往的预算情况，根据预算期的实际需要和资源状况，重新评估各项活动的必要性、合理性，进而确定预算支出。零基预算能够有效避免历史遗留问题的影响，有利于合理配置资源，但编制工作量较大，需要投入较多的人力和时间。比如，某医药企业在编制下一年度的研发预算时，不是以上一年度的研发费用为基准，而是从零开始，根据每个研发项目的实际进展情况、预期目标和所需资源，重新进行预算编制，对于一些进展缓慢或预期收益不佳的项目可能会减少或取消预算投入。

3. 定期预算与滚动预算

（1）定期预算 是以固定不变的会计期间作为预算期的预算编制方法，如以月度、季度或年度作为预算期。定期预算的优点是能够使预算期间与会计期间相对应，便于预算执行结果与实际结果的对比分析，但其缺点在于缺乏灵活性，一旦预算制定完成，在预算期内难以根据实际情况进行调整。例如，某医药企业每年制定一次年度预算，将预算期确定为 1 月 1 日至 12 月 31 日，在这一年中，即使市场环境发生重大变化，预算也不会轻易调整。

（2）滚动预算 是按照预算期内一定的时间单位持续滚动的方式编制预算的方法，即每执行完一个时间单位，就补充一个相同时间单位的预算，使预算期始终保持为一个固定长度。滚动预算能够使预算更好地适应市场环境的变化，增强预算的灵活性和时效性。比如，某医药企业采用季度滚动预算方式，每个季度结束后，根据实际情况对下季度及后续季度的预算进行调整和补充，使预算始终与企业的实际经营状况相匹配。

4. 概率预算与作业预算

（1）概率预算 是根据预算期内可能发生的各种业务量水平及其相应的概率，分别计算各种业务量水平下的预算目标，并计算其期望值的预算编制方法。这种方法适用于市场需求波动较大、不确定性较高的医药企业。例如，某医药企业对某种新药的市场需求进行预测时，认为市场需求好的概率为

40%，对应的销售量为 50 万盒；市场需求一般的概率为 50%，对应的销售量为 30 万盒；市场需求差的概率为 10%，对应的销售量为 10 万盒。然后根据不同的销售量计算相应的销售收入、成本等预算指标，并得出期望值，作为预算编制的依据。

（2）作业预算　是以企业的作业活动为基础，通过分析作业活动与资源消耗之间的关系，确定资源需求量和成本分配的预算编制方法。作业预算能够更准确地核算成本，有助于企业优化资源配置，提高运营效率。比如，某医药企业在生产预算编制中，先确定生产一瓶药品所需的各项作业活动，如原材料采购、生产加工、质量检验等，然后根据每个作业活动的实际需求和资源消耗情况，计算出生产成本预算，从而更精确地控制成本。

5. 项目预算与多维度预算

（1）项目预算　对于医药企业的研发项目、市场推广项目等，通常采用项目预算的方式。项目预算是根据项目的具体需求和计划，确定项目所需的各项资源和费用的预算。例如，某医药企业的研发项目预算包括研发人员薪酬、实验设备采购、临床试验费用、材料费用等，按照项目的进度和阶段进行详细的预算编制，以确保项目顺利进行。

（2）多维度预算　是从多个维度对企业的业务和财务进行预算编制，如按照产品线、地区、部门、客户等维度进行综合预算。多维度预算能够为企业提供更全面、深入的预算分析和决策支持。例如，某医药企业按照产品线划分预算，对每个产品的销售收入、成本、利润等进行单独预算；同时，又按照地区划分预算，分析不同地区的市场推广费用、销售量、销售价格等，从而更好地制定市场营销策略和资源配置方案。

在实际的医药企业预算管理过程中，企业可以根据自身的业务特点、规模大小、发展阶段以及市场环境等因素，选择一种或多种预算编制方法的组合，以提高预算的科学性、合理性和有效性。

二、医药企业预算的编制

（一）医药企业编制业务预算

1. 销售预算　是指为规划一定预算期内因组织销售活动而引起的预计销售收入而编制的一种业务预算，其主要内容是销售量、单价和销售收入。其中，销售量是根据市场预测或销售合同并结合企业生产能力确定的，单价是通过价格决策确定的，销售收入是两者的乘积。销售预算是整个预算的出发点，也是编制其他预算的基础。

销售预算中通常还包括预计现金收入的计算，以便为编制现金预算提供必要的信息。计算公式为

$$预算期经营现金收入 = 该期现销收入 + 该期回收前期的应收账款$$

2. 生产预算　是指为规划一定预算期内预计生产量水平而编制的一种业务预算。它是在销售预算的基础上分品种编制的，通常以实物量计量。生产预算的主要内容有销售量、期初存货量、期末存货量和生产量。其中销售量根据销售预算确定，期初存货量等于上季度末存货量，因此，编制生产预算的关键在于合理预计各季度期末存货量。预计生产量的计算公式为

$$预计生产量 = 预计销售量 + 预计期末存货量 - 预计期初存货量$$

生产预算在实际编制时是比较复杂的。由于生产量受到生产能力的限制，存货量受到仓库容量的限制，因此只能在限制范围内安排存货量和各期的生产量。此外，企业可以选择在销售旺季赶工增产，为此要多付加班费；也可选择在淡季生产，为此要增加储存成本。因此，企业应当权衡两者的得失，选择成本最低的方案。

3. 直接材料预算　是指为规划一定预算期内直接材料消耗情况和材料采购活动而编制的，用于反映预算期内直接材料的单位产品用量、生产需用量、期初和期末存量等信息的一种经营预算。该预算以

生产预算、材料消耗定额和预计材料采购单价等信息为基础，并考虑期初、期末材料存货水平编制。主要计算公式为

$$预计采购量 = 生产需用量 + 预计期末库存量 - 预计期初库存量$$

$$生产需用量 = 预计生产量 \times 单位产品该材料用量$$

公式中"单位产品该材料用量"可以根据标准单位耗用量或定额耗用量来确定；"预计期末库存量"可根据下季度生产需要量的一定比例加以确定。

此外，在编制直接材料预算后，通常还要预计材料采购的现金支出，以便为编制现金预算提供信息。计算公式为

$$预算期采购现金支出 = 该期现购材料现金支出 + 该期支付以前期的应付账款$$

4. 直接人工预算　是指为规划一定预算期内人工工时的消耗水平和人工成本水平而编制的一种经营预算。其主要内容有预计生产量、单位产品工时、人工总工时、每小时人工成本和人工总成本。其中预计生产量来自生产预算，单位产品工时和每小时人工成本数据来自标准成本资料，人工总工时和人工总成本可通过前几项计算得到。其计算公式为

$$预计人工总工时 = 预计生产量 \times 单位产品工时$$

$$预计人工总成本 = 预计人工总工时 \times 每小时人工成本$$

5. 制造费用预算　是指为规划一定预算期内除直接材料和直接人工预算以外预计发生的其他生产费用水平而编制的一种业务预算。制造费用可按变动制造费用和固定制造费用两部分内容分别编制。变动制造费用以生产预算为基础来编制，如果有完善的标准成本资料，用单位产品的标准成本与产量相乘，即可得到相应的预算金额。如果没有标准成本资料，就需要逐项进行预计。固定制造费用因其通常与本期产量无间接人工关系，所以需要逐项进行预计。

6. 产品成本计算　是指为规划一定预算期内每种产品的成本水平而编制的一种业务预算。它是生产预算、直接材料预算、直接人工预算、制造费用预算的汇总。其主要内容是产品的单位成本和总成本。单位成本的有关数据来自前三个预算，生产量、期末存货量来自生产预算，销货量来自销售预算，生产成本、期末存货成本和销售成本根据单位成本和有关数据计算得出。

7. 销售及管理费用预算　是指为规划一定预算期内因组织产品销售和维持一般行政管理预计发生的各项费用水平而编制的一种业务预算。编制这种预算时，不仅要分析、考察过去销售费用及管理费用的必要性及其效果，而且要以销售预算或过去的实际开支为基础，考虑预算期可能发生的变化，按实际需要逐项预计销售及管理费用的支付额。

（二）医药企业编制财务预算的步骤

1. 明确预算目标

（1）战略导向　首先要与企业的战略目标相契合。例如，医药企业如果处于市场拓展阶段，其财务预算目标可能侧重于增加市场推广费用、扩大销售渠道等方面的资金安排。如果企业处于产品研发阶段，那么预算重点可能是研发投入的规划，以确保有足够的资金用于新药的研发和临床试验。

（2）考虑企业资源状况　分析企业的资金实力、生产能力、人力资源等因素。比如，企业现有的资金储备和融资能力决定了预算中资金支出规模的上限。如果企业的生产设备已经接近满负荷运转，那么在预算中可能需要考虑设备更新或扩充的费用，以满足生产需求。

2. 收集和整理基础数据

（1）历史财务数据　医药企业需要收集过去几年的财务报表，包括资产负债表、利润表和现金流量表。例如，分析历史销售数据可以了解产品的销售趋势、季节性波动等情况。从历史的销售成本数据可以推算出不同产品的成本结构变化，为未来的成本预算提供依据

（2）市场调研数据　关注市场动态，包括竞争对手的产品价格、市场份额、新药推出情况等。例如，如果竞争对手推出了一款价格较低的同类药品，医药企业在编制预算时可能需要考虑调整产品价格或者增加产品附加值的措施，这将影响销售收入预算和成本预算。同时，还需要收集原材料市场价格信息，如化工原料、中药材等价格波动情况，这对于成本预算中的采购成本部分至关重要。

（3）政策法规信息　医药行业受政策法规影响较大。例如，药品价格管制政策的变化可能直接影响企业的销售收入预算。医保政策的调整，如药品纳入医保目录或被调出医保目录，对产品销售规模和收入影响巨大。同时，药品监管政策如药品审批程序的变化可能会影响新药研发的时间和成本预算。

3. 编制具体财务预算项目

（1）现金预算　对预算期现金流入流出进行预测，涉及销售回款、采购支出等项目，以确定资金需求和闲置安排。

（2）预算利润表　基于业务预算汇总收入成本费用，预测盈利水平和净利润或亏损情况。

（3）预算资产负债表　结合业务和资本预算，全面预算资产负债和所有者权益情况，反映期末财务状况和结构。

4. 预算的审核、调整和执行监控

（1）审核　由企业的财务部门和管理层对各部门编制的预算进行审核。重点审核预算的合理性、依据的充分性、数据的准确性等方面。例如，审核销售部门的销售预算是否考虑了市场饱和度、新产品上市对现有产品销售的冲击等因素；审核生产预算中的原材料损耗率是否符合实际生产情况等。

（2）调整　在预算执行过程中，如果出现市场环境变化、政策调整、重大突发事件等情况，可能需要对预算进行调整。例如，突发的公共卫生事件导致某类药品需求急剧增加，企业需要调整销售预算和生产预算，增加该药品的生产和销售计划。

（3）执行监控　建立预算执行监控机制，定期将实际执行情况与预算进行对比分析。例如，每月或每季度对比销售收入的实际完成情况与预算目标，分析差异产生的原因，是市场需求变化、销售策略不当还是其他因素导致的。对于成本费用预算，要监控各项费用的支出是否在预算范围内，如果发现某项费用超支，要及时查找原因并采取措施加以控制。

（三）医药企业编制专门决策预算

1. 专门决策预算的定义　专门决策预算主要是长期投资预算（又称资本支出预算），通常是指与项目投资决策相关的专门预算，它往往涉及长期建设项目的资金投放与筹集并经常跨越多个年度。比如医药企业的研发投入决策预算、大型生产设备购置决策预算、新产品生产线建设决策预算、企业并购决策预算等，这些决策通常具有金额较大、影响深远、周期较长等特点。

2. 编制专门决策预算的重要性

（1）助力战略规划落地　医药企业的战略规划往往包含诸多关键项目，如拓展产品线、升级生产技术等。专门决策预算将这些战略项目具体化为可操作的财务计划，明确所需资金、预期收益等，为战略执行提供资金保障和方向指引。例如，企业战略规划中要研发一款创新药，专门决策预算就可确定研发各阶段的费用投入，确保项目按战略要求推进。

（2）优化资源配置　医药企业资源有限，通过编制专门决策预算，能全面评估各重大项目的资金需求与预期回报，从而将资金、人力、设备等资源合理分配到最具潜力和价值的项目中。如在有限资金下，对比新药研发项目和生产设备更新项目，依据预算分析选择更优的投资方向。

（3）控制风险　重大决策往往伴随高风险，专门决策预算可提前量化风险。如在海外并购决策预算中，考虑汇率波动、政策法规变化等风险因素对成本和收益的影响，制定应对方案，降低决策失误风险。

3. 常见专门决策预算类型及编制要点

（1）研发项目决策预算要点 ①项目内容梳理：详细列出研发各阶段任务，从药物发现（如化合物筛选、靶点验证等）到临床前研究（药理、毒理等实验），再到临床试验各期（Ⅰ期安全性试验、Ⅱ期有效性初步探索、Ⅲ期大规模验证等）以及注册申报等，明确每个阶段的活动内容、时间进度。②成本预测：依据行业经验、专家咨询、历史数据等，估算各阶段直接成本（如实验材料、动物模型购买费用、临床试验受试者招募及补偿费用等）和间接成本（设备折旧、场地租赁、人员工资等分摊到研发项目的部分）。例如，新药临床试验阶段，Ⅰ期可能需招募 30～50 名健康受试者，按每人补偿 3000～5000 元，加上试验期间的医疗监测、数据采集分析等费用，单Ⅰ期成本可能达数百万甚至上千万元。③收益预估与风险评估：考虑药物获批上市后的预期销售额、市场份额，结合专利期限、市场竞争情况等预估收益；同时评估研发失败风险（如临床试验未达预期效果）、政策风险（审批政策变化）、技术替代风险等，确定项目可行性和预算调整预案。

（2）固定资产购置决策预算（如大型生产设备） ①设备选型与调研：分析生产需求，确定所需设备的性能、参数、产能等指标，调研不同市场上品牌、型号设备的价格、质量、售后服务，收集供应商报价及优惠条件。②成本构成分析：除了设备购置价款，还需考虑运输费、安装调试费、基础建设改造费（如车间适应性调整）、人员培训费（操作新设备的员工培训）、折旧费用（按企业折旧政策计算设备使用期内每年折旧额）等。③效益评估：评估设备投入后对生产能力的提升效果，如提高生产效率、降低生产成本、提升产品质量带来的新增收益，对比成本确定投资回收期和投资回报率，判断购置是否合理。

（3）新产品生产线建设决策预算 ①建设方案规划：确定厂房建设或租赁规模、车间布局设计、公用工程（水、电、气等供应系统）配套要求，选择自建或外包建设方式，制定详细建设计划和时间表。②投资成本核算：包括土地购置或厂房租赁费用（若自建）、厂房建设或装修费用、生产线设备购置及安装调试费用、配套设施建设费用（如仓储区、质检实验室等）、建设期间的管理费用等。③运营成本与收益预测：投产后，预估原材料采购、能源消耗、人员工资等运营成本，结合市场预测确定产品销量和售价，计算预计利润，分析投资回报情况，并考虑市场波动、生产运营风险对收益的影响。

（4）企业并购决策预算 ①目标企业价值评估：运用资产基础法（评估目标企业各资产、负债项目价值，确定净资产价值）、收益法（预测目标企业未来现金流并折现计算其价值）、市场法（参考同行业可比企业并购案例确定价值）等方法评估目标医药企业价值，确定合理并购价格区间。②并购成本明细：除股权或资产收购价款，还包括并购中介费用（如财务顾问、律师、会计师等专业服务费用）、债务承接成本（若承担目标企业债务）、人员安置成本（如有裁员补偿等）、整合成本（如业务、系统、文化整合过程中的额外费用）等。③协同效应预估与风险考量：分析并购后实现的协同效应，如市场份额扩大带来的销售增长、成本降低（采购协同、生产协同等）、技术互补带来的新产品开发加速等带来的额外收益；同时评估整合风险（文化冲突、管理融合困难等）、政策风险（反垄断审查等）、市场风险（并购后市场反应不佳等），综合判断并购的财务可行性和战略价值。

（5）编制专门决策预算的流程 ①决策项目提出：由医药企业的业务部门（如研发部门提出新药研发项目、生产部门提出设备更新或生产线建设需求、战略投资部门提出并购目标等）或高层管理基于战略规划提出重大决策项目意向。②项目可行性研究：组织跨部门团队（包括技术、财务、市场、法务等专业人员）对项目进行全面可行性研究，收集相关数据和信息，分析项目在技术上是否可行、市场前景如何、是否符合法律法规要求等，为预算编制提供依据。③预算编制：根据可行性研究结果，财务部门牵头，各相关部门配合，按照上述各类决策预算的编制要点，详细编制项目预算，包括成本预算、收入预算（如有）、现金流量预算等，明确资金投入计划和预期收益情况。④预算审核与调整：预算编制完成后，提交企业管理层或专门的预算委员会进行审核，审核重点关注预算的合理性、准确性、与战略的匹配度等。根据审核意见，对预算进行必要的调整和优化，确保预算科学可行。⑤预算审批与下达：经审核通过的专门决策预算，按企业规定的审批权限，经高层领导或董事会等审批后，正式下达给相关部门执行，作为项目实施过程中的资金控制和业绩考核依据。

（6）编制专门决策预算需要考虑的因素　①行业政策法规：医药行业受政策监管严格，如药品审批政策、医保政策、环保要求等。在编制研发项目或企业并购等决策预算时，要考虑政策变化可能带来的成本增加（如更严格的临床试验要求导致研发成本上升）、项目审批风险等。②市场竞争态势：分析同行业竞争对手在产品、技术、市场份额等方面的情况，预测市场竞争对决策项目的影响。如新药研发项目，若竞争对手已有类似产品上市或在研，可能影响市场预期售价和销量，进而影响预算收益预估；并购决策要考虑是否能通过并购提升市场竞争力，以及竞争对手可能的反应。③技术发展动态：医药行业技术更新快，预算编制需关注新技术发展趋势。例如，在生产设备购置决策预算中，要考量是否有更先进的技术可能在设备使用期内出现，导致现有设备过时淘汰，影响设备使用寿命和收益；研发项目预算要考虑新技术应用可能带来的研发周期缩短或延长、成本变化等情况。④企业自身财务状况：企业现有的资金储备、融资能力、资产负债结构等财务状况直接影响专门决策预算的编制。若企业资金紧张，可能需在预算中合理安排融资计划（如贷款、股权融资等），同时要考虑融资成本对项目收益的影响；企业资产负债率较高时，会限制新增债务融资规模，影响某些需要大量资金投入的决策项目预算可行性。

医药企业编制专门决策预算是一项复杂但关键的工作，需要综合考虑多方面因素，科学合理地编制，以保障企业重大决策的顺利实施和提升企业价值。

节后小结

1. 医药企业的预算管理是指在特定的战略目标和经营环境下，医药企业运用系统的方法，对未来一定时期内（通常为一个会计年度）的各项经营活动、投资活动和财务活动进行预测、规划、控制、协调、评价和激励的管理活动。其核心是以价值创造为导向，通过资源的优化配置和过程的动态监控，确保企业战略目标的实现，并有效控制风险、提升运营效率和盈利能力。

2. 医药企业预算管理流程：战略目标分解与启动准备、部门预算草案编制与汇总、管理层审议、质询与整合平衡、预算审批、下达与执行监控、滚动预测、动态调整与绩效评估。

3. 医药企业预算管理作用：资源配置优化、成本控制与管理、战略目标实现保障、风险管控与预警、绩效评价标准建立。

4. 医药企业编制财务预算的步骤：明确预算目标、收集和整理基础数据、编制具体财务预算项目、预算的审核、调整和执行监控。

5. 专门决策预算主要是长期投资预算（又称资本支出预算），通常是指与项目投资决策相关的专门预算，它往往涉及长期建设项目的资金投放与筹集并经常跨越多个年度。

第四节　医药企业财务分析

一、医药企业财务分析的基本概念与重要性

（一）医药企业财务分析的定义

医药企业财务分析是指运用特定的方法和技术，对医药企业的财务报表（如资产负债表、损益表、现金流量表）及相关财务信息进行系统性解读、评估和预测的过程。其核心目标是评估企业的财务健康

状态、盈利能力、运营效率、风险水平和未来发展潜力，为管理层决策和外部利益相关者（如投资者、债权人、监管机构）提供依据。

（二）医药企业财务分析的重要性

1. 评估研发投入效能与保障创新可持续性 医药企业的核心竞争力高度依赖持续且高效的研发投入（通常占营收 15%~25%）。财务分析通过追踪研发费用转化率（如单位研发投入产生的临床阶段项目数量、最终获批药物数量）、管线各阶段成功率以及研发支出资本化/费用化处理的合理性，深度评估企业将巨额研发投入转化为未来重磅药物的能力。它揭示了企业创新引擎的效率，判断其能否支撑长期的研发管线建设。忽视这一点，企业可能陷入"研发黑洞"（持续投入却无产出）或错失关键的技术突破窗口，导致创新断档，危及长期生存。

2. 预警专利悬崖风险与维护现金流安全 原研药专利到期后，销售额通常面临断崖式下跌（跌幅可达 80% 以上），这对依赖少数核心产品的企业冲击巨大。财务分析需提前数年（5~10 年）系统性地模拟专利到期影响：分析主力产品收入贡献的衰减曲线、评估仿制药/生物类似药竞争强度带来的价格和市场份额冲击、并密切监控后续管线中新产品的上市进度及市场潜力是否能及时填补收入缺口。这种前瞻性分析是制定应对策略（如产品线延伸、并购、成本优化）的基础。缺乏有效预警和准备，企业将面临严重的现金流危机，甚至被迫进行大规模裁员、出售资产或丧失独立性。

3. 优化资本配置与支撑战略决策 医药企业常在关键领域面临高风险的巨额投资抉择。财务分析为这些战略决策提供量化依据：评估不同研发项目的内部收益率（IRR）和风险调整回报；在评估外部并购标的时，运用风险调整净现值（rNPV）等模型判断管线价值和并购溢价的合理性；在考虑产能扩张时，精确测算投资回收期、产能利用率风险及对未来成本结构的影响。通过量化分析不同选项的预期财务回报和风险，财务分析引导管理层将有限的资本高效配置到最具潜力的领域，避免盲目投资导致的资本沉没和战略失误。

4. 确保合规运营与维护资本市场信任 医药行业受到极其严格的监管（如证监会、交易所、药监部门），财务报告的合规性至关重要。财务分析确保：研发支出（尤其资本化部分）、收入确认（尤其是在带量采购等政策下的复杂模式）、营销费用（防范商业贿赂风险）等关键项目的会计处理符合会计准则（如 IFRS/GAAP）和监管要求。透明、准确、合规的财务报告是建立和维护投资者（尤其是注重长期价值的生物医药专业基金）、债权人及监管机构信任的基石。一次重大的财务丑闻或合规失误，可能瞬间摧毁市场信心，导致股价暴跌、融资困难，甚至引发法律诉讼。

5. 管控供应链风险与提升运营韧性 医药产业链长且复杂，易受外部冲击（如地缘政治、疫情、法规变化）。财务分析通过监控关键运营指标识别和量化风险：跟踪关键原料药（API）价格波动对生产成本和毛利率的挤压；评估高价值生物制剂库存的周转效率和潜在的报废减值风险；分析在"两票制"等政策改革后，分销渠道变化带来的应收账款周转天数（DSO）延长对营运资金和现金流的影响。通过动态分析这些指标，财务分析帮助企业提前识别供应链瓶颈、库存积压或回款不畅等风险点，及时调整采购策略、优化库存水平、加强信用管理，从而提升整体运营效率和抗风险能力，保障业务连续性。

二、医药企业财务分析的方法

（一）比率分析法

比率分析是财务分析中最基础且最有效的方法之一，它通过建立各项财务指标之间的关联关系，深入揭示企业的经营状况。医药行业的比率分析需要特别关注研发密集型企业的特点，以下是对各类比率的详细解析。

1. 盈利能力分析比率

（1）毛利率　反映销售收入中扣除销售成本后所得到的毛利润占收入的比率，衡量公司主营业务的盈利水平。

$$毛利率 =（销售收入 - 销售成本）/销售收入 \times 100\%$$

（2）净利率　反映企业在销售收入中扣除所有成本和费用后的净利润占收入的比率，显示了企业整体盈利能力。

（3）ROE（净资产收益率）　衡量股东权益的使用效率，反映公司每一元股东权益产生的净利润。

$$ROE = 净利润/平均净资产 \times 100\%$$

2. 偿债能力分析比率　资产负债率反映公司总资产中有多少是通过负债筹资的，用以评估企业的财务风险。

$$资产负债率 = 总负债/总资产 \times 100\%$$

3. 运营能力分析比率

（1）应收账款周转率　衡量企业应收账款回收的速度，反映了企业在信用管理和销售过程中是否存在问题。

$$应收账款周转率 = 销售收入/平均应收账款$$

（2）存货周转率　衡量企业存货周转速度，反映了存货管理的效率。

$$存货周转率 = 销售成本/平均存货$$

4. 投资回报率（ROA）　反映企业每一元资产产生的净利润，衡量资产使用的效率。

$$ROA = 净利润/平均总资产 \times 100\%$$

（二）现金流量分析

现金流量分析通过对现金流量表的分析，评估企业的现金流入和流出情况。现金流量表分为三大部分。

1. 经营活动现金流　反映企业核心业务产生的现金流，主要是销售商品、提供服务等带来的现金收入和支出。对于医药企业来说，经营活动现金流的稳定性尤为重要，因为医药行业涉及大量的研发投入和生产成本。

2. 投资活动现金流　反映企业投资决策所带来的现金流入和流出。医药企业通常会进行大规模的研发投资和并购活动，这一部分的现金流分析帮助判断企业的投资方向和资金使用效果。

3. 融资活动现金流　反映企业通过股东或债权人融资所产生的现金流。对于医药企业，融资活动现金流的分析能够揭示企业是否具备足够的资金支持其发展战略，尤其是在资本密集型的研发过程中。

（三）利润质量分析

利润质量分析评估企业利润的真实可持续性。医药企业常常存在高研发费用、政府补助和优惠政策的影响，因此，企业的净利润是否真实反映经营绩效是一个重要问题。

1. 非经常性损益　净利润中的非经常性损益部分，往往并不代表企业的真实盈利能力。企业应关注净利润背后的非经常性损益，判断利润的质量。

2. 应收账款与存货的增减　如果企业的利润增长伴随着应收账款和存货的显著增加，可能意味着企业的利润增长并不完全来源于主营业务。

三、医药企业财务报表分析

（一）偿债能力分析

医药企业的偿债能力分析可以从短期偿债能力和长期偿债能力两个方面进行，以下是具体的分析方法。

1. 短期偿债能力分析　偿债能力是指企业偿还各种到期债务（包括本息）的能力，分为短期偿债能力和长期偿债能力。偿债能力分析就是通过对企业资产变现能力及保障程度的分析，观察和判断企业是否具有偿还到期债务的能力及其偿债能力的强弱。

企业短期偿债能力的强弱，主要取决于企业营运资金、流动资产变现能力、流动资产结构状况和流动负债等因素。衡量和评价企业短期偿债能力的指标主要有流动比率、速动比率和现金比率等。

（1）流动比率　是指企业流动资产与流动负债的比率，它表明每一元流动负债有多少流动资产作为保障。流动比率的计算公式如下。

$$流动比率 = \frac{流动资产}{流动负债}$$

一般情况下，流动比率越高，说明企业短期偿债能力越强，债权人的权益越有保障。按照企业的长期经验，一般认为流动资产与流动负债的比例为 2：1 较适宜。它表明企业财务状况稳定可靠，除了满足日常生产经营的流动资金需要，还有足够的财力偿付到期短期债务。如果流动资产与流动负债的比例过低，则表示企业资金可能捉襟见肘，难以如期偿还债务。当然，流动比率也不能过高，过高则表明企业流动资产占用较多，会影响资金的使用效率和企业的筹资成本，进而影响盈利能力。应保持多高水平的流动比率，主要根据企业对待风险与收益的态度来确定。另外，流动比率是否合理，不同行业、不同企业以及同一企业不同时期的评价标准是不同的。

（2）速动比率　是指企业速动资产与流动负债的比率，说明企业在一定时期内每发生一元流动负债就有一定的速动资产作为支付保障。

速动资产是指那些不需变现或变现过程较短，可以用来快速偿还流动负债的流动资产，一般是流动资产减去变现能力较弱且不稳定的存货、预付款项、一年内到期的非流动资产、其他流动资产等后的余额。由于剔除了存货等变现能力较弱且不稳定的资产，所以速动比率与流动比率相比，能够更加准确、可靠地评价企业资产的流动性及其偿还短期负债的能力。速动比率的相关计算公式如下。

$$速动比率 = \frac{速动资产}{流动负债}$$

$$速动资产 = 货币资金 + 交易性金融资产 + 应收账款 + 应收票据 =$$
$$流动资产 - 存货 - 预付款项 - 一年内到期的非流动资产 - 其他流动资产$$

一般情况下，速动比率越高，说明企业偿还流动负债的能力越强。通常认为，速动比率等于 1 时较为适当。如果速动比率小于 1，那么企业将面临很大的偿债风险。如果速动比率过高，表明企业会因现金及应收账款占用过多资金，而大大增加企业的机会成本，影响企业的盈利能力。行业不同，速动比率会有很大差别。例如，采用大量现金销售的商店，几乎没有应收账款，速动比率小于 1 是很正常的；一些应收账款较多的企业，速动比率可能大于 1。

（3）现金比率　是指现金资产与流动负债的比率，其中，现金资产包括货币资金和交易性金融资产等。现金比率的计算公式如下。

$$现金比率 = \frac{货币资金 + 交易性金融资产}{流动负债}$$

现金比率能够反映企业直接偿付流动负债的能力，一般认为现金比率在 20% 以上较适宜。如果这一比率过高，就意味着企业流动负债未能得到合理运用，现金类资产盈利能力弱，这类资产金额太高会导致企业机会成本增加。

2. 长期偿债能力分析　长期偿债能力是指企业以其资产或劳务支付长期债务的能力。评价企业长期偿债能力的主要财务指标有资产负债率、产权比率、权益乘数和已获利息倍数（利息保障倍数）。

（1）资产负债率　是指企业负债总额与资产总额的比率。它反映企业全部资产中负债所占的比重以及企业资产对债权人的保障程度。资产负债率的计算公式如下。

$$资产负债率 = \frac{负债总额}{资产总额} \times 100\%$$

资产负债率是反映企业长期偿债能力强弱、衡量企业总资产中所有者权益与债权人权益的比例是否合理的重要财务指标。

一般情况下，资产负债率越小，说明企业长期偿债能力越强，但是该指标并非对谁都是越小越好。对债权人来说，该指标越小，企业偿债越有保证。对企业所有者来说，如果该指标较大，说明企业利用较少的自有资本投资形成较多的用于生产经营的资产，不仅扩大了生产经营规模，而且在经营状况良好的情况下，还可以利用财务杠杆的原理，得到较多的投资利益；如果该指标过小，则表明企业对财务杠杆的利用程度不够。但是，资产负债率过大，则表明企业的债务负担重，资金实力不强，不仅对债权人不利，而且企业有濒临倒闭的危险。

至于资产负债率为多少才是合理的，并没有一个确定的标准。保守的观点认为，资产负债率不应高于50%，而通常认为资产负债率等于60%时较为适当。不同行业、不同类型的企业的资产负债率是有较大差异的。一般而言，处于高速成长时期的企业，其资产负债率可能会高一些，这样所有者会得到更多的杠杆利益。但是，财务管理者在确定企业的资产负债率时，要审时度势，充分考虑企业内部的各种因素和企业外部的市场环境，在收益与风险之间权衡利弊得失，以做出正确的财务决策。

（2）产权比率 也称负债权益比率，是指企业负债总额与所有者权益总额的比率，是从所有者权益对债权人利益保障程度的角度评价企业长期偿债能力的指标。计算公式如下。

$$产权比率 = \frac{负债总额}{所有者权益总额}$$

一般情况下，产权比率越低，表明企业的长期偿债能力越强，债权人权益的保障程度越高，承担的风险越小，但企业不能充分地发挥负债的财务杠杆效应。

产权比率与资产负债率对评价偿债能力的作用基本相同，二者的主要区别是：资产负债率侧重于分析债务偿付安全性的物质保障程度，产权比率则侧重于揭示财务结构的稳健程度，以及自有资金对偿债风险的承受能力。

（3）权益乘数 表明企业资产总额是所有者权益总额的多少倍。权益乘数是资产总额与所有者权益总额的比率。权益乘数的计算公式如下。

$$权益乘数 = \frac{资产总额}{所有者权益总额}$$

一般情况下，权益乘数越大，表明所有者投资人的资本在资产总额中所占比重越小，对负债经营利用得越充分，但企业的长期偿债能力越弱；反之，权益乘数越小，表明所有者投资人的资本在资产总额中所占比重越大，企业的长期偿债能力越强。通常情况下，权益乘数应该大于1，因此不用百分数表示。权益乘数和资产负债率的变动方向一致，即资产负债率越高，权益乘数就越大。

（4）已获利息倍数 是指企业的息税前利润与利息费用的比率，反映了企业的盈利能力对债务所产生的利息的保障程度。已获利息倍数的计算公式如下。

$$已获利息倍数 = \frac{息税前利润}{利息费用} = \frac{利润总额 + 利息费用}{利息费用}$$

式中，息税前利润是指利润表中未扣除利息费用和所得税费用之前的利润。它可以用"利润总额 + 利息费用"来计算。"利息费用"是指本期发生的全部应付利息，不仅包括财务费用中的利息费用，还包括计算固定资产成本的资本化利息。资本化利息虽然不在利润表中扣除，但它仍需偿还。需要注意的是，外部分析主体对企业进行分析时，很难获得财务费用的具体构成，在这种情况下，通常用财务费用代替利息费用来计算已获利息倍数。不过当财务费用为负数时，计算已获利息倍数没有意义。

一般情况下，已获利息倍数越高，说明企业支付利息的能力越强；反之，则说明企业支付利息的能力越弱。若已获利息倍数低于1，说明企业实现的经营成果不足以支付当前利息费用，这意味着企业的付息能力非常弱，财务风险非常高。同时应注意，企业和所有者不能简单地认为已获利息倍数越高越好，如果一个很高的已获利息倍数不是由高利润带来的，而是由低利息导致的，则说明企业的财务杠杆程度很低，未能充分利用举债经营的优势。

已获利息倍数的大小，不仅反映了企业偿还利息的能力，而且也反映了企业偿还本金的能力。事实上，如果企业能够一贯按时、足额地支付债务利息，或许无须动用流动资产偿还债务本金，也能获得较优的借款条件。

（二）营运能力分析

营运能力是指企业营运资产的管理效率和效果，反映企业的资产管理水平和资金周转状况。资产营运能力主要取决于资产周转速度。一般来说，资产周转速度越快，资产的使用效率越高，资产的营运能力就越强；反之，资产的营运能力就越弱。资产的周转速度，通常用周转率和周转期表示。

周转率是指企业一定时期内资产的周转额与平均资产余额的比率，它反映企业资产在一定时期内的周转次数。周转次数越多，周转速度越快，表明资产营运能力越强。周转期反映资产周转一次所需要的天数。周转期越短，表明周转速度越快，资产营运能力越强。周转率和周转期的计算公式如下。

$$周转率（周转次数）= 周转额 \div 平均资产余额$$

$$周转期（周转天数）= 计算期天数 \div 周转率$$

营运能力分析实际上是对企业总资产及其各个组成部分的营运能力进行分析。反映企业营运能力的财务指标主要包括流动资产周转率、应收账款周转率、存货周转率、固定资产周转率和总资产周转率等。

1. 流动资产周转率 是指企业一定时期内营业收入与平均流动资产总额的比率。

流动资产周转率通常用流动资产周转次数或周转天数表示，其计算公式如下。

$$流动资产周转率（周转次数）= \frac{营业收入}{平均流动资产总额}$$

$$流动资产周转期（周转天数）= \frac{360}{流动资产周转率}$$

流动资产周转率反映流动资产在一定时期内的周转速度和营运能力。一般情况下，如果流动资产周转速度越快，说明企业经营管理水平越高，资源利用效率越高，流动资产所带来的经济效益就越高。

2. 应收账款周转率 是指企业一定时期内营业收入与平均应收账款余额的比率，反映企业应收账款变现速度的快慢和管理效率的高低。

应当指出，应收账款是由赊销活动产生的，赊销收入属于商业秘密，企业的利润表中并未单独列示赊销收入，所以只要在计算的口径上保持一致，使用营业收入计算应收账款周转率，不影响该指标评估营运能力的正确性。应收账款周转率的计算公式如下。

$$应收账款周转率（周转次数）= \frac{营业收入}{平均应收账款余额}$$

$$应收账款周转期（周转天数）= \frac{360}{应收账款周转率} = \frac{360 \times 平均应收账款余额}{营业收入} = \frac{平均应收账款余额}{平均日营业收入额}$$

应收账款周转率是评价企业应收账款的变现能力和管理效率的财务比率。一般情况下，应收账款周转率越高越好。应收账款周转率高表明：①收账迅速，账龄较短；②资产流动性强，短期偿债能力强；③可以减少收账费用和坏账损失，相对增加企业流动资产的投资收益。

3. 存货周转率　是指企业一定时期内营业成本与平均存货余额的比率，它是反映企业生产经营各环节中存货营运效率的一个综合性指标。存货周转率的计算公式如下。

$$存货周转率（周转次数） = \frac{营业成本}{平均存货余额}$$

$$存货周转期（周转天数） = \frac{360}{存货周转率}$$

存货周转率是从存货变现速度的角度评价企业的销售能力及存货适量程度的。一般来说，存货周转次数越多，反映企业存货变现速度越快，说明企业营运能力越强，存货量少；反之，存货周转次数越少，反映企业存货变现速度越慢，说明企业营运能力越弱，存货积压。

4. 固定资产周转率　是指企业一定时期内的营业收入与平均固定资产净值之间的比率。固定资产周转率的计算公式如下。

$$固定资产周转率 = \frac{营业收入}{平均固定资产净值}$$

一般情况下，固定资产周转率越高，表明企业固定资产的利用越充分，同时也能表明企业固定资产投资得当，固定资产结构合理，能够充分发挥固定资产的使用效率。

5. 总资产周转率　是指企业一定时期内营业收入与平均资产总额的比率。总资产周转率的计算公式如下。

$$总资产周转率 = \frac{营业收入}{平均资产总额}$$

$$总资产周转期 = \frac{360}{总资产周转率}$$

该指标反映资产总额的周转速度。一般情况下，总资产周转率越高，表明企业总资产周转越快，企业营运能力越强。企业可以通过薄利多销的办法，加速资产的周转，带来利润绝对额的增加。

（三）盈利能力分析

盈利能力是指企业获取利润的能力或企业资金增值的能力，反映企业的财务结构状况和经营绩效，是企业偿债能力和营运能力的综合体现。不论是股东、债权人还是企业管理人员，都非常关心企业的盈利能力。盈利能力是衡量企业是否具有活力和发展前途的重要内容。

反映企业盈利能力的财务指标主要包括营业毛利率、营业利润率、营业净利率、成本费用利润率、总资产报酬率和净资产收益率等。

1. 营业毛利率　是指企业一定时期内营业毛利与营业收入的比率。它反映了产品每一元营业收入所包含的毛利润是多少，即营业收入扣除营业成本后还有多少剩余可用于弥补各期费用和形成利润。营业毛利率的计算公式如下。

$$营业毛利率 = \frac{营业收入 - 营业成本}{营业收入} \times 100\%$$

营业毛利率反映了企业产品基本的盈利水平，该指标值越高，表明产品盈利能力越强。将营业毛利率与行业水平进行比较，可以反映企业产品的市场竞争地位。营业毛利率高于行业水平的企业，意味着它们实现一定的收入占用的成本较少，表明它们在资源、技术或劳动生产率方面具有竞争优势。

2. 营业利润率　是指企业一定时期内营业利润与营业收入的比率，它是衡量企业经营效率的指标，反映了在不考虑非营业成本的情况下，企业管理者通过经营获取利润的能力。营业利润率的计算公式如下。

$$营业利润率 = \frac{营业利润}{营业收入} \times 100\%$$

营业利润率越高，说明企业产品营业收入提供的营业利润越多，企业的盈利能力越强。评价企业的营业利润率时，应比较企业历年的指标，从而判断企业营业利润率的变化趋势。但是，营业利润率受行业特点影响较大，因此，还应结合不同行业的具体情况进行分析。

3. 营业净利率　也叫销售净利率，是指企业一定时期内净利润与营业收入的比率。它反映了每一元营业收入最终赚取了多少利润，表示产品最终的盈利能力。营业净利率的计算公式如下。

$$营业净利率 = \frac{净利润}{营业收入} \times 100\%$$

营业净利率越高，表明企业产品最终获取利润的能力越强。在利润表上，从营业收入到净利润需要扣除营业成本、期间费用、税金等项目。因此，将营业净利率按利润的扣除项目进行分解，可以识别影响营业净利率的主要因素。

4. 成本费用利润率　是指企业一定时期内利润总额与成本费用总额的比率。它反映了企业生产经营过程中获得的收益与发生的耗费之间的关系。成本费用利润额计算公式如下。

$$成本费用利润率 = \frac{利润总额}{成本费用总额} \times 100\%$$

$$成本费用总额 = 营业成本 + 税金及附加 + 销售费用 + 管理费用 + 财务费用$$

一般来说，成本费用利润率越高，表明企业为取得利润所付出的代价越小，企业成本费用控制越好，企业的盈利能力越强。

5. 总资产报酬率　是指企业一定时期内获得的利润总额与平均资产总额的比率，反映了企业资产的综合利用效果。总资产报酬率的计算公式如下。

$$总资产报酬率 = \frac{息税前利润总额}{平均资产总额} \times 100\%$$

$$息税前利润总额 = 利润总额 + 利息支出 = 净利润 + 所得税税额 + 利息支出$$

总资产报酬率通常用于评价经营者的经营业绩，如果公式中用净利润代替息税前利润总额，则总资产净利率可用于评价企业的经营业绩。

总资产报酬率全面反映了企业全部资产的盈利水平，企业所有者和债权人对该指标都非常关心。一般来说，总资产报酬率越高，说明资产利用效率越高，整个企业的盈利能力越强，经营管理水平越高。企业还可以将该指标与市场资本利率进行比较，如果前者较后者大，则说明企业可以充分利用财务杠杆，适当举债经营，以获得更多的收益；反之，则说明资产利用效率低。

6. 净资产收益率　是指企业一定时期内净利润与平均净资产的比率，反映了企业自有资金的投资收益水平。净资产收益率的计算公式如下。

$$净资产收益率 = \frac{净利润}{平均净资产} \times 100\%$$

一般认为，净资产收益率越高，企业自有资金获取收益的能力越强，营运效益越好，对企业投资人、债权人利益的保障程度越高。

（四）发展能力分析

1. 营业收入增长率　计算公式为：营业收入增长率 = 本年营业收入增长额 ÷ 上年营业收入总额 × 100% = （本年营业收入总额 − 上年营业收入总额）÷ 上年营业收入总额 × 100%。

该指标若大于0，表明企业本年营业收入有所增长，指标值越高，表明增长速度越快，企业市场前景越好。反之，则说明产品或服务可能存在问题，市场份额萎缩。

2. 营业利润增长率　计算公式为：营业利润增长率 = 本年营业利润增长额 ÷ 上年营业利润总额 × 100% = （本年营业利润总额 − 上年营业利润总额）÷ 上年营业利润总额 × 100%。

该指标反映了企业营业利润的增长趋势和能力。较高的营业利润增长率意味着企业盈利能力在不断增强，发展态势良好，对股东的回报也可能增加。

3. 资本保值增值率 计算公式为：资本保值增值率 = 扣除客观因素后的本年末所有者权益总额 ÷ 年初所有者权益总额 ×100% 。

一般认为该指标越高，表明企业的资本保全状况越好，所有者权益增长越快，债权人的债务越有保障，企业的发展能力越强。通常该指标应当大于100% 。

4. 股东权益增长率 计算公式为：股东权益增长率 = （股东权益本期期末值 - 股东权益上期期末值）÷股东权益上期期末值 ×100% 。

该指标反映了企业股东权益的增长情况，体现了企业为股东创造价值的能力。指标值越高，表明企业股东权益增长越快，企业的可持续发展能力越强。

5. 总资产增长率 计算公式为：总资产增长率 = 本年总资产增长额 ÷ 年初资产总额 ×100% = （年末资产总额 - 年初资产总额）÷ 年初资产总额 ×100% 。

指标值越大，说明企业的资产规模扩张速度越快，企业发展能力越强。反之，指标值较低甚至为负数，可能表明企业资产规模在缩减，发展能力较弱。

（五）现金流量分析

1. 经营活动现金流量分析指标

（1）经营现金流量比率 计算公式为：经营现金流量比率 = 经营活动现金流量净额/流动负债。

该指标主要用于衡量企业经营活动产生的现金流量净额对流动负债的偿还能力。一般而言，比率越高，说明企业短期偿债能力越强。例如，某医药企业经营活动现金流量净额为500万元，流动负债为1000万元，其经营现金流量比率为0.5，表明企业每1元流动负债有0.5元的经营活动现金流量净额可用于偿还。

（2）现金流动比率 计算公式为：现金流动比率 = 经营活动现金流量净额/流动资产。

反映企业经营活动现金流量净额与流动资产之间的比例关系，用于评估企业流动资产的变现能力和资金利用效率。假设某医药企业经营活动现金流量净额为300万元，流动资产为1500万元，现金流动比率为0.2，意味着每1元流动资产中约有0.2元是通过经营活动产生的现金流量净额来支撑的。

（3）经营现金流量与净利润比率 计算公式为：经营现金流量与净利润比率 = 经营活动现金流量净额/净利润。

这一比率用于衡量企业经营活动现金流量净额与净利润之间的关系，评估企业盈利质量。通常，比率大于1表明企业净利润的现金保障程度较高。例如，某医药企业净利润为400万元，经营活动现金流量净额为600万元，其比率1.5，说明企业净利润中有充足的现金流入。

2. 投资活动现金流量分析指标

（1）投资现金流量比率 计算公式为：投资现金流量比率 = 投资活动现金流量净额/总资产。

反映企业投资活动现金流量净额与总资产的规模关系，体现企业通过投资活动获取现金的能力以及投资规模相对于资产总量的水平。若某医药企业投资活动现金流量净额为 - 200万元（负值表示净现金流出），总资产为5000万元，其投资现金流量比率为 - 0.04，表明企业在投资活动方面存在较大的现金流出，且占总资产的比例为4% 。

（2）资本性支出比率 计算公式为：资本性支出比率 = 购建固定资产、无形资产和其他长期资产支付的现金/投资活动现金流出小计。

用于衡量企业在投资活动中用于长期资产购置的现金支出在投资活动总现金流出中的比重，了解企业投资方向和重点。比如，某医药企业购建固定资产、无形资产等支付的现金为300万元，投资活动现金流出小计为 500 万元，资本性支出比率为 0.6，说明企业投资活动中有 60% 的现金用于长期资产的购置。

3. 筹资活动现金流量分析指标

（1）筹资现金流量比率 计算公式为：筹资现金流量比率 = 筹资活动现金流量净额/负债合计。

此比率可以衡量企业通过筹资活动获取的现金流量净额与负债总额之间的关系，评估企业的筹资能力和负债结构变化情况。例如，某医药企业筹资活动现金流量净额为 800 万元，负债合计为 4000 万元，筹资现金流量比率为 0.2，表明企业每 1 元负债中有 0.2 元是通过筹资活动新获取的现金流量净额。

（2）现金流动负债比率 计算公式为：现金流动负债比率 = 筹资活动现金流入小计/流动负债。

反映企业通过筹资活动获取的现金流入对流动负债的覆盖程度，用于分析企业短期偿债能力与筹资活动的关系。假设某医药企业筹资活动现金流入小计为 1200 万元，流动负债为 2000 万元，其比率 0.6，说明企业通过筹资活动获取的现金流入可以覆盖 60% 的流动负债。

4. 现金流量综合分析指标

（1）现金流动比率（综合） 计算公式为：现金流动比率 = 现金及现金等价物净增加额/流动负债。

综合考虑企业各项活动现金流量后的现金及现金等价物净增加额与流动负债的比例，全面评估企业的短期偿债能力。若某医药企业现金及现金等价物净增加额为 200 万元，流动负债为 1000 万元，现金流动比率为 0.2，反映出企业在综合各项现金流量变动后，每 1 元流动负债有 0.2 元的现金及现金等价物净增加额来应对。

（2）现金利息保障倍数 计算公式为：现金利息保障倍数 = 经营活动现金流量净额/财务费用（利息支出）。

该指标用于衡量企业经营活动现金流量净额对利息支付的保障程度，比传统的利息保障倍数（以利润为基础计算）更能真实反映企业偿付利息的能力。例如，某医药企业经营活动现金流量净额为 500 万元，财务费用（利息支出）为 100 万元，现金利息保障倍数为 5，说明企业经营活动现金流量净额是利息支出的 5 倍，偿付利息的能力较强。

节后小结

1. 医药企业财务分析是指运用特定的方法和技术，对医药企业的财务报表（如资产负债表、损益表、现金流量表）及相关财务信息进行系统性解读、评估和预测的过程。其核心目标是评估企业的财务健康状况、盈利能力、运营效率、风险水平和未来发展潜力，为管理层决策和外部利益相关者（如投资者、债权人、监管机构）提供依据。

2. 医药企业财务分析的方法：比率分析法、现金流量分析、利润质量分析。

3. 医药企业财务报表分析：偿债能力分析、营运能力分析、盈利能力分析、发展能力分析、现金流量分析。

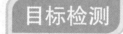

目标检测

参考答案

一、选择题

（一）单项选择题

1. （　　）是指企业为满足其生产经营、发展战略等方面的资金需求，合理规划、决策并实施资金筹集活动的过程。

    A. 量化具体   B. 筹资管理   C. 真实有用

    D. 技能工资制度   E. 投资管理

2. （　　）是指医药企业在日常经营过程中，对应收账款的形成、回收、监督以及风险控制等环节进行系统性规划、组织和控制的一系列活动。

    A. 薪酬   B. 基本薪酬   C. 医药企业应收账款管理

    D. 分配   E. 财务管理

3. 医药企业现金管理中，以下不属于预防性现金需求考虑因素的是（　　）。

    A. 企业临时融资能力的强弱

    B. 企业对现金流量收支预测的可靠程度

    C. 预期证券市价大幅度跌落时购入的投机机会

    D. 企业愿意承担现金短缺风险的程度

    E. 战略审视与目标设定

4. 医药企业应收账款管理的功能不包括（　　）。

    A. 促进销售   B. 调节库存   C. 降低存货采购成本

    D. 提供融资渠道   E. 预算编制与审批

5. 医药企业存货管理中，ABC 分类法的应用主要是为了（　　）。

    A. 确保药品质量符合法规   B. 重点管理价值高、数量少的存货（A 类）

    C. 加快冷链运输效率   D. 增加供应商数量

    E. 效果验证

6. 医药企业为应对紧急情况而持有的现金余额，主要取决于（　　）。

    A. 企业销售水平   B. 企业临时融资能力的强弱   C. 供应商信用期长短

    D. 存货周转速度   E. 以价值转化为核心目标

7. 医药企业应收账款管理成本中，因资金占用导致潜在收益损失的成本属于（　　）。

    A. 管理成本   B. 坏账成本   C. 机会成本

    D. 存储成本   E. 运输成本

8. 医药企业流动负债管理的主要目标不包括（　　）。

    A. 确保短期债务按时偿还   B. 降低长期负债的融资成本

    C. 优化负债结构以降低财务风险   D. 提高资金使用效率

    E. 财务管理

9. 医药企业流动负债的主要来源中，属于"经营活动自然产生"的是（　　）。

    A. 短期借款   B. 商业票据融资   C. 应付账款

    D. 票据贴现融资   E. 应收账款

10. 医药企业收入预测方法中，通过分析历史数据计算增长趋势的是（　　）。

    A. 市场份额法   B. 趋势分析法   C. 回归分析法

    D. 专家意见法   E. 层次分析法

（二）多项选择题

1. 医药企业财务管理的特点是（　　）。

    A. 研发成本高且风险大   B. 药品定价受政策影响大

    C. 销售费用高   D. 库存管理复杂

    E. 应收账款回收风险高

2. 医药企业财务管理的职能有（　　）。

    A. 财务预测职能　　　　　　　B. 财务计划职能　　　　　　　C. 财务控制职能

    D. 财务决策职能　　　　　　　E. 财务分析职能

3. 吸引直接投资的种类划分有（　　）。

    A. 吸收国家投资　　　　　　　B. 吸收法人投资　　　　　　　C. 吸收个人投资

    D. 中外合资经营（股权式合营）E. 外商独资企业（WFOE）/外资企业

4. 投资管理的目标是（　　）。

    A. 风险与回报的平衡　　　　　B. 资金的最优配置　　　　　　C. 促进公司战略目标的实现

    D. 增强企业的竞争力　　　　　E. 保障资金流动性

5. 医药企业应收账款管理功能有（　　）。

    A. 促进销售　　　　　　　　　B. 调节库存　　　　　　　　　C. 提供融资渠道

    D. 提升企业竞争力　　　　　　E. 降低坏账风险

6. 医药企业的成本分类中，属于直接成本的有（　　）。

    A. 生产某种药品的专用原材料费用　　　　B. 厂房租金

    C. 直接参与药品生产的工人工资　　　　　D. 生产设备的折旧费用

    E. 新药研发的临床试验费用

7. 医药企业利润分配的基本方式包括（　　）。

    A. 现金分红　　　　　　　　　B. 股票回购　　　　　　　　　C. 留存收益用于研发

    D. 发行新股融资　　　　　　　E. 员工股权激励

8. 医药企业预算管理中，属于经营预算的有（　　）。

    A. 销售预算　　　　　　　　　B. 资本预算（新厂房建设）　　C. 采购预算

    D. 现金预算　　　　　　　　　E. 研发费用预算

9. 医药企业成本核算方法中，适用于间接成本较高、产品多样化的方法有（　　）。

    A. 完全成本　　　　　　　　　B. 变动成本法　　　　　　　　C. 作业成本法（ABC）

    D. 标准成本法　　　　　　　　E. 分批成本法

10. 医药企业利润分配需考虑的关键因素包括（　　）。

    A. 企业盈利水平　　　　　　　B. 股东短期分红需求　　　　　C. 研发资金需求

    D. 供应链稳定性　　　　　　　E. 行业政策法规（如医保目录调整）

二、简答题

1. 简述医药企业预算管理的作用。

2. 简述医药企业编制财务预算的步骤。

3. 简述医药企业财务分析的重要性。

4. 现金流量表分为哪三大部分？

5. 简述医药企业财务管理的特点。

三、实例分析

1. 请简要描述 ROE（净资产收益率）和 ROA（资产回报率）的区别及其在医药企业中的应用。

2. 在医药行业中，现金流量分析的重要性是什么？请举例说明。

第六章 医药企业科技与设备管理

PPT

英特尔公司总裁安迪·格鲁夫："创新是唯一的出路，淘汰自己，否则竞争将淘汰我们"。他认为，在快速变化的时代，企业不能固步自封，如果企业不主动进行自我淘汰和革新，将会被竞争对手所淘汰。这种理念鼓励企业在技术和产品上不断寻求突破，保持行业领先地位。同时，这也反映了格鲁夫对市场动态的深刻洞察和应对变革的积极态度。

医药企业的科研与设备管理是现代制药工业的核心支柱，二者紧密耦合，共同驱动着药物的发现、开发、生产和质量保证。高效、合规的科研与设备管理体系是保证药品安全性、有效性和质量可控性的基础，也是企业降本增效、维持核心竞争力的关键。

📋 学习目标

1. 掌握关键术语（如科技、创新、标准化、产权）；熊彼特与德鲁克创新理论的核心内涵及其在医药技术创新中的映射关系；医药企业科技管理和技术创新；设备管理和知识产权的相关概念、目标与原则；医药企业基层技术设备管理目标与原则。

2. 熟悉医药企业科技管理；技术工艺管理的概念和方法；设备使用标准化操作和保养流程。

3. 了解保护知识产权过程；数智化转型的概念。

4. 运用系统性思维分析医药企业面临的研发同质化、国际化壁垒等挑战，并提出多维度对策。

▷▷ 情境导入

成立于1881年的日本钟表企业精工舍，它生产的石英表远销世界各地，其手表的销售量长期位于世界第一的位置。

1945年，服部正次就任精工舍第三任总经理。当时的瑞士手表产品占据了钟表行业的主要市场。服部正次意识到：无论精工舍在质量上怎样下功夫，都无法赶上瑞士表的质量标准。服部正次决定放弃机械表制造，转而在新产品的开发上做文章。

经过几年的努力，服部正次带领他的科研人员成功地研制出了一种新产品——石英电子表。1970年，石英电子表开始投放市场，立即引起了钟表界和整个世界的轰动。到20世纪70年代后期，精工舍的手表销售量就跃居到了世界首位。

导言： 从精工舍的例子可以看到，放弃存在着风险，也蕴含着机遇。鉴别一个项目是否应该放弃是需要智慧的。

医药企业的科技管理与设备管理是保障药品质量、生产效率和合规性的核心支撑，需在高度监管、技术迭代快、风险敏感的环境下协同运作。

第一节 医药企业科技管理

在医药企业中，科技管理是企业发展的核心驱动力。它贯穿于医药生产的每个环节，从自动化设备的精准操作到智能监控系统的实时管理，确保了药品的高质量与稳定性。在研发领域，科技管理融合了前沿生物技术和信息技术，为科研团队提供了强大的工具，加速了新药的发现和开发。而在市场推广方面，大数据分析和互联网营销策略使企业能够精准定位客户，有效拓展市场份额。

科技管理不仅优化了医药企业的内部流程，激发了员工的创新潜力，更在全球竞争中为企业赢得了优势。它使得医药企业在产品质量、研发速度和市场响应能力上独树一帜，助力企业在国际市场上站稳脚跟。

💡 案例引导

三个和尚有水喝（格鲁夫法则）

有一句老话，叫"一个和尚挑水吃，两个和尚抬水吃，三个和尚没水吃"。

有三个庙，这三个庙离河都比较远。怎么解决吃水问题呢？第一个庙，三个和尚商量，搞个接力，每人挑一段。第一个人从河边挑到半路，停下来休息，第二个人继续挑，然后传给第三个人，挑到缸边倒进去，空桶回来再接着挑。这样接力，就能从早到晚不停地挑，大家都不太累，水缸很快就被挑满了水。这是协作的办法，可以称为"机制创新"。第二个庙，老和尚把三个徒弟叫来，说我们立下了新的庙规，引进了竞争机制，你们三个人都去挑水，谁水挑得多，晚上吃饭加一道菜；谁水挑得少，吃白饭，没菜。三个和尚拼命去挑，一会儿水就满了。这个办法称为"管理创新"。第三个庙，三个小和尚商量，天天挑水太累，要想个办法。山上有竹子，把竹子砍下来接在一起，竹子中心是空的，然后买一个辘轳，第一个和尚把一桶水摇上去，第二个和尚专管倒水，第三个和尚在地上休息。三个人轮流换班，一会儿水就满了，这称为"技术创新"。

该法则通过"三个寺庙解决取水问题"的寓言，阐释了创新的三种路径：机制创新通过分工协作优化流程；管理创新引入竞争激励提升效率；技术创新借助工具改进方法。三项变革均强调突破传统模式，倡导协作精神与系统性创新，以维持企业在高科技领域的核心竞争力。该理论源于安迪·格鲁夫对英特尔管理实践的总结，旨在揭示企业在激烈市场竞争中的生存规律，反映了通过持续创新保持优势的经营管理哲学。

点评：从上面的故事中可以看到，三个和尚要喝水，就要搞机制创新、管理创新、技术创新。办法在变，观念也在变。一定要发扬协作精神，企业内部要协作，企业之间也要协作。

一、科技创新与引入

现代管理学认为，创新也是企业重要的管理职能。

（一）有关创新的概念

1. 约瑟夫·熊彼特的创新概念 "创新"是著名经济学家约瑟夫·熊彼特（Joseph A. Schumpeter）于1912年在《经济发展理论》一书中首次提出：①采用一种新的产品；②采用一种新的生产方法；③开辟一个新的市场、掠取或控制原材料或半制品的一种新的供应来源；④实现任何一种工业的新的组织，或打破一种垄断地位。

熊彼特在经济学领域对创新理论的研究，将创新和企业生产联系在一起，强调企业家的重要作用，建立了创新经济学理论的最初体系。

2. 彼得·德鲁克的组织创新含义 彼得·德鲁克在谈到创新型组织时说：创新型组织就是把创新精神制度化而创造出一种创新的习惯，内容包括：①给顾客提供新的满足、新的价值，从而激起新的需求，创造新的顾客，开拓新的市场；②创造资源，要赋予资源一种新的创造财富的能力；③社会创新才具有广泛和深远的意义，努力构建创新型社会；④开发利用变化。创新型企业家的任务是"创造性地破坏"。他们总是在寻找变化，应对变化，并把变化作为一个可开发利用的机会。

（二）技术创新的分类

医药企业技术创新是指通过应用前沿科技和新方法，提升药品研发、生产及服务效率的过程。包括新药开发、生产工艺优化及服务模式革新，核心在于将科学突破转化为实际应用。

企业技术创新是发展的关键，分两种形式：基于新技术创造或现有科学技术创新。两者常融合，推动企业进步。作为核心驱动力，技术创新助企业获得竞争优势、实现可持续发展，需深刻理解其本质、特点和规律。

通过提升医药企业科技创新力度，提升产品质量和生产效率，降低成本增强市场竞争力，开发自主知识产权新药，掌握核心技术和知识产权的同时推动产品创新。具体的医药企业技术创新分类如下。

1. 基因编辑技术　如 CRISPR – Cas9，能通过靶向识别并精准剪切 DNA 链，实现特定基因的定向修复、敲除或替换。该技术可纠正致病基因突变（如 β – 珠蛋白基因缺陷），治疗遗传性疾病，其单碱基编辑精度达 99.7%，成本较传统基因疗法降低 60%。目前已在镰状细胞贫血、遗传性视网膜病变等疾病中实现临床应用突破。

2. 人工智能与大数据分析　在医药研究和临床实践中，基于机器学习与深度神经网络技术，构建多维数据分析框架，实现医疗影像解析、病程动态建模及治疗方案优化。通过知识图谱与关联规则挖掘，揭示药物靶点 – 疾病网络互作机制，建立药物重定位预测模型，将新药研发周期缩短 30%~50%。

3. 3D 打印技术　在医药行业中广泛应用于个性化医疗器械、人工器官和骨骼的制造。这种技术提高了手术成功率，减少了康复时间和并发症风险。该技术推动医疗从"标准化"向"精准定制"转型，未来生物墨水打印活体器官、4D 智能材料应用将带来更大突破，重构药物研发与临床治疗模式。

4. 免疫疗法　通过调动人体自身"防御军团"对抗疾病，尤其针对癌症。与传统疗法不同，它如同为免疫细胞安装"智能导航"，帮助精准识别并摧毁癌细胞，例如改造免疫细胞增强肿瘤追踪能力，或使用抗体破解癌细胞的"伪装术"。副作用小，已用于黑色素瘤、肺癌等。相比化疗"无差别攻击"，它更具针对性，未来或与化疗、放疗形成互补，开启"精准制导"式抗癌新时代。

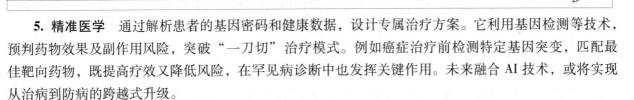

头脑风暴

当前技术发展是多样化的，在技术飞速发展的同时，人们应该注意些什么？

5. 精准医学　通过解析患者的基因密码和健康数据，设计专属治疗方案。它利用基因检测等技术，预判药物效果及副作用风险，突破"一刀切"治疗模式。例如癌症治疗前检测特定基因突变，匹配最佳靶向药物，既提高疗效又降低风险，在罕见病诊断中也发挥关键作用。未来融合 AI 技术，或将实现从治病到防病的跨越式升级。

6. 新药物专利　包括新药物、新制备方法和新用途专利。新药物专利涵盖新化合物、已知化合物的医药用途、药物组合物、微生物和基因工程产品等。新制备方法专利涉及新工艺、新配方和新加工处理方法等。

7. 服务与模式更改　重构患者服务、支付方式或产业链协作模式。个性化医疗通过肿瘤基因组分析为患者匹配靶向药物。按疗效付费允许分期付款或仅在治疗有效后支付费用。

8. 新药物开发　全新药物或改良现有药物以提升疗效、安全性或适应证范围。如 mRNA 疫苗利用基因技术直接指导细胞生成抗原，突破传统灭活疫苗的研发模式。CAR – T 细胞疗法通过基因改造患者自身 T 细胞靶向杀灭癌细胞，开创血液肿瘤治疗新路径。

（三）技术创新的特点

1. 高研发投入　医药技术创新需要巨额资金支持。新药研发涉及复杂的药物筛选、临床前研究、多期临床试验及生产工艺开发，单个药物的平均成本可达数十亿美元。例如，临床试验阶段需招募大量患者并配备专业团队，设备与数据分析费用高昂。此外，失败项目的成本也需分摊到成功药物中，进一步推高投入。

2. 研发周期长　药物发现到上市通常需 10～15 年。早期阶段需数年进行靶点验证和化合物筛选；临床前研究评估安全性和有效性后，还需通过Ⅰ~Ⅲ期临床试验，耗时 5～7 年。审批环节还需 1～2 年。长周期导致企业需长期规划并承受资金与时间压力。

3. 高风险性　医药创新的失败率极高，约90%的候选药物在临床试验中因疗效不足或毒副作用被淘汰。即使上市，也可能因罕见不良反应被撤回。高风险要求企业具备强大的风险管控能力，并通过多管线布局分散风险。

4. 严格的法规监管　各国药监机构（如 FDA、EMA）对药物安全性、有效性和生产质量有严苛要求。企业需遵循 GMP、GCP 等标准，提交详实数据并通过动态审查。监管变化（如新增安全性指标）可能迫使研发流程调整，进一步增加合规成本。

5. 跨学科协同创新　现代医药研发依赖生物学、化学、医学、数据科学等多领域融合。例如，AI 加速药物筛选，基因编辑技术推动靶点发现，生物信息学助力个性化治疗。企业需整合高校、医院、科技公司等资源，构建开放创新生态以保持竞争力。

这些特点共同塑造了医药行业技术创新的复杂性与壁垒，也推动了企业在战略、资金和合作模式上的持续优化。

（四）技术引入路径

技术引入路径是指通过国际间的技术交流与转移，有计划、有重点、有选择地获取国外先进技术的系统性活动。在医药行业中，该路径主要体现为以下五大实施维度。

1. 产品注册体系　医药企业需构建符合国际规范的注册能力，重点突破主流市场的准入壁垒。美国 FDA 实施基于风险的审评模式，要求 IND（新药临床试验申请）阶段提交完整药理毒理数据；欧盟 EMA 采用集中审批程序，通过 CHMP（人用药品委员会）进行科学评估；中国 NMPA 近年推行 60 日默许制，加速临床试验审批。

2. 国际合作　通过与国际知名的医药企业、科研机构等合作，共同开展研发、生产和销售等业务。这种合作可以帮助企业借鉴对方的先进技术和管理经验，提高自身的竞争力。例如，头部企业通过 license‑in/out、共建研发中心、市场特许经营等模式构建技术生态圈。

3. 数字化转型　医药企业若要增强其市场竞争力，就必须推进数字化转型。这一转型过程涉及运用人工智能、大数据、物联网等前沿数字技术，从而在医药流通、智能制造等领域开拓创新应用，实现业务的升级与变革。例如，医药 4.0 时代催生数字孪生工厂、AI 辅助药物设计等创新形态。

4. 创新药研发　中国创新药的模式通常包括自带项目的海归科学家、风投和 CRO（合同研究组织）的合作。这种模式通过快速引进创新药产品并进行临床和商业化推广，自主研发＋引进孵化的混合模式成为主流趋势。

5. 仿制药发展　企业通过仿制药生产积累资金、完善生产工艺和质量管理体系，在保障市场供给的同时，系统性培育创新药研发能力。这种模式虽需较长的技术沉淀周期，但通过仿制药现金流反哺创新，能有效控制研发风险，最终推动企业从原料药、仿制药向改良型新药、突破性创新药梯度升级，形成创新转型的可持续发展模式。我国医药产业以仿制药为主，逐步构建"以仿养创、以仿促创"的发展路径。

二、科技创新应用与挑战

（一）技术创新的拓展与应用

1. AI 与大数据驱动研发加速 人工智能（AI）与大数据技术深度嵌入药物研发全流程，显著缩短研发周期并提升成功率。如甘李药业利用 AI 大模型 DeepSeek 构建智能知识库，解析海量医学文献及临床试验数据，将传统化合物筛选周期从 2 ~ 3 年缩短至 1 个月。神州细胞通过 AI 分析患者数据，精准分层匹配临床试验，加速招募过程，降低研发成本。石家庄四药通过 AI 辅助药物筛选平台，从 3 亿级化合物库中快速筛选出潜在候选分子，推动新药研发效率跃升。

2. 智能制造与数字化生产体系 通过自动化、物联网（IoT）和智能系统实现生产全流程的数智化升级，保障质量与效率双提升。石家庄四药开发"21235"风险管控模式，利用 MES 系统实现灭菌参数实时监控，产品不溶性微粒指标远优于国家标准。其 312 车间通过 AGV 物料配送机器人、全自动灯检机（效率为人工 50 倍）等设备，单线产能提升近 7 倍，同时降低人为污染风险。甘李药业采用智能排产系统，整合 ERP、WMS 和 IoT 数据，自动平衡紧急订单与常规生产序列，提升设备利用率。

3. 国际化技术输出与 License – out 模式 通过自主技术平台对外授权（License – out），实现全球市场布局与技术变现。科伦博泰将 ADC 技术授权默沙东，获得超 118 亿美元里程碑付款，验证中国 Biotech 的技术实力。信达生物的双抗技术（PD – 1/CTLA – 4）临床数据比肩国际巨头，并推进近 10 款药物全球开发。恒瑞医药 ADC 平台实现 5 项海外授权，总金额超 40 亿美元，加速国际化布局。

4. 传统中药的现代化与数智化转型 结合 AI、区块链等技术，推动中药炮制标准化、生产规模化及质量可追溯。同仁堂通过传感器实时监测炮制温度，将传统经验转化为精准参数，确保工艺一致性。中药材种植、加工到流通全流程数据上链，实现全程可追溯，提升消费者信任。推出中药咖啡、草本茶饮等跨界产品，结合 VR 技术传承炮制工艺，吸引年轻消费群体。

5. 跨界融合与产学研协同创新 联合高校、科研机构及科技公司，构建"技术 + 生态"的开放式创新网络。石家庄四药与中国药科大学等共建研发平台，聚焦"原料药 + 制剂"一体化技术突破，推动 20 余项双室袋输液新产品研发。药明康德与英矽智能合作开发 AI 分子生成平台，加速药物发现。河北省支持龙头企业牵头组建创新联合体，推动生物医药产业与京津资源对接，加速成果转化。

医药企业的技术创新已从单一环节突破转向全链条协同，涵盖研发、生产、国际化及传统产业升级。未来，AI 与数据驱动将进一步渗透至个性化医疗、基因编辑等前沿领域，而全球化合作与生态化创新将成为竞争制胜的关键。

（二）医药企业技术创新面临的挑战与对策

1. 基础研究薄弱与转化效率低

（1）挑战 我国医药创新仍依赖跟随式研发，源头创新能力不足，基础研究与临床需求脱节，导致新靶点、新机制药物稀缺。例如，肿瘤药物研发扎堆 PD – 1/PD – L1 等少数靶点，而心血管等疾病领域创新不足。

（2）对策 加大基础研究投入，设立政府与药企联合科研基金，推动高校与企业合作；优化知识产权保护，将专利转化纳入科研评价体系，激励科研人员参与产业化。同时，通过转化医学平台整合临床数据与实验室研究，缩短研发周期。

2. 研发同质化与资源浪费

（1）挑战 药企普遍聚焦热门靶点，导致同质化竞争严重。例如，国内 PD – 1 单抗研发项目超 200 个，而多数缺乏差异化价值，造成资源浪费。

（2）对策 政策引导差异化布局，如限制同靶点药物的加速审批资格；鼓励企业关注未被满足的临床需求（如罕见病、老年脑疾病），并通过税收优惠支持高风险原创项目。此外，建立权威数据库共享全球研发动态，避免重复立项。

3. 资金链断裂与融资困难

（1）挑战　创新药研发周期长（平均 10 ~ 15 年）、成本高（单药超 20 亿美元），而资本市场波动导致一级市场融资锐减。

（2）对策　拓宽融资渠道，如发展政府引导基金、优化科创板上市规则支持未盈利企业；推动银行开发知识产权抵押贷款等专属金融产品。同时，鼓励商业保险参与创新药支付，缓解医保基金压力。

4. 国际化壁垒与出海挑战

（1）挑战　中国药企出海面临法规差异（如 ICH 标准）、临床试验数据互认困难，以及供应链国际化能力不足。例如，部分企业因生产质量不达标无法通过海外核查。

（2）对策　政府推动与新兴市场国家达成临床试验数据互认协议；加强熟悉国际规则的人才培养。企业需提升生产工艺稳定性，并通过 License – out 模式与跨国药企合作，利用全球资源加速商业化。

5. 政策与监管衔接不足

（1）挑战　审批流程长（临床试验审评需 60 个工作日）、数据保护制度缺位（如药品试验数据保护细则未落地），影响企业创新回报预期。

（2）对策　优化审评审批流程，试点缩短临床试验审评时限至 30 个工作日；落实药品数据保护制度，明确生物药 10 ~ 12 年保护期。同时，完善医保谈判机制，允许创新药自主定价，平衡市场回报与可及性。

6. 人才短缺与跨学科协同不足

（1）挑战　复合型人才（如兼具医学、AI、药学背景）匮乏，产学研医协同机制不完善。例如，临床试验设计能力不足导致资源浪费。

（2）对策　加强校企合作，培养药物发现、临床试验设计等专业人才；支持企业建立博士后工作站和联合实验室。通过区域性创新中心（如长三角、珠三角）整合高校、医院和企业资源，推动跨学科技术攻关。

医药技术创新需多方协同，政策端需强化基础研究支持与制度保障，资本端应提供长线资金，企业则需聚焦临床价值与全球化布局。未来，AI 技术加速药物发现、多层次支付体系完善、国际化能力提升将成为破局关键。

🏷️ 管理学定律

吉宁定律

1912 年的底特律，汽车引擎的轰鸣声中夹杂着恼人的爆震声，像暴躁的野兽在金属胸腔里横冲直撞。年轻工程师凯特林盯着实验台上噼啪作响的汽缸，突然想起冬天郊外那片倔强的杨梅林——它们顶着寒风绽放的红花，比所有植物都早了整整一季。

雪地上跳跃的红色身影在记忆里鲜活起来，凯特林抓起试管在煤油灯下反复端详："如果红色能让花朵突破季节束缚，或许也能让汽油突破燃烧的枷锁？他翻遍实验室泛黄的试剂柜，找不到预想中的红色染料，却在积灰的角落摸到一瓶紫黑色的碘酊。

当碘液滴入汽油的瞬间，汽缸突然陷入令人窒息的寂静。凯特林屏住呼吸按下点火键——那声期待已久的轰鸣终于如驯服的野马般沉稳。三天后他举着猩红的颜料冲进实验室，却在引擎再次爆震时愣住了。玻璃烧杯折射出夕阳的余晖，碘晶体在光斑里闪烁着狡黠的光芒，仿佛在嘲笑人类对表象的执着。

这个误打误撞的发现，让抗爆震技术在汽车工业史上写下浓墨重彩的一笔。而那抹雪地中的红色，至今仍在科学探索的长河里摇曳生姿。

启示：只有不怕错，才不会犯错。在企业中，领导非常需要这种不怕犯错误的精神。在这个迅速变化的时代，最大的错误是墨守成规，而不是破旧出新。错误是产生新创意的垫脚石。

三、技术工艺管理

（一）技术工艺标准化与优化

工艺是指通过特定的技术、方法、步骤和工具，将原材料、半成品或信息转化为最终产品或服务的过程。它涵盖了从设计、加工、组装到质量控制的全流程，是制造业、手工业和现代技术领域的核心。技术是工艺的基础，提供理论支持和工具，工艺是技术的实践应用，强调操作层面的实现。

技术工艺标准化是指将技术方法、工艺流程、操作规范及质量要求等，通过制定统一的行业或国际标准，确保生产过程的一致性、可重复性和可控性。其核心目标是通过规范技术参数、操作步骤和质量管理体系，降低生产风险、提高效率，并保障产品/服务的质量和兼容性。

1. 技术工艺标准化的目的

（1）质量稳定　消除人为操作差异，确保产品性能一致。设计阶段：AI辅助药物分子设计平台减少结构缺陷（如 Schrödinger 分子动力学模拟优化蛋白结合位点）。生产阶段：GMP 规范下的过程分析技术（PAT）实时监控冻干曲线波动（±1℃）。检测阶段：药物溶出度测试标准统一仿制药质量评价。

（2）效率提升　减少重复试错，优化资源配置。工艺创新：连续制造技术缩短单抗生产批次时间70%。资源管理：EDQM 原料药 CEP 认证体系减少重复认证成本60%。

（3）数字化转型　电子批记录系统（EBR）实现生产数据自动采集率98%。

（4）技术互通　促进跨企业、跨行业协作（如供应链协同）。接口标准化：如医疗数据交换协议实现 HIS－LIS－PACS 系统互联。模块化设计：预充式注射器标准推动组合产品开发。工业互联网：智能医疗设备数据标准实现多品牌监护仪数据整合。

（5）合规与安全　符合法律法规（如环保、劳动安全）和行业准入要求。环境合规：GMP 无菌产品生产标准控制微生物污染风险。职业健康：BSL－3 实验室生物安全管理规范。产品认证：FDA510（k）器械等同性评审标准缩短上市周期40%。

（6）知识沉淀　将经验转化为可复用的标准文档，降低技术流失风险。专家系统：PDL（制药技术文档库）积累百年生产工艺参数。失效模式库：ICH Q9 质量风险管理整合全球偏差案例。数字孪生：临床试验虚拟人群模型提升方案通过率35%。

2. 医药企业技术工艺标准化的实施步骤

（1）规划与准备阶段　明确医药企业技术工艺标准化的目标与范围，组建包含工艺工程师、质量管理人员等，对现有工艺进行全面评估，找出问题与改进点。

（2）标准制定阶段　制定工艺基础标准，包括统一术语、科学分类、符号与编码规则；制定工艺技术标准，涵盖设备、材料、方案设计、流程、方法、质量、测试验证评价等方面；制定工艺管理标准，涉及职业健康、安全、环境、能源、质量、设备、材料、文件管理以及人员资质、岗位职责与培训管理；制定工艺信息化标准，包括数据分类、编码和处理以及软件系统设计与运营维护标准。

（3）标准实施阶段　组织对全体员工进行标准化知识的培训与宣贯；选择部分工艺或生产线进行标准试点运行，及时发现问题并积累经验；在试点成功后，将标准化工艺全面推广到整个企业；建立监督检查机制，定期检查和评估标准执行情况，纠正不符合标准的行为。

（4）持续改进阶段　通过多种渠道收集员工、客户、供应商等各方面的反馈信息；对反馈信息进行评估与分析，确定需要改进的方面和重点；根据评估结果及时修订和完善相关标准；将改进后的标准重新投入实施，并继续进行监督、反馈和修订，形成持续改进的闭环，不断提升医药企业技术工艺标准化水平。

3. 技术工艺标准化所带来的挑战

（1）动态技术更新，标准滞后于技术创新　医药行业的新技术如生物技术、基因编辑、人工智能辅助药物设计等发展迅速，但相关标准制定滞后。例如，人工智能在药物筛选和设计中广泛应用，却缺乏对其流程、数据质量、模型验证等的统一标准，使企业应用时面临风险。医药企业需跟踪新技术并参与标准制定。如大型药企建立人工智能团队制定内部规范，但对中小药企来说，因研发实力、技术储备和管理能力不足，难度较大。

（2）灵活性不足，抑制个性化生产需求　医药市场对个性化药物需求增长，如孤儿药、精准医疗等。但过度标准化生产难以满足这些需求。例如，传统大规模生产流程固定，调整成本高，影响个性化药物生产效率和质量稳定性。医药企业需在标准化与灵活性间找到平衡。要根据市场和患者需求灵活调整生产计划和工艺，同时保证质量和安全。如一些企业采用灵活生产系统和模块化工艺，但在实际操作中，保持这种平衡仍需不断探索。

（3）跨区域差异，不同国家/行业标准冲突　医药产品跨国经营需面对不同国家和地区的监管标准差异。如美国 FDA 和欧盟 EMA 在药品审批、质量控制、临床试验等方面要求不同，使企业跨国经营时需分别满足各地标准，增加成本。企业需投入资源协调跨区域标准差异。如建立国际注册团队，改造生产设施和质量体系，导致运营成本上升和产品上市延迟。

（4）执行成本，中小企业难以承担　医药企业实施标准化需在设备更新、人员培训、质量检测、文件管理等方面投入大量资金和资源。如满足 GMP 要求需购置先进设备和建设标准车间，对中小企业来说费用高昂，限制其积极性。企业初期改造后，还需持续投入资源维护、更新和改进标准。如药品标准随研究进展和监管变化更新，企业需及时调整生产和质量控制体系，长期面临成本压力。

头脑风暴

标准化相对于非标准化有哪些利弊？

---

4. 技术工艺优化策略

（1）自动化控制技术应用提升生产效率与精准度　在医药企业生产中，引入自动化输送带、机器人分装系统及自动化洁净室控制系统等，可精准称量原料、均匀混合，减少批次差异，提高生产效率和产品质量稳定性。

借助工业物联网技术，将设备状态和生产数据实时上传至云端平台，通过大数据分析及时发现异常、预警故障，并预测维护需求，实现智能预测性维护，降低停机损失，确保生产线高效运行。

（2）数据驱动的工艺优化精准优化工艺参数　依托信息技术和统计分析手段，挖掘生产数据中的潜在模式和趋势，为决策提供数据支撑，实现工艺参数精准优化和生产过程精细化管理。例如，通过实时在线数据采集，监控温度、压力等核心参数，确保生产过程严格控制在预设范围内。

分析原材料消耗和能源使用数据，识别浪费点，优化采购策略，选用性价比更高、质量更优的原材料，同时优化生产计划，降低能源消耗，实现绿色制造。

（3）模型预测控制（MPC）构建精确工艺模型　对制药工艺中的复杂化学反应、物理传输及混合过程进行细致的数学描述，构建包含多个变量（如反应速率、物料浓度、温度和压力等）的动态模型，为后续的预测和控制提供依据。

在 MPC 框架下，控制器持续对未来一段时间内的工艺状态进行预测，并基于预测结果和预设的优化目标，利用优化算法寻找最优的控制变量序列，实现对当前及未来工艺过程的动态优化控制，提高产品质量的一致性和稳定性。

（4）加强人员培训与团队建设 提升员工专业技能：定期组织员工参加标准化知识培训和专业技能培训，使其熟悉并掌握各项标准的内容和要求，提高员工的标准化意识和执行能力，确保标准在实际操作中的有效落实。

组建由工艺工程师、质量管理人员、设备维护人员、信息化专家等组成的跨部门团队，明确各成员的职责和分工，共同推进技术化工艺标准化工作。通过团队成员之间的密切协作和沟通，能够更全面地考虑工艺标准化的各个环节，及时解决实施过程中出现的问题。

（5）持续改进与创新 建立反馈与评估机制：通过多种渠道收集员工、客户、供应商等各方面的意见和建议，了解标准在实际运行中的问题和不足。定期对收集到的反馈信息进行评估与分析，确定需要改进的方面和重点，为标准的修订提供依据。

鼓励医药企业积极参与新技术在制药工艺中的应用研究，并及时将技术创新成果转化为标准，推动技术与标准化的深度融合。例如，在人工智能辅助药物设计、基因编辑技术应用等领域，企业可以与科研机构合作，共同探索制定相关标准，确保新技术在医药生产中的安全、有效应用。

头脑风暴

是否所有的工艺都需要优化？

（二）技术工艺风险控制

医药行业肩负守护人类健康的重大使命，其产品安全直接影响公众生命质量。在全球化与技术革新交织的背景下，行业面临多重风险交织的挑战：从供应链波动、工艺精度挑战到法规升级与市场激战，任一环节失守都可能触发质量事故、监管问责或市场份额流失。频发的药品召回事件与突发公共卫生事件更凸显风险管理的紧迫性。

1. 医药企业技术工艺风险类别

（1）技术成熟度风险 工艺技术可能处于研发或初步应用阶段，存在技术不稳定、性能未经验证等问题，可能导致生产效率低下或产品质量不达标。在单克隆抗体连续生产过程中，若未完成全规模验证的细胞培养代谢模型，可能导致有效成分含量波动超出允许范围，影响产品质量一致性。

（2）设备故障风险 关键设备故障可能导致生产中断，影响交货期和客户满意度，同时增加维修成本。以生物反应器控温系统失效为例，将导致整批细胞培养液失活，产生百万级直接经济损失，并触发药品短缺预警。

（3）原材料质量风险 原材料质量波动直接影响最终产品的质量稳定性和一致性，不良原材料可能导致生产事故。如合成多肽类药物生产中使用低纯度保护基氨基酸，将导致最终产品杂质超标，引发监管机构质量警告。

（4）人员操作风险 员工操作不当或缺乏培训可能导致安全事故、产品质量问题，以及生产效率下降。在胰岛素灌装线中，若操作员违规调整参数，会导致灌装精度超出 ±3% 工艺标准，造成整批次报废。

（5）环境适应性风险 工艺技术对温度、湿度等环境因素敏感，环境变化可能影响工艺稳定性和产品质量。如环境监测系统故障导致冻干仓库结露温度异常，可能使疫苗蛋白质结构破坏失效。

（6）知识产权风险 使用未经授权的技术或侵犯他人知识产权，可能面临法律诉讼和经济赔偿。某企业因未充分进行专利规避分析，使用受保护的动物细胞表达技术，遭原研企业发起跨国专利诉讼，导致新建生产线停工。

（7）法规合规风险　医药行业受到严格的法规和监管要求。如果企业不能遵守相应的法规，可能会面临巨大的罚款和声誉损失。例如企业工厂内未启用色谱仪器操作追溯功能，无法还原原始检测数据，被认定违反电子记录规范，导致产品禁止出口。

（8）供应链风险　医药产品的供应链一般非常复杂，包括原材料采购、生产加工、物流配送等环节。任何一个环节的问题都可能导致产品供应中断或质量问题。比如抗体药物因未对毒素连接件供应商变更启动变更程序，导致药物有效成分结合比例失控，引发临床试验用药召回。

（9）市场竞争风险　医药行业是一个竞争激烈的行业，不断涌现出各种新产品和新技术。如果企业不能及时调整策略，跟上市场需求的变化，就会面临市场份额下降和盈利能力下滑的风险。

2. 医药企业技术工艺风险应对策略

（1）技术成熟度风险防控　建立三级工艺验证体系（实验室→中试→商业化）强化工艺，运用过程分析技术实时监控关键质量属性，通过质量源于设计方法确定设计空间边界。

（2）设备故障风险控制　构建智能运维系统，部署设备健康管理系统，集成振动传感器、热成像仪等多源数据，结合机器学习预测设备剩余寿命。建设关键设备配置双系统冗余（如双电源、双控温模块）。

（3）原材料质量风险应对　建立原材料"数字护照"系统，记录原料批次溯源数据（如手性纯度、杂质谱），采用近红外光谱实施入厂快速检测。对高风险物料设置三个月安全库存。

（4）人员操作风险规避　开发增强现实操作指引系统，关键工序设置权限分级锁（如灌装参数调整需三级授权）。建立操作行为数据库，对偏差操作自动预警。

（5）环境适应性风险管控　建设智慧环境保障系统，例如，部署分布式环境监测网络（每 $50m^2$ 设置温湿度、压差传感器），采用模型预测控制（MPC）动态调节 HVAC 系统。关键区域配置应急环境维持装置（如液氮快速降温模块）。

（6）知识产权风险防范　建设专利攻防体系，例如，专利预警雷达系统，可以监控全球同类技术专利申请动态。核心工艺实施"专利组合"保护（同时申请工艺、设备、用途专利）。定期开展技术自由实施（FTO）分析。

（7）法规合规风险应对　建立法规变化自动追踪平台，重要更新 24 小时内推送至相关部门。

（8）供应链风险缓解　设计弹性供应链网络，建立供应商能力矩阵评估模型（质量、产能、应急响应三维度评分），关键物料发展"1 + 2"供应模式（1 家主力 + 2 家备份）。实施供应链压力测试，每年模拟断供场景≥3 次。

（9）市场竞争风险抵御　动态竞争情报系统，构建竞争对手技术路线图，监控临床Ⅲ期药物研发进展。建立快速响应机制，核心产品设置"技术迭代触发点"（如市场份额下降至45%启动剂型升级）。

四、知识产权保护

随着经济全球化进程的加速和市场化改革的纵深推进，特别是在国家创新驱动发展战略全面实施的时代背景下，知识产权保护体系面临转型升级的迫切要求。鉴于药品研发生产具有多学科交叉融合的显著特征，以及高资本投入、高风险特征及长周期属性，医药产业对知识产权的制度保障需求具有特殊敏感性。

相较于其他技术领域，医药产业对知识产权保护机制具有更高依存度。当前我国医药知识产权保护研究尚处于体系化建设的关键阶段，现阶段研究重点聚焦于药品专利保护制度优化、数据专有权保护机制完善，以及行政监管与司法救济协同保护体系的构建等核心政策领域。

（一）保护策略

1. 构建法律保护框架

（1）核心技术专利布局 对创新工艺申请发明专利/实用新型专利，建立技术壁垒，针对技术工艺的不同环节申请多个专利，围绕技术链布局专利组合，形成专利池增强保护力度。

（2）商业秘密管控机制 对核心配方、工艺实施保密协议与分级权限管理，通过竞业限制条款约束核心员工流动，防范技术泄露。

（3）技术合同规范管理 明确第三方合作中的知识产权归属与责任条款，通过专利许可、技术转让协议实现合规使用。

2. 强化技术与管理手段

（1）技术防护与流程监控 采用数字加密、数据水印保护电子化工艺文档，定期开展知识产权审计，排查技术侵权风险，如访问日志追踪、数据水印等。

（2）侵权监测与风险防范 利用大数据监测市场侵权行为，及时采取行政投诉或诉讼，建立技术档案库实现全流程可追溯管理。

（3）内部管理体系建设 设立专职部门统筹专利申请、维护及纠纷处理，优化工艺文档分类存储与权限控制标准，确保可追溯性。

3. 行业协作与政策利用

（1）行业协作与政策联动 参与制定技术工艺的行业标准，将自有专利嵌入标准体系，提升话语权，结合地方专项政策获取资源支持。通过产业联盟共享部分非核心技术，降低研发成本，同时集中资源保护核心工艺。

（2）国际知识产权布局 通过专利合作条约或《海牙协定》进行跨境专利申请与设计保护，遵守目标国法律开展技术引进/输出，防范地域性法律风险。参与国际技术交流，推动工艺的全球知识产权布局。

（3）知识产权意识培养 定期组织法规培训与案例警示，强化全员保密意识，设立创新激励机制，将技术改进纳入产权管理体系。将知识产权保护纳入企业文化，形成全员参与的"保护–创新"良性循环。

知识链接

知识产权法

知识产权法是调整因创造、使用智力成果而产生的，以及在确认、保护与行使智力成果所有人的知识产权的过程中，所发生的各种社会关系的法律规范之总称。知识产权法的综合性和技术性特征十分明显，在知识产权法中，既有私法规范，也有公法规范；既有实体法规范，也有程序法规范。

（二）管理与应用

知识产权管理是指通过系统性手段对知识产权的创造、运用与保护进行规划、协调及监督的动态过程。其运行框架通常由组织架构、制度规范、管理工具及方法体系、战略目标四大核心要素构成。

从范畴维度看，广义的知识产权管理涵盖政府部门的行政监管、产业联盟的协同治理、市场主体的权益运营以及科研机构的成果转化等多维主体；狭义层面则特指企业主体围绕技术研发、品牌维护、商业秘密管控等环节构建的知识产权全周期管理体系，贯穿从创新立项到成果产业化的完整价值链。

1. 知识产权管理特征

（1）法治化 是指知识产权的管理应当遵循相关的知识产权法律制度、在法律框架下进行。

（2）**市场性**　以市场供需规律为管理基准，通过优化知识产权资源配置提升企业核心竞争力，驱动技术创新成果的市场化价值转化。

（3）**适应性**　基于技术迭代周期、产业政策调整及市场竞争态势的动态变化，实施知识产权策略的实时监测与弹性优化，保障管理措施的有效性。

（4）**从属性**　知识产权管理是国家宏观管理及企业经营管理的一部分，既要与其他领域的管理结合起来，还要深度融入国家创新战略与企业经营决策体系，在保持跨领域管理协同的同时，强化知识产权专业化管理模块的战略支撑作用。

（5）**文化性**　通过管理实践培育创新文化生态，将法治意识、契约精神融入组织文化内核，推动形成尊重知识产权的社会共识。

2. 知识产权运用的概念　知识产权运用是以实现知识产权价值为核心目标的战略性实践，其本质是通过市场化手段激活创新成果的经济与社会效能。这一过程以合规性权属确认为基础，要求主体严格遵循法定程序完成知识产权的获取与确权，为后续运营构建合法性保障。

在价值实现层面，综合运用许可授权、质押融资、技术标准融合等多元化模式，推动知识产权从静态资产向动态资本转化，同时依托侵权监测与快速维权机制构筑风险防控体系，确保运营收益的稳定性。

从系统维度看，知识产权运用贯穿获取布局、资产评估、商业开发的全生命周期，涉及技术转移、产业链协同等多维应用场景，形成覆盖"创造－保护－运用"的闭环生态。

作为广义知识产权管理的关键子系统，其运作深度嵌入企业战略决策与研发创新体系，既通过资源配置优化提升市场竞争力，又反向驱动管理机制迭代升级，最终构建起创新要素高效流动、知识产权价值持续释放的良性生态格局。

3. 知识产权运用的特征

（1）**目的性**　知识产权运用是知识产权战略实施的关键环节。加强知识产权的创造、管理与保护，旨在提升知识产权的运用效能，进而全面增强企业和国家的市场竞争力及核心竞争力。知识产权的运用，核心在于高效地利用知识产权资源，充分释放其潜在价值。知识产权唯有通过实际的运营与应用，方能转化为实实在在的经济效益，为企业创造价值。因此，知识产权的获取与保护只是基础，而非知识产权战略的终极目标。对于国家和企业而言，至关重要的是将所获得的知识产权，在市场中进行有效地转化与利用，从而形成实际的生产力，推动经济发展与创新进步。

（2）**多样性**　知识产权运用的方式呈现多样化特征。根据《工业企业知识产权管理指南》（2024）的阐述，企业对知识产权的运用涵盖获取、实施、许可、转让以及产业化等多个方面。在实际操作中，实现知识产权价值的途径丰富多样，常见的包括权利人行使其知识产权，进行知识产权的转让、许可或质押等。除此之外，还有一些在此基础上衍生出的其他形式，如专利布局、构建专利池、开展特许经营，甚至拓展至风险投资、资产证券化等领域。

（3）**灵活性**　知识产权运用策略的选择具有高度的灵活性，这源于知识产权运用手段的多样性。企业应根据自身情况和市场环境，灵活选择知识产权运用方式，以实现最佳效益。

企业知识产权运用需因企制宜，因技术制宜。权利人自行利用知识产权是一种可行方式，但未必最优。当权利人缺乏利用能力或无需自行利用时，可选择许可、特许经营、转让、出资或融资等方式。此外，权利人还可利用知识产权构建市场壁垒，或通过建立专利池，精细安排知识产权分享与市场份额，实现强强联合或策略联合。

4. 知识产权管理和运用的重要意义

（1）**促进创新**　强化知识产权管理是提升知识产权创造数量与质量的关键因素。政府部门在知识产权管理中扮演着重要角色，因为大多数知识产权，如专利、商标、集成电路布图设计权、植物新品种权等，都需要通过行政程序依法授予。政府部门的管理水平，尤其是知识产权审查的效率和质量，直接关系到一个国家知识产权创造的数量和质量。从企业的角度来看，良好的知识产权管理能够明确创新的目标和方向，提高研发的起点，避免重复研究，同时能够激发发明人和设计人的创造积极性。

（2）提高知识产权保护水平　知识产权保护与管理是知识产权战略的重要组成部分。知识产权保护主要侧重于事后救济，通过法律手段对侵权行为进行打击和制裁，以维护知识产权人的合法权益。而知识产权管理则更注重事前预防，通过一系列的管理措施，避免知识产权风险的发生，提高知识产权的创造、运用和保护效率。

对于企业而言，有效的知识产权管理能够及时掌握自主知识产权的数量、内容和法律状态等信息，为知识产权保护奠定坚实的基础。企业可以通过建立健全的知识产权管理制度，明确创新目标，提高研发起点，避免重复研究，激发发明人和设计人的创造积极性，从而提升企业的核心竞争力。

从政府部门层面来看，加强知识产权执法的协调管理以及逐步完善知识产权管理部门的内部管理，可以为知识产权提供更为有效的保护。政府部门应加强对知识产权法律法规的宣传和普及，提高公众的知识产权意识，同时加强对侵权行为的打击力度，维护市场秩序和公平竞争的环境。

（3）有利于充分利用知识产权　整体来看，中国在自主知识产权的数量和规模上已取得显著进展。从政府部门的角度而言，加强知识产权运用是提高国家竞争力的重要行政管理任务之一。

然而，企业作为知识产权运用的主体，提高企业的知识产权运用能力，促使企业有效利用知识产权、实现知识产权的价值，是增强企业市场竞争力的关键。因此，知识产权运用是全面提高企业市场竞争力和国家核心竞争力的重要手段之一。

同时，知识产权管理水平的高低直接影响着知识产权运用能力的充分发挥。知识产权管理作为企业经营管理活动中的重要环节，通过有效的知识产权管理，可以提高知识产权的经济效益。知识产权盈利的主要手段包括知识产权的实施、转让和许可，在这些过程中，均涉及知识产权管理的相关内容。

5. 知识产权转让　是指出让方与受让方基于知识产权转让相关法律法规，签订转让合同，将知识产权从出让方转移至受让方的法律行为。通常仅指合同转让，不涵盖因继承、继受等其他方式的转让。

（1）专利权转让　是指专利权人将其依据专利法所拥有的对专利技术的独占或专用等财产权利让渡给他人。这一行为意义重大，专利权人借此不仅能够获取经济利益，还能推动先进技术得以更广泛地推广和传播。

在实际操作中，专利权人主要通过与受让人签订书面合同来完成专利权的转让。专利转让合同涵盖了众多关键内容，包括专利名称和专利号、双方当事人信息、转让方向受让方交付的资料、交付资料的时间和地点及方式、专利实施和实施许可的情况及处理办法、转让费及其支付方式、专利权被撤销或宣告无效时的处理、过渡期条款、税费、违约及索赔条款、争议解决办法以及其他相关条款。

合同签订后，当事人需要向国务院专利行政部门办理转让登记手续。需要注意的是，专利权的变动并非在合同签订或办理登记时生效，而是自公告之日起生效。自公告生效之时起，受让人取得专利权人地位，转让人相应丧失该地位。

此外，专利权转让合同还有一些特殊规定。其一，该合同不影响转让方在合同成立前与他人订立的专利实施许可合同的效力。并且，除合同另有约定外，原专利实施许可合同所约定的权利义务由专利权受让方承担。其二，若在专利权转让合同签订以前，转让方已实施专利，那么除合同另有约定外，合同生效后，转让方应立即停止实施。

（2）商标权转让　即商标权人依照法律规定，将自己所拥有的注册商标转让给他人的行为。因为转让的对象是已经注册的商标，所以该行为也可称作注册商标的转让。在注册商标转让这一法律关系里，出让商标权的一方是转让人，而接收商标权的一方则为受让人。对商标权人而言，转让注册商标不仅是处分自身权利的一种方式，更是实现商标经济价值、获取经济利益的重要途径。

若要进行注册商标转让，商标权人与受让人首先需签订商标转让协议，随后双方共同向商标局提交书面申请。只有在商标局核准并予以公告之后，该转让行为才正式生效。通常情况下，一份完整的商标转让合同应当包含以下主要部分：①转让价金，这是商标转让交易中的核心金额条款；②转让人和受让人的名称（姓名）以及住所信息，用以明确合同双方主体；③受让人需明确保证使用受让商标的商品或服务质量的措施，确保商标信誉得以维持；④转让的注册商标名称或图样，连同对应的注册证号码，精准界定转让的标的；⑤双方根据实际情况认为有必要约定的其他内容，为合同的完整性和灵活性提供补充。⑥转让价金的支付日期和方式，详细规定交易款项的支付细节；⑦违约责任，用以约束合同双方在违反约定时需承担的不利后果；⑧关于向商标局申请备案义务的履行条款，强调双方在商标转让流程中的合规责任。

（3）著作权转让　指著作权人在法定有效期内将其著作财产权部分或全部转移给他人，转让时需注意：①仅著作财产权可转让，不涉及著作人身权；②与作品载体所有权无关，作品原件转移不代表著作权转移；③转让内容可选择性进行，如不同权能、不同艺术形式改编权可分别转让，权利还能按地区和年限划分。

作为重要民事行为，多数国家法律要求订立书面转让合同，且它与著作权的法律行为不同。

在著作权的许可使用场景下，著作财产权的主体依旧是作为许可方的著作权人。被许可人想要对抗第三人的侵权行为，必须依赖许可人的权利。例如，若 A 许可 B 使用其著作权，B 在面对第三人侵权时，其对抗侵权的权利基础来源于 A 的许可授权。

而在著作权转让的情形中，原著作权人对于转让出去的权利不再具备主体资格。受让方获得并行使被转让的权利，能够以独立的著作权人身份，对抗第三人对其受让权利的侵害行为。比如，A 将某项著作财产权转让给 C，C 便可以自己的名义针对第三人的侵权行为采取法律行动。

从诉讼权利角度来看，在著作权许可使用中，一般许可的被许可人在权利遭受侵害时，没有独立提起侵权诉讼的资格。只有专有许可的被许可人才具备这一资格，并且起诉的理由仅限于被许可权受到侵害的情况。例如，若 D 获得了 E 著作权的一般许可，当 D 的权利被侵害时，D 不能独立起诉；但如果 D 获得的是专有许可，且被许可权受到侵害，D 就可以起诉。

相形之下，在著作权转让中的任何受让人都有权对侵害其权利的行为提起侵权之诉，而起诉的诉因则为侵害其著作财产权。例如，F 受让了 G 的部分著作财产权，一旦有人侵害了 F 受让的这部分权利，F 可直接以侵害其著作财产权为由提起诉讼。

6. 知识产权许可

（1）知识产权许可的概念　许可是指在所有权不变的情况下，实现使用权转移，市场上常称许可证贸易。

许可协议有三大要素：被许可方需获得权利人许可授权，这是许可成立的前提；许可内容受法律保护与制约，保证合法合规；要明确被许可人的权利义务及许可人保留的权利，防止纠纷。

许可针对知识产权，许可协议可涵盖专利、版权、商业秘密、技术秘密、商标等当地法律允许的类型。每种知识产权又含多项权利，依协议按双方认可方式授予或保留。如软件版权许可，许可人可能授予被许可方使用权，自己保留修改权。

（2）专利权的许可　许可权指专利权人或其授权者，有权与被许可人签订专利实施许可合同。被许可人借此在规定范围内使用专利，并支付费用。

我国《中华人民共和国专利法》规定，实施他人专利，需与专利权人签实施许可合同并付费。被许可人不能擅自允许合同外的单位或个人实施该专利。

（3）专利许可分类 ①按被许可人享有实施权的排他程度不同，分为独占实施许可、排他实施许可、普通实施许可。②按发放专利实施许可的人是否是专利权人，分为主许可、分许可、交叉许可（专利权人间互相交换各自专利的实施许可，类似专利领域的"以物易物"）、强制许可（在特定法定条件下，无需专利权人同意，他人办好法定手续就能获得专利实施许可，但仍要给专利权人支付许可费）。

（4）商标权许可 注册商标使用许可，是指注册商标所有人允许他人在一定期限内使用其注册商标。许可关系中，商标权人是许可人，使用商标者为被许可人。建立关系后，商标权人不丧失专用权，被许可人仅获使用权。许可权是商标权重要内容，缺此权利，商标权作为"产权"不完整。它从属于专用权，由商标权人决定是否行使。

商标使用许可方式多样。许可合同既可是独立协议，也能作为其他合同中的商标使用许可条款。实际中，商标许可常是技术转让、成套设备进口等综合性合同（含知识产权其他方面）的部分。比如在技术转让合同里，被许可人因采用专利或非专利技术生产产品，从而可使用许可方商标。

除技术合同外，特许经营、连锁经营中同样包含商标使用许可。

（5）知识产权质押 指权利人以专利权、商标专用权、著作权等知识产权中的财产权作为质押，标的给债权人。当债务人未按时偿债或出现约定实现质权的情形，债权人对质押财产优先受偿。

这一行为通常要签订质押合同，质权自主管部门出质登记时设立。知识产权财产权出质后，出质人未经与质权人协商同意，不得转让或许可他人使用；若转让或许可，所得价款需提前清偿债务或提存。

除了上述列举的知识产权运用方法以外，还有诸多形式，比如产业化，企业将知识产权成果用于产品生产、服务创新等，实现价值最大化；参与标准制订，凭核心技术提升市场价值与产业控制力；布局知识产权，对有潜力技术或设计申请权利，抢占行业优势；还能以专利作价出资、入股，成立公司，推动知识产权资产证券化等。

节后小结

1. 技术创新的引入途径：产品注册体系、国际合作、数字化转型、创新药研发、仿制药发展。
2. 技术工艺标准化实施阶段：规划准备、制定标准、实施标准、持续改进。
3. 知识产权管理的特征：法治化、市场化、适应性、从属性、文化性。

第二节 医药企业设备管理

一、设备管理的任务与原则

医药企业设备管理是以企业目标为导向，通过技术、经济和组织手段，对设备全生命周期进行综合管控，实现全面规划、合理配置、规范使用、精准维护、智能检修及高效更新，持续提升设备性能、运行效率和经济效益。达到改善医药企业装备素质，提高设备综合效率和设备寿命周期费用的经济性。

（一）核心任务

在《设备管理条例》中，明确规定了设备管理的 4 项主要任务。

1. 保持设备完好 一般包括所有零部件及附件完整无缺失；加工精度、输出功率等关键技术参数符合工艺要求；能源（电力/蒸汽）、耗材（润滑油、燃料）消耗量处于设计标准范围内。

2. 改善和提高技术装备素质 技术装备素质主要包括工艺匹配度、质量保障力度、运行的持续稳定性、技术迭代率、机械化和自动化程度等方面。为满足企业生产的需求，需不断对设备进行更新改造和技术换代。

3. 充分发挥设备效能　是指设备的生产效率和功能。包括单位时间内设备生产能力和多品种生产的能力。

4. 设备投资效益　即设备在整个生命周期内产出与投入的比值。秉持以提升经济效益为核心的理念，落实于设备管理工作之中，关键就在于实现良好的设备投资效益，这不仅是设备管理工作的根本出发点，更是最终的归宿。

提高设备投资效益的关键在于推行设备综合管理。一方面，要做好投资决策，优化设备购置方案。另一方面，在设备寿命周期内，从技术与经济两方面着手：技术上保障设备在使用时发挥最大效能，创造最优产出；经济上确保实现最经济的寿命周期费用。

🏷 管理学定律

卡贝定律

在印度的热带丛林里，人们用一种奇特的狩猎方法捕捉猴子：在一个固定的小木盒里面，装上猴子爱吃的坚果，盒子上开一个小口，刚好够猴子的前爪伸进去，猴子一旦抓住坚果，爪子就抽不出来了。人们常常用这种方法捉到猴子，因为猴子有一习性：不肯放下已经到手的东西。

启示：放弃有时比争取更有意义。企业经营时，决策者必须理性地放弃那些陈旧的设备、技术、管理方法、经营战略，只有勇于打破传统，才能更好地追求创新。

（二）管理原则

1. 设计、制造与使用相结合　旨在解决设计制造和使用脱节的问题，这也是从系统论角度对设备进行全过程管理的基本要求。

从技术层面，设备的性能、结构、可靠性与维修性在设计制造阶段便已确定；经济上，该阶段决定了超 90% 的设备寿命周期费用。因此，只有从设备全生命周期考量，抓好设计制造环节，将设计、制造与使用紧密结合，才能在设备使用阶段充分发挥效能，创造良好经济效益。

落实这一原则，需要设备设计制造企业和使用企业协同发力。设计制造单位应深入调研，依据使用需求为用户提供先进、高效、经济且可靠的设备，同时做好售后，协助用户正确使用与维修。使用单位则要掌握设备性能，合理使用、维修并及时反馈信息，助力制造企业优化设计、提升质量。虽然实现该结合主要依靠基层单位，但因其涉及不同企业、行业，难度较大，需要政府主管部门和社会力量的支持推动。企业自制专用设备仅涉及企业内部部门，更应将这一原则贯彻到位。

2. 维护与计划检修相结合　"预防为主"是维持设备良好技术状态的关键手段。通过强化日常维护，定期开展检查、润滑、调整、防腐等工作，能有效维持设备功能，保障安全运行，延长设备使用寿命，降低修理工作量。

然而，维护仅能减缓设备磨损、减少故障发生，无法消除磨损与彻底杜绝故障。因此，合理安排计划检修（预防性修理）同样重要，它既能及时恢复设备功能，又能为日常维护创造有利条件，进一步减少维护负担。

3. 修理、改造与更新相结合　坚持修理、改造与更新相结合，是提高企业装备素质、践行技术进步方针的有效途径。修理可在短期内以较低成本恢复设备局部丧失的功能，补偿有形磨损。但长期单纯原样修复，不仅阻碍设备技术进步，还会大幅增加修理费用。

设备技术改造能运用新技术提升现有设备技术水平，设备更新则是用先进新设备替换老旧设备，二者可有效补偿设备无形磨损，显著提升企业技术装备素质，推动技术进步。所以，企业设备管理不能仅依赖修理，应将修理、改造与更新有机结合。

不少企业围绕质量提升、品种拓展、产量增加、环境治理等目标，通过"修改结合""修中有改"等形式，有计划地开展设备技术改造与更新，逐步优化设备状况，收获了良好经济效益。

4. 专业管理与群众管理相结合　是我国设备管理的成功经验，值得继承发扬。这一模式能充分调动全体职工当家作主、参与设备管理的积极性。当广大职工都自觉爱护、关心设备，设备管理才能真正落实到位，设备效能得以充分发挥，创造更多价值。

设备管理是综合性工程，技术复杂，涵盖机械、电子、电气、化工、仪表等领域；环节漫长，从设计制造、安装调试，到使用维修、改造更新；涉及部门众多，包含计划、财务、供应、基建、生产、工艺、质量等；参与人员广泛，有操作工、维修工、技术人员、管理干部等。

因此，合理分工的专业管理与职工积极参与的群众管理相互补充，才能取得良好效果。

5. 技术管理与经济管理相结合　设备存在物质形态与价值形态这两种运动，对应开展的技术管理和经济管理，是设备管理紧密相连的两个重要方面，也是提升设备综合效益的关键路径。

技术管理致力于维持设备良好的技术状态，持续提升其技术素质，以此实现设备在产量、质量、成本、交货期等方面的最优产出。而经济管理则聚焦于追求设备寿命周期费用的经济性。只有将技术管理与经济管理有机结合，才能确保设备达成最佳的综合效益，在保障设备性能的同时，实现经济成本的有效控制。

二、设备的使用与规范操作

设备管理标准化的对象涵盖"物"与"事"两个主要方面。"物"包括设备、材料、零部件、工具量具、备用配件、润滑油等；"事"则涉及事物的处理方法、使用方法、维修方法、工作程序、管理及服务等。

企业推行设备管理标准化，是遵循科学规律，运用标准化手段，把设备管理和维修过程中频繁出现的"物"与"事"，以标准形式固定下来。这些标准成为指导设备使用、维修及管理的准则，在企业中贯彻实施，助力生产与技术活动更加合理，以达成高质量、高效率、低成本的目标。其中，制定并贯彻技术标准、管理标准和工作标准，是实现技术标准的重要保障。

在当下形势中，管理好现代设备的关键在于抓好设备管理标准化工作。要针对设备从选型、试制、制造、购置、安装、调试，到使用、维修、改造更新、报废的全生命周期，确定统一遵循的准则。除严格执行国家、行业及地方标准外，企业还需依据科学管理要求，对设备管理和维修中反复出现的业务，明确标准数据、工作程序及工作方法，作为管理的依据。

（一）设备购置的标准化

设备购置的标准化是指建立购置设备的审批制度，严格执行审批程序，防止订购错误。一般设备购置的审批流程规范如下：申报阶段由需求部门提交购置计划，核心内容包括设备购置必要性说明、投资预算方案及技术经济论证报告。其中技术经济论证须明确依据的基础数据、执行的国家/行业技术标准、设备选型规范及经济效益评估指标；联合评审阶段由经营副厂长或总工程师牵头，组织计划、生产、工艺、设备、财务等七大部门进行多维度评审。重点从九个维度开展标准化审查包括设备先进性、运行可靠性、安全防护性、使用耐久性、能源利用率、维护便利性、环保合规性、系统配套性和综合经济性；在决策阶段，基于评审结论，结合企业资金状况及战略规划，最终确定设备购置可行性及具体实施时间节点。考量因素包括预算匹配度、技术升级需求与生产经营计划的协同性。

引进国外技术与设备时，需强化标准化审查：包括技术标准、设备规范及配套技术文件，其内容涵盖基础技术、试验/检测方法、材料工艺、质量控制、性能规格等核心要素；设备验收须兼顾硬件性能验证和软件（技术资料、标准文件）的完整性核查，确保技术资料与标准文件的系统性和可追溯性；通过标准解析技术可靠性、能耗效率及设备适配性，为技术消化吸收与国产化奠定基础。

（二） 设备安装调试标准化

设备进厂后严格按工艺标准及技术规范进行安装调试，验收合格后方可启用。制定覆盖全流程的技术标准，包括设备布局规划、基础施工规范、安装精度检测、试运行参数验证等。

检验环节中逐项检验调整，确保工序质量，通过试运行暴露潜在设计或制造缺陷，验证设备综合性能。最后由责任单位组织最终验收，形成安装调试全周期标准化管理，保障设备可靠性及运行安全。

（三） 设备使用的标准化

设备使用标准化，就是要制定一套科学的使用管理标准和规章制度，并付诸实施。包括构建制度体系，制定设备使用管理标准及配套制度，包括安全操作规程、操作证准入机制（精密/关键设备执行定人定机）、定期技术培训体系、能耗与耗材定额标准等。

1. 核心管理规范，负荷管控　依据设备技术参数设定合理加工任务与负荷阈值，禁止超载、粗用、小用等违规行为。

2. 环境监测　明确设备运行环境标准，配置温湿度、压力等监控仪表及安全装置；维护标准化执行润滑"五定"（定点、定质、定量、定期、定人），延长设备寿命；建立能源、油料、配件等消耗定额标准，控制使用成本。

3. 补充指导文件　对未纳入标准的操作场景，通过专项指导书规范（如安全防护、电气防爆、危险容器检查、技术评价等），确保操作安全可控。

4. 奖惩与责任机制　设立考核制度，对合规操作、设备维护优秀者奖励；对违规行为实施分级追责（警告、处罚、经济/法律追偿），强化制度执行力。

在针对设备使用中难以全面覆盖标准化要求的特殊场景或动态操作环节，可通过制定专项作业指导书实现灵活管控，例如，安全防护操作指南；防爆电气设备管理指引；设备运行状态检查手册；技术性能评估细则；危险储罐安装与检测规程等。

（四） 设备检查的标准化

设备检查的标准化工作是对企业设备的日常检查和定期检查作出标准规定。建立设备日常检查与定期检查双轨标准，明确流程、责任及技术评估规则。日常检查标准定部位、定项目、定方法、定判定标准、定记录规范；异常处理流程：发现问题及时整改并上报，留存整改跟踪记录。

定期检查标准应规定定期检查的时间，按设备类型设定检查周期（如月度/季度/年度）；采用定性（运行状态描述）与定量（性能参数检测）结合方式评估设备健康度；指定设备/安全/技术等部门人员组成联合调查组，形成带签字的检查报告。通过检查记录分析设备故障规律，持续完善检查标准与预防性维护策略。

（五） 设备维护保养标准化

根据各种设备的特点和工厂生产的实际情况，对各种设备的整齐、清洁、润滑、安全、完整等，制定出各级保养的标准，并贯彻执行。

1. 日常保养　定保养项目、定部位、定内容、定执行标准（如清洁频次、润滑量）；重点确保设备基础状态达标，预防微小故障累积。

2. 一级保养规范　明确保养操作步骤、检查项及验收标准（如传动部件间隙检测、电气系统绝缘测试）。定期保养周期内同步检测易损件磨损度，生成备件更换预警清单；保养过程需记录关键参数，验收后由责任人签字确认。

在此期间，结合生产节奏动态优化保养周期，避免停机冲突；通过故障数据分析迭代保养标准，提升维护精准性。

（六） 设备修理的标准化

应通过标准化工作建立预防性维修制度，制定磨损件更换标准、故障诊断手册、检修规程等基础规范，覆盖工具选用、验收流程、备件管理全环节；罗列关键标准清单，包括设备完好判定标准、安装调试验收规范；维修工具/检验工具规格、备件图谱与储备标准；故障定位-修复-验收全流程操作指南等。

有条件的企业还应制定和执行设备维修作业标准，包括针对高占比设备或通用部件，优先制定作业方法、工序流程、工时定额标准；明确修理工艺要求、作业用语规范及质量验收标准，减少返修率；通过标准化压缩准备与停工时间，将目标作业效率提升至50%以上，降低停机损失等。

更新效益驱动，结合自动化升级趋势，动态迭代维修标准，平衡维修成本与设备运转率，保障企业经济效益。

（七） 设备改造标准化

改造全流程标准化 技术审查方面采用新技术/材料/工艺时，需从设计、制造到验收全环节提出标准化综合要求，并进行技术合规性审查。制定改造后设备鉴定验收标准，确保性能、安全及兼容性达标。

技术优化上对老旧设备规格型号进行优选整合，淘汰冗余型号，减少零部件种类；压缩易损件规格，优先选用标准化、通用化零部件（如统一轴承/密封件标准），降低备件管理成本；推动关键部件模块化设计，增强可替换性与维护效率。

（八） 设备管理标准化

针对设备管理事项所制定的标准主要有：设备管理考核标准，设备大修理验收移交制度，设备经济评价方法，设备大修理工作流程，设备管理全过程流程，设备生产能力标准，维修费用管理标准，技术准备工作流程，设备折旧及原材料物资消耗标准，设备预算标准，油类、工具、备用配件管理规程和标准等。

三、设备点检与保养

设备点检是针对设备运行中影响其正常运转的关键部位，实施的一项管理制度化、操作技术规范化的检查维护工作，也是电动工具管理的基本制度。其目的在于精准把握设备及电动工具技术状况，维持并提升工作性能，预防事故，减少停机时长，延长使用寿命，降低维修成本，保障生产正常进行。

（一） 点检分类

1. 日常点检 侧重于对设备运行状况进行直观检查，主要由操作工和维修工定时开展巡回检查，以此及时掌握设备实时状态。

2. 定期点检 是指设备运行一定时间后实施的初步检验。例如，某台设备运行一个月后，需对其进行详细的比对测试，以便全面了解设备在该时段运行后的性能变化。

3. 专项点检 是指依据设备运行环节制定专项检查表，针对特定管理工作展开检查。这项工作主要由设备技术管理人员组织，聚焦于某一专项问题，深入排查设备相关隐患。

（二） 预防性维护

预防性维护是为延长设备寿命、减少故障而开展的计划内维护。先进设备维护难度大，对维护人员技术要求高，单纯依赖专业人员易导致其精力分散，使设备检查、校准、改进等专业性工作无法及时有效开展。设备维修人员与操作人员共同进行预防性维护，是提升设备开机和运行完好率的有效举措。

1. 预防维护项目分类　设备的预防维护可分为以下三种情况。

（1）开机前点检　是指确认机器是否符合开启状态。

（2）运行中点检　是确认设备运行的状态、参数是否良好。

（3）周期性点检　是指停机后定期对设备进行检查和维护。

2. 预防维护的内容　设备预防维护需严格遵循设备操作维护 SOP 规定，密切留意设备运行状态，定期开展清洁、润滑、紧固、调整、防腐等维护作业。生产车间的设备预防维护，由车间维修人员与设备操作人员负责；公用设施及设备的预防性维护，则由设备部下辖辅助班承担。

3. 日常工作中的检查

（1）确认设备能否确保完成生产定额，达到相应的技术性能要求。

（2）检查设备能否满足产品生产的质量要求。

（3）排查在操作或运行中设备是否正常可靠，机械、电气、传动机构是否存在潜在的不安全因素。

（4）查看设备运行中是否出现漏油、噪声、振动、温度升高、冒烟、气味异常等现象。

（5）审视有无降低设备寿命等隐患。

（三）设备故障应急处理措施的实施和评估

1. 应急处理原则　设备故障时，必须即刻启动应急处理程序，迅速召集相关人员响应，力求以最快速度恢复设备正常运行，将故障对生产的影响降至最低。

2. 故障应急处理措施　对于设备故障应急处理措施的实施，需要有一套有效的管理和监督机制。这包括设备故障的记录、故障处理的追踪，以及故障处理效果的评估等。

（1）设备故障记录　每次设备故障发生时，都要详实记录关键信息，涵盖故障发生的具体时间、确切地点、故障性质（如机械故障、电气故障等）以及详细处理过程，为后续分析总结提供完整依据。

（2）故障处理追踪　对故障处理的全流程进行密切追踪，从故障诊断、维修方案制定到维修操作执行，确保每个环节都有效推进，切实解决故障根源，保障设备恢复正常运行状态。

（3）故障处理效果评估　全面评估故障处理效果，主要从三个方面开展。处理速度：考量从故障发现到设备恢复运行所耗费的时间，时间越短，表明应急响应与处理效率越高。处理质量：检查设备修复后是否能稳定运行，达到原有技术性能与质量标准，确保故障未遗留隐患。处理成本：核算处理故障过程中投入的人力、物力、财力资源，包括维修人员工时费、更换零部件费用等，评估成本投入的合理性。

四、技术与设备的协同

信息技术快速发展促使设备管理向信息化、数字化转型。传统设备管理效率低，无法满足现代企业运营，需借助信息化和数字化手段提升效率、降低人力、物力、财力等成本。

（一）数智化转型

数智化转型是企业运用数字化和智能化技术，对业务流程、组织架构及商业模式开展系统性变革，借数据驱动与智能技术实现生产、管理的优化协同，快速响应市场需求，提升竞争力与创新能力。在社会治理层面，通过全域采集数据并智能分析，推动治理科学化、智能化，同时打破数据孤岛，整合应用数据，为企业和社会注入新发展动能。

1. 数智化转型作用

（1）提高管理效率　借助信息化和数字化手段，实现设备管理自动化与智能化。

（2）降低维护成本　实时监测设备运行，及时排查并解决问题。

（3）提升决策水平　信息化和数字化转型可以提供更加全面、准确的数据支持，帮助企业做出更加科学、合理的决策。

（4）增强企业竞争力 通过设备管理的信息化和数字化转型可以提高企业的生产效率和运营水平，增强企业的竞争力。

（5）实现精准营销 制药企业构建数字化营销体系，管控药品流通，优化分销网络。线上营销渠道助力制药企业高效对接和响应客户需求，降低营销成本，提升营销效率。

（6）提升产品质量 通过打造覆盖全业务环节的数字化供应链管理体系，运用工业互联网、物联网技术实时监测物料配比、流程参数等关键要素，实现生产资源调度优化、风险预警，提升生产效率与产品质量。同时，借助质量在线控制、打通供应链数据及质量追溯，保障不同批次产品质量一致性。

（7）加速创新研发 在药物研发领域，数字化、智能化技术发挥着关键作用。在药物发现阶段，借助大数据与人工智能分析非结构化信息，精准把握市场机遇，挖掘技术突破点，布局新研发领域；在药物研发阶段，利用信息化系统规范实验室及项目管理，实现全过程数据追溯，缩短靶点筛选等环节时间，提升研发可行性与效率，进而提升企业研发成功率。

2. 具体措施

（1）政策引导 政府制定产业政策，助力制造企业推进智能化改造与数字化转型。出台奖励措施，激励企业投入研发，降低智能化设备及技术采购成本。完善相关标准法规，推动智能制造设备和技术规范应用，提升制造业质量与效率。

（2）技术创新 为加速制造业转型升级，需大力加强核心技术研发，鼓励企业加大投入，聚焦智能制造设备及相关技术攻关，培育技术创新领军企业，持续夯实技术根基。在此基础上，应深度推动工业互联网和大数据应用，依托这些技术实现生产流程的全面数字化、网络化与智能化升级，从而显著提升生产效率和产品质量。同时，关键要促进人工智能与制造业的深度融合，积极推动智能机器人和自动化设备的广泛应用，通过智能化赋能，全面提升制造业的技术水平与综合竞争力。

（3）人才培养 建立智能制造和数字化转型人才培养体系。加强高校与企业合作，开设智能制造和数字化转型相关专业与课程，培养高素质适配人才。加强职业培训，开展契合制造业数字化转型需求的职业培训，提升从业人员专业技能与智能制造技术应用能力。

（4）产业协同 加强制造业与信息技术、互联网等产业协同，实现深度融合，优化产业链与价值链。鼓励企业建立产业联盟与技术创新合作机制，联合开展关键技术研发，推动产业智能化、数字化转型。关键技术研发和创新，推动整个产业的智能化改造和数字化转型。

（二）工艺与设备匹配

技术方案涵盖实现业务需求的系统架构、技术选型及技术支持等。设备选型基于技术方案，依据具体场景和需求，选定适配的软硬件设备。同时，要确保设备配置与工艺流程协调配合，以此提升生产效率、降低成本、优化产品质量。

设备选型则是在技术方案的基础上，根据具体的场景和需求选择适当的硬件和软件设备，从而满足实施过程中的需求。

1. 选型流程 在进行技术方案和设备选型前，要确立涵盖多关键环节的选型流程。

（1）需求分析 清晰梳理需求，必要时设定确切性能指标，为后续工作奠定基础。

（2）架构设计 基于需求构建系统架构，囊括网络结构、安全策略以及技术方案，搭建系统运行框架。

（3）技术选型 依据架构设计结果，挑选适配技术与相关厂商，保障技术的先进性、适用性与可持续性。

（4）设备评估 针对选定设备，从性能、价格、可靠性、质量等维度全面评估，确保设备符合项目预期。

（5）技术实现　按照既定技术方案与所选设备开展实施工作，并同步验证，保证技术体系稳定、高效运行。

2. 技术方案　是针对业务需求制定的一套实施指导原则，需综合考量多方面因素，包括公司信息化战略、目标与规模，业务部门的业务需求及技术现状，以及市场趋势的变化等。具体而言，技术方案要确保以下几点。

（1）系统架构稳定可靠性　作为信息化系统核心，系统架构设计不能有漏洞，以此保障系统稳定运行。

（2）技术方案简单高效性　方案应简洁，利于提升程序员工作效率，同时深度结合现有技术实践与经验，降低学习难度。

（3）技术选型先进通用　所选技术需具备先进性与通用性，能适应多种场景，在具体业务中充分发挥技术优势。

（4）持续技术支持保障　技术方案需持续维护更新，支持新技术引入与旧技术淘汰，推动技术不断发展提升。

3. 设备选型　基于技术方案从各类软硬件设备中挑选适配产品以满足业务需求，相较于侧重长远规划的技术方案，其更关注实施细节。合理的设备选型能提升项目成功率，节省时间与资金。主要涉及的设备及选型标准如下。

（1）服务器　依据业务需求和人员规模，考量性能与扩展性确定配置，保障满足未来业务发展。

（2）网络设备　注重稳定性与可扩展性，确保网络能随业务增长而拓展。

（3）存储设备　以安全性和可扩展性为主要考量，保障业务数据安全存储并可按需扩容。

（4）安全设备　关注安全性、稳定性、成本及设备特性。

选型时，除硬件性能、质量、价格外，还需考虑技能转移、维护成本、供应商支持、适应扩展机会的能力等因素。应经科学分析与测试，避免盲目追求高端设备，从而选定最适配的硬件。

节后小结

1. 设备管理的核心目的　保持设备完好、改善和提高技术装备素质、充分发挥设备效能、设备投资效益。

2. 设备标准化操作　购置的标准化、安装调试标准化、使用的标准化、检查的标准化、维护保养标准化、修理的标准化、改造标准化、管理标准化。

3. 数智化转型的具体措施　政策引导、技术创新、人才培养、产业协同。

目标检测

参考答案

一、选择题

（一）单项选择题

1. 医药企业技术创新的核心驱动力是（　　）。

　　A. 提高员工福利　　　　　　　　　　B. 获得竞争优势，实现可持续发展

　　C. 减少生产规模　　　　　　　　　　D. 降低研发投入

　　E. 满足监管合规要求，降低法律风险

2. 以下属于技术工艺标准化目的的是（　　）。

  A. 增加人为操作差异   B. 降低生产效率和资源利用率

  C. 确保质量稳定性与合规性   D. 延长生产周期

  E. 提升团队创新意识与灵活性

3. 根据吉宁定律，企业最大的错误是（　　）。

  A. 过度创新   B. 墨守成规   C. 员工培训不足

  D. 设备更新缓慢   E. 忽视市场需求变化

4. 医药企业设备管理的核心目标不包括（　　）。

  A. 保持设备完好   B. 降低员工工资   C. 改善技术装备素质

  D. 提高设备投资效益   E. 增加非计划停机时间

5. 下列属于预防性维护主要内容的是（　　）。

  A. 设备故障后紧急维修   B. 完全依赖外部供应商

  C. 仅由操作人员独立完成   D. 定期清洁、润滑、调整设备

  E. 事后记录故障原因并追责

6. 知识产权保护中，"专利池"的作用是（　　）。

  A. 增加专利侵权风险   B. 形成技术壁垒，增强保护力度

  C. 降低专利申请成本   D. 减少技术研发投入

  E. 促进技术共享与交叉许可

7. 卡贝定律的启示是（　　）。

  A. 放弃传统以追求创新   B. 坚持使用老旧设备   C. 增加员工数量

  D. 减少技术投入   E. 优先优化现有流程再引入新技术

8. 数智化转型对企业的作用不包括（　　）。

  A. 提高管理效率   B. 增加人力成本   C. 提升决策水平

  D. 增强竞争力   E. 降低数据安全要求

9. 设备选型时需优先考虑的因素是（　　）。

  A. 颜色外观   B. 供应商品牌知名度   C. 性能、可靠性、扩展性

  D. 设备重量   E. 价格最低化

10. 医药企业技术工艺风险中，"技术成熟度风险"主要指（　　）。

  A. 设备外观设计过时   B. 员工操作失误

  C. 技术未经验证导致质量波动   D. 原材料价格波动

  E. 市场需求突然下降

（二）多项选择题

1. 技术工艺标准化的挑战包括（　　）。

  A. 动态技术更新导致标准滞后   B. 跨区域标准冲突

  C. 执行成本对中小企业友好   D. 灵活性不足抑制个性化需求

  E. 标准化文档不完善

2. 知识产权管理的特征包括（　　）。

  A. 法治化   B. 市场性   C. 文化性

  D. 随意性   E. 短期性

3. 设备管理原则中的"三结合"包括（　　）。

A. 设计、制造与使用相结合　　　　　B. 维护与计划检修相结合

C. 修理、改造与更新相结合　　　　　D. 技术管理与经济管理相结合

E. 操作与培训相结合

4. 技术引入路径的五大实施维度包括（　　）。

A. 产品注册体系　　　　B. 国际合作　　　　C. 数字化转型

D. 仿制药发展　　　　　E. 政策法规支持

5. 预防性维护的分类包括（　　）。

A. 开机前点检　　　　　B. 运行中点检　　　　C. 故障后维修

D. 周期性点检　　　　　E. 环境适应性检查

二、简答题

1. 简述医药企业技术工艺标准化的实施步骤。

2. 列举医药企业技术工艺风险的至少4种类别。

3. 说明知识产权运用的三个特征。

三、实例分析

1. 某生物制药公司投入5亿元研发基于CRISPR－Cas9的基因编辑药物，计划用于治疗遗传性肝病。研发过程中因技术路线选择失误（采用未经验证的递送载体），导致临床试验出现严重副作用，被迫终止。公司股价暴跌40%，面临投资者诉讼。

（1）根据"技术创新的分类与模式"，分析该公司技术路线选择存在哪些失误？

（2）从知识产权管理角度，如何通过专利布局降低技术替代风险？

2. 某医药科技公司自主研发的"智能胰岛素泵"被美国企业起诉专利侵权，索赔2亿美元。经查，该公司未进行专利自由实施（FTO）分析，其核心控制算法与美国专利US××××××××存在实质性相似。

（1）根据"知识产权保护策略"，指出该公司在侵权防范中的漏洞。

（2）从"技术工艺管理"角度，说明如何通过标准化避免风险。

第七章　医药企业信息化管理

PPT

比尔·盖茨："信息技术和现代医学的结合，正在创造医疗健康领域的革命性变革。"医药企业信息化管理是指利用现代信息技术（如云计算、大数据、人工智能、物联网等）对药品研发、生产、质量控制、供应链、营销及公司运营等全价值链环节进行系统化、数字化、智能化的管理和优化。其根本目标是在满足极端严格的法规合规性要求的前提下，提升运营效率、加速新药上市、保障药品质量、降低成本和驱动商业创新。

📝 学习目标

1. 掌握医药企业信息化管理的基本概念和主要内容。
2. 熟悉医药行业信息化建设与管理。
3. 了解医药企业信息化建设的法律法规要求。
4. 运用相关知识，理解医药企业主要信息系统的功能。

▶▶ 情境导入

某大型制药集团的信息化转型之路

有一家拥有60年历史的传统制药企业，随着业务扩张和市场变化，原有的手工记录和分散信息系统已无法满足其运营需求。2018年，集团启动了全面信息化改造项目，包括ERP系统实施、生产执行系统（MES）部署、实验室信息管理系统（LIMS）建设等。通过三年努力，实现了从研发到销售的全流程数字化管理，研发周期缩短30%，生产成本降低15%，市场响应速度提升40%。

导言： 在医药行业竞争日益激烈的今天，数字化转型已成为制药企业提升效率、保障合规、增强核心竞争力的必由之路。传统制药企业长期依赖手工记录和分散的信息系统，不仅面临数据孤岛、效率低下等问题，更难以满足日益严格的药品监管要求。作为一家拥有60年历史的大型药企，也曾深陷这一困境——研发周期冗长、生产成本高企、市场响应迟缓，严重制约了企业的可持续发展。

第一节　医药企业信息化概述

一、医药企业信息化的基本概念

（一）医药企业信息化的定义

医药企业信息化是指医药企业运用现代信息技术，包括计算机技术、网络通信技术、大数据分析技术、人工智能技术等，对企业运营管理的各个环节进行系统化、数字化和智能化改造的过程。这一过程涵盖了药品研发、生产制造、质量管理、供应链管理、市场营销以及企业管理的各个方面。医药企业信息化的核心内涵如下。

1. 数字化管理　将传统的人工操作和纸质记录转变为电子化、数字化的管理方式。

2. 系统集成　实现企业各业务系统的数据互通和流程协同。

3. 智能决策　利用数据分析技术为管理决策提供支持。

4. 合规保障　确保符合医药行业相关法规要求。

（二）医药行业信息化的特殊性

1. 数据管理的复杂性　医药行业数据管理具有高度复杂性。一方面，药品研发过程中会产生大量复杂的科学数据，包括临床前研究的实验数据〔如动物实验的生理指标变化、药物代谢动力学（后简称药动学）数据等〕，这些数据格式多样，可能涉及复杂的生物学实验记录和化学分析结果。另一方面，在药品生产环节，需要严格记录生产批次、原材料来源、生产工艺参数等信息。例如，药品的生产日期、有效期、生产批次编号等追溯数据必须精确记录，以确保药品质量的可追溯性。此外，医院的电子病历系统（EMR）也涉及患者大量的敏感信息，包括症状记录、诊断结果、治疗过程和用药历史等。这些数据不仅数量庞大，而且对准确性和安全性要求极高，需要高级别的数据管理和存储技术来保障数据的完整性、一致性和安全性。

2. 法规监管的严格性　医药行业受到严格的法规监管，这使得其信息化过程必须高度合规。药品从研发到上市销售的每一个环节都受到严格监管。例如，在药品研发阶段，需要遵循国际人用药品注册技术协调会（ICH）的指南，这些指南对药品临床试验的设计、实施、记录和报告都有详细的规定。信息化系统必须能够支持这些法规要求，如在临床试验管理系统（CTMS）中，要能够准确记录试验方案、受试者信息、试验数据和不良事件报告等。同时，GMP 要求生产企业对生产过程进行严格监控，信息化系统需要对生产环境的温度、湿度、设备运行状态等参数进行实时监测和记录，以确保生产过程符合法规要求。在药品销售环节，药品追溯系统要满足国家药品监督管理部门的要求，能够实现药品全流程的追溯，防止假药流入市场。医院的信息系统也必须符合医疗数据保护的法规，如《健康保险流通与责任法案》（HIPAA）等，确保患者信息不被泄露。

3. 服务对象的特殊性　医药行业的服务对象主要是患者和医疗专业人员，这使得其信息化系统的用户需求具有特殊性。对于患者来说，他们需要的是简单易用、能够方便获取医疗信息的系统。例如，移动医疗应用程序（如在线问诊 APP）需要有友好的用户界面，让患者能够轻松预约挂号、查询检查报告和了解疾病知识。同时，患者通常对医疗隐私非常敏感，所以这些系统必须提供高度安全的环境来保护患者的个人信息。对于医疗专业人员，如医生和药师，他们需要的是能够提供专业、准确、高效支持的信息系统。例如，医生需要电子病历系统能够快速检索患者的既往病史、检查结果等信息，并且在开具处方时能够提供药物相互作用提醒等功能。药师则需要药物管理系统能够准确记录药品库存、调配药品，并为患者提供准确的用药指导。

4. 业务流程的专业性　医药行业的业务流程具有高度的专业性，这对其信息化系统提出了特殊要求。以药品研发流程为例，它包括药物发现、临床前研究、临床试验和注册申报等多个复杂的阶段。每个阶段都有其特定的任务和流程。信息化系统需要能够支持这些专业流程的协同工作，如在药物发现阶段，需要整合计算机辅助药物设计（CADD）软件、化学信息学平台等工具，帮助研究人员筛选和优化药物分子。在临床试验阶段，需要协调研究机构、伦理委员会、患者招募等多个环节，信息化系统要能够确保数据的准确收集和流程的顺利推进。在药品生产和供应链管理方面，涉及原材料采购、生产计划、质量控制、物流配送等专业流程。信息化系统需要对这些环节进行精细化管理，例如，通过企业资源规划（ERP）系统来优化生产计划和库存管理，通过物流信息系统来跟踪药品的运输状态，确保药品能够安全、及时地到达销售终端。

5. 安全和隐私保护的高要求　由于医药行业涉及大量的敏感信息，包括患者的个人健康信息、药品知识产权等，因此对安全和隐私保护要求极高。在网络安全方面，医药企业的信息化系统需要防止外部黑客攻击和内部数据泄露。例如，药品研发企业投入大量资源用于药物研发，其研究成果和专利信息是企业的核心资产，必须防止竞争对手通过网络攻击获取这些信息。医院的信息系统同样面临着网络安全威胁，一旦遭受攻击，可能会导致患者医疗数据泄露，对患者造成严重的伤害。在隐私保护方面，患者有权要求自己的医疗信息不被未经授权的人员访问。信息化系统需要采用严格的身份验证和授权机制，确保只有授权的医护人员能够访问患者的病历信息。同时，还需要对数据进行加密存储和传输，以防止数据在传输过程中被窃取。对于药品研发数据，也需要采取严格的知识产权保护措施，防止技术泄露。

（三）医药企业信息化的发展历程

1. 起步阶段（20 世纪末至 21 世纪初）

（1）办公自动化　医药企业的行政办公开始引入计算机技术，实现如公文处理、信息发布等基础办公流程的信息化，提高了办公效率，减少了纸质文件的使用。

（2）财务管理信息化　部分医药企业引入财务软件，实现了财务核算、账务处理等基本财务工作的信息化管理，提高了财务数据的准确性和处理效率，加强了财务管理的规范性。

2. 局部应用阶段（21 世纪初至 2010 年左右）

（1）生产制造环节的信息化　一些大型医药企业开始在生产过程中引入自动化生产设备和制造执行系统（MES），实现了对生产过程的实时监控、数据采集和部分生产流程的自动化控制，提高了生产效率和产品质量的稳定性。

（2）研发信息化的萌芽　少数研发实力较强的医药企业开始尝试使用计算机辅助药物设计（CADD）等技术，借助计算机的强大计算能力和模拟功能，辅助药物研发人员进行药物分子设计、筛选等工作，加速了药物研发的进程。

3. 全面推广阶段（2010—2020 年）

（1）企业资源规划（ERP）系统的应用　医药企业开始广泛实施 ERP 系统，整合企业内部的物流、资金流、信息流等资源，实现了对采购、生产、销售、库存等各业务环节的一体化管理，提高了企业的整体运营效率和管理水平。

（2）供应链管理信息化　随着市场竞争的加剧，医药企业逐渐意识到供应链管理的重要性，开始构建供应链管理系统（SCM），实现了对原材料采购、供应商管理、物流配送等供应链环节的信息化管理，优化了供应链流程，降低了库存成本，提高了供应链的协同效率。

（3）客户关系管理（CRM）系统的建立　为了更好地满足客户需求、提高客户满意度和忠诚度，医药企业纷纷引入 CRM 系统，对客户信息、销售机会、售后服务等进行系统化管理，加强了与客户的沟通与合作，提升了企业的市场竞争力。

（4）研发信息化的深化　越来越多的医药企业在研发过程中广泛应用各类信息化工具和技术，如电子实验记录本（ELN）、临床试验管理系统（CTMS）等，实现了研发数据的电子化采集、存储和管理，提高了研发工作的效率和质量，同时也有助于保护知识产权。

4. 智能化与数字化转型阶段（2020 年至今）

（1）大数据与人工智能的应用　大数据和人工智能技术在医药企业的研发、生产、销售等环节得到了深入应用。例如，在研发中利用人工智能算法进行靶点筛选、药物设计和临床试验数据分析等，提高了研发的成功率和效率；在生产过程中，通过大数据分析实现对生产设备的预测性维护、质量控制的智能化等，降低了生产成本，提升了产品质量。

（2）工业互联网与智能制造　医药企业开始探索工业互联网与智能制造模式，通过将生产设备、信息系统、人员等要素进行互联互通，实现生产过程的智能化调度、优化和协同，打造智能化工厂，提高企业的生产灵活性和对市场需求的快速响应能力。

（3）数字化营销与电子商务　随着互联网技术的发展和消费者行为的变化，医药企业的营销模式也在不断创新。企业通过建立官方网站、社交媒体账号、开展网络广告等数字化营销手段，加强了品牌推广和产品宣传；同时，一些医药企业还开展了电子商务业务，拓展了销售渠道，提高了市场覆盖范围。

（4）数据整合与共享　为了充分发挥数据的价值，医药企业开始注重数据的整合与共享，打破企业内部各部门之间的数据孤岛，构建统一的数据平台，实现数据的互联互通和共享共用，为企业的决策提供全面、准确的数据支持。

头脑风暴

医药企业信息化的价值与意义在哪里？你认为医药企业信息化是否是必然趋势？

二、医药企业信息化的价值与意义

知识链接

信息茧房

信息茧房是指人们在信息领域因偏执于某爱好，将自己的了解面局限于像蚕茧一般的"茧房"中，对不感兴趣的方面形成无知的现象。

2006年，美国政治学家、法学家卡斯·桑斯坦在《信息乌托邦》中提出这一概念，他认为网络信息时代虽带来更多资讯和选择，但人们往往只会关注自己感兴趣的信息，忽略其他不同信息，从而形成信息茧房。

信息茧房会导致人们缺乏全面的信息和对其他观点的认知，造成认知的片面性和偏见。长期处于其中，还可能使人产生盲目自信、心胸狭隘等不良心理，甚至演化为极端思想。从社会层面来看，信息茧房可能会使社会群体分裂，群体间沟通困难，弱化群体功能，影响社会稳定。

（一）提升研发效率

医药信息化正通过多维度技术赋能重塑药物研发全流程。在药物发现阶段，依托计算机辅助药物设计（CADD）技术实现对靶点-配体相互作用的精准模拟，结合AI算法对海量化合物的活性、毒性及成药性进行高效筛选与分子优化，大幅提升先导化合物命中率；同时，通过构建结构化化合物数据库与知识管理系统，沉淀历史研发数据资产，为迭代设计提供智能支撑。进入临床试验阶段，电子数据采集（EDC）系统与临床试验管理系统（CTMS）实现受试者招募、方案执行及数据管理的全流程数字化，显著降低人为误差与周期延误；更进一步，整合真实世界数据（RWD）构建循证决策模型，辅助试验方案优化与适应证拓展，降低研发风险。为突破创新瓶颈，建立跨地域协同研发平台，打通企业内外部研发数据孤岛，支持多中心团队实时共享实验记录与分析结果；在此基础上推动开放式创新模式，通过标准化数据接口吸引高校、生物科技公司参与联合攻关，实现研发资源的全局优化配置与创新效率的指数级跃升。

（二）优化生产流程

医药智能制造通过数字化与自动化技术深度融合，系统性提升生产效能与质量管控水平。在效率优化维度，制造执行系统（MES）实现对设备状态、工艺参数的实时监控与动态调度，结合自动化生产线及工业机器人精准执行核心工序（如无菌灌装、包装分拣），并依托精益生产方法论与智能制造系统（如数字孪生）重构生产流程，使产能利用率提升30%以上。在质量保障层面，电子批记录（EBR）系统完整追踪物料流向与操作痕迹，确保全程可追溯性；过程分析技术（PAT）通过在线光谱、传感器网络对关键质量属性（CQAS）进行毫秒级监测，即时干预偏差；数字化质量管理系统（QMS）则整合偏差管理、CAPA（纠正与预防措施）流程，形成 PDCA 质量闭环，推动缺陷率趋近于零。针对成本控制，基于大数据驱动的生产排程优化原料 – 设备 – 人力协同，减少换线停机损失；通过机器视觉检测与 AI 能耗模型分别降低物料浪费 12% 及能源消耗 18%；同时利用物联网（IIOT）提升设备综合效率（OEE）至 85% 以上，并通过 AR 辅助操作培训缩减人员技能转化周期 50%，实现全要素降本增效。

（三）加强质量管理

医药企业通过数字化手段重构质量管理体系，在质量体系完善层面，推行质量管理文档全电子化（如 ESOP 系统），确保文件版本受控与实时更新；部署机器视觉、近红外光谱等自动化质量检测系统，实现关键质量属性（CQAS）的在线毫秒级判定；并构建数字化偏差管理与 CAPA（纠正与预防措施）系统，实现从偏差发现、根本原因分析到措施闭环的流程穿透，显著降低重复缺陷率。为筑牢数据完整性防线，严格遵循 ALCOA + 原则——确保数据可追溯至操作者、清晰可读、同步记录、保存原始记录且准确无误；同时部署审计追踪功能记录所有数据操作行为，配合热备 – 冷备双轨数据存储及定期恢复演练，保障数据持久可用。

（四）改善营销效果

医药企业依托数字化引擎重构营销价值链，在精准营销层面，构建客户关系管理（CRM）系统整合医生画像、处方行为及会议参与等多源数据，通过大数据分析识别治疗领域增长机会与客户潜力分层；结合数字化营销工具（如虚拟学术会议平台、AI 辅助内容生成）实现个性化触达，使营销响应率提升 300%。在销售管理优化中，部署销售团队自动化（SFA）系统监控代表活动合规性（如 FHIR 标准交互记录），运用预测模型分析区域销售动态与库存水位，驱动资源精准投放；同时通过渠道管理模块实时追踪流向数据，建立经销商绩效评估矩阵（覆盖率/合规率/增长贡献度），渠道库存周转效率提升 40%。最终实现客户服务升级。搭建集成式数字服务平台（含用药指南查询、不良反应上报），嵌入药品追溯与防伪验证功能（扫码验真响应 <2 秒）；并引入智能客服系统（NLP 引擎 + 医药知识图谱），解决 80% 的常规咨询，复杂问题自动转接 MSL（医学联络官），形成 B 端（医疗专业人士）与 C 端（患者）服务闭环。

节后小结

1. 合规性是生命线，技术需匹配行业特性。
2. 全链条数字化驱动效率提升。
3. 数据是核心资产，需安全与智能并重。
4. 从工具升级到战略能力，推动行业变革。
5. 挑战与机遇并存，平衡是关键。

第二节　医药企业信息化建设与管理

一、信息化建设的战略规划

（一）信息化建设战略规划的重要性

信息化建设战略规划对于医药企业而言具有多方面极为重要的作用，具体如下。

1. 明确企业发展方向　信息化建设战略规划为企业信息化工作指明了清晰的方向。它基于企业的整体战略目标，将信息化与企业未来的发展蓝图紧密结合。例如，如果一家医药企业打算在未来几年内拓展市场份额，通过信息化战略规划，可确定是否需要构建更强大的供应链管理系统来支持产品的快速配送，是否需要利用大数据分析来精准定位潜在客户等，确保信息化建设的每一步都朝着助力企业达成战略目标迈进，避免信息化建设的盲目性和随意性。

2. 优化资源配置　企业资源有限，信息化建设战略规划有助于合理分配这些宝贵资源。它能够对企业的资金、人力等资源进行科学规划，确定在信息化建设的各个环节（如硬件采购、软件开发、人员培训等）应投入多少资源。例如，对于以研发为核心竞争力的医药企业，战略规划会重点考虑在研发信息化工具（如药物分子模拟软件、临床试验数据分析平台等）上分配更多的资金和专业人才，而对于侧重于销售的企业，则可能将资源更多地倾斜到客户关系管理系统（CRM）和市场营销自动化系统的建设上，从而提高资源利用效率，实现企业利益最大化。

3. 提升企业竞争力　在当今数字化时代，信息化建设战略规划是企业提升竞争力的关键。通过规划，企业可以提前布局先进的信息技术，如人工智能辅助药物研发、区块链技术用于药品溯源等。这些技术的应用能够使企业在产品研发速度、产品质量保障、供应链透明度等方面领先于竞争对手。以人工智能辅助药物研发为例，它能够快速筛选药物靶点和化合物，缩短研发周期，使企业更快地将新药推向市场，从而在竞争激烈的医药市场中脱颖而出。

4. 保障信息化建设的系统性和连贯性　没有战略规划的信息化建设往往是一些零散的项目组合，缺乏整体性。而战略规划能够从全局出发，统筹考虑企业各个业务部门的信息化需求，确保各个信息化系统（如企业资源规划系统 ERP、制造执行系统 MES、客户关系管理系统 CRM 等）之间的无缝集成和协同工作。例如，在规划阶段就明确 ERP 系统与 MES 系统的数据交互标准和业务流程衔接方式，避免在建设过程中出现系统不兼容、数据孤岛等问题，保证信息化建设的连贯性和系统性，使企业的信息化水平能够持续稳定地提升。

5. 降低信息化建设风险　信息化建设涉及大量的技术、资金和人力投入，存在诸多风险。战略规划能够在建设前期对这些风险进行全面评估和预测。例如，在选择信息化系统技术路线时，规划团队可以通过市场调研和行业分析，预判技术的成熟度和未来发展趋势，避免采用那些尚未稳定或即将被淘汰的技术，从而降低技术风险。同时，通过对项目实施计划的合理安排，也能有效规避项目延期、超预算等风险，保障信息化建设项目的顺利实施。

6. 促进企业内部协同与沟通　信息化建设战略规划的制定过程需要企业各个部门的参与，包括研发、生产、销售、物流、财务等部门。在这个过程中，各部门深入交流自身业务需求和期望，增进对彼此工作的理解。例如，研发部门了解到销售部门对市场反馈速度的要求，销售部门也理解研发部门在数据支持方面的需求，从而促进部门之间的协同合作。而且，战略规划确定后，也为各部门围绕共同的信息化目标开展工作提供了依据，加强企业内部的信息共享和沟通效率，形成工作合力，共同推动企业信息化建设。

（二）信息化建设步骤

1. 评估明确痛点　需求分析评估企业当前信息化水平，明确业务痛点（如生产数据手工记录易出错、供应链追溯困难）。确定关键需求（如是否需要 MES 系统优化生产管理，是否需要 WMS 系统提升仓储效率）。

2. 系统选型

（1）ERP 系统（如 SAP、ORACLE）　管理财务、采购、库存、销售等核心业务。

（2）MES（制造执行系统）　实时监控药品生产流程，确保 GMP 合规。

（3）LIMS（实验室信息管理系统）　管理研发数据，提高实验效率。

（4）CRM（客户关系管理）　优化医药代表与医院、药店的互动。

3. 分阶段实施

（1）第一阶段　优先建设 GMP/GSP 相关系统（如 MES、QMS）。

（2）第二阶段　扩展至 ERP、CRM 等业务管理系统。

（3）第三阶段　引入大数据分析、AI 等智能技术。

4. 系统集成　采用企业服务总线（ESB）或 API 接口，确保不同系统（如 ERP、MES、LIMS）数据互通，避免信息孤岛。

二、信息化系统的选型与实施

（一）系统选型的原则与步骤

在医药企业信息化建设与管理中，系统选型需要遵循一系列重要原则，并运用科学合理的方法来确保所选系统能够满足企业的实际需求。

1. 原则

（1）功能需求匹配　系统功能必须与医药企业的业务流程相契合，精准满足核心业务需求，例如在研发项目管理方面，要能高效规划和跟踪项目进度；在药品生产计划上，要实现精准排产与资源调配；在质量管控环节，要具备严格的质量检测与追溯功能等。由于医药企业所处的行业环境复杂且变化迅速，所选系统还应具备足够的灵活性，能够轻松适应企业在未来 3～5 年内的业务流程优化和拓展需求，从而避免因系统功能限制而频繁更换信息化系统，降低企业的信息化建设成本和风险。

（2）可靠性　由于医药企业的业务连续性至关重要，任何系统故障都可能导致生产中断、研发数据丢失等严重后果，因此信息化系统必须具备高可靠性。这不仅体现在系统本身的稳定性上，要求其在长时间运行过程中能够稳定、准确地处理大量业务数据，不出现频繁的死机、卡顿或数据错误等问题；还包括供应商所提供的技术支持和维护服务的可靠性。供应商应具备专业的技术团队和完善的售后服务体系，能够在系统出现故障时迅速响应并及时解决，确保企业的业务不受影响，保障企业的正常运营。

（3）安全性　医药企业涉及大量的敏感数据，如患者个人信息、药品研发数据、临床试验数据等，这些数据的泄露或篡改可能会对企业的声誉和患者的健康安全造成严重损害。因此，信息化系统必须高度重视安全性，具备强大的数据加密功能，对存储和传输中的数据进行加密处理，防止数据被非法窃取和破解；严格的访问控制机制，确保只有经过授权的人员才能访问和操作相关数据；以及完善的备份与恢复策略，以应对可能发生的自然灾害、人为失误等意外情况，保障数据的完整性和可用性。

（4）可扩展性　随着医药企业的不断发展壮大，其业务范围可能逐渐拓展，业务流程也可能日益复杂，因此所选信息化系统应具有良好的可扩展性。一方面，系统架构要能够方便地接入新的功能模块，例如当企业开展新的电商业务或远程医疗服务时，可以轻松地将相关模块集成到现有系统中，实现业务的无缝扩展；另一方面，系统应支持企业对硬件设备的升级和技术架构的扩展，以适应企业不断增长的数据量和并发访问量，满足企业长期发展的需求，避免因系统性能瓶颈而限制企业的业务扩张。

（5）易用性　医药企业的员工通常需要专注于其专业领域的工作，因此信息化系统的易用性至关重要。系统应具备简洁直观的用户界面，操作流程清晰明了，符合用户的使用习惯，使员工能够快速上手，减少学习成本和培训时间。同时，系统还应提供良好的用户交互体验，例如快速的响应时间、准确的提示信息等，提高员工的工作效率和满意度，促进信息化系统的广泛应用和深入使用。

（6）性价比　信息化建设对于医药企业来说往往是一项重大的投资，因此在系统选型时必须充分考虑性价比。系统本身的采购成本应在企业的预算范围内，同时要综合评估系统的实施成本，包括硬件设备采购、软件定制开发、系统部署、人员培训等费用，以及后续的维护成本，如技术支持费用、系统升级费用等。更重要的是，所选系统应能够为企业带来合理的效益回报，通过提高生产效率、优化业务流程、降低运营成本等方式，使企业在信息化建设上的投资能够得到有效的回报，实现企业的经济效益最大化。

2. 步骤

（1）需求分析　这是系统选型的基础步骤，需要深入了解企业各部门的业务需求，明确信息化建设的目标。通过与各部门的深入沟通和调研，收集业务流程、数据需求、功能要求等详细信息，并对这些需求进行整理和分类，确定各项需求的优先级。在此基础上，形成一份全面、详细且准确的需求规格说明书，为企业在选型过程中与供应商进行有效沟通、评估供应商产品是否满足企业需求提供关键依据，确保所选系统能够真正解决企业的实际问题，满足企业的业务发展要求。

（2）市场调研　在确定了企业的需求后，接下来要对市场上主流的信息化系统供应商及其产品进行全面的调研。通过查阅专业的行业报告、参加行业展会和研讨会、访问供应商官网等多种渠道，收集各供应商的产品信息，包括产品的功能特点、技术架构、适用行业和企业规模、成功案例、用户评价等。对这些信息进行系统的整理和分析，初步筛选出符合企业基本需求的供应商名单。然后，进一步深入了解这些供应商的公司实力、信誉度、市场份额等，评估其在行业内的地位和影响力，以及是否具备长期稳定合作的潜力，从而为企业后续的供应商评估和选择提供有力的支持。

（3）供应商评估与筛选　依据需求分析和市场调研的结果，制定一套详细的供应商评估标准，除了考量产品功能是否满足需求外，还应全面评估供应商的技术实力、项目实施能力、市场信誉度以及售后服务质量等多方面因素。例如，考察供应商是否拥有专业的技术研发团队，能够及时对产品进行更新和优化；是否有丰富的医药行业项目实施经验，确保能够准确理解企业的业务特点并制定合理的实施计划；是否具备良好的市场口碑，通过向其他使用过该供应商产品的医药企业用户进行询问，了解用户对产品的满意度和供应商的服务质量评价；以及售后服务团队是否专业、响应速度是否及时等。通过综合评分或权重分析等方式，对候选供应商进行逐一评估，最终筛选出少数几家最符合企业要求的供应商进入下一步的实地考察阶段。

（4）实地考察　在实地考察供应商的过程中，企业可以更加直接地了解供应商的真实情况和产品的实际应用效果。通过参观供应商的研发基地和数据中心，亲眼看见其技术研发实力和数据安全保障措施；走访供应商的其他医药企业客户，与这些企业的管理人员和系统使用人员进行面对面交流，深入了解所选系统在其业务流程中的实际应用情况、存在的问题以及供应商在项目实施和售后服务方面的表现。此外，还可以考察供应商的企业管理文化和团队协作精神等方面，判断其是否与本企业的文化和价值观相契合，能否在长期合作中保持良好的沟通与协作关系。实地考察不仅能够帮助企业验证之前对供应商的评估结果，还可能发现一些之前未注意到的潜在问题或优势，为最终的决策提供更加全面、准确的信息。

（5）招标与谈判　对于大型的医药企业信息化建设项目，采用招标的方式是一种较为规范且有效的选择。通过制定详细的招标文件，明确项目的技术要求、商务条款、评标标准、合同条款等内容，向筛选后的合格供应商发出招标邀请。在评标过程中，按照既定的评标标准对各供应商的投标文件进行客观、公正的评审，选出最符合企业需求和利益的供应商。在确定中标供应商后，与供应商进行合同谈判，进一步明确双方的权利和义务，包括系统的功能细节、实施计划、验收标准、付款方式、培训服务、售后服务条款等，确保合同内容完整、严谨，能够充分保障企业的利益，为信息化建设项目的顺利实施提供坚实的合同保障。

（6）试点与测试 在选定信息化系统后，在企业内部正式全面推广应用之前，先选择一个小范围的试点部门或业务环节进行试运行。在试点过程中，按照企业的实际业务流程操作该系统，全面测试其功能完整性、性能稳定性、数据准确性以及与企业现有其他系统的兼容性等方面。通过收集试点部门的使用反馈和系统运行数据，及时发现系统可能存在的问题和不足之处，并与供应商共同进行优化和完善。试点测试不仅可以降低系统在全面推广过程中可能出现的风险，确保系统能够真正满足企业的业务需求，还能够为企业制定系统的操作规范和培训计划提供实践依据，为后续的大规模应用打下坚实的基础，保证信息化建设项目的顺利推进和成功实施。

（二）数据管理

医药企业涉及大量关键数据，包括研发数据（实验记录、临床试验数据）、生产数据（批次记录、工艺参数）、供应链数据（药品流向、温控记录）、销售数据（客户信息、市场分析）。

1. 数据标准化

（1）采用统一编码（如药品编码、批次号），确保数据一致性。

（2）建立主数据管理（MDM）系统，统一管理药品、供应商、客户等核心数据。

2. 数据存储

（1）采用云存储或本地服务器，确保数据可备份、可恢复。

（2）对敏感数据（如患者信息）进行加密存储。

（三）数据安全

1. 访问控制 采用基于角色的访问控制（RBAC），不同岗位人员仅能访问权限范围内的数据（如生产人员不能查看财务数据）。使用双因素认证（2FA）增强登录安全。

2. 数据完整性 遵循 ALCOA+ 原则（可追溯、清晰、同步、原始、准确），确保数据不被篡改。

3. 数据备份与灾备 定期备份数据，建立异地灾备中心，防止数据丢失。

三、合规与风险管理

（一）法规合规

医药行业受严格监管，信息化系统必须符合。

1. GMP/GSP 确保药品生产、储存、运输符合质量标准。

2. FDA 21 CFR PART 11 电子记录与电子签名法规。

3. GDPR（欧盟通用数据保护条例） 保护患者隐私数据。

（二）计算机化系统验证（CSV）

进行系统验证，确保软件符合法规要求，验证步骤如下。

1. 需求规范（URS） 明确系统功能需求。

2. 设计确认（DQ） 检查系统设计是否满足需求。

3. 安装确认（IQ）、运行确认（OQ）、性能确认（PQ） 测试系统是否正常运行。

（三）风险管理

1. 数据泄漏风险 加强网络安全，定期进行渗透测试。

2. 系统故障风险 建立灾备方案，确保关键业务连续性。

3. 人为操作风险 加强员工培训，减少操作失误。

管理学定律

舍恩定理

美国麻省理工学院教授舍恩曾指出:"新思想只有落到真正相信它、对它着迷的人的手里,才能开花结果。"这句话后来被称作"舍恩定理"。舍恩定理:只有好想法是不够的,一颗优良的种子,只有落在了适宜的土壤中才会生根发芽,才会茁壮成长,才会结出丰硕的果实,否则,它就只能是一粒种子而已。

启示:即使有再好的想法,可是如果不去相信它,不去落实它,也都会于事无补,毫无意义。著名的历史学家克罗齐说过,一切的历史都是思想史。也就是说,真正推动历史前进的是人类的思想。但是,新颖的、伟大的思想能否在社会现实中发挥作用,关键要看有没有信奉者和痴迷者去实施它。只有强力的践行者,才能使思想之花结出事业之果。否则,再美妙的思想或设想,都只不过是水中花镜中月。因此,只有好想法是不够的,还必须有落实好想法的坚定决心和坚强的意志。二者结合,才是真正的成功之道。

四、医药企业的信息系统现状

(一)系统应用广泛但集成不足

1. 多系统并存　制药行业常用 ERP、OA、QMS、LIMS、MES、SCADA、WMS、CRM、DDI、BI 等多种系统,涵盖了生产、管理、销售、研发等各个环节,基本满足了企业日常运营的数字化需求。

2. 集成需求迫切　这些系统多是逐步建设,彼此之间缺乏有效的集成,形成了信息孤岛,导致数据无法共享流通,如销售、研发、生产之间的数据不能及时交流,需要重复输入,增加了工作量,还易出错,影响决策的准确性和时效性。

(二)数据管理问题突出

1. 数据可用性低　部分企业经营业务数据仍手工线下记录,出错率高,且无法保留历史过程数据,录入时还存在数据错漏、不完整等问题,难以满足深入数据分析和决策支持的需求。

2. 缺乏统一管理　各业务系统数据独立,权限无法统一管理,增加了管理难度和风险。同时,数据标准和来源不统一,管理层无法获得准确、一致的信息,影响经营决策的科学性。

(三)行业发展不平衡

1. 企业规模差异　大型医药企业通常资金实力雄厚,更愿意在信息化建设上投入大量资源,其信息系统功能更强大、完善,覆盖范围也更广,实现了全产业链的信息化管理;而中小型企业受资金、技术、人才等因素限制,信息化建设相对滞后,可能只有一些基础的财务或办公自动化软件,难以对核心业务进行有效支撑。

2. 机构等级差异　从医药机构角度看,三级医院以及大多数二级医院已初步建成医药信息系统,基础硬件和网络设备搭建完成;而二级以下医院还处于医药信息系统的普及和建设期,不同级别医药机构间信息化程度差距较大。

(四)政策推动作用明显

1. 监管政策要求　国家药品监管政策日益严格,如药品追溯体系的建立,要求企业对药品生产、流通等环节进行全程追溯,这促使企业加强信息化建设,以满足监管要求。

2. 产业政策扶持　政府出台多项政策推动医药行业的数字化转型,鼓励企业加大信息化投入,提升生产效率、质量控制水平和创新能力,为医药企业信息系统的发展提供了政策支持和动力。

（五）　技术创新带来新机遇

1. 大数据与商业智能　大数据和商业智能技术可助力医药企业对海量数据进行分析挖掘，实现精准营销、质量控制优化、研发决策支持等，提升企业的竞争力和创新能力。

2. 云计算与 SaaS 模式　云计算的兴起为医药企业提供了更灵活、经济高效的信息化建设模式，企业可按需租用云计算资源，降低了硬件投资和运维成本；SaaS 模式则使企业能快速部署和应用各种软件系统，提高了信息化建设的效率和灵活性。

3. 物联网与工业互联网　在药品生产过程中，物联网技术可实现对生产设备、工艺参数、质量数据等的实时采集和监控，提高生产过程的可控性和质量稳定性；工业互联网则进一步促进了制药企业生产环节与其他环节的集成与协同，推动了智能制造的发展。

医药企业信息化建设需结合行业特点，以合规为前提，以数据安全为核心，逐步实现智能化管理。未来，随着 AI、区块链等技术的成熟，医药行业信息化将向更高效、更智能的方向发展。

节后小结

1. 以合规为核心，分阶段建设。
2. 数据是生命线，安全与管理并重。
3. 系统整合与智能化升级。
4. 风险管理与持续验证。
5. 医药信息化建设需合规先行、数据驱动、分步智能，最终实现从"满足监管"到"创造价值"的跨越。

第三节　医药企业主要信息系统

一、企业资源计划系统

（一）　企业资源计划系统的定义

企业资源计划（ERP）系统是一种以系统化的管理思想为企业决策层和员工提供决策运行手段的管理平台。它通过对企业的人力、物力、财力等资源进行全面的管理和控制，将企业的主要业务流程（如采购、生产、销售、库存、财务等）整合到一个统一的软件系统中，实现数据共享和业务流程的协同运作。

（二）　企业资源计划系统的发展历程

ERP 系统的发展历程是信息技术与企业管理需求不断融合的过程。

1. 早期起源阶段（20 世纪 60 年代至 70 年代）　20 世纪 60 年代，美国 MITRE 公司开发了 MRP 系统，主要用于解决零部件制造所需的物料需求计划和计划跟踪，适用于生产制造业，可帮助企业根据生产计划计算原材料和库存数量，优化生产流程，被视为 ERP 的前身。

2. 扩展与初步集成阶段（20 世纪 80 年代）　20 世纪 80 年代初，MRP 系统演化为 MRPII，开始涵盖生产管理、物料需求计划、生产调度、销售预测等更多功能，实现了企业内部生产制造、采购、销售、库存等业务的一体化管理，但此时主要还是侧重于生产制造企业。

3. ERP 概念的形成与成熟阶段（20 世纪 90 年代）　1990 年，Gartner Group 咨询公司首次提出

ERP 这一概念，将企业的生产制造、物流、财务、人力资源等各个主要业务流程纳入管理范畴，标志着 ERP 系统开始走向成熟和全面集成，成为企业资源综合管理的重要工具。

许多大型企业开始认识到单一的 MRPII 系统无法满足其复杂的业务需求，ERP 系统逐渐整合财务、人力资源、供应链等多种管理模块，形成了更加完整的企业资源管理解决方案，SAP、Oracle、People-Soft 等企业软件供应商崛起，推出了更完善的 ERP 产品。

4. 功能深化与网络化阶段（21 世纪初至 21 世纪 10 年代） ERP 系统的功能模块不断细化和优化，如在生产管理中增加了更精细化的质量管理、设备管理等功能，在财务管理中加强了成本核算、预算管理等方面的深度和广度，以满足企业日益复杂的管理需求。

随着互联网的普及，ERP 系统从传统的单机版或局域网内应用逐渐向基于网络的部署方式发展，企业可以通过网络访问 ERP 系统，实现了远程办公、移动办公等新的应用场景，促进了企业信息的实时共享和业务协同。

5. 云化与智能化阶段（21 世纪 10 年代至今） 基于云计算的 ERP 系统逐渐兴起，企业无需再自行搭建服务器等硬件基础设施，通过云服务提供商即可获得 ERP 系统的使用权限，大大降低了企业的 IT 成本和运维难度，同时提高了系统的灵活性和可扩展性，使企业能够根据自身业务需求快速调整资源配置。

随着大数据、人工智能、机器学习等技术的发展，ERP 系统开始融入智能化功能，如数据分析和预测、智能决策支持、自动化流程等，能够帮助企业更准确地预测市场需求、优化生产计划、控制成本等，从而提高企业的竞争力。

移动应用成为 ERP 系统的重要组成部分，员工可以通过手机、平板等移动设备随时随地访问 ERP 系统，查看和处理业务数据，如审批流程、查看库存信息、查询销售数据等，提高了工作效率和响应速度，使企业能够更快速地作出决策。

（三）企业资源计划系统的功能

1. 财务管理

（1）自动记账，减少人工错误。

（2）实时查看公司赚了多少钱、花了多少钱。

2. 供应链管理

（1）自动计算需要采购多少原材料，避免缺货或库存积压。

（2）跟踪供应商交货情况。

3. 生产管理

（1）安排生产计划，优化机器和工人的使用效率。

（2）监控产品质量，确保符合标准（比如药品生产必须符合 GMP）。

4. 销售与客户管理

（1）记录客户订单，自动生成发货单。

（2）分析哪些产品卖得好，帮助制定营销策略。

5. 人力资源管理

（1）管理员工工资、考勤、绩效。

（2）招聘、培训等流程也能在系统里完成。

（四）企业资源计划系统的意义

1. 资源整合与优化配置 ERP 系统将企业的人力、物力、财力等资源信息整合到一个统一的数据库中。例如，生产部门可以根据销售订单的需求，精确计算出所需原材料数量，采购部门据此采购，避免原材料积压或短缺，同时合理安排人力，提高资源利用效率，优化资源配置。

2. 业务流程优化　ERP 系统通过标准化的流程模板，规范企业的业务操作流程。例如，在采购流程中，从请购、订单生成、收货到付款，每个环节都有明确的步骤和责任人。这有助于减少流程中的冗余环节，提高工作效率，降低错误率，使业务流程更加顺畅、高效。

3. 数据管理与决策支持　ERP 系统提供了集中式的数据管理平台，能够收集、存储和分析企业各个业务环节产生的大量数据。通过数据分析工具，企业可以生成各种报表和图表，如销售趋势分析、成本结构分析等。这些直观的数据分析结果为管理层提供了决策依据，帮助他们更准确地把握市场动态、预测企业未来发展趋势，从而作出更明智的战略决策。

4. 提高工作效率和员工协作　ERP 系统使员工的工作流程更加清晰明确。例如，销售人员可以通过系统快速查询产品库存信息，及时回复客户订单；生产人员可以根据系统的生产计划安排工作任务。同时，系统打破了部门之间的信息壁垒，促进员工之间的协作。如研发部门可以及时了解市场反馈，调整产品研发方向；生产部门和质量控制部门可以协同工作，确保产品质量。这种高效的协作机制提高了企业的整体工作效率。

5. 供应链协同　ERP 系统与供应商和客户的信息系统可以进行对接。对供应商，企业可实时跟踪订单执行，提前安排后续生产计划。对客户，企业能根据系统信息及时发货，提高客户满意度。这种供应链协同机制有助于企业建立长期稳定的合作伙伴关系，增强供应链的竞争力。

6. 提升企业形象和竞争力　拥有先进的 ERP 系统向外界展示企业的现代化管理水平。在竞争中，企业能快速响应客户需求、提供优质产品和服务、保证高效运营，这会吸引更多客户和合作伙伴。同时，在与其他企业竞争项目或市场份额时，高效的运营能力和精准的数据管理能力也是企业的竞争优势，有助于提升企业在市场中的地位和形象。

（五）企业资源计划系统的应用

1. 超市　ERP 系统可以自动提醒"牛奶快卖完了，该进货了"。

2. 药厂　ERP 能跟踪每一批药品的生产日期、有效期，确保安全。

3. 电商公司　ERP 自动处理订单、安排快递，避免发错货。

ERP 就是一个超级智能的管理助手，帮助企业把财务、采购、生产、销售等所有环节统一管理起来，让公司运营更顺畅。

二、管理信息系统

（一）管理信息系统的定义

管理信息系统（management information system，MIS）是一种以现代信息技术为基础，能够帮助组织收集、存储、整合、分析和利用信息，以支持管理决策和业务运作的系统。

（二）管理信息系统发展历程

1. 20 世纪 60 年代　MIS 概念首次被提出，主要用于支持管理报告和数据处理。

2. 20 世纪 70 年代至 80 年代　应用范围扩大，涵盖采购管理、生产管理等业务领域。

3. 20 世纪 90 年代至今　随着信息技术的发展，融合了 ERP、CRM、SCM 等功能，实现了智能化、集成化管理。

（三）管理信息系统的功能

1. 数据收集与存储　自动记录销售数据、库存情况、财务收支等。比如，每卖出一杯奶茶，系统自动记录金额和口味

2. 数据分析与报表 把杂乱的数据变成直观的图表和报告。比如，生成"本月最畅销饮品 TOP3"排行榜，对比不同分店的业绩表现。

3. 业务流程支持 优化日常运营中的各个环节：库存管理（自动提醒原料不足），人力资源管理（排班表、考勤记录），客户管理（会员消费习惯分析）。

（四）管理信息系统的意义

使用管理信息系统的意义如表 7-1 所示。

表 7-1 使用信息管理系统的意义

传统方式	使用 MIS 后
手工记账，容易出错	数据自动记录，准确率高
决策靠"感觉"	决策基于真实数据
各部门数据孤立	全公司数据共享互通
反应速度慢（如发现滞销品时已过期）	实时预警，快速调整

（五）管理信息系统的应用

1. 生产管理 对生产计划、物料需求、设备管理等进行优化控制，提高生产效率和产品质量。

2. 销售管理 管理销售订单、客户信息、市场分析等，提升销售业绩和客户满意度。

3. 财务管理 在财务报表生成、预算管理、成本控制等方面发挥作用，确保财务信息的准确性和及时性。

4. 客户关系管理（CRM） 管理客户信息、销售线索、服务记录等，提高客户满意度和忠诚度。

5. 供应链管理（SCM） 优化供应商选择流程，跟踪采购订单执行情况，确保原材料供应的及时性，从而提升供应链的整体效率。

（六）管理信息系统的优势

1. 提高信息处理效率 实现信息的快速收集、存储和处理，减少人工操作，提高准确性。

2. 提供决策支持 为管理者提供全面的信息和分析工具，支持科学决策。

3. 增强组织协同能力 促进部门间的信息共享和协作，提高组织的灵活性和竞争力。

4. 优化资源配置 帮助企业更好地了解资源的使用情况，合理配置资源，提高资源利用效率。

（七）管理信息系统的挑战

1. 数据安全与隐私 MIS 存储大量敏感信息，易受网络攻击威胁，同时需满足隐私法规要求。

2. 系统集成与互操作性 不同系统间集成存在技术难题，数据格式和接口不一致影响信息流动。

3. 用户接受与培训 部分员工可能对新系统产生抵触情绪，需要通过培训提高操作熟练度。

4. 系统维护与升级 需要持续投入资源进行维护和升级，以应对业务需求变化和新技术发展。

> **头脑风暴**
>
> 你认为 MIS 和 ERP 有什么区别？

三、客户关系管理系统

（一）客户关系管理系统的定义

客户关系管理（CRM）系统是通过统一平台整合客户全生命周期数据（联系信息、交易记录、互动行为），实现销售、营销、服务流程自动化，最终提升客户忠诚度与企业收入的软件系统。其本质是将客户数据转化为战略资产。CRM 系统利用信息技术手段来管理和分析客户与企业之间的互动和数据，以提高客户满意度和忠诚度，促进销售增长和业务发展。它整合了客户信息、销售数据、市场营销活动、客户服务记录等多方面的数据，帮助企业更好地理解客户需求，优化业务流程，提升客户体验。

（二）客户关系管理系统的演进阶段

1. 萌芽阶段（20 世纪 80 年代初）

（1）背景　当时市场竞争逐渐加剧，企业开始意识到客户资源的重要性，但还没有形成系统的管理理念和工具。

（2）主要特点　主要是通过简单的数据库软件来记录客户的基本信息，如姓名、地址、电话等，方便企业查找和联系客户。这种管理方式比较初级，功能也比较单一，主要是为后续的客户关系管理奠定基础。

2. 联系管理阶段（20 世纪 80 年代末至 90 年代初）

（1）背景　随着市场竞争的进一步加剧，企业需要更好地与客户进行沟通和互动，以提高客户满意度和忠诚度。

（2）主要特点　在这一阶段，企业开始使用专门的联系管理软件，如 ACT 等。这些软件除了可以记录客户的基本信息外，还可以记录与客户的沟通历史，包括电话、邮件、会议等内容。企业可以通过这些记录来更好地了解客户的需求和偏好，从而提供更加个性化的服务。

3. 客户信息管理阶段（20 世纪 90 年代中至 2000 年）

（1）背景　随着信息技术的快速发展，企业积累了大量的客户数据，需要更加有效的管理工具来整合和分析这些数据。

（2）主要特点　这一阶段的 CRM 系统更加注重客户信息的整合和管理。企业开始将客户的基本信息、交易记录、沟通历史等多方面的数据整合到一个统一的平台上，形成一个完整的客户视图。同时，系统还提供了一些数据分析工具，帮助企业了解客户的购买行为、消费偏好等，从而为企业的营销和销售决策提供支持。

4. 客户关系管理阶段（2000—2010 年）

（1）背景　企业越来越重视与客户的长期关系，而不仅仅是短期的交易关系。通过建立良好的客户关系，可以提高客户的忠诚度和重复购买率，从而为企业带来长期的收益。

（2）主要特点　这一阶段的 CRM 系统更加注重客户关系的维护和发展。企业通过提供优质的客户服务、个性化的营销活动等方式来增强与客户的互动和沟通，提高客户的满意度和忠诚度。同时，系统还提供了一些客户关系评估工具，帮助企业了解客户关系的质量和价值，从而采取相应的措施进行优化。

5. 社交化客户关系管理阶段（2010—2015 年）

（1）背景　随着社交媒体的兴起，客户与企业之间的互动方式发生了巨大的变化。客户可以通过社交媒体平台与企业进行实时的沟通和交流，表达自己的意见和建议。

（2）主要特点　这一阶段的 CRM 系统开始整合社交媒体平台，企业可以通过这些平台与客户进行更加直接和及时的互动。同时，系统还可以对社交媒体上的客户数据进行分析和挖掘，了解客户的情感倾向、需求变化等，从而为企业的产品研发、市场营销等提供参考。

6. 智能化客户关系管理阶段（2015 年至今）

（1）背景　随着大数据、人工智能、机器学习等技术的快速发展，企业可以更加深入地了解客户，实现更加精准的营销和服务。

（2）主要特点　这一阶段的 CRM 系统具有智能化的特点。通过大数据分析技术，企业可以对海量的客户数据进行挖掘和分析，发现客户的潜在需求和行为模式。同时，利用人工智能和机器学习技术，系统可以自动进行客户分类、预测客户购买行为、推荐个性化的产品和服务等，从而提高企业的营销效率和服务质量。

随着技术的不断进步和市场需求的变化，客户关系管理系统还将继续演进，未来可能会更加注重客户体验的优化、数据安全和隐私保护等方面。

（三）客户关系管理系统的功能

1. 客户信息管理

（1）客户数据集中存储　将客户的基本信息、联系方式、购买记录等数据集中存储和管理。

（2）客户行为分析　通过分析客户的历史数据和行为模式，预测客户需求和消费趋势。

2. 销售管理

（1）销售线索跟踪　记录并跟踪销售线索，从初次接触到成交的全过程。

（2）销售过程管理　管理销售流程中的各个环节，包括商机管理、报价、合同管理等。

3. 市场营销

（1）市场活动管理　策划和执行市场营销活动，并跟踪活动效果。

（2）客户细分　根据客户数据进行细分，制定针对性的营销策略。

4. 客户服务

（1）客户支持和服务　记录客户问题和服务请求，跟踪解决进度，提高服务质量。

（2）客户反馈管理　收集客户反馈意见，改进产品和服务。

5. 数据分析和报表

（1）数据可视化　通过图表、报表等形式展示数据，帮助企业进行决策分析。

（2）绩效评估　评估销售、市场和服务团队的绩效，制定改进措施。

（四）客户关系管理系统的意义

使用客户关系管理系统的意义见表 7-2。

表 7-2　使用客户关系管理系统的意义

没有 CRM	使用 CRM 后
客户信息记在本子上/Excel 里	所有信息集中存储，随时可查
容易忘记跟进重要客户	自动提醒下次联系时间
不知道哪些客户最赚钱	清晰地看到客户价值排名
营销像"撒网捕鱼"	精准投放，提高转化率
员工离职带走客户资源	客户资料留在系统中

（五）客户关系管理系统的技术趋势

1. 移动 CRM　销售人员可通过手机、平板电脑等移动设备随时访问 CRM 系统，进行客户信息查询、销售机会跟踪、订单处理等工作，显著提高工作效率与响应速度。

2. 云计算 CRM　企业无需大量资金购买硬件设备和软件许可证，通过互联网租赁云 CRM 服务即可，云 CRM 提供商负责系统维护和升级，企业可专注业务发展。

3. 大数据 CRM　企业收集和分析海量客户数据，包括行为数据、社交媒体数据、交易数据等，深度挖掘分析后，能更准确了解客户需求和行为模式，实现精准营销和个性化服务。

4. 人工智能 CRM　人工智能助力 CRM 系统实现自动化客户服务，聊天机器人可自动回答客户常见问题，提升服务效率和响应速度。通过对客户数据的分析和学习，预测客户需求和行为，为企业决策提供支持。

（六）客户关系管理系统的优势

1. 提高客户满意度　通过 CRM 系统，企业可以及时响应客户问题，提供高效的客户支持和服务，提高客户满意度。通过分析客户数据，企业可以提供个性化的服务和产品，提高客户满意度和忠诚度。

2. 增强销售业绩　通过 CRM 系统，企业可以优化销售流程，提高销售效率和成交率。通过分析历史数据和客户行为，企业可以预测未来销售趋势，制定有效的销售策略。

3. 优化业务流程　通过 CRM 系统，企业可以集中管理客户信息，提高数据的准确性和一致性。并且通过自动化流程和数据分析，CRM 系统可以提高企业各个部门的工作效率。

4. 提升决策能力　通过数据分析和报表，企业可以获得有价值的洞察，作出更加准确和科学的决策。同时可以通过 CRM 系统，企业可以评估各个团队的绩效，制定改进措施，提高整体业务水平。

（七）客户关系管理系统的挑战

1. 数据质量和一致性　确保客户数据的准确性、完整性和一致性，避免数据冗余和错误。

2. 系统集成与互操作性　CRM 系统可能需要与企业内部的其他系统（如 ERP、SCM 等）集成，确保数据的无缝流动和系统的互操作性。

3. 用户接受与培训　员工可能对新系统存在抵触情绪，需要进行充分的培训，提高系统的使用率和效果。

4. 系统维护与升级　定期维护和升级系统，以适应业务需求的变化和技术的发展。

节后小结

1. ERP 通过对企业的人力、物力、财力等资源进行全面的管理和控制，将企业的主要业务流程（如采购、生产、销售、库存、财务等）整合到一个统一的软件系统中，实现数据共享和业务流程的协同运作。

2. MIS 是一种以现代信息技术为基础，能够帮助组织收集、存储、整合、分析和利用信息，以支持管理决策和业务运作的系统。

3. CRM 是通过统一平台整合客户全生命周期数据（联系信息、交易记录、互动行为），实现销售、营销、服务流程自动化，最终提升客户忠诚度与企业收入的软件系统。

目标检测

参考答案

一、选择题

（一）单项选择题

1. 医药企业信息化必须符合的电子记录与签名法规是（　）。

    A. GMP　　　　　　　　　　B. FDA 21 CFR Part 11　　　　C. GDPR

    D. ISO 9001　　　　　　　　E. GSP

2. 以下属于医药企业数据完整性（ALCOA +）的核心原则是（　）。

    A. 可追溯、清晰、同步、原始、准确　　　B. 快速、廉价、简单、高效

    C. 保密、完整、可用、可靠　　　　　　D. 标准化、自动化、智能化

    E. 可靠、安全、可追溯、可扩展、易用

3. 医药企业生产环节实现 GMP 合规的关键系统是（　　）。

 A. CRM   B. MES   C. MIS

 D. SCM   E. LIMS

4. 以下技术中，能有效防止药品数据篡改的是（　　）。

 A. 云计算   B. 区块链   C. 大数据分析

 D. 人工智能   E. 物联网

5. 医药企业信息化发展的最新阶段（2020 年至今）主要特征是（　　）。

 A. 单机操作   B. 部门级系统   C. AI 与全链条数字化

 D. 局域网应用   E. 供应链管理信息化

6. 操作型 CRM 的核心功能是（　　）。

 A. 客户行为分析   B. 销售流程自动化   C. 跨部门协作

 D. 数据挖掘   E. 系统维护

7. 计算机化系统验证（CSV）的第一步是（　　）。

 A. 性能确认（PQ）   B. 需求规范（URS）   C. 安装确认（IQ）

 D. 运行确认（OQ）   E. 设计确认（DQ）

8. 医药企业实现供应链优化的典型系统是（　　）。

 A. LIMS   B. ERP   C. EDC

 D. PAT   E. MES

9. 以下技术可加速药物分子设计的是（　　）。

 A. 物联网（IoT）   B. 人工智能（AI）   C. 区块链

 D. 云计算   E. 大数据

10. 医药企业信息化建设的第一阶段通常优先部署（　　）。

 A. CRM 系统   B. GMP/GSP 相关系统（如 MES）

 C. 大数据分析平台   D. 电子处方系统

 E. 提升竞争力

（二）多项选择题

1. 医药企业信息化的核心内涵包括（　　）。

 A. 数字化管理   B. 系统集成   C. 智能决策

 D. 合规保障   E. 仅为引入信息化设备

2. 医药行业信息化的特殊性体现在（　　）。

 A. 严格的合规性要求   B. 简单的业务流程

 C. 特殊的技术需求（如 LIMS）   D. 无需数据完整性

 E. 没有质量风险

3. ERP 系统在医药企业中的功能包括（　　）。

 A. 财务管理   B. 生产计划排程   C. 药品批次追溯

 D. 客户满意度分析   E. 直接进行药物研发实验

4. 以下属于医药企业数据安全措施的是（　　）。

 A. 基于角色的访问控制（RBAC）   B. 数据加密存储

 C. 定期备份   D. 手工记录替代电子系统

 E. 开放所有数据权限

5. 医药企业信息化面临的挑战包括（　　）。
　　A. 高成本　　　　　　　　　　B. 数据孤岛　　　　　　　　C. 人才短缺
　　D. 信息化后无需再进行系统优化　E. 无需考虑法规

6. 分析型 CRM 的核心能力包括（　　）。
　　A. 客户价值排名　　　　　　　B. 销售流程自动化　　　　　C. 市场趋势预测
　　D. 实时交互记录　　　　　　　E. 定期进行优化备份

7. 医药企业质量管理中数字化技术的应用包括（　　）。
　　A. 电子批记录（EBR）　　　　B. 过程分析技术（PAT）　　C. 纸质记录
　　D. 人工抽检　　　　　　　　　E. 无需考虑质量风险

8. 医药企业信息化未来趋势包括（　　）。
　　A. 数字孪生　　　　　　　　　B. 个性化医疗　　　　　　　C. 回归手工操作
　　D. 合规科技（RegTech）　　　E. 维持传统信息化模式不变

9. 计算机化系统验证（CSV）的步骤包括（　　）。
　　A. 设计确认（DQ）　　　　　　B. 性能确认（PQ）　　　　　C. 需求规范（URS）
　　D. 全产业链数据互联互通　　　E. 无需进行验证报告编制

10. 医药企业 CRM 系统的三种类型是（　　）。
　　A. 操作型 CRM　　　　　　　　B. 分析型 CRM　　　　　　　C. 协作型 CRM
　　D. 财务型 CRM　　　　　　　　E. 基础型 CRM

二、简答题

1. 简述医药企业信息化的四大核心内涵。
2. 列举 ALCOA + 原则的五个关键要素。
3. 医药企业信息化建设分哪几个阶段实施？
4. 计算机化系统验证（CSV）包含哪些主要步骤？
5. 医药企业 ERP 系统的主要功能有哪些？

三、实例分析

案例：某中型制药企业目前主要依赖手工记录生产数据，近期因 FDA 检查发现数据完整性缺陷被警告。企业计划启动信息化改造，但面临预算有限、员工抵触等问题。

　　问题：1. 该企业应优先部署哪些信息系统以满足 GMP 合规？
　　　　　2. 如何解决数据完整性问题？
　　　　　3. 针对员工抵触，提出两项有效措施。

第八章　医药企业研发管理

PPT

中国科学院院士、生物化学家邹承鲁：努力追求科学真理，避免追求新闻价值，跟踪最新发展前沿，不断提高水平，勤奋工作，永不自满。医药企业的研发管理是一个复杂、高风险、高投入且长周期的系统工程。它指的是对新药从最初的靶点发现到最终成功上市及后期研究的全生命周期进行计划、组织、协调、控制和优化的所有活动。其根本目标是以最高的效率和成功率，将科学发现转化为安全、有效、高质量的治疗手段，以满足未被满足的临床需求，同时实现企业的战略目标和商业价值。

医药企业的研发管理是一门融合科学、技术、法规、商业和项目管理的综合性艺术。它不再是一个简单的线性流程，而是一个需要动态调整、精准决策和全球协作的复杂生态系统。成功的研发管理能够将前沿科学转化为挽救生命的药物，并构建企业最核心的竞争力。未来，拥抱数据驱动、AI 技术和开放式合作的管理模式，将是药企在激烈竞争中脱颖而出的关键。

学习目标

1. 掌握医药新产品界定；技术创新作用；新产品研发意义模式与程序。
2. 熟悉医药研发各环节，包含立项评估、合成制备、分析验证、安全性评价与临床研究。
3. 了解医药产品概念、分类、市场生命周期；明晰医药研发背景、目标与基本流程。
4. 能运用研发管理的有关知识，理解药物注册资料准备、审批流程要求及注册策略应对方法。

情境导入

中国医药研发的系统制胜之道

齐鲁制药以年投入 44.3 亿元构建中美联动六大研发中心，5000 人科研团队实现从靶点筛选到产业化的全链条覆盖。其 1 类新药启欣可（国产 ALK 抑制剂）历时 8 年攻关，累计投入 10 亿元完成中国最大样本量的本土临床试验，入组患者超 2000 例，打破进口药物十年垄断；天方药物研究院 4 人团队通过 200 次工艺试验攻克注射级曲克芦丁热源控制技术，将关键杂质含量降至 0.01% 以下，产品上市三个月即占据 30% 市场份额，荣获省级科技进步奖；恒瑞医药依托 AI 驱动的分子指纹库平台，从 10 万级化合物中精准筛选 PD-1 抑制剂候选分子，使先导化合物发现周期缩短 6 个月，临床前研究效率提升 40%；齐都药业通过跨部门协同优化制剂工艺，突破药物光热敏感性技术瓶颈，仅用 3 年 7 个月完成吗啉硝唑氯化钠注射液从原料药到上市的全流程开发，较行业平均周期提速 60%；铭磊维生制药在国家药监局"研审联动"机制支持下，快速化解新生儿维生素 K_1 滴剂注册危机，避免 5000 万元研发损失并提前 9 个月上市。

这些实践印证了中国药企在全球研发平均耗时 10～15 年、临床失败率超 90% 的严苛环境中的破局逻辑：齐鲁以临床需求精准锚定研发方向，确保资源聚焦重大疾病领域；天方通过微观工艺创新突破技术瓶颈，加速关键原料国产替代；恒瑞借数字化重构研发路径，大幅压缩分子筛选周期；齐都以流程再造打通研发壁垒；铭磊凭政企协同化解注册风险。当技术攻坚、资源整合与流程管控形成系统合力，中国医药产业正构建起覆盖"靶点发现－临床研究－注册审批"的全链条精密协同体系。

导言：医药研发管理是科学探索与产业落地的精密耦合系统。面对高投入、长周期、高风险的行业本质,本章将解析中国药企如何通过科学评估机制把控研发方向,优化合成制备与分析方法,强化临床研究设计,并依托注册策略实现价值转化,最终构建从靶点筛选到上市审批的全流程管控体系,以系统性管理平衡创新风险与研发效能。

研发管线（pipeline）是医药领域的专业术语,其含义:研发管线指的是医药公司或研究机构正在研发的各类药物项目,涵盖了从早期药物发现、临床前研究、临床试验（包括Ⅰ期、Ⅱ期、Ⅲ期）到上市审批等各个阶段;其特点如下。①长周期:新药研发通常需要 10~15 年甚至更长时间。从最初的药物靶点发现,到进行大量的实验室研究、动物实验,再到进入人体临床试验,每个阶段都需要耗费数年时间。②高风险:研发过程中存在诸多不确定性,如药物在临床前研究中可能无法通过有效性或安全性测试,进入临床试验后也可能因各种原因失败,如疗效不佳、副作用过大等。③多项目并行:为了降低单一项目失败带来的风险,医药公司通常会同时推进多个研发项目,形成多条研发管线。这些管线可能涉及不同的疾病领域、治疗靶点或药物类型。

研发管线用于衡量企业创新能力和成长潜力。研发管线越丰富、阶段越前沿,意味着企业具备更强的持续创新能力。对于投资者和行业分析人士来说,研发管线是评估药企长期价值的关键指标。

第一节 医药研发概述

一、医药产品的概念及分类

（一）产品定义

产品是能够提供给市场,被人们使用和消费,用以满足某种需求或欲望的任何东西。"产品"的概念包括以下几个要点。

1. 可用性 产品必须具有能够被使用的功能或价值。

2. 市场性 能够在市场上进行交易和流通。

3. 需求满足 旨在解决用户的问题、满足用户的需求、实现用户的愿望。

4. 综合性 既包括有形的物品,如实物商品;也涵盖无形的服务、体验、知识等。

（二）医药产品概念

医药产品包括药品和医疗器械。以下从不同角度具体阐释其概念。

1. 物质属性角度

（1）传统药品 包括中药材、中药饮片、中成药、化学原料药及其制剂、抗生素、生化药品、放射性药品等。比如感冒清热颗粒属于中成药,阿莫西林胶囊是化学药制剂。

（2）生物制品 是以微生物、细胞、动物或人源组织和体液等为起始原材料,用生物学技术制成,用于预防、治疗和诊断人类疾病的产品,如疫苗、血液制品等。

2. 功能用途角度

（1）预防类 主要起到预防疾病发生的作用,如各类疫苗可刺激机体产生相应抗体,预防特定传染病,如乙肝疫苗能有效预防乙型肝炎病毒感染。

（2）治疗类 针对已经发生的疾病进行治疗,缓解或消除症状、消除病因、促进机体康复,如降压药用于控制高血压患者的血压水平。

（3）诊断类 用于辅助疾病的诊断,比如诊断试剂可检测血液、尿液等样本中的特定物质,帮助医生判断患者是否患病或疾病的严重程度。

3. 市场流通角度

（1）处方药　必须凭执业医师或执业助理医师处方才可调配、购买和使用的药品，这类药品通常具有一定的毒性及其他潜在影响，用药方法和时间有特殊要求，如抗肿瘤药物。

（2）非处方药　不需要凭医师处方即可自行判断、购买和使用的药品，其安全性较高，不良反应发生率较低，患者可以根据药品说明书自行使用，如常见的感冒药、退烧药等。

二、医药产品的市场生命周期

医药产品市场生命周期是一个很重要的概念，管理者要想使其医药产品有一个较长的销售周期，以便赚到足够的利润来补偿在推出该医药产品时所做出的一切努力和经受的一切风险，就必须认真研究和运用医药产品的市场生命周期理论。此外，医药产品市场生命周期也是营销人员用来描述医药产品和市场运作方法的有力工具。

（一）医药产品的市场生命周期概念

医药产品市场生命周期可分为研发期、导入期、成长期、成熟期和衰退期五个阶段。但典型的医药产品市场生命周期一般可以分成四个阶段，即导入期、成长期、成熟期和衰退期。

1. 研发期　是指从研发医药产品的构思到医药产品正式上市的时期。

2. 导入期　又称引入期或介绍期，是指新药首次正式上市后的最初销售时期。

3. 成长期　是指医药产品转入批量生产和扩大市场销售额的时期。

4. 成熟期　是指医药产品进入大批量生产，市场已达到饱和，处于竞争最激烈的时期。

5. 衰退期　是指医药产品已经老化，进入逐渐被市场淘汰的时期。

由此可知，医药产品市场生命周期就是指医药产品从进入市场开始到被市场淘汰为止的全过程。

（二）医药产品的市场生命周期曲线

在医药产品市场生命周期的不同阶段，医药产品的销售额、成本水平、利润水平、价格水平、市场竞争情况及消费者的态度都呈现为不同的变化趋向，从而具有不同的特点。这些变化特点正是医药产品市场生命周期曲线的特点：在医药产品研发期该医药产品销售额为零，医药企业投资不断增加；在导入期销售缓慢，费用太高，初期通常利润偏低或为负数；在成长期销售快速增长，利润也显著增加；在成熟期销售减缓或饱和，利润在达到顶点后逐渐走下坡路；在衰退期销售开始急剧下降，利润也大幅下滑。

据此，典型的医药产品市场生命周期曲线正是从医药产品的市场销售额和利润额的变化来进行分析判断的，反映的是医药产品的销售情况及获利能力在时间上的变化规律（图8-1）。在实际的营销中，应用医药产品市场生命周期理论更多的是分析医药产品品种或具体品牌。

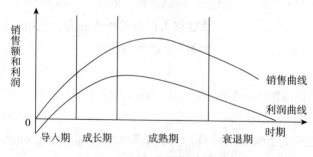

图8-1　医药产品市场生命周期

（三）　运用医药产品市场生命周期理论的注意事项

医药产品市场生命周期是一个假设概念和一条理论曲线，对医药产品市场生命周期概念的理解要注意以下几点。

1. 医药产品市场生命周期　实际上是特指医药产品的市场寿命、经济寿命。医药产品的使用寿命是指医药产品的自然使用时间，即医药产品的具体物质形态的变化，医药产品的使用寿命的变化伴随着医药产品的物质形态磨损消耗，与医药产品本身的性质、性能、使用条件、使用频率、使用时间等因素有关，这是具体的有形的变化；而医药产品的市场寿命是指医药产品的市场经济寿命，它表明医药产品在市场上的变化过程，是针对医药产品的社会形象和销售状况而言，它的长短与科技发展、社会需要、市场竞争、消费者爱好等社会市场因素有关，它是无形抽象的演变，医药产品的经济寿命结束，并不一定出现物质磨损，而只是一种"精神磨损"。因此，医药产品的市场寿命与使用寿命并无必然的联系。有的医药产品使用寿命很短，但其市场寿命却很长，反之亦然。

2. 医药产品生命周期的差异　医药产品的市场生命周期是就整个医药行业或整个市场而言的。一个企业的销售资料，一般不能确切地说明某种医药产品的生命周期问题，并且医药行业的产品市场生命周期也是一个相对概念。医药行业在不同的国家，其产品的生命周期也是不一致的。有的产品在发达国家已经进入成熟期或衰退期，而在发展中国家则可能刚进入导入期。

3. 医药产品生命周期的表现形式

（1）不同的医药产品具有不同的生命周期，各种医药产品在生命周期整个过程中的表现形式，并不完全同图 8 - 1（只是一种理论上的描述）的情况一致。事实上，医药产品在市场上受到各种因素的影响。因此，各种不同医药产品或同一种医药产品的不同阶段所经过的时间长短是不同的。

（2）医药产品市场生命周期曲线是一种定性描述，其各阶段的划分也只是经验性判定。因为在理论上尚无一定的标准或定量计算方法，所以，这样的判断，有时带有较大的主观随意性。

总之，医药产品市场生命周期由于受各种因素的影响会产生各种变化，但总的形态基本上还是呈正态分布，并且随着市场的竞争和科技的发展，多数医药产品的生命周期都在不断地缩短。

（四）　医药产品市场生命周期不同阶段的特点

1. 导入期的特点　此时医药产品品种少，消费者对医药产品不了解，生产技术受到限制、性能还不够完善；制造成本高，尚未建立最理想的营销渠道以及高效率的分配模式；利润较小，甚至为负利润，医药企业承担的市场风险最大；但此时没有或只有极少的竞争者。

2. 成长期的特点　这是需求增长阶段，有越来越多的消费者对医药产品已较为熟悉，开始接受并使用，分销渠道顺畅，医药产品需求量和销售量迅速增长，企业的销售额迅速上升；医药产品已经定型，生产工艺基本成熟，大批量生产能力形成，因而生产成本大幅度降低，利润迅速增加；与此同时，竞争者看到有利可图，将纷纷进入市场参与竞争，使同类医药产品供给量增加，价格随之下降，威胁着医药企业的市场地位，市场竞争开始加剧。

3. 成熟期的特点　这是医药产品走入大批量生产并稳定地进入市场销售阶段，持续的时间更长，市场上的大多数医药产品均处在该阶段；随着购买医药产品的人数增多，销售量达到顶峰，虽可能仍有增长，但增长速度缓慢，随着市场需求逐渐趋于饱和及减少，销售增长率甚至呈现下降趋势；同时，医药产品普及率高并日趋标准化，生产量大，生产成本低，利润总额高但增长率降低；行业内生产能力出现过剩，市场竞争尤为激烈，医药产品售价降低，导致生产或经营同类医药产品的医药企业之间，不得不加大在医药产品质量、花色、规格、包装服务和营销费用等方面的投入。

4. 衰退期的特点　由于科技的发展以及消费习惯的改变等原因，医药产品的销售量和利润持续下降；医药产品在市场上已经老化，不能适应市场需求，陷于被市场淘汰的境地；医药企业生产能力过剩日益突出；市场上以价格竞争作为主要手段，努力降低售价，回收资金；一些医药企业纷纷转入研制开发新产品，甚至已经有其他性能更好、价格更低的新产品和替代品上市，足以满足消费者的需求；此时成本较高的医药企业就会由于无利可图而陆续停止生产或退出市场，该类医药产品的生命周期也就陆续结束，以致最后完全退出市场。生命周期各阶段的特点见表8－1。

表 8－1　生命周期各阶段的特点

	导入期	成长期	成熟期	衰退期
销售额	低	增加	大	下降
生产量	小	扩大	大	萎缩
价格	高	较高	一般	降低
成本	高	降低	低	上升
利润	低	上升	高	下降
消费者	创新采用者	早期采用者	早、晚期大众	落后采用者
竞争	少	加剧	激烈	淡化

三、医药研发背景与目标

医药研发作为保障人民健康的重要手段，在我国经济社会发展中具有重要地位。医药研发旨在发掘和创造新的药物，以满足临床需求，提高疾病治疗效果，降低医疗负担，提升人民生活质量。在全球范围内，医药研发已经成为生物医药行业竞争的核心领域，各国纷纷加大投入，力求在这一领域取得突破。中国医药研发在近年来取得显著的成就，有着深刻的背景因素，同时也有着明确清晰的目标导向。

（一）我国医药研发的背景

1. 人口老龄化加剧　我国人口老龄化加剧，慢性病和老年病的发病率逐年上升，对医药研发提出了更高的要求。

2. 疾病谱变化　我国疾病谱发生了较大变化，心血管疾病、肿瘤等非传染性疾病已成为主要死亡原因，迫切需要研发新的治疗药物。

3. 医药市场需求　我国经济水平的提高，人民对健康的需求日益增长，医药市场需求不断扩大，为医药研发提供了广阔的市场空间。

4. 政策支持力度加大　政府出台了一系列鼓励医药创新的政策，如加大科研投入、优化审评审批流程等，为医药研发创造了良好的政策环境。

5. 国际竞争　在国际医药市场竞争中，我国医药产业尚处于追赶阶段，加大研发投入，提高创新能力，是我国医药产业走向世界的关键。

头脑风暴

　　未来的医药研发可能会在哪些领域取得重大突破？

（二）研发的目标

1. 提高创新能力　加强自主创新，提高药品研发的技术水平和创新能力，研发出更多具有自主知识产权的新药。

2. 满足临床需求　研发出更多安全、有效、质量可控的药品，满足临床治疗的需求，提高人民的健康水平。

3. 提升产业竞争力 通过加强药品研发,提高中国医药企业的核心竞争力,推动中国医药产业的健康发展。

4. 加强国际合作 积极开展国际合作,参与全球医药研发,提高中国在国际医药领域的地位和影响力。

四、医药研发流程概述

医药研发流程是一个复杂、多阶段、多学科交叉的过程,主要包括以下几个阶段。

(一) 药物发现

通过对疾病机制的研究,运用分子生物学和生物信息学等技术手段,寻找具有潜在治疗作用的药物靶点。

(二) 临床前研究

将发现的新药靶点转化为具有药理活性和药代动力学特性的化合物。评估候选药物的药理活性、药物动力学特性、毒理学和安全性等。

(三) 临床试验

一般分为三个阶段,分别在人体中测试新药的安全性和疗效。

1. I 期临床试验 初步评估药物在人体的安全性和耐受性,确定合适的给药剂量。

2. II 期临床试验 进一步评估药物的疗效,探索最佳治疗方案。

3. III 期临床试验 大规模验证药物的疗效和安全性,与现有治疗方法进行比较。

案例分析

案例: 假设一家医药企业正在研发一种治疗糖尿病的新药,已经完成了临床前研究,即将进入临床试验阶段。请分析该企业在这个阶段可能面临的主要问题。

分析: 可能面临的主要问题如下。

1. 资金压力 临床试验需要大量资金投入,包括招募受试者、监测和评估等费用。

2. 招募受试者困难 合适的受试者招募可能存在挑战,影响试验进度。

3. 试验设计和管理复杂 需要精心设计试验方案,确保科学性和可靠性,同时要进行有效管理和质量控制。

4. 伦理和法律风险 确保试验符合伦理和法律要求,保护受试者权益。

(四) 药品注册与审批

成功完成临床试验后,整理和提交临床试验数据、药物质量控制等资料,向监管部门申请药品注册。部门对申请资料进行审评,决定是否批准药品上市。

(五) 上市和监管

对已上市药品进行持续监测,收集不良反应信息,评估药物的长期安全性和有效性。

医药研发还涉及项目管理和团队协作、资金投入、知识产权保护等多个方面。在医药研发过程中,各阶段相互衔接,紧密联系,共同构成了医药研发的全过程。需要注意的是,每个阶段都可能面临各种挑战和不确定性,研发过程中可能会因为安全性、有效性等问题而终止,整个流程通常需要耗费大量的时间、资金和人力。

节后小结

1. 界定医药产品概念并介绍其分类，为深入了解医药行业奠定基础认知。
2. 阐述医药产品市场生命周期各阶段特点，有助于把握产品市场动态变化。
3. 剖析医药研发背景与目标，明确研发工作的必要性与方向指引。
4. 概述医药研发流程，搭建起系统学习医药研发具体内容的整体框架。

第二节　医药新产品研发

一、药品注册分类

中国药品注册管理体系根据《药品注册管理办法》（2020 年修订）对中药、化学药、生物制品实施分类注册管理，各类别下进一步细分，以体现药品的创新性、临床价值和监管要求。

（一）中药注册分类

根据《中药注册分类及申报资料要求》（2020 年），中药分为以下类别。

1. 中药创新药（1 类）　未在国内上市销售的，基于中医理论或临床经验，具有临床价值的中药新制剂，包括子类如下。

1.1 类：中药复方制剂。是由多味饮片或提取物在中医药理论指导下组合而成的制剂，需证明组方合理性（如中医理论支持）和临床优势。如基于新临床经验的新组方（如抗肿瘤创新中药）。

1.2 类：单一来源的提取物及其制剂。强调从植物、动物、矿物中提取的创新性，如青蒿素衍生物制剂。

1.3 类：新药材及其制剂。指未被药典收录的药用物质，需完成从基原鉴定到毒理研究的全链条评估。

2. 中药改良型新药（2 类）　对已上市中药改变剂型、给药途径、增加功能主治等，且具有明显临床优势，包括子类如下。

2.1 类：改变已上市中药的给药途径，即不同给药途径或不同吸收部位的改变。如清喉咽含片等。

2.2 类：改变已上市中药剂型的制剂。如颗粒剂改为糖浆剂、片剂改为口服液。

2.3 类：中药增加功能主治。如淫羊藿总黄酮胶囊，增加了血管性痴呆的新适应症。

2.4 类：已上市中药生产工艺或辅料等改变引起药用物质基础或药物吸收、利用明显改变的。

3. 古代经典名方中药复方制剂（3 类）　源自古代医籍记载的经典名方，按传统工艺制备，免做临床试验（需提供非临床安全性数据），包括子类如下。

3.1 类：按古代经典名方目录管理的中药复方制剂。符合相关要求的可以减免临床试验，提供药学及非临床安全性数据即可，如经方—贯煎颗粒。

3.2 类：其他来源于古代经典名方的中药复方制剂。需提供古籍文献证据（如清代以前医籍记载）及初步临床验证。

4. 同名同方药（4 类）　与已上市中药同名同方，且在质量、疗效上保持一致（类似化学药仿制药）。与已上市制剂在处方、工艺、质量基本一致，需进行药学对比和生物等效性研究（如仿制连花清瘟胶囊）。

（二）化学药注册分类

根据《化学药品注册分类及申报资料要求》（2020 年），化学药分为以下几类。

1. 化学药创新药（1 类） 含有全新化学结构的药品（全球未上市）。如国产 PD - 1 抑制剂等境内外均未上市的创新药。

2. 化学药改良型新药（2 类） 对已上市药品的剂型、处方工艺等优化，具有显著临床优势，包括子类如下。

2.1 类：新剂型（如普通片改为缓释片）。

2.2 类：新复方制剂（如降压药复方组合）。

3. 仿制药（3 类、4 类） 仿制已上市原研药，质量和疗效一致。

3 类：仿制境外已上市但境内未上市的药品。

4 类：仿制境内已上市的药品（如仿制阿托伐他汀钙片）。

4. 境外已上市药品（5 类） 境外已上市但境内未上市的药品申请进口。

（三）生物制品注册分类

根据《生物制品注册分类及申报资料要求》（2020 年），生物制品分为以下几类。

1. 生物制品创新药（1 类） 未在国内外上市的全新生物制品（如新型抗体、基因治疗产品）。

2. 生物制品改良型新药（2 类） 对已上市生物制品进行优化（如改变剂型、修饰结构）。

3. 已上市生物制品（含生物类似药，3 类、4 类）

3 类：已在境外上市但境内未上市的品种。

4 类：生物类似药（与参照药高度相似，如曲妥珠单抗生物类似药）。

4. 其他生物制品 如疫苗、血液制品按特殊要求分类。

二、新产品研发的意义和模式

医药产品生命周期理论给人们提供了一个重要启示，即随着当代科学技术水平的迅速发展，医药产品生命周期迅速缩短，已成为每个医药企业所面临的现实。因而新产品的研究与开发，便成为企业经营决策的重大问题。对一个医药企业来说，开发新市场和新产品是保证企业生存与发展的两条主要途径，而开拓新市场归根到底是以开发新产品为前提的。衡量一个医药企业的医药产品组合的合理与优化程度的一个重要标志，主要是看新产品的比重大不大，而新产品往往也是未来的拳头产品。

（一）医药新产品研发的意义

1. 有利于适应市场变化的需要 为了及时地适应和满足临床需要，更好地为人民健康服务，任何医药企业的营销活动都是为了满足消费者的需求，而消费者的需求的满足永远都是相对的，如果不开发新产品，医药企业就会被淘汰，就可能失去市场。所以消费者的需求从绝对意义上推动着医药企业不断地向市场推出新产品。

2. 有利于医药企业生存和发展的需要 任何一种产品在经过市场销售的鼎盛期之后，就会逐步走向衰退。当产品走向老化时，企业必须推出新产品来取而代之。否则，企业就会随着其产品的衰退一道走向衰亡。开发新产品，就如同给医药企业注入新的活力，使医药企业焕发青春。

3. 有利于增强医药企业市场竞争力的需要 不管一个企业的市场地位多么牢固，如果不注意开发新产品，肯定会被淘汰。在目前的市场上，企业之间的竞争，不仅表现在价格、促销手段等方面，而且还大量地表现在产品设计、包装、功效、不良反应大小等方面。目前医生与消费者评价医药产品的标准，也不仅仅从价格方面着手，而且更注意医药产品本身的质量、功效、安全性等方面，只有感到满意时，医生或患者才乐于使用。

4. 有利于开发国际市场的需要 我国的许多医药企业，由于投入研发新产品的资金较少，没有自己的医药品牌，因此在国际上缺乏竞争能力，这不利于发展医药出口贸易。为了有更多的医药产品打入国际市场，就需要加快医药新产品的开发工作，以便生产出更多的符合国际市场需求的产品，参与国际市场的竞争。

（二）医药新产品研发的模式

1. 研发医药新产品的要求

（1）医药新产品要满足消费者的需求 这是最基本的要求，医药企业在开发医药新产品前，必须在了解消费者现实和潜在需求的基础上，充分掌握市场容量的大小，这也是医药新产品开发的先决条件。

（2）医药新产品要有新意和特色 与老医药产品相比，在疗效、内在质量、外观装潢等整体医药产品概念五个层次方面有所创新，这样的医药新产品才有市场。

（3）医药新产品要有相应的生产和销售能力 医药企业应根据自身的能力，确定医药新产品的开发方向，一方面要符合市场需求，另一方面要能够发挥医药企业的优势，并能形成一定规模的生产和销售能力。

（4）医药新产品要有充足的市场 保证医药企业获利水平，故必须进行成本效益可行性分析。要尽量挖掘原有生产能力，综合利用原材料，降低成本，确保医药新产品开发的效益性。

2. 研发医药新产品的模式 医药企业应根据自身的研发能力、经济实力、营销管理能力的强弱，以及对国内外医药市场环境的了解和熟悉程度，选择适合自己的医药新产品研发模式。

（1）自主研发模式 这是根据医药企业自己科研、技术和资金力量研究开发医药新产品的方式。这种方式是针对现有医药产品存在的问题，在取得新的技术研究成果的基础上开展独立性研究，它可以形成本企业的系列产品，使企业在某一方面具有领先的地位，在市场上取得优势。由于这种方式难度高、费用大、时间长、风险大，故只有资金和技术力量比较雄厚的医药企业，适宜采用这种方式开发新产品。

（2）专利授权模式（即技术引进模式） 这种方法是利用市场上现有的已成熟的制药技术，并尽快地掌握这种技术，把医药产品生产出来。这是被经常采用的一种开发医药新产品的方式。技术引进可以节约科研费用、争取时间，有利于竞争和经济效益的提高。但在具体实施时，要对技术的先进性、应用性及经济性进行全面充分论证，避免给医药企业造成损失。

（3）自主研发与技术引进相结合模式 这是指在充分消化引进技术的基础上，结合本企业特点和市场需求进行某些改进或创新；或在充分利用本企业原有技术的基础上，引进某些新技术以弥补自己的不足，更快地推进企业技术的发展，开发出具有特色的医药新产品。这种方式应用得比较广泛，形式也比较灵活。如可以采用企业与企业之间，企业与高等院校、科研单位之间进行横向经济联系，共同研究开发医药新产品。

此外，还可采用并购模式、合作模式、外包模式等。

三、新药研发的程序

我国政府对新药研制做出了一系列规定，新药开发主要经历了新药筛选发现、临床前毒理药理研究、新药临床试验研究、生产工艺小试及中试的工程技术优化、新药注册资料整理、注册申报、审批、上市的开发等长时期的过程，才取得的技术成果。一般按照以下十个步骤去实施。

1. 构思创意 开发新药首先需要有充沛的创造性构思（也称创意、设想，俗称点子），搜集的新药构思创意越多，则从中选出最合适、最有发展希望的构思的可能性也越大。所谓构思，就是对满足某种新需求而提出的设想。这种设想既不能闭门造车，也不能漫无边际地臆想，而必须通过广泛的途径，寻求新药构思和设计的方案。新药构思的来源是多方面的，主要包括以下几类。

（1）患者　患者的需求和欲望是开发新药的起点和终点，所以患者的需求和欲望是构思的主要来源之一。

（2）竞争者　竞争者开发新药的成败，会给其他医药企业开发新药以引导、启发和借鉴，从中找出新的突破点。

（3）企业营销人员　由于营销人员处于生产者和患者之间，最了解患者的需求，对市场信息了解及时，有时甚至由于竞争者的压力，也会产生新药的构思。

（4）医药科技人员　一方面，通过科技人员的发明创造构思新药；另一方面，掌握科学技术的新发明、新技术也可引发创新思维。

（5）医务工作人员　由于医务工作人员直接与患者接触，掌握第一手资料，对新药的构思有重要作用。

此外，医药企业还可以从中间商、企业高级管理人员、大专院校、市场研究公司、咨询公司、医药行业的团体协会、政府主管部门、有关的专业报刊杂志和情报所等那里寻找有用的新药构思创意。一般而言，医药企业应当主要靠激发内部人员的热情来寻求构思创意。

2. 筛选构思　汇总各方面的新药构思之后，就要根据医药企业自己的目标和资源状况对这些构思创意加以评估筛选，研究其可行性，并挑选出可行性较强的构思创意，这就是过滤筛选。其目的是剔除那些与医药企业目标和资源不协调或不可行的新药构思，使医药企业有限的资源集中于成功机会较大的构思创意上来。

过滤筛选可分为两个阶段。第一阶段判别新药构思是否适合企业的发展规划、技术专长和财务能力，以剔除那些明显不合适的建议。第二阶段要求进行更细致的审查，企业是否有足够的相关能力开发出这种构思创意。常用的方法是对通过第一阶段筛选后剩下来的新药构思，利用评分表评出等级。

3. 形成新药概念　经过筛选后保留下来的新药构思，需要进一步将其设计形成更具体、明确的整体新药概念，即对该药品的目标市场、药品特点、用途、价格和包装等都有具体的描述。

在这里，应当明确新药构思、新药概念和新药形象之间的区别。所谓新药构思是指医药企业从自己角度考虑能够向市场提供的可能药品的创意。所谓新药概念是指已经成型的具体化的新药构思，即用文字、图像、模型等予以清晰阐述，具有确定特性的新药形象，是医药企业从消费者的角度对这种构思所作的详尽的描述，从而让消费者能一目了然地识别出新产品的特征。因为消费者不是购买新药构思，而是购买新药概念。新药概念形成的过程亦即把粗略的产品构思转化为详细的产品概念。所谓新药形象，则是消费者对某种现实或潜在药品所形成的特定形象。

医药企业每一个新药概念都要进行市场定位，以便具体分析该新药与市场上哪些现有药品发生竞争，并据此制定药品或品牌定位策略。

一个新药构思可以转化为若干个新药概念。医药企业要从众多新药概念中选择出最具竞争力的最佳新药概念，这就需要了解消费者的意见，进行新药概念测试，在此基础上决定是否进一步发展这一新药概念。

进行新药概念测试，一般采用概念说明书的方式，说明新药的功能、特性、规格、包装、售价等，印发给部分可能的消费者，有时说明书还可附有图片或模型，从而观察消费者的反应。

4. 初拟营销规划　对经过测试入选的新药概念，医药企业要制订一个初步的营销规划，这个营销规划将在以后阶段中被不断完善发展。营销规划一般包括以下三个部分内容。

（1）第一部分 是描述目标市场的规模、结构、消费者的购买行为，该药品的市场定位以及短期的销售量、市场占有率、开始几年的利润目标等。

（2）第二部分 概述药品预期价格、分配渠道及第一年的营销预算；描述该药品的最初的价格策略、分销策略和第一年的营销预算。

（3）第三部分 阐述较长期（如5年）的销售额和投资收益率，以及不同时期的市场营销组合策略。描述预期的长期销售量和利润目标，以及在不同时期的营销组合策略。

5. 商业分析 在管理层对某一药品概念制订了营销规划之后，就可以进一步分析评价该药品概念的商业吸引力，进行经济效益分析，包括两个具体步骤：预测销售额和推算成本与利润。

管理层首先要估计销售量的大小能否使医药企业获得满意的利润；要审查类似药品的销售历史，调查市场意见，还应通过对最低和最高销售量的预计来了解风险的程度。在销售预测之后，研究开发部门、生产部门、营销部门和财务部门等进一步估算该项药品的预期成本和盈利状况。如果销量、成本和利润预计能满足企业目标，那么药品概念就能进入新药研制阶段；反之，则返回到形成新药概念阶段，重新形成新药概念，直到评估出最理想的新药概念。

6. 新药的临床前研究 系指新药的制剂和动物实验，包括：①新药制剂的化学和质量检验；②新药的生物利用度；③动物药理；④动物药代动力学；⑤动物一般毒理；⑥动物的特殊毒理。

7. 新药的临床试验研究 国家要求新药在正式生产以前，必须对药品的安全性、有效性进行临床研究。主要指各类新药视类别不同进行Ⅰ、Ⅱ、Ⅲ、Ⅳ期临床试验。Ⅰ期临床试验是初步的临床药理学及人体安全性评价试验，观察人体对于新药的耐受程度和药代动力学，为制定给药方案提供依据；Ⅱ期临床试验是治疗作用初步评价阶段，其目的是初步评价药物对目标适应证患者的治疗作用和安全性，也包括为Ⅲ期临床试验研究设计和给药剂量方案的确定提供依据；Ⅲ期临床试验是治疗作用确证阶段，其目的是进一步验证药物对目标适应证患者的治疗作用和安全性，评价利益与风险关系，最终为药物注册申请的审查提供充分的依据；Ⅳ期临床试验是新药上市后应用研究阶段，其目的是考察在广泛使用条件下的药物的疗效和不良反应，评价在普通或者特殊人群中使用的利益与风险关系以及改进给药剂量等。

8. 新药申报与审批 新药研制出来后，还要向国家药品监督管理局进行新药的注册申请，只有在取得新药注册证书后，方可进行生产。

9. 新药试销 新药需经过临床前和临床研究验证后才能在临床中常规使用。在新药进行完临床研究后，需报送 NMPA 进行审批新药证书及试生产，最后批准上市。新药申报及后续工作包括新药申报以及对新药申报进行复查所要求做的额外工作。

10. 正式上市 依据市场试销提供的反馈信息，医药企业基本上能作出决策是否批量推出新药。在推出新药时，医药企业必须对推出新药的时机、地域、目标市场和进入战略作出决策。

四、提升我国新药研发水平的策略

新药研究与开发是多学科、高科技、高难度、高投入、长周期、高风险、高回报的风险产业。专利药品可垄断市场，能获取最大的经济效益。新药研发是医药产业发展的火车头，新产品是企业的主要利润来源和发展的推动力，有利于造就企业形象和品牌，促进企业长期稳定发展。

（一） 政府部门采取的策略

政府及医药管理部门，制定相应的支持政策，采取有效措施，营造有利于新药产品技术创新和发展的环境政策。主要从以下几个方面采取策略。

1. 资金支持 一方面依靠国家大力增加对新药研究前期的投入，把资金用于新思路、新方法、新技术等前期研究和技术开发中心的建设上来；另一方面需要扩大融资渠道，充分吸引国内外的资金和技术参与新药研究工作，促进医药科研以较快的速度持续、健康地发展。

2. 专利战略　开展专利战略研究，加强对知识产权的管理和保护。

3. 中心转移　把研发中心从科研院所转移到企业上来，企业应成为技术创新的主体。

（二）企业采取的策略

1. 主动实施"仿创结合"的战略　创新之路要分三步走，第一步是完全仿制；第二步是仿制和创新相结合；第三步是自主创新。

2. 产、学、研合作　与医药科研院所建立长期、稳定的合作关系；加强与国外大型企业建立信息交流等多种形式的合作，共同建立技术开发机构。

3. 新药技术引进与转让。

4. 加大研发资金投入。

5. 引进与培养医药研发人才。

节后小结

1. 明确医药新产品的界定标准，为新产品的识别与开发提供了清晰的依据。
2. 阐述技术创新的概念及作用，强调其对医药新产品研发的关键推动作用。
3. 探讨新产品研发的意义和模式，有助于企业选择合适途径提升竞争力。
4. 介绍医药新产品研发的程序，使研发工作有章可循，保障产品有序推进。

第三节　医药研发流程

一、研发项目立项与评估

（一）项目立项

研发项目立项是项目生命周期的起点，对于保证项目成功至关重要。以下是研发项目立项的主要条件。

1. 符合国家政策导向　项目应遵循国家政策，符合国家经济发展规划、产业政策和区域发展规划。

2. 技术创新与实用性　项目应具有较高的技术创新性，能够解决现有技术难题，具有较高的实用价值和市场前景。

3. 经济合理性与盈利能力　项目应具备良好的经济效益，投资回报期适中，盈利能力较强。

4. 执行可行性　项目应具备技术可行性、资源可行性、人员配置可行性等，保证项目能够顺利进行。

5. 社会价值和持久性　项目应具有显著的社会价值，能够促进社会进步和可持续发展。

头脑风暴

假设您是一家科技企业的项目经理，面对以下情况，您会如何决策：

1. 有一个研发项目技术创新性极高，但经济盈利能力存在较大不确定性，您是否会立项？

2. 在项目评估中，发现技术指标优秀，但市场指标不佳，您会如何调整项目方向？

3. 项目审批过程中，上级管理机关对项目的社会价值提出质疑，您如何进行解释和改进？

（二）项目评估

项目评估是立项后的重要环节，以下是一些建议的项目评估指标。

1. 技术指标 包括技术成熟度、技术创新性、技术领先性等。

2. 经济指标 包括投资回报率、投资回收期、成本效益等。

3. 市场指标 包括市场需求量、市场份额、市场竞争力等。

4. 社会效益指标 包括对环境的改善、社会就业贡献、产业链带动等。

5. 项目管理指标 包括项目进度、资源利用率、风险控制能力等。

6. 伦理与法律评估 考量法规风险，如审批政策的变化，确保项目符合伦理原则，保护受试者权益。

（三）项目审批

项目审批流程是保证项目合规性和有效性的关键环节，以下是一个典型的项目审批流程。

1. 项目提议与立项申请 项目发起单位根据项目立项条件，向上级管理机关提交项目建议书。项目发起方提交详细的项目计划书，包括项目的目标、范围、预算、时间表、预期收益等。

2. 初步审查 上级管理机关对项目建议书进行初步审查，判断项目是否符合立项条件。

3. 可行性研究 项目建议书获得核准后，进行可行性研究，包括技术可行性、经济可行性、社会效益可行性等。

4. 项目评估 组织相关领域的专家对项目的技术可行性、经济合理性、风险可控性等进行专业评估。第三方机构对已完成的项目可行性研究进行评估，提出评估报告。

5. 项目审批 上级管理机关根据评估报告，对项目进行审批，决定是否立项。

6. 项目立项 项目获得批准后，正式立项，进入项目实施阶段。

7. 项目监管 项目实施过程中，上级管理机关对项目进行监管，保证项目按计划推进。明确监管的流程、标准和方法。定期对项目的进展进行跟踪和评估，对比实际进展与计划的差异，及时发现并解决问题。

二、药物合成与制备

（一）原料药合成

原料药合成是指通过一系列化学或生物化学方法，将起始物料转化为具有药用活性的化学物质，它是药物制备过程中的重要环节。在这一过程中，研究人员需要根据药物的化学结构和性质，选择合适的合成路线和工艺，其过程通常包括以下几个关键步骤。

1. 路线设计 根据目标原料药的化学结构和性质，设计合理的合成路线。这需要考虑原料的易得性、反应的选择性和收率、操作的简便性以及成本等因素。

2. 原料选择 选取合适的起始物料和试剂，确保其质量和纯度符合要求。

3. 反应操作 在适宜的反应条件（如温度、压力、溶剂、催化剂等）下进行化学反应，使原料逐步转化为中间产物和最终的原料药。

> **知识链接**
>
> **布洛芬**
>
> 布洛芬于 20 世纪中叶被发现具有显著的抗炎和退热作用。

1. 药物分类　布洛芬属于非甾体抗炎药（NSAIDs）类药物，作用减轻炎症和疼痛。

2. 药物特点　布洛芬的生物利用度较高（约85%），在肝脏中代谢后达到有效浓度，其给药特性良好，即快速吸收且无显著胃刺激。通过动物模型研究，布洛芬的安全性得到验证，未发现显著的急性或慢性毒性。

3. 布洛芬研发成功原因

（1）疗效显著　高效的抗炎和退热作用，能够有效缓解疼痛、炎症等不适症状。

（2）价格亲民　相比其他同类药物（如阿司匹林），布洛芬的价格更为低廉。

（3）使用方便　作为非处方药，无需医生开具即可在药店购买。

（4）快速审批　快速上市得益于其研究数据和安全性评估的顺利通过。

（5）广泛应用　不仅用于治疗疼痛、炎症等常见疾病，还在临床上得到广泛应用，成为非甾体抗炎药类药物的代表之一。

---

4. **分离纯化**　通过各种分离技术（如萃取、蒸馏、结晶、色谱等）将生成的原料药从反应混合物中分离出来，并去除杂质，以提高原料药的纯度。

5. **质量控制**　在合成的各个阶段，对原料药进行质量检测，包括化学纯度、晶型、杂质含量等方面的分析，确保其符合药品质量标准。

研究人员需要对相关文献进行深入调研，充分了解已有的合成方法和工艺，并在此基础上选择合适的合成路线。通过工艺优化和工艺验证，提高原料药的产量和纯度，保证其质量符合药用要求。

（二）制剂制备

1. **药物制剂制备的含义**　药物制剂制备是指将药物加工制成具有一定形态、规格和剂量的药剂的过程。它以药物为基础，通过对药物进行加工处理，使其适合于临床应用。药物可以是化学合成的原料药，也可以是天然药物提取的有效成分等。例如，在制备阿司匹林片剂时，阿司匹林粉末作为原料药，需要经过制粒、压片等一系列操作才能制成片剂。

2. **制剂的步骤**　药物制剂制备是将原料药制成适合于医疗应用的各种剂型的过程，制剂制备的关键在于保证药物在体内的稳定性和有效性，同时满足患者的用药需求，其目的是便于药物的使用、提高药物的疗效、降低药物的不良反应等。

制剂类型包括片剂、胶囊、颗粒剂、注射剂等，通常包括以下步骤。

（1）处方设计　根据药物的性质、治疗需求和患者的特点，确定制剂的配方，包括原料药的用量、辅料的种类和用量等。

（2）物料准备　选择符合质量标准的原料药和辅料，并进行预处理，如粉碎、过筛、干燥等。

（3）制备工艺选择　根据剂型的特点和要求，选择合适的制备方法，如片剂的压制、胶囊的填充、注射剂的配制与灌装等。

（4）成型与包装　将制备好的制剂进行成型处理，如片剂的包衣、胶囊的封口等，并选择合适的包装材料进行包装。

（5）质量控制　对制备好的制剂进行质量检测，包括外观、含量、均匀度、溶出度、稳定性等指标的测定，确保制剂符合质量标准。

制剂制备的基本流程研究人员需要考虑药物的性质、剂型、给药途径等因素，选择合适的制备工艺和设备。制剂制备还需要遵循严格的质量标准和生产规范，保证药品的质量和安全性。

假设您是一家制药公司的研发负责人，面对以下情况，您会如何决策：

1. 在原料药合成过程中，发现原定的合成路线成本过高，您会考虑哪些替代方案？
2. 对于一种新的药物制剂，在进行处方设计时，如何平衡药物的疗效和患者的用药便利性？

（三）制备工艺优化

制备工艺优化是药物制备过程中的关键步骤，旨在提高产量、降低成本、缩短生产周期，同时保证药品质量。制备工艺优化分为反应工艺优化和后处理工艺优化两个部分。

反应工艺优化主要关注合成反应的起始物料转化率和对产物的选择性。优化因素包括投料比、加料速度、反应温度、反应时间、溶剂类型和用量、促进剂/抑制剂的选择等。通过调整这些因素，可以最大化提高产物的纯度和收率。

后处理工艺优化则关注实际产率的高低和终产品的质量。优化内容包括结晶、干燥、过滤、离心等环节。通过优化这些工艺参数，可以提高药品的纯度、含量等指标，保证药品质量。

在制备工艺优化过程中，研究人员还需关注环保、节能、降耗等方面，以实现绿色制药。同时工艺优化应贯穿于产品整个生命周期，不断摸索和完善，以提高药品的质量和竞争力。

知识链接

常见的药物辅料及其对制剂性能的影响

（一）填充剂

1. 淀粉　价格低廉，可压性较差，常用于片剂中增加体积。影响：可能影响片剂的硬度和崩解速度。

2. 微晶纤维素　具有良好的可压性和流动性。影响：能提高片剂的硬度和稳定性，改善药物的溶出度。

（二）黏合剂

1. 聚乙烯吡咯烷酮（PVP）　水溶性好，黏性适中。影响：有助于颗粒的成型，增强片剂的结合力。

2. 羟丙甲纤维素（HPMC）　黏性较强。影响：可延长药物的释放时间。

（三）崩解剂

1. 羧甲基淀粉钠　吸水膨胀性好。影响：能促使片剂在短时间内迅速崩解。

2. 交联聚维酮　崩解效果显著。影响：加快药物在体内的释放。

（四）润滑剂

1. 硬脂酸镁　具有良好的润滑作用。影响：减少颗粒之间以及颗粒与模具之间的摩擦力，使片剂顺利成型，但过量可能会延缓药物的溶出。

2. 微粉硅胶　助流性好。影响：改善粉末的流动性，提高制剂的均匀度。

（五）包衣材料

1. 胃溶型包衣材料（如羟丙甲纤维素）　在胃中迅速溶解。影响：保护药物免受外界环境影响，改善口感，控制药物释放速度。

2. 肠溶型包衣材料（如丙烯酸树脂）　在肠道中溶解。影响：使药物在肠道特定部位释放，减少对胃的刺激。

药物辅料的选择和使用需要综合考虑药物的性质、制剂的剂型要求以及治疗目的等因素，以达到最佳的制剂性能和治疗效果。

三、药物分析方法开发与验证

（一）分析方法开发

药物分析方法开发与验证是确保药物质量控制和安全性评估的重要环节，旨在建立准确、灵敏、特异且可靠的分析技术，用于检测和定量药物中的活性成分、杂质、残留溶剂等。分析方法开发主要包括以下几个方面。

1. 方法选择　根据药物的特性，选择合适的分析方法。常用的分析方法有紫外－可见分光光度法、高效液相色谱法、气相色谱法、质谱法、电化学法等。在选择分析方法时，需要考虑方法的灵敏度、准确度、精密度、线性范围、稳定性等因素。

> **知识链接**
>
> ### 高效液相色谱法的原理
>
> 高效液相色谱法是在经典液相色谱法的基础上，引入了气相色谱法的理论和技术。它采用高压输液泵将具有不同极性的单一溶剂或不同比例的混合溶剂、缓冲液等流动相泵入装有固定相的色谱柱，在柱内各成分被分离后，进入检测器进行检测，从而实现对试样的分析。
>
> 质谱法是一种通过测量离子质荷比来分析化合物的方法。它具有高灵敏度、高特异性和能够提供化合物结构信息等优点，常用于药物分析中的定性和定量检测。

2. 样品前处理　药物样品前处理是分析方法开发的关键步骤，主要包括样品提取、净化、浓缩等。针对不同类型的药物，需要选择合适的样品前处理方法，以保证分析结果的准确性。

3. 仪器条件优化　在分析方法开发过程中，需要对仪器条件进行优化，包括波长选择、流动相组成、流速、柱温等。通过优化仪器条件，可以提高分析方法的灵敏度、准确度和精密度。

4. 方法验证　在分析方法开发完成后，需要对方法进行验证，以确认方法的可靠性。验证内容包括检测限、定量限、线性范围、准确度、精密度、稳定性等。

> **头脑风暴**
>
> 探讨新的技术和仪器在药物分析方法开发中的应用可能性。

（二）分析方法验证

证明所开发的分析方法适用于预期用途，是保证分析方法在实际应用中可靠、准确、灵敏、特异的过程。验证内容包括以下几个方面。

1. 检测限和定量限　检测限是指分析方法能够检测到药物成分的最小浓度，定量限是指分析方法能够准确测定的最小浓度。验证检测限和定量限的方法有信噪比法、标准曲线法等。

2. 线性范围　是指分析方法在一定的浓度范围内，测定结果与浓度呈线性关系的区间。验证线性范围的方法包括标准曲线法、线性回归法等。

3. 准确度　是指分析方法测定结果与真实值之间的接近程度。验证准确度的方法有加标回收法、标准加入法等。

4. 精密度　是指分析方法在相同条件下重复测定同一样品所得结果的一致性。验证精密度的方法有重复测定法、平行测定法等。

5. 稳定性　是指分析方法在特定条件下，测定结果在一段时间内的变化程度。验证稳定性的方法有长时间放置法、反复冻融法等。

四、药物安全性评价

药物研发中，安全性的评估尤为关键。毒理学研究，涵盖急性、亚急性、慢性毒性，以及生殖、遗传、致癌性等多维度毒性评估，精准描绘药物的潜在风险。药理学研究则聚焦药物的药效与代谢特性，剖析其作用机制及体内过程。两者相辅相成，为药物的安全性提供了全方位的科学依据。安全性评价报告系统整合这些研究数据，详尽呈现药物安全性全貌，为药物的后续研发、临床试验及上市审批指明方向，是药物走向临床应用的重要基石。

（一）毒理学研究

毒理学研究是药物安全性评价的重要组成部分，其主要目的是评估药物对生物系统和生态系统的损害作用与机制。毒理学研究包括对药物的急性毒性、亚急性毒性、慢性毒性、生殖毒性、遗传毒性、致癌性等方面进行深入研究。

1. 急性毒性研究　主要通过测定药物的半数致死量（LD_{50}）来评估药物的急性毒性大小。LD_{50}值越大，表示药物的毒性越小，安全性越高。急性毒性试验通常采用小鼠、大鼠等实验动物进行。

2. 亚急性毒性研究　亚急性毒性研究是对药物在较长时间内（通常为1428天）对实验动物的影响进行观察，以了解药物在亚急性暴露下的毒性反应。

3. 慢性毒性研究　慢性毒性研究是对药物在长期暴露下（通常为36个月）对实验动物的影响进行观察，以了解药物在慢性暴露下的毒性反应。

4. 生殖毒性研究　生殖毒性研究主要评估药物对实验动物的生殖系统和后代的影响，包括繁殖能力、胚胎发育、出生缺陷等方面。

5. 遗传毒性研究　遗传毒性研究是评估药物对生物体的遗传物质（如DNA）的影响，包括基因突变、染色体畸变等方面。

6. 致癌性研究　致癌性研究是评估药物在长期暴露下对实验动物致癌风险的研究。

（二）药理学研究

药理学研究是药物安全性评价的另一重要组成部分，主要研究药物对生物体的生理、生化、药效等方面的影响。药理学研究包括药物效应动力学（后简称药效学）研究和药动学研究。

1. 药效学研究　是评估药物的药理作用和效果，包括对药物的作用机制、药效强度、药效持续时间等方面进行研究。

2. 药动学研究　是研究药物在生物体内的吸收、分布、代谢和排泄过程，以及血药浓度随时间变化的规律。

3. 安全性评价报告　是对药物安全性评价过程中所获得的毒理学研究和药理学研究数据进行整理、分析和总结，为药物研发和审批提供依据。安全性评价报告应包括以下内容。

（1）药物的基本信息　如名称、结构、剂型、规格等。

（2）毒理学研究结果　包括急性毒性、亚急性毒性、慢性毒性、生殖毒性、遗传毒性、致癌性等方面的数据。

（3）药理学研究结果　包括药效学研究和药动学的数据。

（4）安全性评价结论　对药物的毒性、药效、安全性等方面进行综合评价。

（5）建议和展望　对药物的进一步研发、临床试验和上市审批提出建议。

五、药物临床研究

（一）临床试验设计

药物临床研究是评估药物安全性和有效性的关键环节，而临床试验设计则是保证研究质量的基础。在临床试验设计阶段，研究者需要明确以下几个关键要素。

案例分析

案例： 某制药企业正在开展一种新型降压药的临床试验。在设计阶段，研究目的是评估该药物的降压效果和安全性，选择了随机对照试验，纳入轻中度高血压患者，随机分为实验组和对照组。实施过程中，严格遵循伦理审查和知情同意原则，详细收集患者的血压、不良反应等数据。统计分析时，发现实验组血压下降幅度明显大于对照组，且不良反应发生率较低。

分析： 该案例体现了药物临床研究各环节的紧密配合，为药物的有效性和安全性提供了科学依据。

1. 研究目的　明确药物临床研究的目的，如评估药物的疗效、安全性、剂量反应关系等。

2. 研究类型　根据研究目的和药物特性选择合适的临床试验类型，如随机对照试验、队列研究、病例对照研究等。

3. 研究对象　确定纳入和排除标准，选择符合特定条件的受试者，保证研究结果的可靠性和有效性。

4. 研究分组　合理设置对照组和实验组，采用随机分配的方法，以减少选择偏倚。

5. 剂量选择　根据前期研究结果和药物特性，确定合适的剂量范围和给药方案。

6. 终点指标　设定主要和次要终点指标，以客观评估药物的疗效和安全性。

（二）临床试验实施

临床试验实施是研究过程中的关键环节，以下为实施过程中需要注意的几个方面。

头脑风暴

在实际药物临床试验中，可能遇到哪些因素会影响研究设计、实施和数据统计分析的准确性和可靠性？例如，受试者依从性、环境因素、药物相互作用等。

1. 伦理审查　保证研究方案通过伦理审查，保护受试者的权益。

2. 知情同意　获取受试者的书面知情同意，保证受试者了解研究目的、过程和潜在风险。

知识链接

伦理审查

药物临床伦理审查是保障受试者权益和安全的重要环节，确保药物临床试验科学、公正地开展。

1. 审查目的　伦理审查的主要目的是保护受试者的尊严、权利、安全和福利。在药物临床试验中，受试者可能面临各种潜在风险，伦理审查就是要权衡研究的风险与受益，确保受试者的受益大于风险。

2. 审查内容　伦理审查涵盖多方面内容。方案设计方面，要评估试验的科学性和必要性，研究方法是否合理、可行，是否符合公认的科学原理。受试者权益保护上，会考察知情同意书是否清晰、易懂,是否充分告知受试者试验目的、方法、可能的风险和受益等信息,确保受试者在完全理解的基础上自愿参与。

3. 审查流程 伦理审查通常由独立的伦理委员会负责。研究机构在开展药物临床试验前,需向伦理委员会提交申请材料,包括研究方案、知情同意书等。审查通过后,研究才能正式开展。在试验过程中,伦理委员会还会进行定期监督,以确保研究始终符合伦理要求。

---

3. **数据收集** 按照研究方案收集受试者的基线数据和随访数据,保证数据的准确性和完整性。

4. **质量控制** 建立严格的质量控制体系,包括数据录入、数据核对、数据监测等环节,以减少数据误差。

5. **不良反应监测** 密切监测受试者可能出现的药物不良反应,及时采取相应措施。

6. **数据记录** 详细记录研究过程中的所有数据,包括观察指标、不良反应、药物使用情况等。

(三) 临床试验数据统计分析

临床试验数据统计分析是评估药物疗效和安全性的重要手段,以下为统计分析过程中需要注意的几个方面。

1. **数据处理** 对收集到的数据进行清洗,排除异常值、缺失值等,保证数据的可靠性。

2. **统计分析方法** 选择合适的统计分析方法,如描述性统计分析、假设检验、多因素分析等。

3. **效果评估** 根据研究目的和终点指标,评估药物的疗效,包括主要终点和次要终点的统计分析。

4. **安全性评估** 分析药物的不良反应数据,评估药物的安全性。

5. **结果解释** 对统计分析结果进行合理解释,考虑临床意义和实践应用。

6. **敏感性分析** 进行敏感性分析,评估研究结果的稳定性和可靠性。

7. **报告撰写** 撰写临床试验报告,包括研究背景、方法、结果和讨论等部分,以供同行评审和学术交流。

节后小结

1. 强调研发项目立项与评估的重要性,它是医药研发的起点,为后续工作奠定基础。
2. 阐述药物合成与制备、分析方法开发与验证等环节,这些是保障药物质量和特性的关键步骤。
3. 指出药物安全性评价是必不可少的环节,关乎用药者的健康和安全。
4. 说明药物临床研究是检验药物有效性和安全性的最终阶段,对药物上市意义重大。研发时需严格把控各环节,确保药物质量与安全。

第四节 药物注册与审批

一、注册资料准备

药物注册是创新药物研发过程中的一环,而注册资料的准备则是成功注册的关键。以下为注册资料准备的详细内容。

1. **药品注册申请表** 申请人需按照国家药品监督管理局的要求填写药品注册申请表,包括药品名称、剂型、规格、生产企业、研发单位等信息。

2. 药学研究资料 药学研究资料主要包括药品的化学、药效学、毒理学、药动学、稳定性等方面的研究资料。申请人需提供详细的研究报告，以证明药品的质量、安全性和有效性。

3. 临床研究资料 临床研究资料包括临床试验方案、临床试验报告、临床试验数据统计与分析等。申请人需提供充分的数据证明药品在人体内的安全性和有效性。

4. GMP 资料 申请人需提供药品生产企业的 GMP 证书、生产流程、质量控制等方面的资料，以证明药品生产过程的合规性和质量保证。

5. 药品注册检验报告 申请人需提供药品注册检验报告，包括药品质量标准、检验方法、检验结果等，以证明药品质量符合国家药品标准。

二、审批流程与要求

1. 省级药品监督管理部门初审 申请人将注册资料提交至省级药品监督管理部门进行初审。初审合格后，省级部门将资料报国家药品监督管理局。

2. 国家药品监督管理局审查 国家药品监督管理局对注册资料进行形式审查，符合要求的，予以受理。随后，对药品的安全性、有效性、质量可控性进行实质审查。

3. 药品注册核查 药品注册核查包括研制现场检查和生产现场检查。核查目的是核实申报资料的真实性、一致性以及药品上市商业化生产条件。

4. 药品注册检验 药品注册检验包括标准复核和样品检验。标准复核是对申请人申报药品标准的科学性、检验方法的可行性、质控标准的合理性进行评估。样品检验是对样品进行实验室检验。

💡 **案例分析** --

案例： 某药企准备注册一款治疗糖尿病的新药，在注册资料准备过程中，发现临床研究数据存在部分缺失。这种情况可能会对注册审批产生什么影响，药企应采取什么措施来解决这个问题？

分析：

1. 临床研究数据的部分缺失可能导致注册审批不通过。因为临床研究数据是证明药品在人体内的安全性和有效性的重要依据，数据缺失会使审批部门无法全面评估药品的性能，对药品的审批决策产生不确定性。

2. 药企应立即组织对缺失数据的补充收集和整理。如果无法补充收集，应详细说明数据缺失的原因，并通过其他已有的完整数据和科学合理的分析方法来尽量弥补缺失数据可能带来的影响。同时，加强与监管部门的沟通，如实汇报情况，寻求指导和建议。

三、注册策略与应对

1. 充分了解法规政策 申请人需充分了解我国药品注册相关法规政策，保证注册资料符合要求。

2. 提高研究质量 申请人应注重药品研究的质量，保证研究数据真实、可靠，以提高注册通过率。

3. 加强与监管部门的沟通 申请人在注册过程中应加强与监管部门的沟通，及时了解审查进展，针对问题进行调整。

4. 做好药品生产质量管理 申请人应保证药品生产过程符合 GMP 要求，提高药品质量。

5. 合理规划注册时间 申请人需合理规划注册时间，保证药品在研发、生产、审批等环节顺利进行。

节后小结

1. 点明注册资料准备是药物注册与审批的首要任务，全面且准确的资料是后续流程顺利开展的基石。

2. 阐述审批流程与要求的规范性和严谨性，熟悉并遵循这些流程和要求，是药物获批的必要条件。

3. 强调注册策略与应对的重要性，合理的策略能有效提高审批效率，应对过程中的各类问题。

4. 药物注册与审批的各环节紧密相连，企业需重视并统筹安排，以保障药物成功注册上市。

目标检测

参考答案

一、选择题

（一）单项选择题

1. 我国医药研发的背景中，以下不属于主要因素的是 （　　）。

   A. 人口老龄化　　　　　　B. 环境恶化　　　　　　C. 疾病谱变化

   D. 政策支持　　　　　　　E. 价格趋势

2. 医药产品市场生命周期中，新药首次正式上市后的最初销售时期被称为 （　　）。

   A. 研发期　　　　　　　　B. 导入期　　　　　　　C. 成长期

   D. 成熟期　　　　　　　　E. 低谷期

3. 研发项目立项时，以下不属于主要条件的是 （　　）。

   A. 符合国家某一地区的小众消费习惯　　B. 技术创新与实用性

   C. 经济合理性与盈利能力　　　　　　　D. 执行可行性

   E. 社会价值和持久性

4. 在临床试验数据统计分析过程中，以下不需要注意的是 （　　）。

   A. 对市场上同类药物的销售情况进行调研

   B. 对收集到的数据进行清洗以保证可靠性

   C. 选择合适的统计分析方法

   D. 分析药物的不良反应数据评估安全性

   E. 敏感性分析

5. 以下不属于原料药合成过程中关键步骤的是 （　　）。

   A. 对原料药市场价格波动进行分析　　　B. 设计合理的合成路线

   C. 选择合适的起始物料和试剂　　　　　D. 通过分离技术提高原料药纯度

   E. 适宜的反应条件

6. 药物注册资料准备中，用于证明药品生产过程合规性和质量保证的是 （　　）。

   A. 药学研究资料　　　　　　　　　　　B. 临床研究资料

   C. 药品生产质量管理规范（GMP）资料　D. 药品注册检验报告

   E. 实验报告

7. 国家药品监督管理局对注册资料进行实质审查时，主要评估的内容不包括 （　　）。

   A. 药品生产企业的利润水平　　　　　　B. 药品的安全性

   C. 药品的有效性　　　　　　　　　　　D. 药品质量可控性

   E. 药物的疗效

8. 当临床研究数据部分缺失时，药企首先应采取的措施是（　　）。

    A. 隐瞒数据缺失情况继续申报　　　　B. 补充收集和整理缺失数据

    C. 直接放弃注册申请　　　　　　　　D. 起诉临床研究机构

    E. 忽略缺失数据

9. 药品注册核查的主要目的是（　　）。

    A. 评估药品市场销售潜力　　　　　　B. 核实申报资料的真实性和一致性

    C. 确定药品零售价格　　　　　　　　D. 审查药品广告内容

    E. 药品的竞争力

10. 提高药品注册通过率最核心的措施是（　　）。

    A. 加大媒体宣传力度　　　B. 保证研究数据真实可靠　　　C. 缩短临床试验周期

    D. 减少注册资料页数　　　E. 提高药品价格

（二）多项选择题

1. 以下属于"产品"概念要点的有（　　）。

    A. 可用性，产品必须具有能够被使用的功能或价值

    B. 美观性，产品外观必须具有较高的审美价值

    C. 市场性，能够在市场上进行交易和流通

    D. 需求满足，旨在解决用户的问题、满足用户的需求、实现用户的愿望

    E. 综合性，既包括有形的物品，也涵盖无形的服务、体验、知识等

2. 以下关于医药产品市场生命周期的说法，正确的有（　　）。

    A. 典型的医药产品市场生命周期一般分为导入期、成长期、成熟期和衰退期四个阶段

    B. 研发期是从研发医药产品的构思到医药产品正式上市的时期

    C. 导入期是新药首次正式上市后的最初销售时期，又称引入期或介绍期

    D. 成熟期是医药产品进入大批量生产，市场未饱和，竞争不激烈的时期

    E. 衰退期是指医药产品已经老化，进入逐渐被市场淘汰的时期

3. 以下属于项目评估指标的有（　　）。

    A. 技术指标，如技术成熟度、技术创新性等

    B. 经济指标，如投资回报率、成本效益等

    C. 市场指标，如市场需求量、市场份额等

    D. 管理指标，如公司行政管理效率、员工考勤情况

    E. 伦理与法律评估，考量法规风险、确保符合伦理原则

4. 典型的项目审批流程包含（　　）。

    A. 项目提议与立项申请，提交项目建议书和详细计划书

    B. 初步审查，判断项目是否符合立项条件

    C. 市场推广，扩大项目影响力

    D. 项目评估，组织专家和第三方机构评估

    E. 项目监管，保证项目按计划推进

5. 药物注册资料准备包含（　　）。

    A. 填写药品注册申请表，包含药品名称、剂型等信息

    B. 提供药学研究资料，如化学、药效学等方面研究报告

    C. 准备药品市场销售预测报告

  D. 提供临床研究资料，涵盖临床试验方案、报告等

  E. 提供 GMP 资料和药品注册检验报告

6. 医药研发项目立项的主要条件包括（ ）。

  A. 符合国家政策导向（如产业规划） B. 技术创新性高但无需考虑实用性

  C. 具备良好的经济效益和盈利能力 D. 仅需技术可行，无需考虑资源匹配

  E. 具有显著社会价值（如促进可持续发展）

7. 原料药合成的关键步骤包括（ ）。

  A. 根据化学结构设计合成路线 B. 直接使用低纯度原料以降低成本

  C. 通过结晶、色谱等技术分离纯化产物 D. 仅需终产品质检，无需过程控制

  E. 优化反应条件（温度、催化剂等）

8. 药物制剂制备中，影响制剂性能的辅料包括（ ）。

  A. 淀粉（填充剂，影响片剂崩解速度）

  B. 硬脂酸镁（润滑剂，过量延缓药物溶出）

  C. 肠溶型包衣材料（如丙烯酸树脂）

  D. 原料药本身无需考虑晶型

  E. 羟丙甲纤维素（HPMC，可延长药物释放）

9. 药物分析方法验证的内容包括（ ）。

  A. 检测限与定量限（如信噪比法验证） B. 仅需一次测定确认准确度

  C. 线性范围（标准曲线法评估） D. 精密度（通过重复测定验证）

  E. 仪器颜色外观检查

10. 药物毒理学研究的类型包括（ ）。

  A. 急性毒性（如 LD_{50} 测定） B. 仅需动物实验无需体外试验

  C. 生殖毒性（评估胚胎发育影响） D. 遗传毒性（检测 DNA 损伤）

  E. 市场销售数据回顾分析

二、简答题

1. 医药产品主要包含哪些内容？

2. 简述医药产品市场生命周期成熟期的特点。

3. 我国医药研发的背景主要包括哪几个方面？

4. 简述技术创新的特点。

5. 简述注册策略中的合理规划注册时间的重要性。

三、实例分析

  案例：某医药公司计划研发一款新型降压药物。在前期，市场调研显示该类药物市场潜力大，但已有部分竞品。公司组建了包含药理、化学、临床等多领域专家的团队。研发中，化学团队合成的化合物效果未达预期，临床前实验动物出现一定不良反应，且研发资金消耗比预期快。

  问题：请分析该公司在医药研发管理中面临的问题，并提出应对措施。

第九章　医药生产企业管理

PPT

彼得·德鲁克曾深刻指出："医疗健康的未来不仅依赖于科学的进步，更取决于管理的卓越。"他提出的"有效医疗"理论强调：在人类健康事业中，真正推动行业变革的决定性力量并非仅仅是医学技术的突破，尽管抗生素的发现、影像学的革新等极大地延长了寿命，但唯有科学的管理，才能使医疗资源从研发、分配至服务实现最优整合。

从早期个体诊所的零散运营，到如今高度系统化、标准化、全球协作的现代医疗体系，管理的进化催生了能够高效救治生命、普惠大众健康的强大组织——现代医院与医药产业。管理不仅是方法，更是使命——它让医疗真正服务于人，让生命得到更崇高的尊重。

正如德鲁克所言："管理，是使医疗从'可能'变为'可行'的关键。"在医疗健康领域，推动行业飞跃、改善人类生命质量的关键力量并非单纯的医药研发突破，尽管新药物的诞生、诊疗技术的创新极大地提升了医疗效果，但是医药企业管理的优化，让医药从研发、生产到配送全流程的高效协同成为现实。从过往零散的医药作坊式生产，迈向大规模、规范化、高度协作的现代化医药生产企业模式，催生出能够高效保障药品供应、提升药品质量的卓越组织形态——现代化医药生产企业。

🖎 学习目标

1. 掌握医药生产企业管理的关键要素，包括生产流程优化、质量控制、成本管理以及供应链管理等。

2. 熟悉医药生产企业管理的常用方法和工具，如精益生产、六西格玛管理、供应链协同等。

3. 了解医药生产企业面临的挑战与机遇，如政策法规变化、市场竞争加剧、技术创新等。

4. 能灵活应用管理方法解决实际生产中的问题，如生产效率低下、质量不稳定、成本过高等。

▶▶ 情境导入

药厂的"新引擎"

在医药行业竞争日益激烈的背景下，一家传统的医药生产企业面临着巨大的挑战。这家企业多年来一直依赖传统的生产模式和管理模式，虽然产品质量稳定，但在生产效率、成本控制以及新产品研发速度等方面逐渐落后于竞争对手。企业的管理层意识到，如果不进行变革，企业将难以在市场中立足。

于是，企业决定引入先进的生产管理系统和精益生产理念，对生产流程进行全面优化。他们投入大量资金对生产设备进行升级，引入自动化生产线，同时对员工进行专业培训，提升员工的技能水平和质量意识。此外，企业还加强了与供应商的合作，优化供应链管理，确保原材料的及时供应和质量控制。

经过一段时间的努力，企业的生产效率大幅提高，成本得到有效控制，产品质量也得到了进一步提升。更重要的是，企业通过优化生产流程，缩短了新产品从研发到上市的时间，增强了市场竞争力。员工们也感受到了企业变革带来的积极变化，工作积极性和创造力得到了极大提升。

导言： 医药生产企业是医药行业的核心环节，其管理水平直接关系到企业的生存和发展。在当今复杂多变的市场环境中，医药生产企业必须不断优化管理，提升生产效率，确保产品质量，才能在激烈的市场竞争中立于不败之地。

医药生产企业管理融合严密科学准则与精妙操作艺术，把控医药生产企业的运转，是一项布满荆棘却又蕴藏无限创新潜能的重任。在当下，全球医药市场需求复杂多变，法规监管愈发严格，医药生产企业在这片竞争激烈的领域中奋进时，必须借助先进且贴合实际的管理机制与办法，果断地迎接新变革，把自身嵌入新的发展契机与严峻难题之中。凭借前瞻性的战略眼光布局长远，坚守持续优化、灵活应变的管理理念，不断在生产工艺、质量管控、供应链协同等多方面探索创新。唯有如此，才能在医药生产行业夯实基础，持续开拓出稳健前行的全新路径。

第一节　药品生产企业管理概述

药品是人类与疾病抗争的重要工具，其安全性和有效性直接关系到公众健康与生命安全。作为药品产业链的核心环节，药品生产企业的管理不仅需要高度的科学性与技术性，还必须遵循严格的法规与质量标准。从原料采购到生产工艺，从质量控制到市场流通，每一个环节都承载着巨大的责任与挑战。

一、药品生产与运作管理概述

药品生产与运作管理是药品生产企业管理的核心内容，它直接关系到药品的质量、生产效率和企业的经济效益。

（一）药品生产的概念与特点

药品生产是指将原料药经过一系列的加工、处理和包装等工艺过程，制成符合药品质量标准的成品药的过程，其具有以下特点。

1. 严格的质量要求　药品是用于预防、治疗和诊断疾病的重要物质，其质量直接关系到患者的生命安全。因此，药品生产必须严格遵循国家药品质量标准和相关法规，确保药品的质量稳定可靠。

2. 高度的专业性　药品生产涉及化学、生物学、药学、工程学等多个学科领域，需要专业的技术人员和设备进行操作和管理。从原料的采购、检验，到生产工艺的优化、质量控制，都需要具备专业知识和技能的人员来完成。

3. 复杂的生产工艺　药品生产过程通常包括多个环节，如原料处理、合成反应、提取分离、精制纯化、制剂加工、包装等，每个环节都有其独特的工艺要求和技术难点。生产工艺的复杂性增加了生产管理的难度，需要科学合理的生产计划和严格的操作规程来保证生产的顺利进行。

4. 严格的法规监管　药品生产受到严格的法规监管，包括药品生产许可证制度、GMP 认证制度、药品注册管理制度等。企业必须依法生产，否则将面临严厉的处罚。

知识链接

MAH 制度

药品上市许可持有人（marketing authorization holder，MAH）制度，是指药品科研机构、科研人员等非生产企业型主体或药品生产企业主体获得药品相关技术，通过药品上市申请成为 MAH，MAH 可选择自行生产药品或选择委托其他药品生产企业来进行生产。即在该制度下，上市许可持有人和生产许可持有人可以是同一主体，也可以是两个相互独立的主体。但是无论选择哪种方式，MAH 将承担该药品整个生命周期的首要责任。

（二）药品生产运作管理的目标与任务

药品生产运作管理的目标是通过科学合理的管理手段，确保药品生产过程的高效、稳定、安全和质量可控，实现企业的经济效益和社会效益。其主要任务包括以下内容。

1. 生产计划与控制 根据市场需求和企业的生产能力，制定合理的生产计划，包括生产进度计划、物料需求计划、设备维护计划等，并对生产过程进行有效的控制和监督，确保生产计划的顺利实施。

2. 质量控制与管理 建立完善的质量控制体系，对药品生产过程中的各个环节进行严格的质量检测和监控，确保药品质量符合国家标准和企业内部质量标准。同时，对质量数据进行分析和统计，及时发现和解决质量问题，持续改进产品质量。

3. 生产成本控制 通过优化生产工艺、合理配置资源、降低物料消耗、提高生产效率等措施，降低药品生产成本，提高企业的经济效益。同时，要加强对生产成本的核算和分析，为企业的决策提供依据。

4. 设备管理与维护 药品生产设备是生产过程的重要组成部分，其性能和状态直接影响到药品的质量和生产效率。因此，企业要建立完善的设备管理制度，定期对设备进行维护和保养，确保设备的正常运行。同时，要加强对设备的更新改造，提高设备的技术水平和自动化程度，以适应药品生产的发展需求。

5. 人员管理与培训 药品生产需要高素质的专业人员，企业要加强对员工的培训和教育，提高员工的专业技能和质量意识，建立科学合理的人员管理制度，激励员工的工作积极性和创造力，为企业的发展提供人才保障。

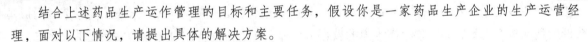

头脑风暴

结合上述药品生产运作管理的目标和主要任务，假设你是一家药品生产企业的生产运营经理，面对以下情况，请提出具体的解决方案。

1. 由于市场需求的突然增加，企业现有的生产设备和人员配置无法满足新的生产任务。在这种情况下，如何调整生产计划与控制策略，同时确保产品质量和生产效率不受影响？

2. 在质量控制过程中，发现某一批次药品的某项质量指标接近但未达到国家标准。如何在不影响生产进度的前提下，采取有效的措施解决这一质量问题，并防止类似问题再次发生？

（三）药品生产运作管理的重要性

1. 保障药品质量 通过科学合理的生产运作管理，可以确保药品生产过程的规范化和标准化，从源头上保证药品的质量，为患者提供安全有效的药品，维护企业的声誉和形象。

2. 提高生产效率 有效的生产运作管理能够优化生产流程，合理配置资源，减少生产过程中的浪费和延误，提高生产效率，降低生产成本，增强企业的市场竞争力。

3. 确保生产安全 药品生产过程中涉及许多危险因素，如化学药品的使用、高温高压设备的操作等。通过严格的生产运作管理，可以加强对生产过程的安全监控，制定完善的安全管理制度和应急预案，确保生产过程的安全稳定，防止安全事故的发生。

4. 适应市场变化 市场需求的变化是药品生产企业面临的最大挑战之一。通过灵活的生产运作管理，企业可以及时调整生产计划和产品结构，快速响应市场变化，满足不同客户的需求，提高企业的市场适应能力和应变能力。

知识链接

《药品注册管理办法》规定了药品注册的程序和要求，企业在调整产品结构时，必须确保新产品的注册和审批符合法定程序。

《药品生产许可证管理办法》则要求企业在生产过程中必须持有有效的生产许可证，并按照许可证规定的范围进行生产。

二、生产设施选址与布局规划

（一）设施选址

设施选址是药品生产企业管理的重要决策之一，它直接影响到企业的生产成本、市场竞争力和未来发展潜力。以下是设施选址的主要考虑因素。

1. 市场需求　是设施选址的首要考虑因素。企业要对目标市场进行充分的调研和分析，了解市场需求的规模、分布、增长趋势和消费者的需求特点，选择靠近市场需求旺盛的地区进行选址，以便更好地满足市场需求，降低运输成本和库存成本。

2. 原材料供应　原材料是药品生产的基础，其质量和供应的稳定性直接影响到药品的质量和生产成本。因此，企业要选择靠近原材料产地或供应充足、质量可靠的地区进行选址，确保原材料的稳定供应，降低原材料采购成本和运输成本。

3. 交通条件　良好的交通条件对于药品的运输和销售至关重要。企业要选择交通便利的地区进行选址，如靠近铁路、公路、港口等交通枢纽，便于原材料的采购和产品的运输，提高企业的物流效率和市场响应速度。

4. 劳动力资源　药品生产需要大量的专业技术人员和熟练工人，劳动力资源的丰富程度和素质水平直接影响企业的生产效率和产品质量。因此，企业要选择劳动力资源丰富、素质较高、劳动力成本相对较低的地区进行选址，同时要考虑当地的教育水平和人才培养机制，为企业的发展提供人才支持。

5. 政策环境　政府的产业政策、税收政策、环保政策等对药品生产企业的发展具有重要影响。企业要选择政策环境宽松、政府支持力度大、税收优惠的地区进行选址，以便享受政策优惠，降低企业的运营成本，促进企业的发展。

6. 基础设施条件　是企业正常生产经营的基础保障。企业要选择基础设施完善的地区进行选址，如水电供应充足、通信设施良好、污水处理设施完善等，以满足企业的生产需求，降低企业的基础设施建设成本。

7. 环境因素　药品生产过程中会产生一定的污染物，对环境造成一定的影响。因此，企业要选择环境容量较大、符合环保要求的地区进行选址，同时要考虑当地的气候条件、地质条件等自然环境因素，避免自然灾害对企业的影响。

（二）设施布置

设施布置是药品生产企业管理的重要环节，它直接影响到生产效率、产品质量和生产成本。以下是设施布置的主要原则和方法。

1. 工艺流程原则　根据药品生产工艺的要求，按照工艺流程的顺序合理布置生产设备和操作岗位，使物料在生产过程中的流动顺畅、连续，减少物料的搬运距离和搬运次数，降低生产成本，提高生产效率。同时，要充分考虑工艺流程的灵活性和可扩展性，以便适应生产任务的变化和产品结构的调整。

2. 物流距离最短原则　在设施布置中，要尽量减少物料的搬运距离和搬运时间，降低物流成本。可以通过合理规划生产区域、优化设备布局、采用自动化物流设备等措施，实现物料的高效运输和配送，提高生产效率。

3. 生产效率原则　设施布置要有利于提高生产效率，通过合理配置生产设备和人员，优化生产流程，减少生产过程中的等待时间和闲置时间，提高设备利用率和人员劳动效率。同时，要充分考虑设备的自动化程度和生产能力，合理安排生产任务，实现生产的均衡化和连续化。

4. 质量控制原则 药品质量是企业的生命线，设施布置要有利于质量控制。要将质量检测设备和质量控制点合理布置在生产流程的关键环节，对生产过程中的物料、半成品和成品进行严格的质量检测和监控，及时发现和解决质量问题，确保药品质量符合国家标准和企业内部质量标准。

5. 安全与环保原则 药品生产过程中涉及许多危险因素和污染物的排放，设施布置要充分考虑安全与环保要求。要将危险设备和危险区域与生产区域进行隔离，设置安全防护设施和应急处理设施，确保生产过程的安全稳定。同时，要合理布置污水处理设施、废气处理设施和固体废弃物处理设施，减少对环境的污染，实现企业的可持续发展。

6. 灵活性与可扩展性原则 随着市场需求的变化和企业的发展，药品生产企业的生产任务和产品结构可能会发生变化。因此，设施布置要具有一定的灵活性和可扩展性，能够方便地进行调整和改造，以适应企业未来的发展需求。

头脑风暴

请结合上述设施选址和设施布置的相关内容，回答以下问题。

1. 综合考虑因素的权重分配：在设施选址过程中，市场需求、原材料供应、交通条件、劳动力资源、政策环境、基础设施条件和环境因素这七个方面都很重要。如果让你为这七个因素分配权重（权重总和为100%），你会如何分配？请说明你的理由，并结合实际药品生产企业的特点进行分析。

2. 选址决策的模拟场景：假设企业计划在某沿海城市建立新的药品生产基地，该城市有良好的交通条件和丰富的劳动力资源，但距离主要原材料产地较远，且当地政策对新建工厂的环保要求较高。在这种情况下，你会如何权衡利弊，作出选址决策？请详细说明你的决策过程和依据。

三、生产组织与系统改进

（一）生产组织

生产组织是药品生产企业管理的重要内容，它涉及生产过程的各个环节和各个部门，是实现生产计划和生产目标的关键。以下是生产组织的主要内容和方法。

1. 生产计划的制定 生产计划是企业生产活动的指导性文件，它规定了企业在一定时期内的生产任务、生产进度和资源需求。生产计划的制定要充分考虑市场需求、企业生产能力、原材料供应、设备状况等因素，通过科学合理地预测和分析，制定出切实可行的生产计划。生产计划一般包括年度生产计划、月度生产计划和周生产计划等，不同层次的生产计划相互衔接，形成完整的生产计划体系。

2. 生产作业计划的编制 生产作业计划是生产计划的具体实施计划，它将生产计划分解到各个生产部门和生产岗位，规定了每个部门和每个岗位在一定时期内的具体工作任务、工作进度和工作质量要求。生产作业计划的编制要根据生产计划的要求，结合企业的生产能力和生产条件，采用科学合理的编制方法，如线性规划法、网络计划技术等，确保生产作业计划的科学性和合理性。

3. 生产调度与协调 生产调度是生产组织的重要环节，它通过对生产过程的实时监控和调整，确保生产计划的顺利实施。生产调度人员要根据生产作业计划的要求，及时掌握生产进度和生产资源的使用情况，协调各部门之间的生产活动，解决生产过程中出现的各种问题，确保生产过程的顺畅进行。同时，要建立完善的生产调度制度和信息反馈机制，及时收集和传递生产信息，为生产调度决策提供依据。

4. 生产过程的控制与管理 是确保生产计划和生产目标实现的重要手段。企业要建立完善的生产过程控制体系，对生产过程中的各个环节进行严格的质量控制、进度控制和成本控制，及时发现和解决生产过程中出现的各种问题，确保生产过程的稳定运行。同时，要加强对生产过程的信息化管理，采用先进的生产管理软件和技术，实现生产过程的自动化、信息化和智能化，提高生产管理效率和决策科学性。

（二）生产系统改进

生产系统改进是药品生产企业管理的重要任务之一，它通过不断优化生产流程、提高生产效率、降低成本、提高产品质量等措施，增强企业的市场竞争力。以下是生产系统改进的主要方法和措施。

1. 流程优化 对药品生产流程进行全面的分析和评估，找出生产流程中存在的问题和瓶颈环节，通过简化流程、合并工序、调整工艺参数等措施，优化生产流程，减少生产过程中的浪费和延误，提高生产效率和产品质量。同时，要充分考虑流程优化对生产成本、设备利用率、人员工作强度等方面的影响，确保流程优化的综合效益。

2. 设备更新与技术改造 随着科学技术的不断发展，药品生产技术和设备也在不断更新换代。企业要根据市场需求和自身发展需要，及时对生产设备进行更新和改造，引进先进的生产技术和设备，提高生产的自动化程度和生产效率，降低生产成本，提高产品质量。同时，要加强对设备更新与技术改造项目的评估和论证，确保项目的可行性和投资效益。

3. 质量改进 质量是企业的生命线，企业要建立完善的质量改进机制，通过质量数据分析、质量改进项目实施、质量文化建设等措施，不断提高产品质量。要加强对生产过程中的质量控制，及时发现和解决质量问题，采用先进的质量管理方法和技术，如六西格玛管理、全面质量管理等，持续改进产品质量，提高企业的市场竞争力。

4. 成本控制 成本是影响企业经济效益的重要因素，企业要建立完善的成本控制体系，通过对生产成本的核算、分析和控制，降低生产成本。要从原材料采购、生产过程控制、设备维护、人员管理等方面入手，采取有效的成本控制措施，如优化采购渠道、降低原材料消耗、提高设备利用率、合理配置人力资源等，降低生产成本，提高企业的经济效益。

5. 人员培训与素质提升 员工是企业生产活动的主体，员工的素质和技能水平直接影响到生产效率和产品质量。企业要加强对员工的培训和教育，提高员工的专业技能和综合素质，建立科学合理的人员激励机制，激发员工的工作积极性和创造力，为企业的发展提供人才保障。同时，要注重企业文化建设，营造良好的工作氛围和团队精神，增强员工的归属感和认同感，提高企业的凝聚力和向心力。

6. 信息化建设 随着信息技术的不断发展，信息化建设已成为企业提高生产管理水平和竞争力的重要手段。企业要加大对信息化建设的投入，建立完善的生产管理信息系统，实现生产计划、生产调度、质量控制、设备管理、成本核算等生产管理业务的信息化和自动化，提高生产管理效率和决策科学性。同时，要充分利用互联网、大数据、人工智能等先进技术，实现生产过程的智能化监控和优化，提高企业的智能化水平和市场竞争力。

案例分析

案例：某药品生产企业（以下简称"A公司"）是一家专注于生产处方药和非处方药的中型企业。随着市场竞争的加剧和客户对产品质量要求的提高，A公司面临生产效率低下、成本居高不下、产品质量不稳定等问题。为了提升市场竞争力，A公司决定对其生产组织与生产系统进行全面改进。

分析：

1. 生产计划不合理 A公司的生产计划制定较为粗放，未能充分考虑市场需求、原材料供应和设备状况，导致生产任务分配不均，部分生产线闲置，而部分生产线超负荷运转。

2. 生产调度不协调　生产调度缺乏实时监控和调整机制，导致生产过程中经常出现物料短缺、设备故障等问题，影响生产进度。

3. 生产流程效率低　生产流程中存在大量不必要的环节，导致生产周期长、浪费严重，且产品质量不稳定。

4. 设备老化　部分生产设备已经使用多年，技术落后，自动化程度低，导致生产效率低下，且维护成本高。

5. 员工技能不足　部分员工缺乏必要的专业技能和质量意识，导致操作不规范，影响产品质量和生产效率。

四、现代生产管理方式探索

（一）精益生产

精益生产是一种以最大限度地减少浪费、提高生产效率和产品质量为目标的生产管理方式。其核心思想是通过消除生产过程中的各种浪费，如过量生产、库存积压、等待时间、运输距离过长、加工过程中的多余动作等，实现生产的精益化和高效化。精益生产的主要方法如下。

1. 价值流分析　通过对生产过程中的价值流进行分析，识别出生产过程中的增值活动和非增值活动，找出浪费的根源，为生产过程的优化提供依据。

2. 看板管理　看板是一种信息传递工具，通过看板的流动来控制生产过程中的物料流动和生产进度，实现生产的均衡化和拉式生产，减少库存积压和生产过程中的浪费。

3. 单件流生产　是一种将生产过程中的物料和产品按照单件或小批量的方式进行流动和加工的生产方式，通过减少生产过程中的批量大小，降低生产过程中的库存积压和等待时间，提高生产效率和产品质量。

4. 持续改进　精益生产强调持续改进，通过不断发现问题、解决问题，持续优化生产过程，提高生产效率和产品质量。企业要建立完善的持续改进机制，鼓励员工积极参与生产过程的改进活动，形成全员参与、持续改进的企业文化。

（二）六西格玛管理

六西格玛管理是一种以数据为基础、以统计分析为手段、以追求卓越质量为目标的管理方式。其核心思想是通过减少生产过程中的变异，提高产品质量和生产效率，实现企业的卓越绩效。六西格玛管理的主要方法如下。

1. DMAIC 方法　DMAIC 是六西格玛管理的核心方法，它包括定义（define）、测量（measure）、分析（analyze）、改进（improve）和控制（control）五个阶段。通过 DMAIC 方法，企业可以系统地解决生产过程中的质量问题，实现质量的持续改进。

2. 质量指标体系　六西格玛管理建立了一套完整的质量指标体系，如缺陷率（DPMO）、西格玛水平等，通过这些指标对企业生产过程中的质量水平进行量化评估，为企业决策提供依据。

3. 统计分析工具　六西格玛管理广泛应用各种统计分析工具，如控制图、直方图、散点图、回归分析等，对生产过程中的数据进行分析和处理，找出影响质量的关键因素，为生产过程的改进提供科学依据。

4. 项目管理　六西格玛管理强调项目管理，通过组建跨部门的项目团队，针对企业生产过程中的关键质量问题开展项目改进活动，实现质量的快速提升。企业要建立完善的项目管理机制，加强对项目团队的支持和指导，确保项目的顺利实施。

（三）敏捷制造

敏捷制造是一种以快速响应市场变化、满足客户个性化需求为目标的生产管理方式。其核心思想是通过建立灵活的生产系统和组织结构，快速调整生产计划和产品结构，实现生产的敏捷化和柔性化。敏捷制造的主要方法如下。

1. 敏捷生产系统　是一种能够快速适应生产任务变化和产品结构调整的生产系统。它通过采用先进的生产技术和设备，如柔性制造系统（FMS）、计算机集成制造系统（CIMS）等，实现生产的自动化、信息化和柔性化，提高生产的敏捷性和适应性。

2. 敏捷组织结构　敏捷制造要求企业建立灵活的组织结构，打破传统的部门壁垒，建立跨部门的项目团队和虚拟组织，实现信息的快速传递和共享，提高企业的决策效率和市场响应速度。

3. 供应链协同　敏捷制造强调供应链的协同合作，通过与供应商、经销商等合作伙伴建立紧密的合作关系，实现信息的共享和资源的优化配置，快速响应市场变化，满足客户个性化需求。

4. 客户参与　敏捷制造注重客户的参与，通过与客户的密切沟通和合作，了解客户需求，将客户需求贯穿于产品设计、生产制造、销售服务等整个产品生命周期中，实现客户价值的最大化。

（四）智能制造

智能制造是一种以信息技术、自动化技术、人工智能技术等为基础，以实现生产过程的智能化、自动化和高效化为目标的生产管理方式。其核心思想是通过将先进的信息技术与生产制造过程深度融合，实现生产过程的智能化监控、优化和决策，提高生产效率、产品质量和企业的市场竞争力。智能制造的主要方法如下。

1. 工业互联网　工业互联网是智能制造的基础平台，它通过将生产设备、传感器、控制系统等工业设备与互联网连接起来，实现工业设备之间的互联互通和数据共享，为企业提供丰富的生产数据和信息资源，为生产过程的智能化管理提供支持。

2. 大数据分析　智能制造广泛应用大数据分析技术，对生产过程中的海量数据进行分析和挖掘，找出生产过程中的规律和问题，为企业决策提供科学依据。通过大数据分析，企业可以实现生产过程的预测性维护、质量预测、生产计划优化等功能，提高生产效率和产品质量。

3. 人工智能应用　智能制造将人工智能技术应用于生产过程的各个环节，如智能机器人、智能检测设备、智能调度系统等，实现生产过程的自动化、智能化和高效化。通过人工智能技术的应用，企业可以提高生产效率、降低生产成本、提高产品质量，增强企业的市场竞争力。

4. 虚拟制造与仿真　是智能制造的重要组成部分，它通过建立虚拟的生产模型和仿真环境，对生产过程进行虚拟设计、虚拟制造和虚拟测试，提前发现和解决生产过程中的问题，优化生产方案，降低生产风险，提高生产效率和产品质量。

头脑风暴

假设你是一家药品生产企业的生产管理顾问，企业希望在现有生产基础上引入一种或多种现代生产管理方式（精益生产、六西格玛管理、敏捷制造、智能制造），以提升生产效率、产品质量和市场竞争力。请结合上述内容，回答下列问题。

1. 请分析企业当前的生产现状（包括生产流程、质量控制水平、市场响应速度、人员技术水平等），并根据这些现状，选择最适合企业当前需求的生产管理方式（可以是单一方式，也可以是多种方式的组合）。请说明你的选择理由。

2. 如果选择多种生产管理方式组合，请阐述如何在企业内部协调和整合这些不同的管理理念和方法。

节后小结

1. 药品生产企业的管理是药品产业链的核心环节，其管理的科学性、技术性以及法规合规性直接关系到药品的安全性、有效性以及公众健康。药品生产过程具有严格的质量要求、高度的专业性、复杂的生产工艺和严格的法规监管等特点，从原料采购到生产工艺，从质量控制到市场流通，每一个环节都承载着巨大的责任与挑战。

2. 药品生产运作管理的关键内容，包括生产计划与控制、质量控制与管理、生产成本控制、设备管理与维护、人员管理与培训。

3. 现代生产管理方式为药品生产企业提供了多种先进的管理理念和方法，以提高生产管理水平和企业竞争力。

第二节 医疗器械生产企业管理概述

医疗器械行业是关乎人类健康与生命安全的重要领域，其生产企业的管理不仅需要高度的专业性和技术性，还必须严格遵守全球范围内的法规与标准。从心脏起搏器到手术机器人，从一次性注射器到高端影像设备，医疗器械的多样性和复杂性对企业的管理体系提出了极高的要求。

一、医疗器械生产与运作管理概述

（一）医疗器械生产的概念与特点

医疗器械生产是指通过一系列的加工、组装、检测等工艺，将原材料转化为符合医疗器械质量标准和使用要求的成品的过程，其具有以下特点。

1. 严格的质量与安全要求 医疗器械直接用于人体，其质量与安全性直接关系到患者的生命健康。因此，医疗器械生产必须严格遵循国家和国际的质量标准（如 ISO 13485）和法规要求，确保产品的安全性和有效性。

2. 高度的专业性与技术性 医疗器械生产涉及机械工程、电子技术、材料科学、生物医学工程等多个学科领域，需要专业的技术人员和先进的生产设备。从产品的设计开发到生产制造，再到质量检测，每个环节都需要严格的技术规范和操作流程。

3. 复杂的产品种类与生产工艺 医疗器械种类繁多，从简单的医用纱布、一次性注射器到复杂的植入式心脏起搏器、人工关节等，生产工艺也各不相同。部分高端医疗器械的生产还涉及精密加工、微电子技术、生物材料等前沿技术，生产工艺复杂，质量控制难度大。

4. 严格的法规监管 医疗器械生产受到严格的法规监管，包括生产许可证制度、产品注册制度、质量管理体系认证制度等。企业必须依法生产，确保产品的合规性。

（二）医疗器械生产运作管理的目标与任务

医疗器械生产运作管理的目标是通过科学合理的管理手段，确保医疗器械生产过程的高效、稳定、安全和质量可控，实现企业的经济效益和社会效益，其主要任务如下。

1. 生产计划与控制 根据市场需求和企业的生产能力，制定合理的生产计划，包括生产进度计划、物料需求计划、设备维护计划等，并对生产过程进行有效的控制和监督，确保生产计划的顺利实施。

2. 质量控制与管理 建立完善的质量控制体系，对医疗器械生产过程中的各个环节进行严格的质量检测和监控，确保产品质量符合国家标准和企业内部质量标准。同时，对质量数据进行分析和统计，及时发现和解决质量问题，持续改进产品质量。

3. 生产成本控制 通过优化生产工艺、合理配置资源、降低物料消耗、提高生产效率等措施，降低医疗器械生产成本，提高企业的经济效益。同时，要加强对生产成本的核算和分析，为企业的决策提供依据。

4. 设备管理与维护 医疗器械生产设备是生产过程的重要组成部分，其性能和状态直接影响到产品的质量和生产效率。因此，企业要建立完善的设备管理制度，定期对设备进行维护和保养，确保设备的正常运行。同时，要加强对设备的更新改造，提高设备的技术水平和自动化程度，以适应医疗器械生产的发展需求。

5. 人员管理与培训 医疗器械生产需要高素质的专业人员，企业要加强对员工的培训和教育，提高员工的专业技能和质量意识，建立科学合理的人员管理制度，激励员工的工作积极性和创造力，为企业的发展提供人才保障。

（三） 医疗器械生产运作管理的重要性

1. 保障产品质量与安全 通过科学合理的生产运作管理，可以确保医疗器械生产过程的规范化和标准化，从源头上保证产品的质量和安全性，为患者提供安全有效的医疗器械，维护企业的声誉和形象。

2. 提高生产效率 有效的生产运作管理能够优化生产流程，合理配置资源，减少生产过程中的浪费和延误，提高生产效率，降低生产成本，增强企业的市场竞争力。

3. 确保生产安全 医疗器械生产过程中涉及许多危险因素，如电气设备的使用、化学试剂的处理等。通过严格的生产运作管理，可以加强对生产过程的安全监控，制定完善的安全管理制度和应急预案，确保生产过程的安全稳定，防止安全事故的发生。

4. 适应市场变化 市场需求的变化是医疗器械生产企业面临的最大挑战之一。通过灵活的生产运作管理，企业可以及时调整生产计划和产品结构，快速响应市场变化，满足不同客户的需求，提高企业的市场适应能力和应变能力。

知识链接

《医疗器械监督管理条例》是中国医疗器械监管的核心法规，明确规定医疗器械生产必须符合国家强制性标准和经注册或备案的产品技术要求。

《医疗器械生产质量管理规范》是医疗器械生产企业的基本准则，要求企业建立完善的质量管理体系，确保生产过程的规范化和标准化。

头脑风暴

请结合上述内容，回答以下问题：针对医疗器械生产的严格质量与安全要求，你认为企业应如何在生产过程中进一步强化质量控制？请提出具体的措施，并说明这些措施如何与现有的质量管理体系（如 ISO 13485）相结合。

二、厂房与设施布局及应用

（一） 厂房选址

厂房选址是医疗器械生产企业管理的重要决策之一，它直接影响到企业的生产成本、市场竞争力和未来发展潜力。以下是厂房选址的主要考虑因素。

1. 市场需求 是厂房选址的首要考虑因素。企业要对目标市场进行充分的调研和分析，了解市场需求的规模、分布、增长趋势和客户的需求特点，选择靠近市场需求旺盛的地区进行选址，以便更好地满足市场需求，降低运输成本和库存成本。

2. 原材料供应 医疗器械生产需要大量的原材料，其质量和供应的稳定性直接影响到产品的质量和生产成本。因此，企业要选择靠近原材料产地或供应充足、质量可靠的地区进行选址，确保原材料的稳定供应，降低原材料采购成本和运输成本。

3. 交通条件 良好的交通条件对于医疗器械的运输和销售至关重要。企业要选择交通便利的地区进行选址，如靠近铁路、公路、港口等交通枢纽，便于原材料的采购和产品的运输，提高企业的物流效率和市场响应速度。

4. 劳动力资源 医疗器械生产需要大量的专业技术人员和熟练工人，劳动力资源的丰富程度和素质水平直接影响到企业的生产效率和产品质量。因此，企业要选择劳动力资源丰富、素质较高、劳动力成本相对较低的地区进行选址，同时要考虑当地的教育水平和人才培养机制，为企业的发展提供人才支持。

5. 政策环境 政府的产业政策、税收政策、环保政策等对医疗器械生产企业的发展具有重要影响。企业要选择政策环境宽松、政府支持力度大、税收优惠的地区进行选址，以便享受政策优惠，降低企业的运营成本，促进企业的发展。

6. 基础设施条件 是企业正常生产经营的基础保障。企业要选择基础设施完善的地区进行选址，如水电供应充足、通信设施良好、污水处理设施完善等，以满足企业的生产需求，降低企业的基础设施建设成本。

7. 环境因素 医疗器械生产过程中会产生一定的污染物，对环境造成一定的影响。因此，企业要选择环境容量较大、符合环保要求的地区进行选址，同时要考虑当地的气候条件、地质条件等自然环境因素，避免自然灾害对企业的影响。

（二）厂房与设施布局

厂房与设施布局是医疗器械生产企业管理的重要环节，它直接影响到生产效率、产品质量和生产成本。以下是厂房与设施布局的主要原则和方法。

1. 工艺流程原则 根据医疗器械生产工艺的要求，按照工艺流程的顺序合理布置生产设备和操作岗位，使物料在生产过程中的流动顺畅、连续，减少物料的搬运距离和搬运次数，降低生产成本，提高生产效率。同时，要充分考虑工艺流程的灵活性和可扩展性，以便适应生产任务的变化和产品结构的调整。

2. 物流距离最短原则 在厂房与设施布局中，要尽量减少物料的搬运距离和搬运时间，降低物流成本。可以通过合理规划生产区域、优化设备布局、采用自动化物流设备等措施，实现物料的高效运输和配送，提高生产效率。

3. 生产效率原则 厂房与设施布局要有利于提高生产效率，通过合理配置生产设备和人员，优化生产流程，减少生产过程中的等待时间和闲置时间，提高设备利用率和人员劳动效率。同时，要充分考虑设备的自动化程度和生产能力，合理安排生产任务，实现生产的均衡化和连续化。

4. 质量控制原则 医疗器械质量是企业的生命线，厂房与设施布局要有利于质量控制。要将质量检测设备和质量控制点合理布置在生产流程的关键环节，对生产过程中的物料、半成品和成品进行严格的质量检测和监控，及时发现和解决质量问题，确保产品质量符合国家标准和企业内部质量标准。

5. 安全与环保原则 医疗器械生产过程中涉及许多危险因素和污染物的排放，厂房与设施布局要充分考虑安全与环保要求。要将危险设备和危险区域与生产区域进行隔离，设置安全防护设施和应急处理设施，确保生产过程的安全稳定。同时，要合理布置污水处理设施、废气处理设施和固体废弃物处理设施，减少对环境的污染，实现企业的可持续发展。

6. 灵活性与可扩展性原则 随着市场需求的变化和企业的发展，医疗器械生产企业的生产任务和产品结构可能会发生变化。因此，厂房与设施布局要具有一定的灵活性和可扩展性，能够方便地进行调整和改造，以适应企业未来的发展需求。

💡 **案例分析** --

案例： 某医疗器械生产企业（以下简称"B公司"）专注于生产高端医疗设备，如心脏起搏器和手术机器人。随着市场需求的增长，B公司决定新建一座现代化厂房以扩大生产能力。然而，厂房选址和设施布局的决策将直接影响公司的生产成本、生产效率和未来发展潜力。因此，B公司需要对厂房选址和设施布局进行科学规划和优化。

分析：

1. 市场需求与选址不匹配 B公司现有的生产基地位于偏远地区，虽然土地成本较低，但距离主要市场较远，导致运输成本高、市场响应速度慢。

2. 原材料供应不稳定 由于选址不当，原材料的运输距离较长，供应链不稳定，影响了生产的连续性和产品质量。

3. 设施布局不合理 现有厂房的设施布局未按照工艺流程进行优化，物料搬运距离长，生产效率低下，且存在安全隐患。

4. 环保压力大 现有厂房的环保设施不完善，生产过程中产生的污染物处理不当，面临较大的环保压力。

三、设计与开发管理

（一）设计与开发的重要性

设计与开发是医疗器械生产企业的核心环节，它直接决定了产品的性能、质量和市场竞争力。良好的设计与开发管理能够确保产品符合市场需求、法规要求和用户期望，同时为企业带来经济效益。

1. 满足市场需求 通过市场调研和需求分析，设计出符合市场需求的医疗器械产品，满足不同客户的需求，提高企业的市场占有率。

2. 确保产品质量 设计与开发阶段是产品质量的源头，通过严格的设计控制和验证，确保产品在设计阶段就符合质量标准，减少生产过程中的质量问题和售后风险。

3. 提高企业竞争力 创新的设计与开发能够为企业带来差异化竞争优势，使企业在激烈的市场竞争中脱颖而出。

4. 符合法规要求 医疗器械的设计与开发必须符合国家和国际的法规要求，确保产品的合法性和安全性。

（二）设计与开发管理的主要内容

1. 设计策划 在设计开发项目开始之前，企业需要制定详细的设计策划书，明确设计目标、设计范围、设计进度计划、设计资源分配等内容。设计策划书应包括以下内容。

（1）设计目标 明确产品的预期用途、性能要求、质量标准等。

（2）设计范围 确定设计开发的具体内容和范围，包括产品的功能、结构、材料、工艺等方面。

（3）设计进度计划 制定详细的设计开发进度计划，明确各阶段的时间节点和任务安排。

（4）设计资源分配　合理分配设计开发所需的人力、物力、财力等资源，确保设计开发工作的顺利进行。

2. 设计输入　是设计开发的起点，它为设计开发提供了明确的要求和依据。设计输入应包括以下内容。

（1）法规要求　收集和整理国家与国际的医疗器械法规要求，确保产品设计符合法规标准。

（2）用户需求　通过市场调研和用户反馈，收集用户对产品的功能、性能、安全性、舒适性等方面的需求。

（3）技术标准　参考相关的技术标准和行业规范，为产品设计提供技术依据。

（4）产品规格　明确产品的规格参数，如尺寸、重量、功率等。

3. 设计输出　是设计开发的结果，它为产品的生产制造提供了详细的技术文件和图纸。设计输出应包括以下内容。

（1）设计图纸　提供完整的产品设计图纸，包括总装图、部件图、零件图等，图纸应符合国家制图标准，标注清晰、准确。

（2）技术文件　编制详细的技术文件，如产品说明书、使用手册、质量标准、检验规范等，为产品的生产、检验和使用提供指导。

（3）生产工艺文件　制定生产工艺文件，包括生产工艺流程图、工艺参数、操作规程等，确保生产过程的规范化和标准化。

（4）质量控制文件　制定质量控制文件，如质量检验计划、检验标准、检验记录等，为产品的质量控制提供依据。

4. 设计评审　是设计开发过程中的重要环节，通过组织专家和相关人员对设计成果进行评审，及时发现和解决设计中存在的问题，确保设计质量。设计评审应包括以下内容。

（1）设计评审计划　制定详细的设计评审计划，明确评审的时间、地点、参加人员、评审内容等。

（2）评审内容　对设计输入、设计输出、设计过程中的关键环节进行评审，重点评审产品的安全性、有效性、可靠性等方面。

（3）评审意见　评审人员应提出明确的评审意见和建议，对设计中存在的问题进行详细说明，并提出改进措施。

（4）评审记录　对评审过程进行详细记录，包括评审时间、地点、参加人员、评审意见等，评审记录应作为设计开发文件的一部分进行保存。

5. 设计验证　是通过一系列的试验和测试，验证设计输出是否满足设计输入的要求。设计验证应包括以下内容。

（1）验证计划　制定详细的设计验证计划，明确验证的时间、地点、参加人员、验证内容等。

（2）验证方法　选择合适的验证方法，如模拟试验、实验室测试、临床试验等，对产品进行验证。

（3）验证结果　对验证结果进行详细记录和分析，验证结果应明确表明产品是否满足设计输入的要求。

（4）验证报告　编制设计验证报告，对验证过程和结果进行详细说明，验证报告应作为设计开发文件的一部分进行保存。

6. 设计确认　是通过实际使用或模拟使用，确认产品是否满足用户需求和法规要求。设计确认应包括以下内容。

（1）确认计划　制定详细的设计确认计划，明确确认的时间、地点、参加人员、确认内容等。

（2）确认方法　选择合适的确认方法，如用户试用、临床试验等，对产品进行确认。

（3）确认结果　对确认结果进行详细记录和分析，确认结果应明确表明产品是否满足用户需求和法规要求。

（4）确认报告　编制设计确认报告，对确认过程和结果进行详细说明，确认报告应作为设计开发文件的一部分进行保存。

7. 设计变更管理　在设计开发过程中，由于各种原因可能会出现设计变更。企业需要建立完善的设计变更管理程序，对设计变更进行严格控制和管理，确保设计变更的质量和合规性。设计变更管理应包括以下内容。

（1）变更申请　设计变更应由设计开发部门提出变更申请，变更申请应详细说明变更的原因、变更的内容、变更的影响等。

（2）变更评审　组织专家和相关人员对变更申请进行评审，评审内容应包括变更的必要性、可行性、对产品质量和安全性的影响等。

（3）变更批准　根据评审意见，对变更申请进行批准或不批准，批准的变更应明确变更的实施要求和时间安排。

（4）变更实施　按照批准的变更要求，对设计文件和图纸进行修改，并对变更后的设计进行验证和确认，确保变更后的设计满足要求。

（5）变更记录　对变更过程进行详细记录，包括变更时间、变更内容、变更原因、变更评审意见、变更批准人等，变更记录应作为设计开发文件的一部分进行保存。

> **头脑风暴**
>
> 医疗器械生产企业计划推出一款新的高端医疗器械产品。请结合上述设计与开发管理的内容，回答以下问题：在制定设计策划书时，如何确保设计目标、设计范围、设计进度计划和设计资源分配的合理性和可行性？请结合实际案例，说明如何通过市场调研和需求分析确定产品的设计目标和范围。

（三）设计与开发管理的注意事项

1. 跨部门协作　设计与开发涉及多个部门，如研发部门、生产部门、质量部门、市场部门等，各部门之间需要密切协作，确保设计开发工作的顺利进行。

2. 风险管理　在设计开发过程中，要充分识别和评估设计开发风险，采取有效的风险控制措施，降低设计开发风险。

3. 用户参与　在设计开发过程中，要充分听取用户的意见和建议，让用户参与产品的设计开发过程，提高产品的用户满意度。

4. 持续改进　设计与开发是一个持续改进的过程，企业应不断收集用户反馈和市场信息，对产品进行持续改进，提高产品的性能和质量。

四、医疗器械生产企业的风险管理

（一）风险管理的重要性

医疗器械直接用于人体，其质量和安全性直接关系到患者的生命健康。因此，风险管理是医疗器械生产企业管理的重要组成部分，它通过识别、评估和控制风险，确保产品的安全性和有效性，降低企业的运营风险和法律风险。

1. 保障患者安全 通过有效的风险管理，可以确保医疗器械在使用过程中的安全性和有效性，减少因产品缺陷或质量问题导致的患者伤害和死亡事件，保障患者的生命安全。

2. 降低企业风险 医疗器械生产企业面临着多种风险，如产品质量风险、法规风险、市场风险、财务风险等。通过有效的风险管理，可以降低企业的运营风险和法律风险，提高企业的抗风险能力，确保企业的稳定发展。

3. 提高企业竞争力 良好的风险管理可以提高企业的信誉和声誉，增强客户对企业的信任和满意度，提高企业的市场竞争力。

4. 符合法规要求 国家和国际的医疗器械法规对风险管理提出了明确要求，企业必须建立完善的风险管理体系，确保风险管理的合规性。

（二）风险管理的主要内容

1. 风险识别 是风险管理的第一步，通过系统的方法识别医疗器械生产过程中可能存在的风险。风险识别的方法如下。

（1）头脑风暴法 组织企业内部的专家和相关人员，通过集体讨论的方式，识别可能存在的风险。

（2）故障模式与影响分析（FMEA） 通过分析产品或系统可能出现的故障模式及其对产品或系统的影响，识别潜在的风险。

（3）危害分析与关键控制点（HACCP） 主要用于食品行业的危害分析方法，也可应用于医疗器械生产过程，通过分析生产过程中的危害因素，识别关键控制点。

（4）事件树分析（ETA） 通过分析事件的发生过程和可能的结果，识别事件发生的风险。

2. 风险评估 是对识别出的风险进行分析和评估，确定风险的大小和严重程度。风险评估的方法如下。

（1）定性评估 通过专家经验和主观判断对风险进行评估，评估结果通常为高、中、低三个等级。

（2）定量评估 通过数学模型和统计方法对风险进行量化评估，评估结果通常为风险概率和风险影响的数值。

（3）风险矩阵法 将风险的概率和影响进行矩阵化处理，确定风险的等级，为风险控制提供依据。

3. 风险控制 是根据风险评估的结果，采取相应的措施对风险进行控制和降低。风险控制的方法如下。

（1）风险预防 通过采取预防措施，避免风险的发生。例如，加强生产过程的质量控制，防止产品缺陷的产生；加强员工培训，提高员工的操作技能和安全意识。

（2）风险降低 当风险无法完全避免时，通过采取措施降低风险的大小和严重程度。例如，采用冗余设计，增加产品的可靠性；加强产品检测和验证，确保产品的安全性。

（3）风险转移 通过购买保险、签订合同等方式，将风险转移给第三方。例如，购买产品质量责任保险，将产品质量风险转移给保险公司；与供应商签订合同，明确供应商的质量责任。

（4）风险接受 当风险较小且可控时，企业可以选择接受风险。但企业需要对接受的风险进行监控和评估，确保风险在可控范围内。

4. 风险监控与评估 是风险管理的持续过程，通过建立风险监控机制，对风险控制措施的实施效果进行监控和评估，及时发现和解决新出现的风险。风险监控与评估的方法如下。

（1）定期检查 定期对生产过程、产品质量、设备运行等进行检查，发现潜在的风险因素。

（2）数据分析 通过收集和分析生产过程中的数据，如质量检测数据、设备运行数据、客户投诉数据等，评估风险的变化趋势。

（3）内部审计 定期对企业内部的风险管理体系进行审计，评估风险管理体系的有效性和合规性。

（4）**风险报告**　建立风险报告制度，及时向企业管理层报告风险监控和评估结果，为企业的决策提供依据。

（三）风险管理的注意事项

1. 全员参与　风险管理需要企业全体员工的参与，从管理层到一线员工，每个人都应承担相应的风险管理责任，形成全员参与的风险管理文化。

2. 持续改进　风险管理是一个持续改进的过程，企业应根据市场变化、法规变化和企业自身的发展情况，不断调整和完善风险管理体系，提高风险管理的有效性。

3. 法规遵循　医疗器械生产企业的风险管理必须符合国家和国际的法规要求，确保风险管理的合规性。

4. 沟通与协调　风险管理过程中需要各部门之间的密切沟通与协调，确保风险信息的及时传递和共享，提高风险管理的效率和效果。

头脑风暴

假设你是一家医疗器械生产企业的风险管理负责人，企业计划推出一款新的植入式医疗器械产品。请结合上述风险管理的内容，回答以下问题：在风险识别阶段，如何确保识别出的风险是全面且具有前瞻性的？请结合头脑风暴法、故障模式与影响分析（FMEA）、危害分析与关键控制点（HACCP）和事件树分析（ETA）等方法，设计一个具体的风险识别流程。

节后小结

1. 医疗器械生产管理要求高度专业性、技术性和法规合规性。其运作管理目标是确保生产高效、稳定、安全且质量可控，主要任务包括生产计划、质量控制、成本控制、设备维护和人员培训。通过科学管理，保障产品质量与安全，提高生产效率，确保生产安全，并适应市场变化。

2. 厂房选址需考虑市场需求、原材料供应、交通、劳动力、政策、基础设施和环境因素。设施布局要遵循工艺流程优化、物流距离最短、提高生产效率、质量控制、安全环保以及灵活性与可扩展性原则，以降低生产成本并满足未来发展需求。

3. 设计与开发是医疗器械企业的核心环节，直接影响产品性能和质量。管理内容包括设计策划、输入、输出、评审、验证、确认和变更管理，需跨部门协作、风险管理、用户参与和持续改进，以确保产品满足法规和市场需求，提升企业竞争力。

4. 风险管理是医疗器械企业的重要组成部分，通过识别、评估和控制风险，保障产品安全性和有效性，降低企业运营和法律风险。风险识别采用多种方法，评估采用定性、定量和矩阵法，控制措施包括预防、降低、转移和接受风险，监控与评估通过检查、分析、审计和报告实现。风险管理需全员参与、持续改进、遵循法规并加强沟通协调。

第三节　化妆品生产企业管理概述

在当今快速发展的美容与个人护理行业中，化妆品生产企业扮演着至关重要的角色。随着消费者对产品质量、安全性和创新需求的不断提升，化妆品生产企业的管理面临着前所未有的挑战与机遇。从原料采购到生产制造，从质量控制到市场投放，每一个环节都需要精细化的管理与科学的决策。

一、化妆品生产与运作管理概述

（一）化妆品生产的概念与特点

化妆品生产是指通过一系列的配方设计、原料采购、加工、混合、灌装、包装等工艺，将各种原料转化为符合化妆品质量标准和使用要求的成品的过程，其具有以下特点。

1. 严格的质量与安全要求 化妆品直接用于人体皮肤或毛发等部位，其质量与安全性直接关系到消费者的健康和安全。因此，化妆品生产必须严格遵循国家和国际的质量标准（如《化妆品卫生规范》）和法规要求，确保产品的安全性和有效性。

2. 高度的配方与工艺复杂性 化妆品的配方设计是生产的核心环节，需要根据不同的产品功能（如保湿、美白、防晒等）和使用人群（如敏感肌肤、油性肌肤等）进行精准的配方调整。生产工艺也较为复杂，涉及多种原料的混合、乳化、均质等技术，对生产设备和操作人员的技术水平要求较高。

3. 多样的产品种类与市场需求 化妆品种类繁多，包括护肤品、彩妆、香水、护发用品等，市场需求变化迅速，消费者对产品的外观、气味、功效等方面的要求越来越高。企业需要不断研发新产品，以满足市场的多样化需求。

4. 严格的法规监管 化妆品生产受到严格的法规监管，包括生产许可证制度、产品注册备案制度、质量管理体系认证制度等。企业必须依法生产，确保产品的合规性。

（二）化妆品生产运作管理的目标与任务

化妆品生产运作管理的目标是通过科学合理的管理手段，确保化妆品生产过程的高效、稳定、安全和质量可控，实现企业的经济效益和社会效益，其主要任务如下。

1. 生产计划与控制 根据市场需求和企业的生产能力，制定合理的生产计划，包括生产进度计划、物料需求计划、设备维护计划等，并对生产过程进行有效的控制和监督，确保生产计划的顺利实施。

2. 质量控制与管理 建立完善的质量控制体系，对化妆品生产过程中的各个环节进行严格的质量检测和监控，确保产品质量符合国家标准和企业内部质量标准。同时，对质量数据进行分析和统计，及时发现和解决质量问题，持续改进产品质量。

3. 生产成本控制 通过优化生产工艺、合理配置资源、降低物料消耗、提高生产效率等措施，降低化妆品生产成本，提高企业的经济效益。同时，要加强对生产成本的核算和分析，为企业的决策提供依据。

4. 设备管理与维护 化妆品生产设备是生产过程的重要组成部分，其性能和状态直接影响到产品的质量和生产效率。因此，企业要建立完善的设备管理制度，定期对设备进行维护和保养，确保设备的正常运行。同时，要加强对设备的更新改造，提高设备的技术水平和自动化程度，以适应化妆品生产的发展需求。

5. 人员管理与培训 化妆品生产需要高素质的专业人员，企业要加强对员工的培训和教育，提高员工的专业技能和质量意识，建立科学合理的人员管理制度，激励员工的工作积极性和创造力，为企业的发展提供人才保障。

（三）化妆品生产运作管理的重要性

1. 保障产品质量与安全 通过科学合理的生产运作管理，可以确保化妆品生产过程的规范化和标准化，从源头上保证产品的质量和安全性，为消费者提供安全有效的化妆品，维护企业的声誉和形象。

2. 提高生产效率 有效的生产运作管理能够优化生产流程，合理配置资源，减少生产过程中的浪费和延误，提高生产效率，降低生产成本，增强企业的市场竞争力。

3. 确保生产安全　化妆品生产过程中涉及许多危险因素，如化学原料的使用、设备的高温高压操作等。通过严格的生产运作管理，可以加强对生产过程的安全监控，制定完善的安全管理制度和应急预案，确保生产过程的安全稳定，防止安全事故的发生。

4. 适应市场变化　市场需求的变化是化妆品生产企业面临的最大挑战之一。通过灵活的生产运作管理，企业可以及时调整生产计划和产品结构，快速响应市场变化，满足不同客户的需求，提高企业的市场适应能力和应变能力。

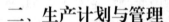

知识链接

《化妆品监督管理条例》是中国化妆品监管的核心法规，明确规定化妆品生产必须符合国家强制性标准和经注册或备案的产品技术要求。

《化妆品卫生规范》是化妆品生产必须遵守的质量和卫生标准，规定了化妆品生产过程中的卫生要求、原料使用、标签标识等内容。

头脑风暴

企业计划推出一系列新的护肤产品以满足市场对天然、有机化妆品的快速增长需求。请结合上述化妆品生产运作管理的内容，回答以下问题：在化妆品生产中，配方设计是核心环节，而质量控制是确保产品安全性和有效性的关键。如何在配方设计阶段就引入质量控制的理念，确保新产品从一开始就符合质量标准？请提出具体的措施和流程。

二、生产计划与管理

（一）生产计划的制定

生产计划是企业生产活动的指导性文件，它规定了企业在一定时期内的生产任务、生产进度和资源需求。生产计划的制定要充分考虑市场需求、企业生产能力、原材料供应、设备状况等因素，通过科学合理地预测和分析，制定出切实可行的生产计划。生产计划一般包括年度生产计划、月度生产计划和周生产计划等，不同层次的生产计划相互衔接，形成完整的生产计划体系。

1. 市场需求预测　通过市场调研和数据分析，了解市场需求的规模、分布、增长趋势和消费者的需求特点，为生产计划的制定提供依据。

2. 生产能力评估　评估企业的生产设备、人员、技术等方面的生产能力，确定企业的最大生产能力，为生产计划的制定提供参考。

3. 原材料供应计划　根据生产计划的需求，制定原材料采购计划，确保原材料的稳定供应，避免因原材料短缺导致生产中断。

4. 设备维护计划　制定设备维护计划，确保生产设备的正常运行，减少设备故障对生产的影响。

（二）生产过程的管理

生产过程的管理是确保生产计划顺利实施的关键环节。企业要建立完善的生产管理制度，对生产过程中的各个环节进行严格管理，确保生产过程的高效、稳定和安全。

1. 生产进度控制　通过生产进度计划的制定和执行，对生产过程中的各个工序进行监控，确保生产进度符合计划要求。对于出现的进度偏差，要及时采取措施进行调整，确保生产计划的顺利完成。

2. 生产质量控制　建立完善的生产质量控制体系，对生产过程中的原材料、半成品和成品进行严格的质量检测和监控，确保产品质量符合国家标准和企业内部质量标准。对生产过程中出现的质量问题，要及时进行分析和处理，采取有效的纠正措施，防止质量问题的再次发生。

3. 生产成本控制 通过优化生产工艺、合理配置资源、降低物料消耗、提高生产效率等措施，降低生产成本。同时，要加强对生产成本的核算和分析，为企业的决策提供依据。

4. 生产安全管理 化妆品生产过程中涉及许多危险因素，如化学原料的使用、设备的高温高压操作等。企业要建立完善的安全管理制度，加强对生产过程的安全监控，制定完善的安全操作规程和应急预案，确保生产过程的安全稳定，防止安全事故的发生。

💡 **案例分析**

案例： 某药品生产企业（以下简称"C公司"）主要生产处方药和非处方药，产品涵盖多个治疗领域。随着市场需求的增长，C公司面临生产计划不合理、生产效率低下、质量控制不稳定等问题。为了提升生产管理水平，C公司决定对其生产计划与生产管理进行全面优化。

分析：

1. 生产计划不合理 C公司的生产计划制定较为粗放，未能充分考虑市场需求、原材料供应和设备状况，导致生产任务分配不均，部分生产线闲置，而部分生产线超负荷运转。

2. 生产进度控制不力 生产过程中缺乏有效的进度监控机制，导致生产进度经常滞后，影响产品交付时间。

3. 质量控制不稳定 生产过程中缺乏严格的质量控制体系，导致产品质量不稳定，客户投诉率较高。

4. 生产成本居高不下 由于生产计划不合理和生产效率低下，C公司的生产成本居高不下，影响了企业的盈利能力。

三、原料管理

（一）原料采购管理

原料采购是化妆品生产的基础环节，其质量直接关系到产品的质量和安全性。企业要建立完善的原料采购管理制度，确保采购的原料符合质量标准和法规要求。

1. 供应商选择与评估 选择具有良好信誉和质量保证能力的供应商，建立供应商档案，定期对供应商进行评估和审核，确保供应商的原料供应质量和稳定性。

2. 采购合同管理 与供应商签订采购合同，明确原料的质量标准、交货期、价格、数量等条款，确保采购合同的合法性和有效性。

3. 原料检验与验收 建立完善的原料检验制度，对采购的原料进行严格的质量检验和验收。检验合格的原料方可入库，不合格的原料要进行退货处理。

（二）原料库存管理

原料库存管理是化妆品生产企业管理的重要环节，它直接影响生产成本和生产效率。企业要建立完善的原料库存管理制度，合理控制库存水平，确保原料的供应稳定和成本控制。

1. 库存分类管理 根据原料的性质和用途，对原料进行分类管理，合理安排库存布局，提高库存管理效率。

2. 库存盘点与监控 定期对原料库存进行盘点，确保库存账实相符。同时，要建立库存监控机制，对库存水平进行实时监控，及时发现和处理库存异常情况。

3. 库存周转率管理 通过优化采购计划和生产计划，合理控制库存周转率，减少库存积压，降低库存成本。

一家化妆品生产企业计划推出一系列新的天然有机化妆品。请结合上述原料采购管理和原料库存管理的内容，回答以下问题：在选择供应商时，除了考虑其信誉和质量保证能力外，还应考虑哪些因素？例如，供应商的地理位置、生产能力、价格竞争力等。请提出一个综合的供应商选择标准，并说明如何通过这些标准筛选合适的供应商。

四、品质管理

（一）品质管理体系的建立

品质管理体系是化妆品生产企业管理的核心环节，它通过系统的管理方法和手段，确保产品的质量符合国家标准和企业内部质量标准。企业要建立完善的品质管理体系，包括质量控制、质量检验、质量改进等方面。

1. 质量控制体系　建立完善的质量控制体系，对生产过程中的各个环节进行严格的质量控制，确保生产过程的规范化和标准化。通过制定质量控制标准和操作规程，对生产过程中的原材料、半成品和成品进行严格的质量检测和监控，及时发现和解决质量问题。

2. 质量检验体系　建立完善的质量检验体系，对生产过程中的原材料、半成品和成品进行严格的质量检验。通过制定质量检验计划和检验标准，对产品进行抽样检验和全检，确保产品质量符合国家标准和企业内部质量标准。

3. 质量改进体系　建立完善的质量改进体系，通过质量数据分析和统计，及时发现和解决质量问题，持续改进产品质量。通过开展质量改进活动，如质量改进小组、质量改进项目等，鼓励员工积极参与质量改进工作，提高企业的质量管理水平。

（二）品质管理的主要内容

1. 质量标准制定　根据国家和国际的质量标准，结合企业的实际情况，制定企业的质量标准和质量控制指标，为质量管理工作提供依据。

2. 质量检验与监控　对生产过程中的原材料、半成品和成品进行严格的质量检验和监控，确保产品质量符合国家标准和企业内部质量标准。对生产过程中出现的质量问题，要及时进行分析和处理，采取有效的纠正措施，防止质量问题的再次发生。

3. 质量改进与提升　通过质量数据分析和统计，及时发现和解决质量问题，持续改进产品质量。通过开展质量改进活动，如质量改进小组、质量改进项目等，鼓励员工积极参与质量改进工作，提高企业的质量管理水平。

4. 质量培训与教育　加强对员工的质量培训和教育，提高员工的质量意识和操作技能，确保员工能够按照质量标准和操作规程进行生产操作。通过开展质量培训活动，如质量培训课程、质量培训讲座等，提高员工的质量管理水平和操作技能。

节后小结

1. 化妆品生产要求严格的质量与安全标准，配方复杂，产品种类多样，法规监管严格。
2. 生产计划需综合市场需求、生产能力等因素，制定年度、月度和周计划。

3. 原料采购和库存管理是基础环节，需建立完善的采购制度，包括供应商评估、合同管理和原料检验。库存管理要分类清晰、盘点准确、周转合理，以降低成本，保障供应。

目标检测

参考答案

一、选择题

（一）单项选择题

1. 药品生产的特点不包括（　　）。
    A. 严格的质量要求　　　　B. 高度的专业性　　　　C. 简单的生产工艺
    D. 严格的法规监管　　　　E. 严格的条款

2. 药品生产运作管理的主要任务不包括（　　）。
    A. 生产计划与控制　　　　B. 质量控制与管理　　　　C. 设备管理与维护
    D. 市场营销与推广　　　　E. 人员管控

3. 设施选址时，以下不属于主要考虑因素的是（　　）。
    A. 市场需求　　　　　　　B. 原材料供应　　　　　　C. 交通条件
    D. 企业品牌知名度　　　　E. 员工的培训

4. 六西格玛管理的核心方法 DMAIC 中的"A"代表（　　）。
    A. 分析（analyze）　　　　B. 评估（assess）　　　　C. 调整（adjust）
    D. 应用（apply）　　　　　E. 以上都是

5. 化妆品生产运作管理的主要任务包括（　　）。
    A. 生产计划与控制　　　　B. 质量控制与管理　　　　C. 生产成本控制
    D. 以上都是　　　　　　　E. 以上都不是

（二）多项选择题

1. 药品生产的特点包括（　　）。
    A. 严格的质量要求　　　　B. 高度的专业性　　　　C. 复杂的生产工艺
    D. 简单的法规监管　　　　E. 严格的质量标准

2. 设施选址时，主要考虑的因素包括（　　）。
    A. 市场需求　　　　　　　B. 原材料供应　　　　　　C. 交通条件
    D. 劳动力资源　　　　　　E. 政策环境

3. 精益生产的主要方法包括（　　）。
    A. 价值流分析　　　　　　B. 看板管理　　　　　　　C. 单件流生产
    D. 持续改进　　　　　　　E. 增加库存

4. 医疗器械生产运作管理的主要任务包括（　　）。
    A. 生产计划与控制　　　　B. 质量控制与管理　　　　C. 生产成本控制
    D. 设备管理与维护　　　　E. 人员管理与培训

5. 化妆品生产运作管理的主要任务包括（　　）。
    A. 生产计划与控制　　　　B. 质量控制与管理　　　　C. 生产成本控制
    D. 设备管理与维护　　　　E. 人员管理与培训

二、简答题

1. 简述药品生产的特点。

2. 设施选址时需要考虑哪些主要因素？

3. 简述精益生产的核心思想及其主要方法。

4. 医疗器械生产运作管理的主要任务有哪些？

5. 化妆品生产企业的原料管理包括哪些内容？

三、案例分析

（一）药品生产企业的质量管理

案例：某药品生产企业在生产过程中发现，某批次药品的质量检测结果不符合国家标准，存在潜在的安全风险。企业需要立即采取措施解决问题，并防止类似问题再次发生。

问题：1. 企业应如何应对此次质量问题？

2. 如何通过质量管理体系防止类似问题再次发生？

（二）医疗器械生产企业的风险管理

案例：某医疗器械生产企业开发了一款新型心脏起搏器，但在临床试验阶段发现存在潜在的设计缺陷，可能导致设备在极端情况下失效。

问题：1. 企业应如何进行风险管理以应对这一设计缺陷？

2. 如何确保产品在上市后的安全性？

（三）化妆品生产企业的原料管理

案例：某化妆品生产企业在生产一批护肤品时，发现原料供应商提供的某种关键成分质量不稳定，导致产品功效不达标。

问题：1. 企业应如何解决当前的原料质量问题？

2. 如何优化原料采购和库存管理，避免类似问题发生？

第十章 医药经营企业管理

PPT

福特汽车创始人亨利·福特：聚在一起是开始，保持在一起是进步，协作在一起是成果。

医药经营企业，通常指的是医药流通企业，是连接药品生产企业和医疗机构、零售药店终端的桥梁，是药品供应链中的关键环节。医药经营企业管理是指对药品的采购、储存、销售、运输和售后服务等流通环节进行计划、组织、协调、控制和优化的所有活动。其核心目标是在严格遵守国家法律法规的前提下，保障药品在流通过程中的质量安全、可及性与可追溯性，并实现企业的高效运营与合理盈利。

学习目标

1. 掌握药品批发企业的概念，特点和基本任务；药品零售企业概念及特征；医药企业物流管理的含义及内容。

2. 熟悉药品批发企业、药品零售企业文化及企业制度；药品连锁总部的职能；医疗器械经营企业管理的概念和类型。

3. 了解药品批发企业、药品零售企业管理理论的相关概念及特征；单体药品零售企业。

4. 能灵活应用药品零售企业管理的知识，进行药品零售销售工作；学会药品储存及养护的方法对药品进行正确的储存和养护；应用药品网络销售的知识进行药品网络销售。

情境导入

仁心药铺的诞生

1948年春，苏州河畔的弄堂里，一位戴圆框眼镜的中年人正在擦拭一块崭新的招牌——"济生堂药铺"。此人姓陈，名守仁，原是上海某洋行药房的配药师傅。那年洋行倒闭，陈师傅便用毕生积蓄，在这市井巷口盘下间小铺面。开业前日，陈师傅特意请来老友李郎中把关。李郎中捋须环视，突然皱眉："守仁兄，你这药柜不妥。"

"哦？"

"你看"李郎中指着靠窗的药柜，"甘草、黄连这些饮片怎能受日晒？当归、川芎这些易挥发药材，该用瓷坛密封才是。"说着从袖中取出一本手抄册子，"这是我整理的《青囊药局规》，你且看看。"

当夜，陈师傅就着煤油灯细读：药材须分"四气五味"存放，毒剧药材另设铁柜加锁，煎药器具需每日沸煮，学徒须背熟《汤头歌诀》方能抓药。

翌日清晨，陈师傅正在调整药柜，忽闻门外喧哗。原来码头工人老周被铁钉所伤，伤口已见红肿。

"快取云南白药来！"陈师傅一边吩咐学徒，一边取出珍藏的烧酒，"先消毒，再敷药。"见老周囊中羞涩，他摆摆手："记账上罢。"

三个月后，济生堂声名渐起。陈师傅却愈发谨慎，每味药材都要亲自验看。有次发现批发的陈皮霉变，他当即整批退回，宁可暂时缺货。

深秋某夜，急促的敲门声惊醒众人。原来是纱厂女工难产，急需人参吊气。陈师傅毫不犹豫取出珍藏的野山参，却只收成本价。

年关将至，李郎中来访，见药铺门庭若市，笑道："守仁兄，你这真不二价，童叟无欺的店训，倒是比我的药方还灵验。"

陈师傅擦拭着眼镜:"药材关乎性命,规矩立得牢,生意才能做得长。"

此时夕阳斜照,那块乌木招牌上的"济生堂"三个镏金大字,正泛着温暖的光。

导言:通过药铺的创业故事,生动诠释药品零售企业的核心管理要义:①专业规范是立店之本(药材存储、人员培训);②质量管控重于利润(霉变药材退回);③社会责任与商业价值并重(急救赊账、平价售药);④诚信经营方能长久(真不二价的店训)。

药品从研发到患者使用前的一段历程是漫长、艰辛、科学和严格的,要耗费大量的人力、财力、物力等资源,药品的特殊性决定了药品的专属性。药品要进入患者手里,合理使用也是一个艰难曲折的路径,世界那么大,药品种类那么多,生产场地那么广,患者病情各异并且复杂,选择合理用药是每位药学专业人员的天职,如何才能做到让患者合理使用对症、对因的治疗药品呢?

第一节 药品批发企业管理

药品批发企业作为物料传递供应链的重要一环,连接药品生产企业和医疗机构的纽带显得越来越重要。但是,随着药品销售市场竞争的加剧和患者使用药品的特殊性、专一性和专业性以及患者对药品的选择和需求的变化,药品批发企业必须不断拓展和开拓、整合销售渠道,适应市场的需要。

一、药品批发企业概述

(一)药品批发企业的概念和特点

《药品管理法实施条例》第十章第七十七条规定:药品批发企业,是指将购进的药品销售给药品生产企业、药品经营企业、医疗机构的药品经营企业。"将购进的药品销售给药品生产企业"是指将生产所需的原料药销售给药品生产企业(原料药制药厂、中药制药厂、化学药物制药厂、生物制药厂和生化制药厂、中药炮制加工厂、中药材种植基地)、购进的成品药即药物制剂销售给药品经营企业、医疗机构。

对药品批发企业的要求一般都是较高的,需要有充足的仓储、专业的药品管理人员、覆盖面足够广的药品物流渠道和药品销售渠道。

> **头脑风暴**
>
> 药品批发企业的范畴?药品超市是否属于药品批发的范畴?

药品批发企业的种类根据许可范围或来源可分为成品药批发企业和原料药批发企业;根据经营规模和覆盖范围将医药批发企业分为全国性药品批发企业和区域性药品批发企业。药品批发企业的特点如下。

1. 规模性 药品批发企业通常在特定的地区或省份开展药品批发业务,并且需要严格遵守相关的法律法规,保证经营的药品质量安全合规,并随时接受药品监督管理部门的监管。随着人们对健康意识的认知程度加深,对医疗保健的需求持续增长,药品批发企业规模不断扩大。

2. 地域性 药品批发企业作为连接药品生产与医疗机构、零售客户等下游客户的桥梁,在药品流通领域中具有重要意义的地位,对保障医疗机构和患者的药品沟通和使用起着十分重要的作用,对连锁药店或连锁药店的药品供应具有承上启下的特点。

3. 集中性　随着药品市场竞争的激烈化和政策的驱动化，药品批发企业将越来越集中化、规模化发展，以适应市场需要，参与市场国际竞争。

4. 专业性　药品批发企业更加注重批发药品的专业性，注重特定的药品、特定的销售终端、特定的患者领域，以提供企业在药品经营中风险防范，增强药品批发企业的经济效益和社会效益。

5. 电商性　随着大数据时代的到来和 AI 的应用，由单纯的自配自送批发，逐渐变为规模化配送，电商化分配，尤其采用智能化集约销售。

6. 国际性　医药市场不仅仅是国家内的市场，而且是国际性的市场，由于当今社会市场的国际化程度的无序竞争，药品的国际市场化集约程度的加剧，全人类的健康问题是世界性的问题，因此药品的使用无国界，只针对患者的实际病例用药，所以药品国际化市场流通迫在眉睫，共享健康一体化。

7. 效益性　药品批发企业是独立法人的药品经营者，一方面要创造经济效益，另一方面要创造社会效益。因此，药品批发企业经营药品的利益最大化是可以理解的，获得红利是药品批发企业最基本特点。

8. 组织性　药品批发企业是具有独立法人资质唯一组织机构代码的独立体，是集软件、硬件、湿件为一体的独立行使经营权的合法体。

9. 社会性　药品批发企业是一个遵守《中华人民共和国药品管理法》的主体，承担独立法人责任，承担药品经营质量风险。

10. 独立性　药品批发企业有股份制性质的、独资性质的、合资性质的，也有央企国营的、地方国营的，相对独立行使药品批发权。

（二）药品批发企业的基本任务

药品批发企业的核心职能聚焦于双重保障：对内严格执行质量与运营管理（包括药品采购、验收、储存养护、库存动态优化、订单处理、出库复核及全链条可追溯），确保经营合规高效；对外则承担药品供应保障的社会责任，包括突发公共卫生事件应急响应、短缺药品调配及药品召回执行等关键任务，维护公众用药安全与可及性。

1. 保证药品质量符合标准规定　药品批发企业必须确保所经营药品的质量符合相应的药品生产质量标准，采购药品对供应商的资质审核、采购药品对应的药品质量标准和合法的检验报告书、储存药品的合理合法条件、养护药品的合理条件、批发药品的合法性等各个环节的质量控制。

2. 遵守国家法律法规　企业需要遵守相关的国家法律法规和行业标准，按照国家规定批发合格药品，遵守药品行业各种规定，尤其是 GSP，以确保药品批发的合法性和规范性。

3. 高效运营　药品批发企业需要制定运营质量方针，组建药品批发企业组织结构并构建合理岗位，制定符合运营规模的相应制度、职责、操作规程，制定符合实际的营销批发计划，提高药品批发效率，降低药品批发成本，增加药品批发企业内部员工的工作效率和薪酬。

4. 市场销售　药品批发企业采购进货的药品通过合法的批发手段和途径，把药品安全有效地配送到医疗机构、药品零售企业，实现经济效益和社会效益的最大化。同时要随时关注药品批发市场动态，适时巧妙地制定年度批发规划，开创和拓宽药品销售渠道，确保药品能够及时有效地批发到医疗机构（公立或民营）和其他零售终端。

5. 风险管理　药品批发企业应建立完善的药品批发过程风险管理体系，包括药品召回管理即实施、药品不良反应收集和报告、不合格药品的合法处置、药品质量管理体系的内审和风险评估等，以应对日常批发过程中可能出现的各种药品质量风险。

6. 应急管理　在药品批发过程中，随时应对药品批发所遇到的紧急情况并灵活加以解决，同时根据国家要求积极库存国家紧急药品储备和应急状态下的各种要求。

7. 财务管理 药品批发企业需要建立健全药品批发的财务管理制度，进行成本效益核算、资金管理、税务申报等工作，确保药品批发企业的财务健康运营和合规性。

8. 就业与失业 药品批发企业的存在，需要相应岗位的专业人员履职上岗，包括人事、财务、经管、药学、生物制品、计算机、智能等方面的人员，解决他们的就业问题，一旦药品批发企业解体或破产或注销，相应的工作人员面临下岗或失业。

综上所述，药品批发企业的基本任务是多方面的，既包括药品批发企业内部的药品运营管理，也包括对外的药品市场销售和风险管理。药品批发企业的基本任务共同确保了药品批发企业的正常运作和可持续稳定发展。

二、药品批发企业的必要性和作用

有患者存在就有药品供应，有药品供应就有药品生产，有药品生产就有药品营销市场，市场的存在决定药品物流的通向，药品无国界，药品有适应证或功能主治，需要药品市场就应运而生药品批发或零售企业。

（一）药品批发企业的必要性

1. 保障药品流通的枢纽地位 药品作为关乎民众生命健康与安全的专业特殊物品，其流通体系的高效性至关重要。药品批发企业处于承上启下的关键位置，上接药品生产企业，下连各类医疗机构及药店终端，在药品出厂后充当质量保障的中转枢纽角色，确保药品从生产源头到消费末端的流转顺畅且质量安全可靠，有力维护整个医药供应链的稳定性，是药品流通环节不可或缺的一环。

2. 推动行业高质量发展的必然选择 中国地域辽阔、经济高质量发展迅猛、交通网络发达，在充分论证可行性的基础上，依据《中华人民共和国药品管理法》《药品经营和使用质量监督管理办法》《药品经营质量管理规范》以及国家医疗体制改革方案等相关法规政策，结合人均年用药水平金额精确测算药品销售总额，科学定位、定点发展组建药品批发企业，使其充当专业药品物流服务角色，契合当代医药行业发展大势，有利于整合行业资源、优化流通布局、提升整体运营效能，助力医药行业迈向更高质量发展阶段。

3. 满足多样化市场需求的关键路径 为保障经营范围品种齐全，药品批发企业积极与药品生产企业寻求广度和深度合作，争取独家全国代理或区域独家代理品种，发展地方特色、民族习惯新药特药，朝着"专、精、优、特"方向深耕细作。以药品市场动态为导向，依据病情特点、药品流向、发展动向、季节更替、地理环境、城乡差异等多元市场因素，针对不同患病群体、病情种类灵活调整营销手段、渠道与策略，稳定购买需求量，稳步扩大药品市场覆盖面与占有率，全方位满足民众日益多样化的用药需求。

4. 应对医疗卫生体系挑战的有力支撑 《中华人民共和国基本医疗卫生与健康促进法》中对药品供应保障提出诸多明确要求。在国家构建起涵盖三甲医院、县级医院、乡镇卫生院、村卫生室、社区卫生服务中心（站）和专业公共卫生机构的城乡全覆盖、功能互补、连续协同医疗卫生服务体系背景下，药品需求庞大且供应渠道亟待畅通，尤其对于急危重症和疑难病症患者药品的及时供应极为关键。药品批发企业可凭借其专业优势，成为连接药品供应端与医疗服务体系的重要桥梁，有力缓解药品供应难题，保障医疗机构用药的及时性与稳定性，整体提升医疗卫生服务保障水平。

5. 助力资本市场与产业协同的潜力节点 药品批发企业在医药产业链中具有独特价值，其经营模式与发展潜力对资本市场富有吸引力。通过规范化、规模化运营，部分优质药品批发企业可谋求上市融资，借助资本市场力量加速自身发展，同时反哺医药产业上下游，促进产业协同共进。上市过程中的股权激励等机制，也有助于激发企业人才活力，提升经营绩效，进一步强化其在医药产业生态中的地位与作用，为医药行业的持续繁荣注入新动力。

6. 顺应政策导向与民众期待的现实需要　国家持续完善药品供应保障制度，建立协调机制，实施基本药物制度并动态调整目录，强化质量监管、追溯体系建设、价格监测等全方位举措以保障药品安全、有效、可及。药品批发企业在这一政策框架下，承担着落实政策要求、传导政策红利的关键职责，凭借其专业物流配送、质量管理、市场调节等能力，高效响应政策号召，确保各项药品供应保障政策精准落地，切实满足民众对优质药品的需求，维护药品市场的正常秩序与稳定运行，是实现医药行业健康可持续发展、守护民众健康福祉的现实且必要选择。

药品批发企业在保障药品流通质量、推动行业进步、满足市场需求、支撑医疗卫生体系、协同资本市场以及顺应政策与民意大潮中扮演着无可替代的关键角色，其构建与发展势在必行，亟待各方予以重视与支持，共同助力医药行业的繁荣昌盛与民众健康保障水平的稳步提升。

（二）药品批发企业的作用

药品批发企业承担三重核心价值：一是作为供应链关键枢纽，为医疗机构及零售终端提供合规药品的终端供应保障；二是构建双向资源整合平台，上游通过战略合作吸纳生产商资源（成为区域配送中心/中转仓），下游集约化承接医疗机构的仓储与配送需求；三是通过专业化物流网络实现全链条质量管理，确保药品在流通环节的安全性、可及性与时效性。

三、药品批发企业设立和管理规范

（一）药品批发企业设立

药品批发企业是根据国家或省、市、自治区、直辖市的统一规划和布局，按照属地原则，采用程序化、网格化或智能化方式按照一定程序设立。

可网上填写并申报药品经营许可证（批发）核发，法定办结时限20个工作日，承诺办结时限10个工作日。

填报资料前，药品批发企业应该准备自建或租赁符合药品仓储、运输条件的空间合法证明文件及实件，具备承办药品批发企业的合法经营主体合同文件，同时还应具备企业员工花名册及合法资质原复印件、经营流程与组织架构、企业任命文件、企业负责人和质量负责人合法资质原复印件、企业经营质量方针、企业风险管控文件、企业内审文件、进药品质量评审文件、制度、职责、操作规程、制度职责操作规程考核检查方案、药品质量信息文件、质量管理指导文件、计算机管理文件等。

药品质量管理制度一般有质量管理体系内审制度、质量否决管理制度、质量管理文件的管理制度、质量信息的管理制度、供货单位和购货单位及供货单位销售人员及购货单位采购人员资质审核制度、药品采购管理制度、药品收货管理制度、药品验收管理制度、药品在库储存管理制度、药品养护管理制度、药品销售管理制度、药品出库复核管理制度、药品运输管理制度、含特殊药品复方制剂的药品管理制度、有效期药品管理制度、不合格药品及药品销毁管理制度、销后退回药品管理制度、购进退出药品管理制度、药品召回的管理制度、质量查询管理制度、质量事故和质量投诉的管理制度、药品不良反应监测报告管理制度、卫生管理制度、人员定期体检制度、质量培训教育及考核制度、办公场所和库区设施管理制度、设备档案管理制度、设备购置使用和维修保养管理制度、有关记录和凭证的管理制度、计算机系统管理制度、质量方针控制制度、质量目标控制制度、持续改进控制制度、安全消防管理制度、药品流通质量风险管理制度、中药饮片进货验收制度、中药饮片的养护制度、二类精神药品管理制度、质量管理制度执行情况检查与考核管理制度、蛋白同化制剂和肽类激素药品管理制度、生物制品管理制度、设施设备验证和校准管理制度等。

药品批发企业部门岗位职责一般有办公室职责、质管科职责、财务科职责、采购科职责、库管科职责、销售科职责、运输科职责、企业法人与董事长职责、总经理职责、质量负责人岗位职责、业务负责人职责、办公室主任职责、质管科长职责、财务科长职责、采购科长职责、库管科长职责、销售科长职责、运输科长职责、质量管理人员职责、采购员职责、收货员职责、验收员职责、库管员职责、养护员职责、复核员职责、开票员职责、销售员职责、运输员职责、办公室文员职责、计算机管理信息员职责、会计员职责、出纳员职责、生物、蛋、肽专管员职责、第二类精神药品管理员职责、保安员职责等。

药品批发企业药品质量管理操作规程一般有文件编写导则、药品采购操作规程、药品收货操作规程、药品验收操作规程、药品入库储存操作规程、药品养护操作规程、药品销售操作规程、药品出库复核操作规程、药品运输操作规程、计算机操作规程、温湿度系统功能验证操作规程、中药饮片验收操作规程、含特殊药品复方制剂操作规程、药品质量风险管理操作规程、质量投诉和质量查询操作规程、药品不良反应操作规程、首营企业和首营品种审核操作规程、不合格药品操作规程、有关记录和凭证操作规程、设施设备使用和维修操作规程、销后退回药品操作规程、药品购进退出操作规程、空调和除湿机使用操作规程等。

药品批发企业关于药品批发的质量管理还有一些内审管理控制文件，如内审领导小组任命文件、内审计划、内审方案、内审日程安排表、年度内审检查、内审报告表、会议记录、会议签到表等。

（二） 药品批发企业的药品经营质量管理规范

药品批发企业申报前，应系统学习领会融通 GSP。

对相应各个与药品批发有关的专业岗位进行药品专业培训，全员法律法规培训，并通过实事求是的考核考试合格，资料备查。按照 GSP 相应规定，做到齐全清的原则，在规定时间内接受现场检查。《药品检查管理办法（试行）》（国药监药管〔2021〕31 号）第三十六条规定：省级药品监督管理部门或者药品检查机构实施药品批发企业、药品零售连锁总部现场检查前，应当制定现场检查工作方案，并组织实施现场检查。制定工作方案及实施现场检查工作时限为 15 个工作日。第二十九条规定：派出检查单位应当在自收到现场检查报告后规定时限内完成审核，形成综合评定结论。药品检查机构根据综合评定结论出具《药品检查综合评定报告书》报药品监督管理部门。药品监督管理部门应当及时将综合评定结论告知被检查单位。

四、药品批发企业组织架构与经营模式

药品批发企业的组织架构设计遵循"适配性"与"动态性"原则：以经营规模与市场定位为基准，通过因事设岗、因岗定责实现精兵简政，确保分工明确、权责清晰、政令贯通；同时建立合规风控前置机制，使架构兼具战略执行力（高效响应政策调整）与运营韧性（快速适配业务需求），最终支撑供应链枢纽职能的持续优化，保障药品流通质量与效率。

（一） 药品批发企业组织架构

药品批发企业的内部机构或部门设计要根据企业实际设置，药品批发企业组织结构设计的基本原则为统一指挥、分工明确、合作默契、责权利一致、集权和分权相结合、有效管理幅度一致、弹性范围适度、社会效益和经济效益相统一。一般模式如图 10-1、图 10-2 所示。

（二） 药品批发企业经营模式

在医药行业蓬勃发展的当下，药品流通体系的构建与完善成为关键议题。药品批发企业作为连接药品生产企业与零售终端的重要桥梁，在其中扮演着举足轻重的角色。其经营模式的合理性与有效性直接关系到药品流通的效率、成本控制以及终端客户的满意度，更对整个医药产业链的顺畅运转和医药产业

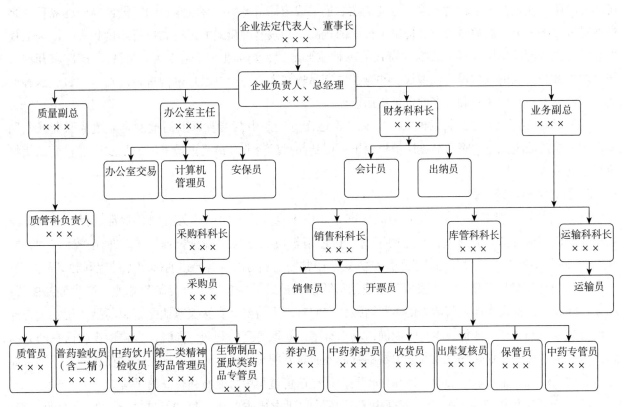

图 10-1 组织机构及岗位职能图

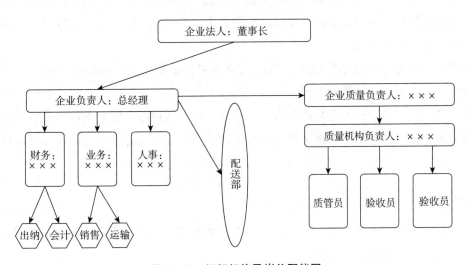

图 10-2 组织机构及岗位职能图

的持续进步产生深远影响。药品批发企业经营模式丰富多样,从传统层级批发模式到新兴拓展经营模式,各有特点与适用场景。深入探究这些模式,有助于理解药品批发企业在现代医药市场中的运作机制和发展趋势,也能为相关企业制定战略、优化运营提供有力的参考依据。

1. 传统层级批发模式

(1)药品单层级直链式批发模式 ①定义:该模式下,药品由生产销售商依据总代理或区域代理情况配送至药品批发企业,随后药品批发企业将药品供应至药品连锁公司、单体药店及医疗机构等终端,实现产业链资源共享与红利共赢。②特点:其优势在于对药品终端流向的动态掌控能力强,能够有效降低销售成本且毛利率相对较高。然而,由于药品批发企业需直接配送给分散的终端客户,因此对销售环节的服务质量提出了较高要求。特别是在非集采或招标市场中，终端客户的零散性与经营品种的多样性对批发配送能力的数量和速度提出了很大的挑战，导致这种模式的运行和执行难度较大。③药品代理形式：作为药品单层级直链式批发模式的一种重要形式，药品批发企业直接与药品生产厂家开展合作，取得部分药品的区域销售代理权，并直接向药品连锁零售企业或医疗机构进行配送。不过，这种形式往往伴随着较高的风险和较多的资金积压。

（2）药品多层级互联式批发模式　定义：其运作方式是由两层及以上的批发企业组成联盟或共同体，上一层药品批发企业将药品逐层销售给下一层药品批发企业，最终由最下层的批发企业将药品销售给零售终端客户。

2. 新兴拓展经营模式

（1）招商–代理模式　①背景：药品生产企业由于自身销售团队能力有限，常常选择药品批发企业作为其代理销售商。②形式：常见的招商–代理销售模式分为"底价招商"和"佣金招商"两种。其中，"底价招商"是一种较为传统的招商方式，通常需要签订代理合同以明确双方的权利和义务。

（2）自建销售队伍模式　①发展：自建销售队伍的模式最早起始于合资制药企业。②优势与挑战：如今，随着药品批发企业销售能力的不断增强，它们有动力将药品直接快速地配送到药品使用终端，这样可以减少中间环节、降低成本，并稳固市场占有率以获取更高的利润。同时，自建销售队伍在药品信息传递的精准性、专业化程度以及学术氛围营造方面具有明显优势。然而，该模式也存在一些问题，如人员流动性较大，销售队伍的稳定性相对较差，且在销售过程中可能面临较高的风险。

（3）新药销售模式　①特点：新药由于其高昂的研发成本，在销售初期往往会面临较大的难度，但一旦市场打开，其利润空间较高且市场占有率相对稳定，除非受到同类新药的冲击。②运作：因此，药品批发企业在新药销售方面通常会建立专门的新药销售组织架构，这种架构也吸引了许多次配送的模式也为三方配送企业创造了收益。

（4）电商模式　优势：电商销售模式是借助大数据和智能发展的必然趋势，它能够为消费者提供最直接的购物体验，并且统一发挥着关键作用。

综上所述，药品批发企业的经营模式并非一成不变。为了实现经营服务质量的高效化和利润的最大化，企业需要根据时势的变化，灵活地采用不同的经营模式。这不仅有助于药品批发企业自身的发展壮大，还对整个医药产业链的顺畅运行和医药产业的持续进步发挥着关键作用。

五、药品计划与采购管理

药品批发企业一方承接着供应商，另一方承接着销售终端，药品正常的流通才会带来正常的利润，要想获得利益最大化，关键是药品的购进环节。

如何才能做到合理采购药品呢？首先是精准制定药品购进计划，然后针对药品批发市场和自身批发的流水规律，制定操作规程并遵执。

（一）采购前准备工作

1. 根据药品需求，列出药品采购计划　根据库存结合业务部购销计划或通过调查市场需求制定临时采购计划；

2. 选择供货单位并确定其合法性　规范采购供应商管理，可以从以下几个方面进行审核。

（1）坚持择优、择廉、"质量第一"的采购原则，初步选择适宜的供应商。

（2）联系供应商并与供应商销售员洽谈，建立供需合作关系。

（3）索要与本企业相关的所需资质材料以及提供与本企业相关的合法证照。

（4）确定供货单位的合法资格，同时满足以下条件：供货单位的药品生产许可证或药品经营许可证在有效期内；供货单位的 GSP 或 GMP 认证证书在有效期内；供货单位的营业执照按时年检；以上资料加盖供货单位公章原印章。

3. 确保采购药品合法合规　在确定所采购的药品的合法性须同时满足以下条件：所购进的药品是供货单位的生产或经营范围之内；所购进的药品是本公司的经营范围之内；所采购的药品有法定的生产或进口批准证明文件并且在批准证明文件有效期内生产或进口的；所购进的药品不是国家药品监督管理部门要求停止或暂停生产、销售和使用的药品；采购的药品不得是国家或地方监督管理部门抽验不合格的药品及采购的药品不得是曾有严重不良反应报道的药品。

4. 核实供货单位销售员的合法资格　"企业法人委托授权书"原件并进行审核查验，原件须盖有供货单位的原印章和供货单位法定代表人的签章；原件上应注明被委托授权人姓名及身份证号码、委托授权品种、授权区域和有效期限；向供货单位药品销售员索要其身份证原件，查验其与"法人委托授权书"上所注明的被委托授权人为同一人后，复印其身份证存档。

5. 存档　相关资料交予本企业质量管理部门更新档案或审核归档。

6. 首营企品需审符合质量要求　采购中涉及首营企业、首营品种的，采购员应当打印相关审批表，经本企业质量管理部门和质量负责人审核批准，必要时组织实地考察，对供货单位质量体系进行调查评价并做好记录，以确定供货单位的质量管理体系是否满足本公司要求；并按《供货单位、购货单位、供货单位销售员及购货单位采购员资质审核规定》执行。

（二）系统录入采购计划，审核通过后，生成采购订单

药品采购订单生成流程为采购员在系统中录入采购计划（含品名、规格、厂商等）后，依次经质管、财务、业务负责人及副总四级审核，通过后系统自动生成采购订单。针对不同采购场景同步执行专项审批。

1. 首营品种　需补充填报品种资料，附审批表经质管→财务→业务→副总→企业负责人五级签批。

2. 首营企业　需填报企业资质，经质管→业务经理→质量副总→企业负责人四级核验。

3. 首营企业 + 首营品种　需并行完成上述双审批流程。

所有审批链闭环后，系统方生成有效采购订单（作为财务付款与储运收货凭证），确保符合 GSP 对供应商/品种准入的强制管控要求。

（三）采购业务洽谈

1. 审核供货单位及相关人员合法性　在公司药品采购员依据采购订单与供货单位销售员就购进药品进行洽谈前，先严格审核供货单位的合法资格和质量信誉，确保其具备合法的药品生产或经营资质，且过往无不良质量记录；同时审核所供药品品种的合法性，确认其在供货单位的生产或经营许可范围内；此外，还要核实供货单位销售员的合法资格，要求其提供加盖供货单位原印章和法定代表人签章的"企业法人委托授权书"原件，授权书应明确被委托授权人姓名、身份证号码、委托授权品种、授权区域和有效期限等信息，并查验其身份证原件，确保与授权书上所注明的被委托授权人为同一人。

2. 采购洽谈及合同签订　审核通过后，采购员按照采购订单与供货单位销售员就购进药品展开洽谈，明确采购品种、规格、数量、生产厂家等具体内容，并就质量条款达成一致后签订购进合同及质量保证协议，明确双方在药品质量方面的责任和义务。

3. 其他采购方式及要求　在经营过程中，除当面采购业务洽谈外，也可采用电话、传真、微信等方式采购药品，但无论采取哪种方式，都必须有完整的记录，同时与供货单位提前签订明确各自质量责任的质量保证协议书，确保药品采购过程的可追溯性和质量可控性。

（四） 签订明确质量条款的购销合同和质量保证协议

1. 在采购业务洽谈成功时，应及时与供货单位签定明确质量条款的购销合同，购销合同中的质量条款至少应明确以下内容。

（1） 药品质量符合质量标准和有关质量要求。

（2） 药品附产品合格证。

（3） 药品包装符合有关规定和货物运输要求。

（4） 从经营企业购进进口药品的，质量条款还应包括供货单位应提供符合规定的证书和文件。

2. 签定质量保证协议时应注意，质量保证协议书至少包括以下内容。

（1） 明确双方质量责任。

（2） 供货单位应当提供符合规定的资料且对其真实性、有效性负责。

（3） 供货单位应当按照国家规定开具合法发票。

（4） 药品质量符合药品质量标准等有关要求。

（5） 药品包装、标签、说明书符合有关规定。

（6） 药品运输的质量保证及责任。

（7） 质量保证协议的有效期限。

3. 当质量条款的内容需要增加时，药品采购员必须事先得到质量管理部门的确认方可执行。

（五） 按购销合同条款执行

采购员按合同约定及时、保质、保量办款进货并索取合法票据，财务员凭采购订单付款；采购员及时将合法票据传递给财务部门；到货后采购员及时在计算机管理系统中开具《购进药品通知单》，通知收货员。

（六） 采购记录凭证

1. 票据 购进药品，应附随货同行单（票），随货同行单（票）应包括供货单位、生产厂商、药品的通用名称、剂型、规格、批号、数量、收货单位、收货地址、发货日期等内容，并加盖供货单位药品出库专用章原印章。如无单据或单据不符规定，应督促供应商尽快提供符合规定要求的单据，以免耽误验收入库。

2. 发票 应当列明药品的通用名称、规格、单位、数量、单价、金额等；不能全部列明的，应当附《销售货物或者提供应税劳务清单》，并加盖供货单位发票专用章原印章、注明税票号码。凡未能提供发票的，不准采购。

（七） 特殊管理药品采购

采购特殊管理药品及含特殊药品复方制剂的药品应从有含特殊药品复方制剂的药品生产或经营资质的公司进货，禁止现金交易。

（八） 药品直调

除发生灾情、疫情、突发事件或者临床紧急救治等特殊情况外，一般情况下不准采用直调方式购销药品，如确需直调的，并建立专门的采购记录。

（九） 药品采购工作流程

药品采购工作流程如图 10－3 所示。

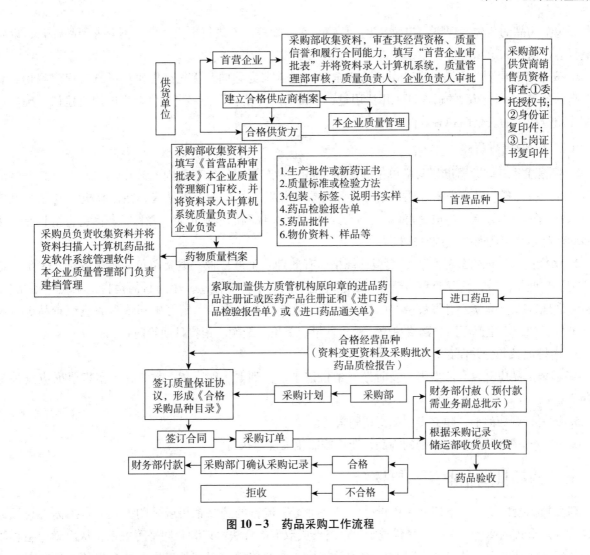

图 10 - 3　药品采购工作流程

六、药品批发企业销售管理

药品批发企业在批发药品过程中，销售是关键环节，直接牵涉企业员工的收入，利润的实现靠销售建立药品销售管理规程，规定和规范本企业销售药品的管理工作。

（一）销售原则

药品批发销售企业管理的销售原则主要围绕保障药品质量、合法合规经营以及满足市场需求展开，以下是具体内容。

1. 质量优先原则　销售管理以质管部门允许放行的药品为前提，确保所销售药品的质量安全可靠。只有经过严格质量检验、符合质量标准的药品才能进入销售环节，杜绝假药、劣药及质量不合格药品的销售，从源头上保障公众用药安全。

2. 全程追溯原则　借助计算管理系统，对药品出库至销售的全过程进行详细记录与跟踪。该系统能够准确记录每批药品的出库时间、流向、销售对象等关键信息，实现药品销售全流程的可追溯性。一旦药品出现质量问题，可迅速通过系统追溯其销售去向，及时采取召回等措施，降低风险。

3. 合法合规原则　严格贯彻执行国家有关药品质量管理的方针、政策、法律、法规和行政规章，确保药品销售活动在合法合规的框架内进行。企业需遵守药品经营许可证规定的经营范围，不销售未经批准的药品，不进行非法渠道的药品交易，所有销售行为均符合药品监管要求。

4. 诚实守信原则　在药品销售过程中，秉持诚实守信的经营理念，向客户提供真实、准确的药品信息，包括药品的名称、规格、剂型、生产厂商、有效期等。不进行虚假宣传，不夸大药品疗效，以诚信赢得客户信任和市场声誉。

5. 安全有效原则　以满足患者用药的安全和有效需求为导向，优先销售质量可靠、疗效确切、安全性高的药品。关注药品的适应证、用法用量、不良反应等信息，为客户提供合理的用药建议，确保药品在使用过程中的安全性和有效性。

（二）销售规程

1. 根据质量基础数据审核购货单位的法定资格、生产范围、经营范围或诊疗范围，以及其下游采购员及提货员的授权书及身份证明，销售员和开票员并按照相应的范围销售，在计算机"药品批发软件"系统填写销售订单、生成销售单，经业务经理审核生成药品销售记录。确保将药品销售给具有合法资格的药品生产、经营企业或医疗机构。

2. 销售记录应标明药品名称、剂型、规格、有效期、生产厂商、购货单位、销售数量、单价、金额、销售日期等内容，直调药品的销售记录还应记录供货单位等信息。中药材的销售记录应包括品名、规格、产地、购货单位、销售数量、单价、金额、销售日期等内容。销售中药饮片的应记录品名、规格、批号、产地、生产厂商、购货单位、销售数量、单价、金额、销售日期等内容。

3. 销售记录备份并保存 5 年。

4. 销售药品应开具合法票据，及时做好销售记录，做到票、账、货、款相符，销售票据应按规定保存 5 年。

5. 销售直调药品的，建立专门的直调销售记录。

6. 销售含特殊药品复方制剂的药品，严格按照相关规定执行。

七、药品批发企业招标与投标

药品招标投标制（以下简称为招投标）是一种国际流行的药品销售或采购方式，是招标人与投标人经过一定形式的邀请、响应、择优选定，最终形成双方的合法协议和合同平等关系，从而确立主客体之间的经济活动关系，是"法人"之间的利益交换或效益传递，双方承诺形成的有偿的、具有双方约束力的法律行为。药品招投标制度的使行，改变了我国药品指定分销、包销、意向发包或代销的承发包方式，这对我国药品的推广使用具有发展的意义，意向性招投标存在潜在的经济风险性，可能干扰正常的经济秩序，损伤投资者的荣誉和效益，同时也是腐败的滋生原因。

（一）药品招投标相关的基本概念

药品招投标是在药品采购、销售和服务的行为中，药品招标人通过事先公布的采购计划和采购要求，吸引众多药品生产企业或药品批发企业的投标人按照合法合规的同等条件进行公开平等的有序竞争，按照规定的药品招投标程序和过程，并精心组织、搭建线下或线上的招投标平台、利用招投标先进技术、在保证双方经济利益的前提下、采用合法的技术手段、经多方面专业专家对众多的投标人进行综合评审，投标人从中择优选定药品采购的中标人的行为过程。

1. 药品招标　指药品招标人通过药品招标公告或药品投标邀请书等形式，招请具有法定条件和具有承接能力的投标人参与竞争投标。

2. 药品投标　指经资格审查合格的药品投标人一般是指药品生产厂商，按药品招标文件的规定填写药品投标文件，按药品招标条件编制药品投标报价，在药品招标文件限定的时间送达药品招标单位。

3. 药品招投标的开标　指药品投标人提交药品投标文书包括药品投标截止时间、药品招标人（或药品招标代理机构）依据药品招标文件和药品招标公告规定的时间和地点，在有药品投标人和药品投标监督管理机构代表、纪委监委代表出席的情况下，当众公开公正、公平开启药品投标人提交的药品投标文件，公开宣布药品投标人名称、药品投标品种价格底限及药品投标文书中的有关主要内容的过程。

4. 药品投标的评标　指药品招标人依法组建的药品投标的评标委员会按照药品招标文件规定的药品投标的评标标准和方法，对药品投标各方文书开标以后进行审查、评审和比较，提出书面评标报告，推荐合格的 1~3 名药品中标候选人。

5. 药品招投标的中标　指药品招标人根据药品投标的评标委员会提出的书面评标报告，在推荐的药品投标的中标候选人中确定药品投标中标人的过程。

6. 药品招标的授标　指药品招标人对经公示无异议的药品投标的中标人发出中标通知书，接受其投标文书和投标报价。

7. 签定药品招投标合同　指药品投标的中标通知书发出后一定时间内，药品招标人与药品中标人就药品招标文件和药品投标文书中存在的问题进行谈判，并签订药品招投标合同书，完成招标投标的全过程。

（二）　药品招标投标当事人

1. 药品招标人　指依照药品招标投标的各种法律和法规提出药品招标项目进行药品招标的独立法人或者其他组织。

2. 药品投标人　指响应药品招标、参加药品投标竞争的独立法人或者其他组织。

3. 药品招标代理机构　依法设立、从事药品招标代理业务并提供相关服务的社会中介组织。

（三）　药品招标投标的类型

1. 区域性药品招标投标　指区域性生产的药品在本地区就投标单位的招标的投标过程。

2. 全国性药品招标投标　指能够在全国使用的药品就投标单位在全国区域内的招标和投标过程。

（四）　药品招标投标的基本特性

1. 组织性　药品招标投标是一种有规模的、有组织的和有计划的药品交易活动，它的进行过程必须按照招标文件的法律法规规定，在规定的地点、约定的时间内，按照招投标规定的规则、办法和程序进行，因此有着高度的组织性。

2. 公开性　进行药品招标活动的信息公开；进行药品开标的程序公开；进行药品招投标评标的标准和程序公开；进行药品的招投标中标的结果公开。

3. 公平性和公正性　对待各方药品投标者一视同仁，药品招标方不得有任何歧视某一个药品投标者的行为；药品招投标开标过程实行公开公证方式；严格的保密原则和科学的评标办法，保证评标过程的公正性；与投标人有利害关系的人员不得作为评标委员会成员；招标的组织性与公开性则是招标过程中公平、公正竞争的又一重要保证。

4. 一次性　药品招标与投标的交易行为，不同于一般商品交换，也不同于公开询价与谈判交易。药品招标投标过程中，药品投标人没有讨价还价的权利是药品招标投标的又一个显著特征。药品投标人参加投标，只能应邀进行一次性秘密报价，是"一口价"；投标文件递交后，不得撤回或进行实质性条款的修改，交了保证金的投标人擅自撤回不予退还保证金。

5. 规范性　根据目前通用做法，药品招标投标程序已相对成熟与规范，基本程序是按照编制药品招标文书—发布药品招标公告—投标—开标—评标—签订合同。

（五）　药品招标方式

1. 公开招标　指药品招标人以药品招标公告的方式邀请不特定的法人或者其他组织投标。

2. 邀请招标　指药品招标人以药品投标邀请书的方式邀请特定的法人或其他组织投标。

（六） 招标组织形式

药品招标分为药品招标人自行组织招标和招标人委托招标代理机构代理招标两种组织形式。

1. 自行招标 指具有编制招标文件和组织评标能力的招标人，自行办理招标事宜，组织招标投标活动。

2. 委托招标 指招标人自行选择具有相应资质的招标代理机构，委托其办理招标事宜，开展招标投标活动；不具有编制招标文件和组织评标能力的招标人，必须委托具有相应资质的招标代理机构办理招标事宜。

八、药品批发企业储存、养护与运输

药品储存、养护与运输的目的是规范药品储存的作业流程，确保储存作业正确性、时效性、规范化，保证药品储存的质量控制和管理。药品批发储运部门库房管理人员对药品储存的实施负责。

（一） 药品入库

1. 药品入库时，库房管理人员与验收员交接后，库房管理人员须对待入库品种进行审核。

2. 库房管理人员必须认真核对入库药品与验收记录所列项目，逐项确认药品品名、剂型、规格、数量、生产企业、批号、有效期、包装数量、储存条件等。入库药品须质量完好、数量正确、包装牢固、标识清楚。

3. 库房管理人员须对入库药品的储存要求进行检查，严格按照药品所需要求分别储存于与之相适应的仓库。

（1）凡明示"阴凉处""阴暗处""凉处""凉暗处""20℃以下""25℃以下"储存药品必须存放阴凉库。

（2）凡明示"常温""10～30℃"或无明示温度要求的药品须存放常温库。

（3）库房管理人员对入库药品点验完毕确认无误后，在计算机"药品批发软件"系统中确认并生成药品入库单，如有药品不符规定，须立即通知验收员复验和质量管理人员查验。

（4）凡包装破损、污染、标识模糊及其他不符合规定的药品均不得入库。

4. 搬运和堆码药品应当严格按照外包装标示要求规范操作，堆码高度符合包装图示要求，避免损坏药品包装。

（二） 在库储存

1. 库房管理人员应合理存放药品，药品按批号堆码，不同批号的药品不得混垛，垛间距不小于5厘米，与库房内墙、顶、温度调控设备及管道等设施间距不小于30厘米，与地面间距不小于10厘米。

2. 药品储存严格按质量状态实行色标管理：合格药品为绿色，不合格药品为红色，待确定药品为黄色。

3. 在库药品须严格实行分库（区）分类储存管理。药品与非药品必须分区存放；内用药与外用药应分区存放；含特殊药品复方制剂药品必须实行专区存放，专人管理；中药材和中药饮片分库存放。

4. 库房管理人员应严格按照药品外包装图示标志要求进行合理堆码，货垛堆码必须按要求牢固、整齐堆放。堆码无倒置、侧置、混堆混放现象，易于数量清点、易于识别标识，整件按数量合理堆放在底垫或货架上。

5. 按照时间规定须按时完成仓库安排的库存药品盘点计划，点验库存药品的数量、批号、效期，保证账与货相符。

6. 库房管理人员对近效期药品加挂近效期牌。

7. 库房管理人员发现库存药品中有外观性状异常、包装污损、过期失效等药品须暂停发货并悬挂黄牌，报质量管理人员，依照质量管理人员复查结果进行相应处理。

8. 根据养护员的指导进行仓间温湿度的调控，在养护员的指导下做好防虫、防鼠、防潮等工作。

9. 应保持库区的清洁卫生及库容库貌，按时清扫，按规定进行大扫除。

（三） 药品配发出库

1. 药品出库须有正式凭证，库房管理人员应认真审查发货单据，对手续不全及"白条"应拒绝发货。

2. 库房管理人员须严格按照发货单据所列购货单位、药品品名、规格、数量、生产企业、批号、效期等进行配发。

3. 出现发货单据与实货不符则应退回发货单据，及时通知储运负责人核查。

4. 配发整件药品应依次从货垛上取货，保持货垛的整齐、牢固，严禁乱取混发。

5. 配发零货应首先从零货柜中取货，需开箱拆零时，应用剪刀从箱顶部开拆，严禁从底部、侧面取货。库房管理人员配发药品完毕后，将配好的药品放至发货区。

（四） 药品养护

药品养护的目的是监测在库储存药品的质量状况，以考察药品的质量稳定性和仓储条件是否符合药品的储存要求；及时了解在库储存药品的质量变化，以便采取相应的养护措施，并验证所采取的养护措施的成效；掌握在库储存药品的质量变化规律，以便改善仓储条件，改进养护方法。养护员负责库存药品的养护检查工作，并指导和配合库房管理人员做好库内储存环境与条件的控制工作。

1. 制定养护计划 养护人员依据药品储存条件、质量特性、库存时间及历史养护数据等，制定全面的养护计划，明确养护周期、重点养护品种及养护方法等，确保养护工作有序开展、责任到人。

2. 日常养护检查 养护人员按照计划，定期对库存药品进行检查，查看药品外观、包装、标签、说明书等，检查药品有无破损、变色、渗漏等异常；对储存条件有特殊要求及有效期较短的药品进行重点养护，增加检查频次。

3. 温湿度控制与监测 每天上下午各一次定时记录库房温湿度，如温湿度超出规定范围，应及时采取调控措施，如使用空调、除湿机、加湿器等设备，并记录调控情况，确保药品储存环境符合要求。

4. 改善储存条件 检查仓库的设施设备，如货架、通风设备、照明设备等是否正常运行，定期维护保养，确保其性能完好，为药品提供良好的储存环境。

5. 建立养护档案 对每次养护检查的结果进行详细记录，包括养护时间、养护人员、检查内容、发现问题及处理措施等，形成完整的养护档案，便于追溯和分析药品质量变化情况。

6. 重点养护品种管理 对于首营品种、质量不稳定品种、有特殊储存要求的品种、储存时间较长的品种、近效期品种以及近期出现过质量问题的品种等重点养护品种，需制定针对性的养护方案，加大检查力度。

7. 质量问题处理 养护过程中发现质量可疑药品，应立即在计算机系统中锁定和记录，暂停销售，及时通知质量管理部门进行确认和处理，对确认为不合格的药品，应按规定移入不合格药品库（区），做好标识，并按程序报损、销毁。

8. 近效期药品管理 借助计算机系统对库存药品有效期进行自动跟踪和控制，采取近效期预警措施，当药品有效期临近时，系统自动提醒养护人员，以便及时与销售部门沟通，加快销售或采取其他处理措施，防止过期药品销售。

9. 中药材和中药饮片养护 根据中药材和中药饮片的特性，如易虫蛀、霉变、泛油等，采取有效的养护方法，如定期翻晒、通风、干燥、熏蒸等，但所用方法不得对药品造成污染。

10. 养护设备管理　定期对养护用仪器设备、温湿度检测和监控仪器、仓库在用计量仪器及器具等进行校准和检定，确保其准确性，同时做好设备的日常维护保养，延长使用寿命，保证养护工作的正常进行。

11. 养护信息汇总分析　定期汇总、分析养护信息，包括养护过程中发现的质量问题、药品质量变化趋势、养护措施的效果等，为优化养护方案、加强药品质量管理提

（五）储存温湿度调控

1. 养护员随时检查库房内的温湿度情况，发现其上、下限值达到临界值或接到温湿度自动监测系统预警信息时，养护员立即开启温湿度调控设备进行有效调控，并做好《设备、仪器运行记录》。

2. 温度：常温库29.5℃、阴凉库19.5℃时，及时开启空调降温，常温库10.5℃、阴凉库2.5℃时开启空调升温。

3. 相对湿度74%时及时开启空调除湿，相对湿度36%时及时采取增湿措施，如用湿拖把拖地等方法。

4. 温湿度调控设备在使用中发生故障时，养护员及时通知行政部联系维修处理。

（六）药品运输

药品运输的目的是保证运输过程中药品的质量与安全，规范药品的运输工作，减少因药品运输不当造成的损失。

1. 出库交接　库房管理人员在发运药品时，应当检查运输工具，发现运输条件不符合规定的，不得发运。运输药品过程中，运载工具应当保持密闭；药品出库时，仓库库房管理人员与运输员依据"销售出库/随货同行单"交接各种单据：发票原件及发票签收单、同批号检验报告书、进口药品同时提供进口药品注册证"药品销售出库/随货同行单"。

（1）出库货物核验要求　运输员当面核实品名、规格，清点数量，查看包装是否完好、封箱是否牢固，有无异样。严禁包装有破损或大件包装未封口的货物出库。

（2）出库单据签章确认　运输员经查无误、确保单货相符后，在"销售出库单"上签章确认。

2. 药品装车

（1）药品装卸时，禁止在阳光下停留时间过长或下雨时无遮盖放置。

（2）搬运、装卸药品应轻拿轻放，堆码整齐、捆扎牢固，防止药品撞击、倾倒，检查药品包装，严格按照外包装图示标志要求堆放和采取防护措施，保证药品的安全。

（3）运输药品的车，不得装卸对药品有损害的物品，将重物压在药品的包装箱上。

3. 药品的运输

（1）普通药品的运输　①药品运输应按照企业《药品运输管理制度》执行，并采取有效措施，防止在运输过程中发生药品盗抢、遗失、调换等事故，保证运输过程中的药品质量与安全；②车辆运输时，必须保证车箱体整体封闭、结构牢固、货箱门严密可锁，可有效防尘、防雨、防遗失，禁止敞棚运输；③运输药品，应当根据药品的包装、质量特性并针对车况、道路、天气等因素，选用适宜的运输工具，采取相应措施，防止出现破损、污染等问题；④负责装卸、搬运药品的人员应严格按照外包装标示的要求搬运、装卸药品；⑤已装车的药品应当及时发运并尽快送达；⑥运输员须谨慎驾驶，避免造成药品的损坏。

（2）含特殊药品复方制剂的运输　由专人监督下装车，上锁后，并在最短的时间内按公司指定的路线送达，以免发生盗抢、遗失、调换等事故，收货单位收到货物后，由收货人在回单联上签字、盖章（无章的按手印）后带回交公司质管科。

（3）有温湿度要求药品的运输　应根据季节变化采取相应的保暖或冷藏措施。冷藏冷冻药品的装

车前，温度要符合药品对温度的要求。其装箱、分包、封包工作在冷库中完成。冷藏冷冻药品的运输过程温度要实时记录及监控，运输人员要确保冷藏车的运输温度应实时回传，冷藏箱的温度记录可读取储存。如超出温度限度要求，温度监控系统就地声光报警，短信通知相关人员，相关人员必须立即采取措施，改善和调整温度。并通知质量管理人员，等候处理意见。如果是无法避免的不可预见的设备故障时，必须在 30 分钟内排除故障，恢复设备正常运转，如不能解决时，提前 10 分钟就地联系商店等就地有冷藏箱冰箱等设备的客商，暂存药品与其冷藏设备中，配送人员就地监控，不得离开现场，等待司机将设备修好，温度达到要求后，迅速装车，以减少对药品的影响。向质量员汇报整个过程，等候处理意见。

（七）客户交接

1. 在客户接货时，运输员向客户交接药品及单据，同时检查装箱的封条是否有异样变化。

2. 如有异样，及时与仓库联系，查清事实，写清经过，双方签字作证。

3. 客户收货人在货单上签字，留存一联，运输员带回"顾客签收回单联"交业务部存档。

4. 运输员把货物送到指定地点后，复核员核实对方的收货单进行到货日期的填写。

节后小结

1. 购进的药品销售给药品生产企业、药品经营企业、医疗机构的药品经营企业称为药品批发企业，具有规模性、地域性、集中性、电商性、国际性、效益性、组织性、社会性、独立性。

2. 药品批发企业必须依照 GSP 规范设立和批准，获得药品经营许可证后方可批发药品，不同的药品批发企业，经营规模不同，其内部组织架构也有所不同，根据经营规模设置合理岗位。

3. 药品批发企业承接着招投标活动，按照采购计划依法采购药品，依法验收、库管、养护药品，合法销售药品。

第二节　药品零售企业管理

药品零售是对最终消费者的活动，由药品零售企业出售有形的药品，同时又出售服务。药品零售企业是经国家药品监督管理部门批准，依法取得药品经营许可证和营业执照，以向消费者直接销售药品、医疗器械、保健品等医药相关产品为主要经营活动的商业实体。而药品零售企业管理是指对经营药品零售业务的企业（如药店、连锁药房等）进行系统化、规范化的组织、运营和监督，以确保药品质量安全、服务合规高效，同时满足市场需求和法律法规要求。药品零售企业的管理对药品零售活动至关重要。

一、药品零售企业概述

（一）药品零售企业概念及地位

1. 药品零售企业概念　《中华人民共和国药品管理法实施条例》中将药品零售企业定义为"药品零售企业，是指将购进的药品直接销售给消费者的药品经营企业"。

可以看出，药品零售企业是指从事药品零售活动，将药品和服务出售给最终消费者使用的一种商业企业。日常生活中，人们习惯把药品零售企业称为"单体药店"，药品零售连锁企业称为"连锁药店"。

2. 药品零售企业地位　药品零售企业处于连接医药生产企业、批发商和消费者的分销渠道中的最终业务环节。在现代社会经济活动中，药品从生产领域经过流通领域向消费领域转移过程中，除药品零售企业外也有其他行业的部分企业从事或兼营药品零售业务，如目前的医疗服务业，不仅承担了诊疗服务的基本职能，也承担着药品零售职能，还有部分其他行业的零售商设立药品零售柜台兼营非处方药（英文缩写 OTC）中的乙类，直接出售给最终消费者。批发商从医药生产企业批购药品，其中也有医药公司开办零售药店的，也可以将药品直接出售给最终消费者的。

（二） 药品零售企业的组织架构

建立一个能向门店提供全方位优良服务的专业化体系，并把各个职能机构结合成为具有整体活力的有机体是药品零售连锁企业总部管理组织的目的。药品零售连锁企业从单店创业发展到大型药品零售连锁企业，需要有适当的组织方式，以维护连锁运营。药品零售连锁企业规模越大，专业化的分工就越细，总部组织就越需要精心的组织与设计。

1. 组织原则 从连锁企业发展情况来看，连锁总部管理组织机构层次越少越好，管理幅度要适合、有效，所以必须执行管理幅度原则；从药品零售连锁企业组织的目的来看，需要管理组织工作有效率，因此必须贯彻有效性原则；从药品零售连锁企业组织权利关系来看，必须执行统一指挥原则和责权对等原则。

2. 组织特征 纵向命令的阶层减少：就理论而言，组织应呈金字塔形，以往企业组织系统的命令传递阶层，有不断增加而形成高金字塔形的倾向，如图 10 - 4 所示。

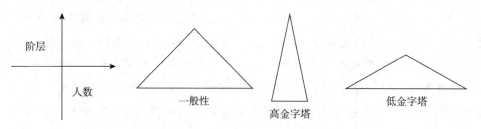

图 10 - 4　组织系统的结构类型

备注：金字塔的高度指组织的阶层，金字塔的宽度指人数的多少。

（1）组织系统的标准代、专业化　药品零售企业讲究标准化、专业化的组织系统，一般仅分割为 3 个阶层，即高阶管理层、专业经理人层、作业层，形成一个低金字塔的扁平形组织系统。低金字塔的组织系统，可减少不必要的人事费用即一般性开支，同时可使政策能迅速地被执行，以适应变化迅速的同质性竞争。然而，组织系统的纵向命令层减少，所引发的另一个特征是"分工"。

（2）"分工"部门的增加及专业化　纵向命令层减少，横向分工部门因而增多，各司其职。以往由一人掌控多部门的情况，并不如由专业经理人各司其职，执掌专业部门更为高效。以药品零售连锁企业而言，横向分工部门一般可分为营业部、营销部、采购部、财会部等。每一部门各司其职，各自独立又相互支援协助。某连锁经营的管理系中各部门相互依存、协助又各有制衡，以求"以最少资源达到最大效果"及防范弊端，如图 10 - 5 所示。

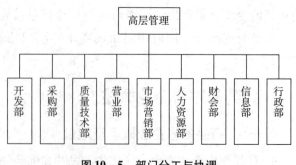

图 10 - 5　部门分工与协调

（3）独具特色的药品零售企业文化　药品零售企业文化中，组织精神占极重要的一点，尤其在讲究企业整体风格、运作标准化的连锁门店中，文化包含产品的认识，各种标准化动作的熟练，企业精神的共识，各种与经营效率有关的数值分析、顾客服务、安全政策等，皆应有一系列完整的教育，是员工对企业文化的不断内化，经教育培训后，员工和管理层才有完整的执行能力，负起责任，执行职务。所以，就药品零售连锁企业的组织特征而言，独具特色"药店文化"，不仅是一种"形而外"重要且必须设置的流程，而且是内化为员工的一种自觉的行为模式。

3. 组织系统的"三阶层架构"　三阶层管理，精简了诸多中间管理层，使命令策略得以快速有效地下达执行。

（1）第一阶层为"最高经营"阶层，负责策略、方针的制订或变更，负责对外责任。

（2）第二阶层为"专业经理人"阶层，负责目标管理等数值责任，其中可区分为"经营管理"专业人员及独立作业的专业人员。

（3）第三阶层为"店长"阶层，直接面对消费群，负责现场的管理、销售，是极为重要的一层，因为直接面对顾客，直接进行药品管理，故对顾客的需求和问题能掌握第一手资料，进而向上建议；遇到顾客抱怨能立即有效处理，以免让顾客留下不好印象，对药店营运产生负面影响。

4. 组织系统的九大职能部门　图10-5为药品零售连锁企业经营不可或缺的组织架构。每个部门的专业人员各司其职，又互相依存，并可互相监督。连锁企业可以根据自身的情况，建立恰当的职能部门，或者根据企业规模的大小，合并相关部门。

（1）开发部门　负责企业市场扩张体系，对外形象的塑造及门店的开发。具体体现为连锁经营发展规划，商圈调查，选址标准的确定，门店的投资评估，门店的租购、工程设计审核、招标、验收，新店开店流程安排与进度控制，店面规划，设备采购等。

（2）采购部门　负责药品的采购、新产品的引进、滞销品淘汰、仓储和配送等。采购人员不仅要具有药品的专业知识，还要具有如何降低成本的能力。

（3）质量技术部门　是一个关键职能部门，主要负责确保企业经营的药品质量安全、合规运营以及相关技术标准的执行。其职责通常涵盖质量管理、合规监管、技术支持和GSP认证等方面。

（4）营业部门　负责经营数据监督与指导，营业目标拟定及督促执行，《营业手册》制订及督导执行，督导人员管理是药品零售企业的生命线。

（5）营销部门　负责产品定位、市场区隔、促销策略、竞争策略，长、中、短期经营计划的拟定，经营分析和建议的拟定。

（6）人力资源管理部门　负责药品零售连锁企业人事制度的制定与执行，人力资源规划与人才招聘，员工培训计划的制订与执行及薪酬规划等。

（7）财务会计部门　负责整个企业的资金运作，同时具有控制与稽核的职责。

（8）行政部门　有时把行政与人事管理合到一个部门。

（9）信息部　支撑企业数字化运营的核心部门，负责信息系统建设、数据管理和技术保障，确保业务流程符合GSP等法规要求。

（三）药品零售企业的类型

1. 按所有权性质划分

（1）国有药品零售企业　这类企业是由国家出资设立的，在药品零售市场中起到一定的引领和示范作用。它们通常具有较为完善的管理流程和质量控制体系，经营范围较为广泛，包括各类处方药、非处方药等。例如，一些大型的国药控股旗下的零售药店，其依托国有背景，在药品采购、物流配送等方面具有优势，能够保证药品的质量和供应的稳定性。

（2）民营药品零售企业　在我国药品零售市场中占据较大比重，数量众多。它们经营机制灵活，能够快速适应市场变化。部分民营药品零售企业通过连锁经营的方式不断扩大规模，这些企业注重市场拓展和顾客服务，会根据市场需求调整药品种类和经营策略。

（3）外资药品零售企业　是指外国投资者在我国境内设立的药品零售企业。它们带来了国外先进的管理经验、营销理念和技术，对国内药品零售市场起到了一定的促进作用。不过，外资药品零售企业在我国市场中所占份额相对较小，但随着我国药品零售市场的进一步开放，其影响力可能会逐渐增强。

2. 按经营方式划分

（1）传统药品零售药店　这是最常见的类型，主要以门店形式销售药品。顾客可以直接到店购买药品，店内的药师可以为顾客提供用药咨询服务。传统药店的经营模式相对稳定，其药品种类丰富，包括各类处方药、非处方药、中药饮片等。例如，很多大药房的线下门店，顾客可以在药师的指导下购买合适的药品。

（2）连锁药店　是现代药品零售的主要发展方向之一。它通过统一的采购、配送、管理和品牌形象，实现规模经济和协同效应。连锁药店可以提高药品采购的议价能力，降低运营成本，并且有利于药品质量的管控。像很多连锁药店，在多个城市拥有众多分店，通过标准化的管理和服务，为顾客提供优质的药品和药学服务。

（3）药品零售专营店　这种类型的药店通常专注于某一类或某几类药品的销售，如专门销售保健品、医疗器械的店铺。它们的经营特点是对特定领域的药品或产品有更深入的了解和专业服务。例如，有的店铺主要经营各类滋补养生类的中药保健品，其店员对于这些产品的功效、使用方法等方面有专业的知识，能够为有特定保健需求的顾客提供服务。

3. 按经营范围划分

（1）综合类药品零售企业　经营范围广泛，包括化学药制剂、中成药、中药材、中药饮片、生物制品（如疫苗等）、医疗器械等多种药品和相关产品。这类企业能够满足顾客多方面的需求，是药品零售市场中最常见的类型。例如，大型的综合性药店可以为顾客提供一站式购药服务，无论是常见的感冒药还是较为特殊的生物制剂，顾客都有可能在这里找到。

（2）专业类药品零售企业　主要侧重于某一类药品的销售，如专门销售精神药品、麻醉药品等特殊管理药品的专业药店。这些药店需要具备相应的资质和管理条件，这是因为特殊管理药品的经营受到严格的法律法规限制。其店内的药师和工作人员也必须经过专业培训，以确保药品的合法、安全使用。

（3）中药类药品零售企业　以经营中药材、中药饮片、中成药为主。这类企业注重中药的特色和优势，在药品采购和质量控制方面有自己的标准。例如，一些传统的中药老字号药店，它们在中药材的鉴别、炮制等方面有独特的技术，其销售的中药饮片质量和药效有较好的口碑。

（四）药品零售企业经营管理原则

1. 法律法规原则　必须严格遵守国家相关法律法规，包括《中华人民共和国药品管理法》《药品经营质量管理规范》等。依法取得药品经营许可证、营业执照等相关证照，确保经营行为合法合规。对于特殊管理的药品，如处方药、含特殊药品复方制剂等，要严格按照规定进行销售和管理，防止流弊。

2. 质量优先原则　药品质量是企业的生命线。企业要建立健全质量管理体系，从药品的采购、验收、储存、养护、销售等各个环节都要严格把控质量关。采购药品时，要选择合法、信誉良好的供应商，审核供应商的资质和药品的合法性，索要药品检验报告等质量证明文件。加强对药品储存和养护的管理，根据药品的特性要求，配备相应的冷藏、防潮、防虫等设施设备，定期检查药品质量状况，确保药品在储存期间质量稳定。

3. 服务导向原则　为顾客提供专业、优质的服务是药品零售企业的核心竞争力之一。企业应培养员工具备扎实的药学知识和良好的沟通能力，能够为顾客提供准确的用药指导和咨询服务。关注顾客需求，根据不同顾客的健康状况和用药需求，提供个性化的用药解决方案。例如，对于患有慢性疾病的顾客，可以建立健康档案，定期跟踪回访，提供用药提醒等服务。

4. 诚实守信原则　在经营活动中要秉持诚实守信的理念，不虚假宣传、不夸大药品疗效。药品的宣传资料应真实、准确、客观，不得含有虚假、夸大或者引人误解的内容。对待顾客要真诚，如实告知药品的适应证、用法用量、不良反应等信息，尊重顾客的知情权和选择权。

5. 经济效益原则　企业在保证药品质量和服务质量的前提下，要注重经济效益的提升。合理规划采购成本，通过与供应商的谈判、优化采购渠道等方式降低药品采购价格，同时控制库存成本，避免积压和浪费。科学制定销售价格，在遵循国家价格政策的基础上，根据市场需求和竞争状况，制定合理的价格策略，提高企业的盈利能力。

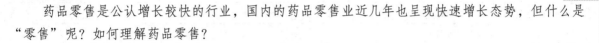

头脑风暴

　　药品零售是公认增长较快的行业，国内的药品零售业近几年也呈现快速增长态势，但什么是"零售"呢？如何理解药品零售？

二、药品零售连锁总部

（一）药品零售连锁总部的功能

药品零售连锁企业的显著特点为统一管理、统一进货、统一价格、统一核算、统一店名标识、统一装修装饰、统一广告宣传、统一服务规范。药品零售连锁企业的快速发展可以通过强化总部的功能，增强其组织力度和推进力度来实现。总部有三大功能：总部直接营运的业务功能，与业务活动相关的管理功能，对加盟店的服务功能。这三种功能相互配合、相互作用。

1. 总部的营运功能　直接运作各项业务，整个药品零售企业的业务中心就是连锁企业的总部。总部本身的业务活动主要是物流、资金流、信息流。配送中心的规模和配送能力要与门店的发展规模和销售能力相适应，可以适当超出门店的销售能力，界定配送中心为门店服务的标准，如配送次数、配送数量、配送时间等。

2. 总部的管理功能　总部的管理功能是保证药品零售连锁企业健康稳步发展的关键，包括制订药品零售企业战略方向，管理药品零售业务组合，建设企业文化，建立企业共同的愿景和价值观，确定并实施重要的投资并购活动，创建共同的运作政策、标准和流程，培育药品零售企业核心竞争力。

3. 总部的服务功能　为药品零售企业运营提供服务和专家支持，包括提供各种共享服务、信息技术支持、质量标准、保险、养老金管理、人事财务处理、政策咨询、教育与培训、国外服务。

4. 总部的功能未来变化趋势　①总部的服务功能将大量外包，以提高总部的成本效率；②部分总部的功能将更加强化，如高管人员的选拔和培养、经验交流和战略规划；③强化对客户管理功能，使之更加贴近市场；④通过整合内、外部资源，为下属门店提供更多的服务；⑤强化总部的影响力，即总部在提高整体管理水平的同时，应给下属门店带来更多的附加价值。总起来说，药品零售企业总部的功能定位越来越从原来的、以"管控"为导向的角色向以"提供附加价值"为导向的角色转变。

（二）药品零售连锁总部的职能

1. 制定政策

（1）组织政策　是药品零售连锁企业最基本的政策，药品零售企业制订政策包括的内容，见表10-1。

表 10 - 1 药品零售企业制订政策包括的内容

政策项目	包括形式	选项
经营业态	超市形式药店	
	社区便利药店	
	专业药店	
	店中店	
识别系统	理念识别	
	行为识别	
	视觉识别	
组织系统	小型、区域性连锁，直接管理门店	
	大型、全国、国际连锁，总部管理区域分部	
连锁形式	直营店	
	自由连锁药店	
	特许加盟药店	
配送模式	社会配送	
	单一药品配送中心	
	多个药品配送中心	

（2）门店开发政策 要解决的是开什么样的门店，在什么地方开，以什么方式销售等，见表 10 - 2。

表 10 - 2 门店开发政策

项目	内容	备注
区域选择	①商业街；②医院附近；③社区；④郊外	
楼层选择	结合业态	
开店目标	①以店养店，有盈余在开新店求生存方式；②抢占网点，提高市场占有率求发展方式；③只求快速赚钱的求益方式	
门店店面的取得形式	①租赁店面（单独、附属）；②购买房屋产权	
销售方式	①以开架销售为主；②柜台式销售；③全自动销售	

（3）药品价格政策 药品零售企业一般实行统一定价政策，产品价格由总部统一制订，集中管理，门店一般不能自行定价。但是连锁运营统一定价也不是绝对的统一，为了增加产品价格的适应性和竞争力，门店可以向总部提供当地产品价格信息，在总部的许可下自行定价。

（4）购销政策 连锁经营购销分离，总部负责采购产品，门店负责产品销售，购销分离的经营体制要求总部与门店实行"互惠互利"，采购产品要"以销定进"。

（5）人力资源政策 经营管理过程中人是根本，人事政策直接影响连锁企业的兴衰，要制订各岗位的任用标准，用人做到"公正、公平、公开"，要具有一套提拔人才、使用人才的合理机制。包括以下主要内容：①人事制度的制订与执行；②员工福利制度的制订与执行；③企业奖惩制度的制订与执行；④人员招聘与培训；⑤企业保安制度的制订与执行；⑥企业形象宣传及广告促销。

2. 门店开发 是药品零售连锁企业经营的基础，总部必须制订一套门店开发的操作规范，开店流程如下。

（1）店址寻找 按照连锁总部制订的标准，通过各种途径寻找备选店址。

（2）区域调查 在备选店址的区域内，对未来有可能影响经营效果的因素进行调查，并预测销售额。

（3）资产评估　对备选店进行投资预算和损益平衡分析，交企业总部决策部门。

（4）门店购租　商议门店租赁和购买事宜，签订合同，办理药品经营许可证和营业执照。

（5）门店规划　按标准的门店规划或实际情况进行门店设计，实施工程发包，进行工程管理与工程验收。

（6）营业准备　将资金、人员、设备和设施、药品、营业计划落实到位，做好开业准备。

（7）开业评估　开业后，申领药品经营管理规范认证证书，并评估营业情况，改善经营。

3. 职责分工　药品零售连锁企业开发部的主要职责是门店开发，在开发门店的过程中，其他部门要积极配合，做好本职工作。

（1）营业部职责　作业手册实施、作业工具准备、药品陈列、POP策划、安全应变对策等。

（2）人力资源部职责　人员招聘、岗前培训和技能培训。

（3）药品部职责　药品结构和品种选定，配送范围、路线、时间的确定。

（4）市场营销部　开发市场、竞争店调查、销售政策的制订。

（5）行政部职责　与加盟者签订合同，各种证照申领，负责与政府部分的公共关系。

4. 效期药品管理　包括药品的效期管理和药品的销售有效期管理。药品的效期系指药品在一定的储存条件下，能够保持质量的期限。药品必须在到期之前使用。门店工作人员必须始终对到期或快到期的商品保持警惕。验收、上货、理货、盘点时，核查商品的有效期。销售有效期是指顾客购买时所能接受的商品效期。效期管理是为了保证商品的安全、有效。提高对商品效期的控制能力，保证企业的合法性。商品效期的界定包含两方面，一是正确解读有标示的商品，二是对于无标示的商品根据企业的规定或门店调整。

5. 运营管理　连锁总部需要制定出一系列运营规章，对门店标准化执行及服务品质进行检查指导，并策划安排促销活动。

（1）门店督导　督导人员对门店每周进行巡视，一个督导人员平均负责的门店数量由企业根据情况决定，一般以3~6家门店为宜。督导人员是总部与门店的桥梁，基本任务是贯彻总部的政策和规范，指导和监督门店的业务运作。将总部信息及时准确地传达到加盟店和直营店，也将加盟店、直营店经营情况或市场情报及时传回总部。根据总部制订的运作标准规范，查核门店执行情况。

（2）促销　总部要策划和安排促销活动，以达到门店增加销售的目的。营销部要根据年度计划和各个门店区域消费需求变化、季节变化、竞争变化、竞争店动态等拟定促销方案。

三、药品零售连锁门店

（一）认识药品连锁门店

门店是药品零售连锁企业的营运管理单元，也就是人们日常生活中所理解的药店。药店是零售药品的商店，是直接向患者销售药品的经营企业，由于企业的扩张，便形成了连锁的门店。

1. 药店的类型

（1）专业类　经营的主要品类是处方药、非处方药。常见的类型有药诊店、直接面向患者（DTP）药房、国医馆、诊所等。专业店也可以与周围的社区医疗机构或综合性医院形成互动，医生开具处方，药店执业药师审方调配。国医馆和诊所有医师坐诊或咨询，能解决部分处方来源问题。

（2）大健康类　经营药品类除了药品以外，还有中药饮片、贵细滋补、医疗器械、保健品、消字号产品、理疗产品、智能化可穿戴设备等。还包括功能性化妆品、营养品、功能性食品等。这类型的药店主要包括健康药房、中医项目+药店、养生馆、中药精品店等。

（3）生活便利类　经营方式和品类结构上类似超市、便利店，常见的类型有药店系统的店中店、

OTC 乙类专柜、药店超市、远程店 O2O（非医疗服务重度垂直）等，该类最大的特点是药品不是其经营的主要品类。

2. 药店的职能与岗位要求

（1）基本职能　门店是药品零售企业的基本组织单位，在日常经营过程中需要认真贯彻企业的经营方针、策略、执行各项规范和指令。门店具有它本身的职能，主要包括以下几项。

1）经营和销售职能　门店经营与销售职能主要指向顾客提供所需商品，完成各项经营指标，努力提升营业额，不断完善业务流程。药品门店除了提供药品以外，还提供医疗器械、化妆品、保健品等商品。从发展的需求来看，门店的职能在逐渐的扩大。但根据国家有关法规规定，药品零售必须遵守以下基本原则：①必须取得药品经营许可证；②同时经营药品和非药品的门店，需要将药品和非药品分开陈列。经营指标是门店的主要考核依据，包括销量、营业额、毛利率、损耗率等。部分连锁药店制定特定的指标。

2）商品展示，管理职能　门店为企业经营的商品提供展示、储备、流通及养护。商品的展示，直接影响药品的销量。有的企业会有专门的人负责药品的展示。连锁企业为来企业形象以及规范，会有统一的展示要求。顾客的要求具有多样性以及不确定性，所以商品的储存和流通，以及养护是紧密相连的。基本原则是既要防止缺货，又要防止商品挤压，以及因为储存不当而变质。因此门店定期清点库存，盘点效期是非常有必要的。

3）顾客服务职能　顾客服务包括优质的"情感服务"、高质量的医药专业服务和便利服务。门店是为顾客服务的过程，为顾客提供药事服务，而服务的焦点就是顾客的满意度。满足顾客需求是顾客满意的基础，关系营销提示人们，顾客不仅是产品的最终使用者，而是有着多重利益关系、多重需求、有思想、有道德的具有潜在价值的人。因此在营销活动中应该超越顾客的需求，为顾客提供高质量的满意的服务。

4）信息收集职能　药品连锁门店的信息收集职能是其运营管理的关键环节，主要通过系统化采集和分析市场、顾客、药品及运营数据，以优化经营决策、提升服务质量并确保合规性。具体包括：收集顾客购药偏好、健康需求及反馈意见，监测药品销售与库存动态，跟踪竞品价格与促销活动，记录药品批次及不良反应以确保安全合规，并汇总门店服务效率及设备运行数据。这些信息通过 POS 系统、会员管理软件及人工记录等方式整合，最终用于优化库存管理、制定营销策略、改进服务流程及满足监管要求，同时严格遵守数据隐私与药品经营相关法规，保障信息的准确性与安全性。

5）企业形象宣传职能　药品连锁门店的企业形象宣传职能旨在塑造品牌公信力、增强消费者信任并提升市场竞争力。其核心工作包括：通过统一的门店视觉标识（如招牌、着装、陈列）强化品牌识别度；借助线上线下渠道（社交媒体、社区活动、健康讲座）传播专业、安全、便民的企业形象；突出"专业药事服务""合规经营""健康守护者"等核心价值，增强公众好感；同时积极参与公益行动（如免费义诊、药品捐赠）履行社会责任，提升品牌美誉度。此外，通过及时透明的药品质量公告、用药科普等内容建立专业权威形象，最终实现品牌差异化与顾客忠诚度的双重提升。

6）渠道附加值的职能　药品连锁门店的渠道附加值职能旨在通过多元化服务延伸传统药品销售的价值链，提升顾客黏性与门店竞争力。其核心包括：依托线下网点优势提供健康检测、用药咨询、慢病管理等专业药事服务，打造"健康服务站"角色；整合线上线下渠道推出送药上门、电子处方流转、24小时智能药柜等便捷服务；联合医保、商业保险等资源优化支付体验，降低购药成本；通过会员体系提供健康档案管理、专属优惠等个性化增值服务。同时，与药企合作开展新品试用、健康教育活动，强化渠道的营销与服务双重价值，最终实现从"药品销售终端"向"健康管理平台"的转型升级。

7）员工培训职能　药品连锁门店的员工培训职能是保障专业服务质量和企业持续发展的重要支撑。

其核心在于通过系统化培训体系，持续提升员工的专业素养和服务能力，具体包括：定期开展药品知识、药理作用及配伍禁忌等专业培训，确保员工精准掌握药品特性；强化GSP规范、处方审核及药品管理流程培训，保障合规经营；注重顾客服务技巧、沟通话术及健康咨询能力培养，提升消费者体验；同时通过情景模拟、案例分析等方式加强员工应对突发状况和客诉处理的能力。此外，结合数字化工具和新政策要求，持续开展医保政策、智能系统操作等专项培训，确保团队能力与行业发展同步，最终打造一支专业、高效、服务意识强的药店人才队伍。

（2）一般门店人员配置，如图10-6所示。

（3）各级人员的岗位职责

1）店长　药房店长作为门店全面负责人，主要承担以下核心职责：全面负责门店日常经营管理，制定并落实销售计划，确保业绩目标达成；严格执行GSP规范，监督药品采购、验收、存储及销售全流程合规性；管理门店团队，包括排班调度、绩效考核及员工培训；统筹药学服务工作，确保处方审

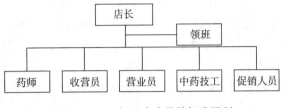

图10-6　一般门店人员的标准配制

核和用药指导的专业性；处理顾客投诉及突发事件，维护门店形象；控制运营成本，优化库存结构，减少损耗；对接总部各部门，落实政策要求并反馈门店运营情况；组织开展健康宣教活动，提升药店专业服务形象。作为门店第一责任人，需兼具药学专业知识和零售管理能力，既要保证药品质量安全，又要实现经营效益最大化。

2）领班　药房领班作为门店运营的中坚力量，主要负责当班期间的现场管理工作。其核心职责包括：统筹安排当班人员工作，监督各岗位规范操作；确保药品陈列规范、价签准确，抽查近效期药品管理；指导员工销售技巧和服务标准，处理现场顾客咨询与投诉；监督处方药销售流程合规性，检查温湿度记录等GSP相关台账；管理当班收银及医保操作，确保账务准确；协调高峰期人员调配，维持门店运营秩序；对新员工进行岗位带教，记录并反馈员工表现；汇总当班销售数据，及时上报异常情况。领班须具备全面的业务知识和应急处理能力，是连接店长与一线员工的重要纽带，对保障门店日常运营质量起着关键作用。

3）执业药师（药师）　药房执业药师作为门店专业技术核心，依法承担以下职责：严格审核处方合法性及用药适宜性，对配伍禁忌和超剂量处方进行专业把关；为患者提供个性化用药指导，包括用法用量、不良反应及药物相互作用等专业咨询；负责药品质量监督管理，监督药品采购、验收、储存及养护全过程符合GSP规范；监测并上报药品不良反应，开展药物疗效追踪；指导店员合理推荐非处方药，杜绝违规销售行为；开展合理用药知识宣教，为慢性病患者建立用药档案；参与门店药学服务标准制定与培训工作。作为法定在岗专业人员，执业药师既要保障患者用药安全有效，又要确保药店经营合法合规，是药店专业服务水平的标杆体现。

4）店员（营业员）　药房店员（营业员）是门店服务的一线执行者，主要承担以下职责：负责药品及健康产品的陈列摆放、价签维护和货架补货，确保商品陈列规范有序；热情接待顾客，根据其需求准确推荐非处方药及健康产品，并引导处方药顾客至药师咨询；严格执行销售流程，核对药品信息并做好销售记录；协助药师完成药品验收、养护及近效期管理；维护门店环境整洁，做好每日清洁消毒工作；学习药品基础知识，掌握常用药品的适应证和注意事项；配合店长完成促销活动执行和会员发展工作。作为直接服务顾客的窗口人员，店员需兼具专业药品知识和优质服务意识，既要保证销售准确性，又要体现药房的专业服务形象。

5）收银员　收银员的职责是为顾客提供快速、准确的收银服务，规范执行各项收银作业，及时、准确地填写各类收银报表，在收银期间保管本班营业额，并向顾客宣传公司地促销活动。

6）采购员　药房采购员是保障药品供应链高效运转的关键岗位，主要承担以下职责：根据门店销售数据和库存情况制定科学采购计划，确保药品供应及时且避免库存积压；严格执行供应商资质审核流程，建立合格供应商档案并定期评估；负责采购合同谈判与签订，在保证药品质量的前提下优化采购成本；跟踪药品订单执行情况，协调物流配送并处理到货异常问题；定期分析药品周转率和滞销品数据，提出库存优化建议；收集市场药品价格动态和新药上市信息，为采购决策提供依据；配合质量管理部门完成首营品种审核及药品验收工作。作为连接供应商与门店的桥梁，采购员需兼具医药专业知识和商务谈判能力，既要确保药品质量合规，又要实现采购效益最大化。

7）质量管理员　药房质量管理员是药品安全与合规经营的核心保障，主要履行以下职责：全面监督门店 GSP 规范执行，定期组织质量内审与风险评估；负责药品验收、储存、养护及销售全过程的质量管控，确保温湿度监控、冷链管理等关键环节合规；建立并维护药品质量档案，完善首营企业、首营品种资质审核；监督近效期药品管理和不合格药品处理流程；组织员工质量培训，强化 GSP 意识与操作规范；配合药监部门检查，落实整改措施并跟踪验证；监测并上报药品不良反应及质量投诉事件。作为质量守门人，该岗位需精通《中华人民共和国药品管理法》及 GSP 实施细则，通过系统化质量管理体系保障患者用药安全，维护企业规范运营。

8）质量验收员　坚持"质量第一"的观念，严格执行国家有关法律法规规定，坚决执行药房质量管理制度。严格按药品法定标准和合同质量条款逐批验收购进药品。按规定比例抽验来货数量，明确验收重点、方法、手续。坚持做到不合格药品不入库。验收中发现质量问题及时反馈、上报。努力提升业务知识和水平。

9）保管员　药房保管员是药品仓储管理的核心执行者，主要承担以下职责：负责药品的规范储存与科学养护，严格执行分类存放（常温/阴凉/冷藏）及色标管理要求；每日监测库房温湿度并记录，确保储存条件持续合规；定期盘点库存，做好近效期药品预警和过期药品隔离；负责药品出入库系统操作，确保账物相符、批号可追溯；验收到货药品，核对随货同行单及质量状况；维护仓储设施设备，包括货架清洁、冷链设备运行检查等；配合质量管理人员完成 GSP 相关检查工作。作为药品流转的"大管家"，保管员需兼具细致耐心与规范意识，既要保障药品储存质量安全，又要提升仓储管理效率，是连接采购与销售的重要枢纽。

3. 各类型药店的区别

（1）按经营范围分类

1）一类药店　只能经营乙类非处方药，无需配备执业药师，对营业场所面积要求较低，通常在 $30m^2$ 左右，适合在居民社区、办公场所等地方设置，满足人们日常轻微病症的用药需求。

2）二类药店　可经营非处方药、处方药（不包括禁止类、限制类药品）、中药饮片等，需配备执业药师或药师以上的药学技术人员，营业场所面积应在 $50m^2$ 以上，具备基本的药学服务能力和药品供应保障能力，常见于城市社区、乡镇中心等区域，能够满足当地居民常见的疾病用药需求。

3）三类药店　经营范围包括非处方药、处方药（不包括禁止类药品）、中药饮片等所有可在药品零售企业销售的药品，经批准还可销售二类精神药品、医疗用毒性药品及罂粟壳等特殊药品，必须配备执业药师和药师以上的药学技术人员，营业场所面积在 $100m^2$ 以上，要有完善的药学服务管理制度和设施，通常位于大型商业中心、医院附近等，可满足各种复杂病症的用药需求。

（2）按经营主体分类

1）单体药店　由一个独立的经营主体经营，通常规模较小，经营品种相对有限，药学服务能力参差不齐，自主经营决策权较大，可根据周边客户需求灵活调整经营策略，但抗风险能力和市场竞争力相对较弱。

2）连锁药店　由多个门店组成，通过总部统一进货、统一配送、统一管理，具有规模化经营优势，可降低采购成本和运营成本，药品品种更丰富，质量更有保障，药学服务水平相对较高，抗风险能力和市场竞争力强，但单个门店的自主经营权较小，需执行总部的统一规定。

（3）按服务模式分类

1）传统药店　主要以销售药品为主，提供基本的用药指导和咨询服务，经营模式相对单一，服务内容较为有限，注重药品的质量和价格优势，以满足顾客的基本用药需求。

2）DTP药房　直接面向患者，提供专业化服务，除了销售高值药品和特殊药品外，还为患者提供用药咨询、用药指导、药物治疗管理、随访等增值服务，注重与药企、医院合作，对患者进行全程跟踪服务，药学服务要求高，需要专业的药师团队支持，毛利率相对较低，但客流和客单价较高。

3）智慧药房　借助人工智能、物联网、大数据等技术手段，实现药品采购、销售、库存管理、药学服务等环节的智能化，提高运营效率和管理水平，为顾客提供更便捷、个性化的服务，如在线问诊、远程审方、药品配送等，代表了药店未来的发展方向。

（4）按是否纳入医保分类

1）医保定点药店　与医保部门签订服务协议，参保人员可在该药店使用医保个人账户结算或享受医保报销待遇，需严格遵守医保部门的相关规定和管理要求，在药品价格、质量和药学服务方面具有一定的优势，能够为参保人员提供更实惠、便捷的用药服务。

2）非医保定点药店　未纳入医保定点范围，顾客需自费购买药品，相对医保定点药店，在药品价格和促销活动上可能更具灵活性，但药学服务质量和药品种类等方面可能存在差异。

（二）药品连锁门店的开办

1. 基本条件　根据《中华人民共和国药品管理法》第五章第五十一条、第五十二条规定，从事药品批发、零售、经营活动，应当具备以下条件。

（1）从事药品批发活动，应当经所在地省、自治区、直辖市人民政府药品监督管理部门批准，取得药品经营许可证。从事药品零售活动，应当经所在地县级以上地方人民政府药品监督管理部门批准，取得药品经营许可证。无药品经营许可证的，不得经营药品。

（2）药品经营许可证应当标明有效期和经营范围，到期重新审查发证。

（3）药品监督管理部门实施药品经营许可，除依据（4）规定的条件外，还应当遵循方便群众购药的原则。

（4）从事药品经营活动应当具备以下条件：①有依法经过资格认定的药师或者其他药学技术人员。②有与经营药品相适应的营业场所、设备、仓储设施和卫生环境。③有与所经营药品相适应的质量管理机构或者人员。④有保证药品质量的规章制度，并符合国务院药品监督管理部门依据本法制定的药品经营质量管理规范要求。

2. 开办流程

（1）企业向区政务服务中心市场监督管理局窗口咨询。

（2）区市场监督管理局窗口　办理企业名称预先登记，发放名称预先核准通知书。

（3）市或区市场监督管理局窗口　办理企业注册登记，发放企业营业执照。

（4）区市场监督管理局窗口　办理药品经营许可证。

（5）刻制印章　企业公章、企业财务章、企业法人章、合同专用章。

（6）银行　开立银行账户。

（7）区国税、地税窗口　办理纳税鉴定、购领发票等税务相关手续。

（8）区人力资源和社会保障局窗口　办理劳动录用备案。

（9）区社保中心　办理新职工社会保险申报。

3. 申办经营许可证程序指引

（1）许可内容　药品经营许可证（零售）。

（2）设定经营许可的法律依据　《中华人民共和国药品管理法》《中华人民共和国药品管理法实施条例》《药品经营质量管理规范》《药品经营许可证管理办法》。

（3）许可条件　根据《药品经营和使用质量监督管理办法》规定，从事药品零售连锁经营活动的，应当设立药品零售连锁总部，对零售门店进行统一管理。药品零售连锁总部应当具备能够保证药品质量、与其经营品种和规模相适应的仓库、配送场所和设施设备。从事药品零售活动的，应当具备以下条件：①经营处方药、甲类非处方药的，应当按规定配备与经营范围和品种相适应的依法经过资格认定的药师或者其他药学技术人员。只经营乙类非处方药的，可以配备经设区的市级药品监督管理部门组织考核合格的药品销售业务人员；②有与所经营药品相适应的营业场所、设备、陈列、仓储设施以及卫生环境；同时经营其他商品（非药品）的，陈列、仓储设施应当与药品分开设置；在超市等其他场所从事药品零售活动的，应当具有独立的经营区域；③有与所经营药品相适应的质量管理机构或者人员，企业法定代表人、主要负责人、质量负责人等符合规定的条件；④有保证药品质量的质量管理制度、符合质量管理与追溯要求的信息管理系统，符合药品经营质量管理规范要求。

（4）许可程序　申请→受理审查→验收申请→验收发证→许可公式。

4. 零售连锁药店相关政策法规

（1）《中华人民共和国药品管理法》　明确药品经营许可制度，规定假劣药界定及法律责任，要求建立药品追溯制度。

（2）《药品经营质量管理规范》（GSP）　详细规定药品采购、储存、销售全流程标准，强制要求计算机管理系统、温湿度监控等硬件配置。

（3）《药品网络销售监督管理办法》　禁止网售疫苗、血液制品、麻醉药品等特殊管理药品，要求网售处方药实行"先方后药"。

（4）《药品经营和使用质量监督管理办法》　为了加强药品经营和药品使用质量监督管理，规范药品经营和药品使用质量管理活动，根据《中华人民共和国药品管理法》《中华人民共和国疫苗管理法》《中华人民共和国药品管理法实施条例》等法律、行政法规，制定本办法。

5. 医疗器械法律法规

（1）《医疗器械经营监督管理办法》　是为加强医疗器械经营监督管理，规范医疗器械行为，保证医疗器械安全、有效，根据《医疗器械监督管理条例》制定的。

（2）《医疗器械监督管理条例》　是为保证医疗器械安全、有效，保障人体健康和生命安全制定的。

6. 食品与其他相关法律法规

（1）《中华人民共和国食品安全法》　为保证食品安全，保障公众身体健康和生命安全，制定本法。

（2）《化妆品监督管理条例》　为了规范化妆品生产经营活动，加强化妆品监督管理，保证化妆品质量安全，保障消费者健康，促进化妆品产业健康发展，制定本法。

（三）设计药店营业场所

1. 药店的店面设计　药店的店面是吸引顾客的第一个环节，是药店形象的重要组成部分，它决定了顾客是否愿意光顾。店面设计应该新颖、有个性、整洁明亮，会促进顾客驻足观看、进店消费。相反药店设计平淡无奇，杂乱无章，则会让顾客心理上不舒服，主观上不愿意进店消费。

（1）招牌设计　招牌是一家店吸引人的重要因素，一个好的招牌名称，不仅能给人以美的享受，还能吸引顾客，扩大销售，起到推销的作用。招牌设计应遵循以下原则：①易读、易记原则，易读易记是店名最基本的要求，易读易记的店名可以起到容易识别和传播的作用；②暗示经营范围原则，店名应该可延伸，不应只局限描述某一类产品；③启发联想；④与标志物组合原则；⑤受法律保护原则。

（2）药店环境布局 门店布局是一门综合学问，具有较强的促销与宣传功能。不同的顾客因年龄、性别、性格差异，其移动路线不同。老年人进入药店停留时间较长，主要是心血管、风湿类等处方药类，慢慢仔细阅读说明书，选择自己需要的药品。中青年一般停留时间较短，喜欢选购一些 OTC 类的药物，和一些广告性较强的药物。选择好后就迅速离开药店。顾客走动多的地方为促销区，顾客去的少的区域则为滞销区。药店的布局需要考虑诸多因素，包括药店的定位、顾客需求、竞争需求、市场需求、安全需求、费用需求等。

因此在这样的基础之上，在设计门店时应需要遵循以下原则：①努力吸引顾客进店，利用知名而醒目的品牌及标识，吸引顾客的目光；②轻松找到自己所需药品，商品陈列科学、规范、系列分类明细化、引导牌醒目化有利于顾客迅速找到自己所需要的药品；③尽量延长顾客在店内停留时间，可以在店内合理地设置报刊栏、宣传栏，内容可以涉及药品知识、新药信息、用药和保健方法等。但是需要经常更换内容，保持栏内的内容的新鲜感。这样可以吸引顾客多在店内停留，且增加对店的好感度和购买欲，实现销售以及二次销售。

（3）分类 店面布局包括格子式布局、岛屿式布局、自由流动式布局。

2. 药店的内部布局

（1）药店区域的划分设置准则 一般性便民连锁药店面积要求在 40m² 以上，而创办具有一定规模的超市连锁店，面积要在 100m² 以上，且要求营业场所宽敞、环境清洁。一般将药店区域划分为经营区、办公区、生活辅助区。三个场所必须分开或隔离。

药店的区域划分有以下准则：①经营区：面积不小于 80m²，洁净、明亮；由商品展示区、收银区、经营通道构成。经营区温、湿度为可控区，不得存放非经营品与经营无关物品。②办公区：适应经营办公需要，放置经营办公设施、资料存放设施。③生活辅助区：为员工更衣、用餐场所，一般会有衣柜、餐桌、餐饮用具，适应需求即可，要求整洁卫生。

（2）经营区的划分设置准则 经营区划分为药品经营区、非药品经营区，两区域要有明显的隔离。①药品经营区：陈列、存放、展示国药准字产品。划分为冷藏区（2~8℃）、阴凉区（不超过20℃）、常温区，三区药品不可混淆。阴凉区、常温区再进一步划分为处方药经营区和非处方经营区。处方经营区存放陈列处方药，非处方药经营区存放陈列非处方药（外包装带有 OTC 标识）。②非药品陈列经营区：陈列、存放、展示非国药准字号产品和存放陈列非药品。

（3）店内阴凉区划分设置准则 背靠实体墙，方便制作密闭空间；方便空调外挂机安装，有电源；与阴凉区药品经营相适应。

（4）经营区中的闭架区、开架区的划分设置准则 ①闭架经营区：全部处方药、拆零药品，这些药品必须陈列于闭架区，不得进入开架区。②开架经营区：一般陈列非药品、非处方药等。

（5）经营区中的非药品划分设置准则 ①医疗器械经营区：按Ⅰ类、Ⅱ类、Ⅲ类分开。②保健食品经营区：按保健功能分开。③普通食品经营区：按类别分开。④乳制品经营区：按成年人、儿童分开。⑤消毒消杀经营区：按用途分开。⑥日化功效性化妆品经营区：按百货、化妆品、功效性化妆品分开。

（四）药店的基本管理

在医疗健康体系里，药店作用关键，其日常运营影响患者用药安全与疗效。药店管理不仅涉及商品买卖，还涵盖多方面内容。一方面，要确保药品质量，从采购、验收、储存到养护，严格把控各环节；另一方面，需优化库存，精准预测需求，合理储备，提升周转率。同时，药师专业价值至关重要，提供精准处方审核、用药指导等服务。总之，药店管理需融合专业知识、流程把控与服务意识，全方位守护大众健康。

1. 员工管理 药店作为医疗健康服务的重要终端，其运营质量不仅取决于药品质量与硬件设施，更依赖于专业、高效的团队。员工是药店最宝贵的资产，从执业药师的用药指导到营业员的客户服务，每位员工的素质与表现直接影响顾客体验和药店声誉。科学的员工管理能够优化人力资源配置、提升团队专业能力、激发工作积极性，从而确保药店在合规经营的基础上实现可持续发展。本章将系统探讨药店员工管理的核心要素，包括岗位设置、培训体系、绩效考核及激励机制，为药店管理者提供打造高素质团队的实践方案。

（1）员工管理的作用和重点　人是药品零售企业最大的资产，也是影响药品零售企业发展的重要因素。目前药品零售企业面临的问题：人工招募困难；工资、店租高涨；员工流动率高、员工素质不高。由此可知，员工问题是药品零售企业需要突破、待解决的问题。

1）员工管理的作用　药品零售企业的两大问题是"药品"与"员工"的管理。药品是死的，比较好掌控，人却是活的，其管理充满了变数。员工管理难度比较大，灵活的多变情况考验管理者的智慧。成功的管理，可提升员工士气，良好的工作绩效对药品零售企业的发展有长远的影响。反之，不但士气低落，无心工作，对药品零售企业也是一种潜藏的危机。

2）员工管理的重点　管理要有方法，才能事半功倍。员工管理的重点：组织制度强化；招聘员工制度；人才培育机制；薪资制度改善；考核、流动、升迁制度的改变措施。

（2）员工招聘与培训　药品零售企业员工招聘就是指企业根据自身人力资源配置状况，通过多种信息途径来寻找和确定所需要的工作人员，以此来满足人力资源需求的过程。

1）员工招聘的途径　对于药品零售企业来说，员工招聘途径不论是由药品零售企业总部或加盟店自主负责，都不外乎有以下几种途径：推荐介绍；媒体刊登（报纸、电台等）；职业中介介绍；校园招聘；同业延揽；网上招聘；需求贴示法。

2）招聘员工时的评估条件　一般员工招聘时，评估人才的方法不外乎先由履历表初步遴选，再经笔试、面试几次筛选，最终选出最合适药品零售企业的人才。其评估的条件：现有能力评估；潜在能力评估；对于药品零售企业的意愿性；对于药品零售企业的适应性。

（3）员工考评与激励　①培训方式：理论上而言，培训的方式很多，有很多分类。培训可根据培训场所、培训形式、培训内容、培训对象、几种方式进行划分，如图10-7所示。②药品零售企业的培训方式：药品零售企业因时间上受限制，可选择适合企业自身形式的训练方法，各种培训方法的特色和优、缺点分析。

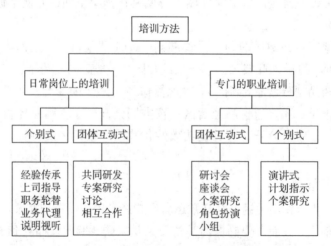

图10-7　员工培训的方法和内容

在各种训练方式中，药品零售企业最常用的是"实地教导"，尤其是现场教育，即职业培训或在职培训，是指管理人员通过工作或与工作有关的事情，有计划地实施有助于员工学习与工作相关能力的活动。这些能力包括知识、技能或对工作绩效起关键作用的行为，培训的目的在于让员工掌握培训项目中强调的知识、技能和行为，并且让他们应用到日常工作当中。现场教育对药品零售企业而言是最简便最容易实施的，效果也比较好。

2. 卫生管理 药店最基本的管理就是卫生管理，包括员工的个人卫生和店面卫生。著名国学经典《弟子规》中曾经说过，"冠必正，纽必结，袜与履，俱紧切，置冠服，有定位，勿乱顿，致污秽"。如果一个人卫生做不好，不管从事什么工作，都会给人一种邋遢的形象，进而影响个人生活和工作。

GSP 规定："在营业场所内，企业工作人员应当穿着整洁、卫生的工作服。""在药品储存、陈列等区域不得存放与经营活动无关的物品及私人用品，在工作区域内不得有影响药品质量和安全的行为。"《药品经营质量管理规范》第一百四十三条规定：企业的营业场所应当与其药品经营范围、经营规模相适应，并与药品储存、办公、生活辅助及其他区域分开。第一百四十四条规定：营业场所应当具有相应设施或者采取其他有效措施，避免药品受室外环境的影响，并做到宽敞、明亮、整洁、卫生。

（1）个人卫生 店面员工应该保持干净整洁，男士应不化妆，不留奇异的发型。女员工可化淡妆，扎发，禁止奇装异服，不涂五颜六色的指甲油。口腔保持清洁，注意个人卫生，不喷浓烈香水，不得纹身。佩戴工牌，面带微笑。

（2）店面卫生 门店门前的区域、门店招牌、橱窗、地面、天花板、设施设备、商品、货架、墙面等顾客能明显看到的地方，卫生间、更衣区域、休息区应定期清洁。卫生应有专门的负责人负责管理。店长划定卫生区域责任人，保证卫生区域均有负责人。定期进行卫生检查，店长可随时抽查，区域经理、督导可不定期进行巡查，并对门店进行考核。

3. 效期管理 GSP 第三十六条质量管理制度中包括药品有效期管理；在第一百三十五条药品零售制度管理中，明确了药品有效期的管理要求。在第一百六十七条销售药品应当符合以下要求时，再次强调"销售近效期药品应当向顾客告知有效期"。GSP 对药品有效期，有着严格且详细的管控和处罚措施，药店进行药品销售的同时，一定要注意药品效期的管理，这是药店商品管理中十分重要的一环。

近效期药品是指在规定的期限内即将过期的药品，规定由药品使用、营销机构自行设定。大多数药店零售企业，根据质量管理制度确定企业销售药品的近效期类型，目前没有统一的法律规定，各企业的认定时间略有差异。

4. 近效期药品常见分类

（1）药品有效期为 1 年内的（含 1 年），距失效期 1/3 为近效期药品。

（2）药品有效期为 1 年至 1 年半的（含 1 年半），距失效期 6 个月为近效期药品。

（3）药品有效期 1 年半以上的，距失效期 10 个月为近效期药品。

过期药品是指超过有效期的药品为过期药品（含超过有效期的赠品）。为做好药品效期的控制，距效期 30 天的药品，按过期药品进行处理，不得出现在门店。

5. 药店管理药品效期流程

（1）查看有效期 门店每月定期开始盘出近效期药品批号、效期、数量，与计算机系统中导出《门店近效期商品报表》及《门库近效期商品报表》进行核对，发现异常的原因进行处理，按近效期或批号，随时（或月末固定时间）导出《门店近效期商品报表》。

注意：药品与非药品要分开，报表打印留存 5 年备查，并同时留存电子版报表。

（2）提前标记 门店必须对现款近效期药品加套"效期药品提示卡"，制定相应的促销方案，提醒店员进行销售，门店店长做好近效期品种销售跟踪。销售近效期药品需要告知顾客药品的有效期，并跟踪提醒其使用。

本门店的效期管理由门店店长负责，不允许私自要货、退换货等。质管部门每月定期导出门店效期到下月底的药品明细，发给门店。对于门店由数据无实货的情况，门店及时反馈给质量管理部分，将信息进行协调处理。由于盘点、配货不一致、批号调整等造成批号、效期与实货不符的，门店与盘点负责部门联系调整。

（3）药品下架　距效期30天内的商品，属于门店负责的，门店自行买出。属于药品自身问题的，门店可向上一级负责管理部门申诉公司报损。对于过期药品，立即下架，放入不合格药品箱，及时填写《门店过期药品报损审批单》，并报上级有关部门审核后，由公司指定部分执行系统报损过期商品。报损手续在每月固定时间点前处理完毕。

6. 门店近效期退货管理流程

（1）门店所有药品根据供应商是否给予退货分为"可退药品"与"不可退药品"，冷藏药品因其特殊性界定未"不可退药品"。

（2）"可退药品"退货时以12个月为分界线，药品效期在12个月以上的，近效期6个月退货；药品效期在12个月以内的，近效期1/3＋1个月退货。不同规模的门店可视情况而定。

（3）门店距效期3个月内药品禁止退货，在计算系统内设定管控功能（发生质量问题的，按质量召回程序处理）。

门店近效期商品的处理主要有促销、报损、减账等方式。

7. 实货的处理流程

（1）报损药品的处理　门店将需要报损的商品送交物流部，由质管部与物流部清点无误后，放不合格商品区集中管理，质管部负责过期药品销毁。

（2）买出商品处理　门店店长负责将自行买出的药品撤离门店，按公司要求自行销毁，不得在门店出现。

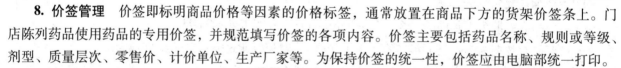

头脑风暴

由于药品效期管理不当，导致过期药品销售给了顾客，会产生什么样的后果？

8. 价签管理　价签即标明商品价格等因素的价格标签，通常放置在商品下方的货架价签条上。门店陈列药品使用药品的专用价签，并规范填写价签的各项内容。价签主要包括药品名称、规则或等级、剂型、质量层次、零售价、计价单位、生产厂家等。为保持价签的统一性，价签应由电脑部统一打印。

（1）商品价签管理　门店必须统一使用符合统一标准的价签，做到一货一签，按系统设置标准格式要求打印，遇调价时及时更改价签。所有陈列的药品均有价签，如果一品有多陈列位的情况，每个陈列位均有价签。①价格标签应保持清晰、干净、完整，定期进行清理更换，淘汰药品价签。②药品价格调整应立即更换价签，药品价签应准确标明现价。

（2）调价　门店每日下班前及时下载门店调价信息，在晚间结账后系统变价，价签调整完毕。打印或手写调价记录，价签即微机调整人签字，店长确认调价完毕后签字。书面调价记录及责任人签字为检查项目。

9. 采购管理　是指对药品及相关商品的计划、采购、验收、入库等全过程的管理活动。科学合理的采购管理能够确保药品供应及时、质量可靠、价格合理，同时控制库存成本，提高资金周转效率。采购管理是药店经营的核心环节之一，直接影响药店的运营效益和合规性。

（1）采购管理的基本原则　①合规性原则：采购的药品必须来自具有合法资质的供应商，并符合

《中华人民共和国药品管理法》和 GSP 等法规要求。②质量优先原则：严格把控药品质量，优先选择信誉良好的生产企业和供应商。③经济性原则：在保证质量的前提下，优化采购成本，提高资金使用效率。④需求导向原则：根据销售数据、库存情况和市场需求制定采购计划，避免积压或短缺。⑤可追溯性原则：建立完整的采购记录，确保药品来源可追溯。

（2）采购管理的主要内容

1）采购计划制定　①需求分析：根据历史销售数据、库存情况、季节性疾病流行趋势（如感冒高发季）等因素，预测药品需求量。②库存控制：设定药品的最低库存量和最高库存量，避免断货或积压。③重点关注畅销药、急救药、慢性病用药的库存水平。④采购周期：根据药品的供应周期（如供应商交货时间）和销售周期，合理安排采购频率。

2）供应商选择与管理　①供应商资质审核：查验供应商的药品生产许可证、药品经营许可证、GMP/GSP 证书等资质文件。评估供应商的信誉、供货能力、价格水平和服务质量。②供应商评估与分级：建立供应商评估体系（如质量、价格、交货及时性、售后服务等指标）。定期对供应商进行考核，优化合作名单。③采购合同管理：明确药品的品名、规格、数量、价格、交货时间、验收标准、退换货条款等。合同需由双方签字盖章，并妥善存档。

3）采购执行　①采购订单：根据采购计划生成订单，明确药品的品名、批号、数量、单价、金额等信息。订单需经相关负责人审核后发送给供应商。②价格谈判：对大宗采购或长期合作品种，可与供应商协商折扣或优惠。关注市场价格波动，选择最佳采购时机。③紧急采购：对于突发性需求（如疫情相关药品），建立快速响应机制，确保及时供应。

4）采购记录与档案管理　①采购台账：记录每次采购的药品名称、供应商、批号、数量、价格、验收结果等信息。台账需保存至药品有效期后 1 年，但不得少于 3 年（GSP 要求）。②票据管理：妥善保存采购发票、随货同行单、质检报告等凭证。确保票据与实物信息一致，便于财务对账和监管检查。

10. 门店促销管理　是指药店通过人员推销和非人员推销方式，向广大消费者传递药品信息，引导、启发、刺激消费者产生购买动机，产生购买兴趣，做出购买决策，采取购买行动的一系列活动。按促销的具体形式划分，可分为人员促销、营业推广、公共关系、广告等。

（1）门店促销活动的信息发布　①视听媒体：视听媒体是集视觉媒体和听觉媒体功能于一身，通过有声的活动的视觉图像，生动、直观、逼真的传递信息，易于激发受众的注意力和兴趣，有利于提高传播效率和效果。视听媒体可分为电影、电视、广播、幻灯片广告等。②网络媒体：主要指的是经互联网进行信息传播的方式。网络媒体通过文字、声音、视频等符号综合在一起，可以利用计算机和网络技术生成平面和三维动画、全息图像、虚拟空间环境等，达到信息的整合、重构和各种信息形态的相互转换目的，可以使受众产生比接受传统媒体的报道更加逼真的"沉浸感"，从事使宣传效果最大化。③纸质媒体：包括报纸、杂志、图书、宣传单等。④直接邀请：指通过各种方式直接与目标顾客取得联系并邀请其参加活动。

（2）POP 管理　购买点广告（point of purchase adverting，POP）是许多广告形式中的一种，指在购买场所和零售店内部设置的展销专柜以及在商品周围悬挂、摆放与陈设的，可以促进商品销售的广告媒体。可以吸引消费者视线，刺激其购买欲望。

1）POP 的功能　①新产品告知：当新品出售时，在销售场所使用 POP 进行促销活动，用于吸引消费者的视线，刺激消费者购买欲望。②购买意识：唤醒消费者潜在的意识，重新记忆商品，促进购买行动。③取代：POP 广告有"无声的售货员"和"最忠实的推销员"的美名，POP 广告的使用可以不断地向消费者提供信息，吸引消费者购买商品。④创造销售气氛：利用 POP 广告强烈的色彩、美丽的图案、简洁准确生动的广告语言，可以营造强烈的销售气氛，吸引消费者的视线，促进其购买行动。⑤提升企业形象：好的POP广告可以提升企业的形象，提升顾客对企业的信任度，保持企业和消费者良好的关系。

2）POP的制作　POP的制作有许多的形式，包括：彩色打印、印刷、手绘等方式。在门店，由专人负责制作或者手绘POP广告，有的公司也会统一印刷，店长指导或者亲自完成POP的设置。POP的书写和设置由以下要求。①POP尺寸要求：店内开放式货架、柜台使用小海报，背柜使用竖条海报和小海报，橱窗使用大海报，花车、叠笼等根据商品书写统一海报，其他尺寸海报无运营部批准禁止使用。②POP书写要求：POP书写内容简洁、明了，突出主题，字体端正、清晰。每张POP海报上不超过2个商品信息，张贴在透明玻璃橱窗的POP及货架POP。正反两面都应有商品信息。③POP广告应具有时效性，应及时的更换过期、陈旧的POP广告。④如实体店有买赠活动，必须书写规范优惠品的名称、规则、数量。处方药和甲类OTC不得实现买赠。爆米花不得遮挡商品。

（3）宣传海报与吊旗　主题宣传海报通常是由公司统一印刷，用于促销宣传。厂商产品宣传海报在门店发布时，必须经门店店长同意张贴在指定范围内。如系印刷品，厂家应在质管部门备案广告批文，且产品功能不得夸大宣传。吊旗是旗帜的一种，指悬挂于药店室内或室外，用于展示企业文化，或用于药品广告宣传的旗帜画面，由公司统一印制。主要包括开业吊旗、季节性吊旗、活动主题吊旗、会员日吊旗及其他类异型吊旗等。它是药店常用的一种宣传方式，类似海报，是一种比较小的旗帜。

1）海报的张贴要求　①主题海报可以用POP支架悬挂。②海报张贴一般选用易清除的粘胶。③玻璃门和店外墙面不得张贴海报。④橱窗单面宽度每米可张贴1张海报，以此类推。⑤店内货架使用T型磁铁式海报支架，每节货架最多悬挂1张，门店放置高度统一，不遮挡标识即可。⑥背柜：两节新式背柜中间第一层及第四层放置白色小粘钩；背柜第一层悬挂竖条海报，可书写活动买赠、会员日信息等（非活动期间禁止放置海报）；第四层悬挂小海报，最多可张贴一张。⑦柜台：多点位商品，每节柜台最多放置一个单品；陈列商品应做阶梯式陈列，配有相应的小号POP及价签。

2）吊旗悬挂要求　①吊旗悬挂在公司的指定位置，门店须随季节主题的变化按公司要求时间更换不能歪斜，不遮挡监控。②天花板吊旗的纵排与横排每张间距应在1.2m以上，保证纵向整齐悬挂。③遇正反两面吊旗，应纵向一排正面、一排反面悬挂。

（4）海报与爆炸花制作　药店的爆炸花（也叫爆炸贴、爆炸签、爆炸卡），是典型的、身材小作用大的宣传物料。门店可以购买现成品，也可以根据企业自身的特点进行设计制作。爆炸贴具有容易使用、更加明显、突出主题、易吸引顾客关注、唤起顾客购买欲望等优点。

（5）DM发放　海报（direct mail advertising, DM）单页，是各类商业促销行为中，十分简便的宣传方式，能够迅速达到宣传的目的。药店促销，也经常使用这样的宣传方式。

1）促销单页的数量　一般考核周边核心商圈居民户数、流动人口情况、门店类型、周边物业确定，活动前2~3天发放90%，促销活动中发放10%。

2）发放标准　①封闭式的小区：发放前要做好公关或选择小区指定位置；可选择在上下班时间段在小区门口发放；设立二维码展板，扫码关注活动内容；将DM单页或海报张贴在公告栏上。②开放式小区：礼貌敲门发放；无人回应的情况，可插在门上。③街道、广场、公园等区域：有礼貌地递给过路的行人。④店内发放：针对来店顾客，告知活动，并让顾客仔细看一下活动产品，有时间可做详细的解释和说明，激发顾客的购买欲望。

11. 门店现金管理　门店现金分为营业款现金、其他收入现金、备用金等。门店备用金属于公司货币资金，是根据工作需要，长期留存于门店，兑换零钱、用于缴纳卫生费、水电费等相关工作事务时使用的业务周转金。备用金由门店在开业前提出申请，由公司财务部根据《收银备用金管理制度》核定备用金金额。

（1）门店现金的收入与支出 实行收支两条线管理。门店不得用营业款及其他收入作支现金，如遇特殊情况，须经公司财务部批准，未经批准的按有关规定处罚。

（2）责任人 门店现金管理由店长作为第一负责人，店长可授权直接责任人管理。备用金、现金收入，属于公司资金，责任人不得转借他人、公款私用、挪为他用等，对贪污、挪用公款的行为，按公司有关规定处理，情节严重的移交司法机关。

（3）其他收入款项目的收取及存款 主要包括废品收入、各类加工费等。要求：①责任人收银员严格区分其他收入及营业款，其他收入独立收银、交接、核算。②店内存款必须及时存入银行指定账户。

（4）门店现金管理流程 ①营业结束后必须结账，填明现金1、现金2、支票、银联、医保、一卡通等项目；②门店现金必须日结；③门店需配制保险柜；④备用金和货款要分类存放。

12. 交接班管理与营业结束

（1）营业时间 根据各地的工作时间不同，零售药店的营业时间也不尽相同，主要营业时间有对倒班、三班、长白班、加强班等不同的工作模式。

（2）开店营业前的准备 药店营业前的准备工作时一项重要的基本工作，曾有营销专家总结表示，"销售是90%的准备＋10%的推荐"。

（3）开店营业 必须当班人员全部到岗，保持整洁的仪容仪表，具有健康的职业形象。营业前打扫卫生，卖场整理、整洁工作到位，备齐药品。销售工作准备就绪。

（4）交接班 交接班时需要将商品补货完成，商品陈列符合要求，商品价格调整完毕，各种表格记录完成，以及卖场的卫生需要打扫干净，垃圾处理完毕，通道无商品阻碍。交接班时可能出现异常情况，也需要交接。包括：总公司通知的处理事项，当班时出现的异常情况，顾客的需求情况，促销以及财务情况均需要交接。

（5）结束营业 门店结束营业，值班人员按操作规程进行，流程如图10-8所示。

工作要求不得提前结束营业，如有特殊情况可报运营部经理批准。店内有顾客时不得打扫卫生，不得向顾客暗示、催促离开。门店钥匙只能由指定管理人员管理，最多不能超过两套，并作为管理人员调动交接的必备内容。门店须保持24小时监控开启。

（五）药品验收与保管

1. 药品验收 是指验收人员依据国家药典标准、相关法律法规和有关规定以及企业验收标准对采购药品质量状况进行检查的过程。包括查验药品检验报告书、抽样、查验药品质量情况、记录等。

药店工作人员对每次到货药品的验收，都严格按照药品质量管理制度，检查配送凭证，逐批与实物核对品名、规格、批号、效期等内容，确保购进药品质量符合相关药品标准，有效防止假劣药入库。

药品验收由质量管理部门专职验收人员负责，药品验收的一般流程包括单据和货物核对查验、检验合格证明文件、抽取样品、检查样品的外包装标签说明书、填写验收记录和入库交接等环节。

2. 药品保管 药品作为一种特殊商品，在储存过程中由于受内外环境的影响，随时可能出现质量问题，企业应当根据药品的质量特性对药品进行合理储存，规范化管理，保证药品质量，发挥药品安全、有效的治疗作用。

药品在储存过程中始终受到外界环境因素如水分、氧气、二氧化碳、紫外线、温度、湿度、鼠、

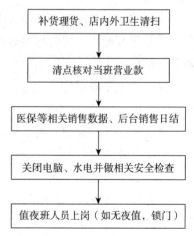

图10-8 值班人员操作规程

蛇、蚊、虫等影响，如果储存方法不当极易发生变质现象，因此必须采取有力的措施，降低药品发生变异的概率。

影响药品在储存过程中发生变异的因素有两个方面：一是内因，主要是药品物理性质、化学性质等变化引起的；二是外因，主要有空气、温度、湿度、紫外线、时间、霉菌、虫鼠、容器以及包装等。

由于药品质量的影响因素较多，所以正确的管理是很重要的。药品的管理方法如下。

（1）一般保管方法　①一般药品都应按照《中国药典》"贮藏"项下规定的条件进行储存与保管，或根据药品的性质、包装、出入库规律及仓库的具体条件等因地制宜进行，从而确保药品质量正常、数量准确、储存安全。②分类储存药品，做好货位编码及色标管理。③药品堆放整齐，物距合理。④保持库房、货架的清洁卫生，定期进行扫除和消毒，做好防盗、防火、防潮等工作。⑤建立药品保管账（卡），记载药品进、出、存动态，按季度盘点并检查质量，保管账、卡、货相符。⑥加强安全防护措施，确保仓库、药品和人身安全。

（2）药品的特殊管理方法　①性质不稳定的药品保管方法：影响药品质量的因素主要是阳光、空气、湿度、温度、时间。受光线影响较大的药品注意避光处理，受温湿度影响较大的药品注意控制房间的温度和湿度。②其他特殊的药品还包括：麻醉药品，精神药品，医疗用毒性药品、放射性药品。贵重药品、危险药品、效期药品、退货药品、中药材和中药饮片的保管与养护。

（六）药品陈列与养护

药品陈列是指在遵守相关法律的前提下，充分利用门店资源，合理布局、科学分类，通过调整货架摆放顺序、药品摆放位置以及对药品堆码方式艺术造型，以达到提升产品形象、突出产品特点、吸引顾客注意力、激起顾客购买欲望并最终提升销售的目的。

1. 药品陈列　应遵循以下原则。

（1）法定原则　药品经营单位要严格按照《药品经营质量管理规范》对药品陈列的要求来管理药品。

（2）清洁卫生原则　是指店内地面、货架、药品包装等都要清洁卫生。

（3）盈利原则　好的陈列必须能够有助于增加销量。店内主推商品、高毛利商品，必须占据好的陈列位置。

（4）易见易取原则　易见易取是药品要陈列在顾客容易看到、拿到的位置，这样便于顾客挑选药品。

（5）先进先出原则　所有药品都有有效期，超出有效期即被定为劣药，是不允许销售的，因此药品必须在有效期内销售完。

（6）关联性原则　药店自选区（OTC和非药品区）非常强调商品之间的关联性。如感冒药区常和清热解毒药、消炎药、止咳药相邻，皮肤科用药和皮肤外科用药相邻，妇科药和儿科药相邻，维生素类和钙制剂类放在一起等。

（7）满货陈列原则　满货陈列就是将药品在货架上的陈列区摆满。这种陈列产生"多就是美"的视觉美感及"便宜""丰富"的心理暗示，从而激起顾客的购买欲望。

（8）纵向陈列原则　纵向陈列是与横向陈列相对而言的，是指同种药品跨越不同层面从上往下纵向陈列。

（9）主辅结合原则。

（10）季节性原则　很多药品的销售都有季节性。四季变化，门店的商品展示也要有变化。在陈列时，应随季节不同而体现不同的主题。

2. 药品养护　是指根据药品储存的特性要求，采取科学、合理、经济、有效的手段和方法，通过控制调节药品的储存条件，对储存过程中的药品质量进行定期检查，达到有效防止药品质量变异、确保储存药品质量的目的。

（1）药品养护的要求 ①设施设备的要求：应符合 GSP 的规定。②药品储存要求：按包装标示的温度要求储存药品，包装上没有标示具体温度的，按照《中国药典》规定的贮藏要求进行储存。《中国药典》（2025 年版）贮藏项下的规定，系为避免污染和降解而对药品贮存与保管的基本要求。③药品养护人员的要求：养护人员应当根据库房条件、外部环境、药品质量特性等对药品进行养护。

（2）药品养护实务 ①建立药品养护档案：药品零售企业应根据自身实际情况，本着"以保证药品质量为前提，以服务业务经营需要为目标"的原则，为所有品种建立药品养护档案，针对重点养护品种，建立药品重点养护品种档案，这样才能为药品养护工作提供系统、全面的管理依据，从而不断提高药品养护的技术水平。②药品养护以"预防为主，消除隐患"为原则，开展在库储存药品养护工作，防止药品变质失效，确保储存药品的安全、有效。

（七）药店收银与结算

零售药店收银工作是一项专业化的岗位，是一线收取货币资金的工作，属于该门店的出纳岗位。收银员是零售经营场所负责面向顾客收取货币资金（包括现金支票、各种金融支付卡、第三方网络支付等）的工作人员。顾客在收银台停留时间较长，放置随用随取的商品或与药品相关宣传资料，有利于顾客自行挑选商品、解相关知识，并产生咨询和购买的欲望。在顾客付账时，药店收银员应参与营销再次向顾客推荐相应药食同源产品，在大多数情况下，顾客都会产生想了解商品的想法或购买的欲望。

1. 收银员工作的基本内容

（1）提供结账服务 收银员在提供结账服务时，要快捷、准确，同时还要唱收唱付。不可损害顾客的利益，将低价位的商品，以高价位收取；也不可损害企业的利益，高价位的商品，以低价位收取。

（2）提供咨询服务 收银员需要全面了解药店医药商品的情况，熟练掌握收银工作技能。当有顾客咨询时，热情礼貌待客，及时准确回答顾客的问题，并做好引导服务工作。

（3）现金管理 收银员的工作性质特殊，每天接触大量的现金，在工作中需要严格遵守现金管理的规章制度，不可挪用现金，不可在工作岗位上清点个人现金，以免混淆。

（4）防损防盗 收银员是兼职防损防盗员。在为顾客结账时，收银员应提醒顾客，带齐所有商品。并及时将顾客不需要的商品收到相应位置或归位到货架上，以避免不必要的损耗。

（5）推广促销活动 药店的保健品和即食中药材常有各种促销活动，收银员要熟知促销活动的内容，顾客优惠情况和注意事项。在结算时，提前告知顾客，这样既可以使其获得尊重和满足，也可以避免后续误会，从而提高本店的信誉度。

2. 收银员的工作纪律规范

（1）履行交接手续 收银员在交班时要按照交接班手续，当面清点发票、款项和钥匙，核对无误后确认签字。

（2）严禁擅离岗位 在工作时间内不得擅自离开工作岗位，如遇特殊情况，不得不暂离岗位，应先向店长请假，放置"暂停收银"的提示牌，提醒顾客在其他的收银台付款。

（3）收银款项，账实相符 在收银工作中，应当规范操作，不出现丝毫差错，每笔收银业务都务必做到账实相符。

（4）先收后付，唱收唱付 接待顾客过程中，不要因为排队人多而慌乱。每一位顾客的所有收银手续办理清楚后，再接待下一位顾客。禁止同时处理两笔账务，避免不必要的麻烦。

（5）严格汇报总结制度 收银员在工作中失误，出现长款或短款现象，不能隐瞒错误，应及时向上级汇报，迅速制定补救或改正措施，并认真总结工作经验教训，以防后患。工作要公私分明，廉洁守法，不能将长款私吞；不能涂改、销毁收银凭证。

3. 收银员应具备的知识和技能

（1）医药商品知识　收银员要掌握关于医药商品的分类、医药商品的标志、商品条码、医保药品信息、商品陈列等方面的基本知识。

（2）收银设备使用知识　收银员要熟悉收银软件的操作系统、POS 收银机的基本结构、主要功能及作用，并能规范地操作收银设备。

（3）钞票清点和小票打印　收银员要掌握人民币防伪常识，人民币现已发行五十多年，共发行五套人民币，有纸币也有金属币。收银员可以通过"一看、二摸、三听、四测"对纸币进行辨别。

（4）相关法律法规知识　收银员还应熟悉相关的法律法规知识，《药品经营质量管理规范》《药品经营和使用质量监督管理办法》《中华人民共和国药品管理法》都对药品经营过程作出了具体的要求。收银员还应该熟悉《中华人民共和国消费者权益保护法》，消费者在购买、使用商品和接受服务时享有人身、财产安全不受损害的权利。

（5）专业技能知识　收银员还应该具备专业技能，能够熟练地操作收银设备。能够辨认发票真伪、正确开具发票，进行票款结算。能够识别假钞，以及为顾客提供规范的药学服务。

4. 收银设备　POS 系统是一种销售点管理系统，是专门用于企业销售与后台管理的计算机应用软件，用来对商业企业的前台销售信息进行实时跟踪和数据处理，以及对后台采购与盘点等信息进行实时管理的计算机程序。

（1）POP 收银　POP 收银机包括主机、主显示器、顾客显示器、POS 键盘票据打印机、电子钱箱等。POS 收银机的主要功能包括接受条码阅读器识别的条码根据条码信息在收款机内存中的商品数据库中找到商品的相关内容，如品名、规格、产地、单价等，并找到商品的相关内容；完成收款、找零工作，收银箱打开收入货款完成找零，打印一式两份的销售小票；设置各种促销功能，如折扣、满减、折让、改错、取消、医保信息、退换货等；将销售情况通过网络传递到后台主机，并进行库有的处理。

（2）验钞机　为提高效率，现在常使用点钞验钞一体机。该机器集计数和辨伪于一身，是最常用的机器之一。具有清点货币张数和检测货币真伪的作用。使用简便，其操作步骤为：接通电源→打开开关→选择功能→整理钞票→喂钞→挑出假钞，六步就可以轻松完成验钞和计数两个功能。

（3）医保刷卡　为医保参保人员提供处方外配和非处方自购服务时，应遵守医疗保险规定：核验社保卡和外配处方，每人每天只能刷卡消费两次且总金额不得超过 300 元。定点药房不得对参保人员直接或变相销售食品、生活用品、化妆品等，不得为参保人员套取现金等。

5. 盘点　是指为了及时掌握货物的储存、流动情况，确保货物实存数量与账、卡相符而定期或临时对库内货物进行盘查、清点的活动。盘点目的：把握和控制店面医药商品的品种、数量和金额；确切把握店面商品的损溢状况；及时调整店面商品结构；全面清理滞销品。

盘点基本流程如下。①盘点前做好充分的准备工作和人员安排。②确定盘点时间，盘点需要投入大量的人力、物力、财力，值得注意的是，每次盘点的时间尽可能得短，全面盘点以 2～6 天内完成最佳。③盘点方法可以采用账面盘点法和现货盘点法。账面盘点法又称永续盘点法，是指将每天出入库货物的数量、单价等信息详细记录在账面上，逐笔汇总账面总数。随时可以从计算机或账册上查询货物的结存量。这种方法常适用于数量少、单价高的货物。现货盘点法又称实地盘点法，是指先到仓库查点商品数量，再根据商品的数量和单价计算出库存的方法。④进行盘点，可进行本店员工盘点和外店人员交叉盘点。⑤处理盘点结果，录入进销存各项总单据，核对盘点结果。查清差异原因后，应对盘点盈亏等问题进行处理，从而使货物实际数量与账面数量保持一致。提示盘点盈亏是指盘盈和盘亏。

6. 结算　是指根据交易结果和交易所有关规定对会员交易保证金、盈亏、手续费、交割货款和其他有关款项进行的计算、划拨。作为一名收银人员，经常要与发票打交道，并且办理各种款项的结算。

因此，掌握相应的发票知识并正确识别、开具发票，以及熟练办理价款结算就显得非常必要，这也是收银人员工作的重心。通过本项目的学习，能够掌握相应的技能，从而更好地胜任收银工作。

常见的结算方式如下。①现金结算：是药店收银过程中最普通的一种结算方式。现金也是企业流动性最强的资产，每天从收银员手中流入和流出的现金数量多、金额大，最容易出现问题。因此，对于现金结算和管理是每一位收银员必须掌握的一门"硬功夫"。②银行卡（医保卡）结算：随着人们思想观念的逐步改变，银行卡、信用卡越来越普及，顾客很乐意在消费时使用银行卡，尤其是使用信用卡进行结算。社会在不断发展，医保药品覆盖也越来越广，由于医保卡具有不用带现金、方便、实用等特点，促使顾客在药店付款时也时常使用。③第三方移动支付方式结算：医保卡随着科技的发展，5G 时代的到来，目前，全国的大部分药店里都可以使用支付宝或微信进行付款交易。

知识链接

零售药店店长现状

1. 管理职责多样　需要负责人员管理，包括员工的招聘、培训、排班、绩效考核等，以打造高效团队。同时，要进行商品管理，涵盖药品的采购、验收、陈列、库存管理等，确保药品的供应和质量。财务管理也在职责范围内，如制定预算、控制成本、处理账务等。另外，还要负责门店运营管理，如制定营业时间、策划促销活动、处理顾客投诉等。

2. 专业服务要求高　作为专业人员，零售药店店长要具备丰富的药学知识，能准确判断药品质量，为顾客提供专业的用药咨询和指导，解答顾客关于药品功效、用法用量、副作用等方面的疑问。还需了解常见病症的表现及治疗方法，为顾客提供初步的诊断和建议。

节后小结

1. 药品零售企业的特点是直接面向消费者，是终端服务。

2. 药品零售企业的职能是药品销售与合理用药指导，健康咨询服务与疾病预防宣传，药品供应保障与应急服务。

2. 质量管理、供应链管理、门店运营管理是药品零售企业管理的核心内容。

第三节　医疗器械经营企业管理

医疗器械经营企业是连接医疗器械生产与临床应用的重要桥梁，承担着将创新医疗技术转化为患者可及治疗手段的关键使命。随着全球医疗需求的不断增长和技术的飞速发展，医疗器械经营企业的管理面临着前所未有的机遇与挑战。从供应链管理到质量控制，从法规合规到市场拓展，每一个环节都需要精准的运营策略与严格的风险把控。

一、医疗器械经营企业管理概述

医疗器械经营企业管理是确保医疗器械从生产环节顺利流转至使用终端，保障产品安全有效、满足市场需求并实现企业可持续发展的综合管理活动。与其他医药经营领域相比，医疗器械经营具有独特性。医疗器械种类繁多，涵盖从简单的医用棉签到复杂的核磁共振成像设备等，不同类型产品在技术原理、适用范围、风险程度等方面差异巨大，这要求企业在管理过程中具备高度专业化的知识和技能。

医疗器械经营企业需严格遵循法规要求开展经营活动。《医疗器械监督管理条例》等法规明确规定了企业的经营资质、产品准入标准、经营规范等内容。企业必须依法取得相应的医疗器械经营许可证或进行备案，依据许可或备案范围经营产品，确保经营活动合法合规。同时，在采购环节，企业要对供应商资质进行严格审核，确保所采购产品来源合法、质量可靠；在销售环节，要向客户提供准确的产品信息和使用指导，保障消费者权益。

企业内部管理体系建设至关重要。医疗器械经营企业应构建完善的组织架构，明确各部门职责，如采购部门负责筛选供应商和采购产品、质量部门把控产品质量、销售部门拓展市场和维护客户关系等。建立健全质量管理体系，将质量管理贯穿于采购、验收、储存、销售、售后服务等各个环节，确保产品质量稳定可靠。加强人员培训与管理，提升员工专业素质和法规意识，使员工能够熟练掌握产品知识和操作技能，严格按照规范开展工作。

二、医疗器械产品的质量验收、保管、养护及出库管理

（一）质量验收

质量验收是把控医疗器械质量的关键环节。企业在收到产品时，验收人员需依据采购合同、产品标准以及相关法规要求，对产品的外观、包装、数量、规格型号、产品合格证等进行逐一核对。对于需要进行功能检验的产品，如电子血压计、血糖仪等，要按照规定的检验方法和标准进行检验，确保产品性能符合要求。验收过程中应详细记录验收信息，包括产品名称、生产厂家、规格型号、生产日期、有效期、验收日期、验收人员等，验收记录需妥善保存，以便追溯。

（二）保管

医疗器械的保管需要根据产品特性和储存要求进行分类管理。对于有温度、湿度要求的产品，如体外诊断试剂等，要配备相应的温湿度调控设备，并严格监控储存环境的温湿度，确保符合产品储存条件。对易碎、贵重的医疗器械，应采取特殊的防护措施，如使用缓冲材料包装、单独存放等，防止产品损坏。同时，要建立货位管理制度，合理规划仓库空间，确保产品存放有序，便于查找和盘点。

（三）养护

定期对库存医疗器械进行养护是保证产品质量的重要措施。养护人员需定期检查产品的外观、包装是否完好，有无变质、损坏等情况。对于有效期较短的产品，要重点关注其剩余有效期，及时进行催销或处理。对需要进行定期维护的设备类产品，如医用超声诊断仪等，要按照规定的维护周期和要求进行维护保养，并记录维护情况。通过养护工作，及时发现和解决潜在的质量问题，确保产品在储存期间质量稳定。

（四）出库管理

医疗器械出库时，要遵循"先产先出""近期先出"和按批号发货的原则。发货前，发货人员需再次核对产品的名称、规格型号、数量、生产厂家、批号、有效期等信息，确保出库产品准确无误。对于需要冷链运输的产品，要确保运输过程中的冷链不间断，配备相应的冷藏设备和温度监测装置，记录运输过程中的温度数据。出库记录应详细完整，包括发货日期、收货单位、产品名称、规格型号、数量、生产厂家、批号、有效期等信息，以便实现产品的全程追溯。

知识链接

《医疗器械经营质量管理规范》要求经营企业在医疗器械出库时，遵循"先产先出""近期先出"和按批号发货的原则。

《医疗器械冷链（运输）管理指南》文中对需要冷链运输的医疗器械的运输条件和记录要求进行了详细规定。

头脑风暴

一家医疗器械生产企业计划引入一批新的医疗器械产品，包括体外诊断试剂、电子血压计、血糖仪和医用超声诊断仪等。请结合上述质量验收、保管、养护和出库管理的内容，回答以下问题：在质量验收环节，如何确保验收人员能够准确、高效地完成对不同类型医疗器械的验收工作？请提出具体的验收流程和标准。

三、医疗器械效期产品管理

效期产品管理直接关系到医疗器械的使用安全和有效性。医疗器械经营企业应建立完善的效期产品管理制度，对产品的有效期进行全程监控。在采购环节，采购人员要合理控制采购量，避免因采购过多导致产品积压过期。对于临近有效期的产品，要加强与供应商的沟通协调，争取进行换货或退货处理。

在库存管理方面，仓库管理人员要对效期产品进行分类存放，并设置明显的标识，便于识别和管理。定期对效期产品进行盘点，制作效期产品报表，详细记录产品的名称、规格型号、生产厂家、批号、有效期、库存数量等信息，及时掌握效期产品的动态情况。对于即将过期的产品，要提前预警，采取促销、降价等方式加快销售速度；对于已过期的产品，要严格按照不合格产品管理程序进行处理，严禁流入市场。

同时，企业要加强与客户的沟通，在销售产品时，向客户明确告知产品的有效期，提醒客户合理安排使用，避免因产品过期造成损失。建立客户反馈机制，及时了解客户对效期产品的使用情况和意见建议，不断优化效期产品管理工作。

四、不合格产品管理

不合格产品管理是医疗器械经营企业保障产品质量和消费者安全的重要措施。企业一旦发现不合格医疗器械产品，应立即启动不合格产品管理程序。首先，对不合格产品进行标识和隔离，防止其与合格产品混淆，避免流入市场。同时，对不合格产品的来源、数量、批次、不合格原因等信息进行详细记录。

对于采购环节发现的不合格产品，及时与供应商联系，要求其采取换货、退货等措施进行处理，并依据合同约定追究供应商的责任。对于在验收、储存、养护或销售过程中发现的不合格产品，要分析不合格原因，如产品本身质量问题、运输过程损坏、储存条件不当等，针对不同原因采取相应的措施。

对不合格产品的处理方式应符合法规要求，一般可采取销毁、退货、换货、维修等方式。销毁不合格产品时，要确保销毁过程彻底，防止不合格产品再次流入市场；退货或换货的产品，要跟踪处理情况，确保问题得到妥善解决；对于可以维修的产品，维修后需重新进行质量检验，合格后方可销售。企业要建立不合格产品处理记录，详细记录不合格产品的处理过程和结果，便于追溯和查询。

头脑风暴

假设你发现了一批不合格的医疗器械产品，包括电子血压计、血糖仪和体外诊断试剂等，请结合上述不合格产品管理的标识方法和隔离措施，如何确保其能够被迅速且准确地标识和隔离？

五、产品售后服务管理

产品售后服务管理是提升医疗器械经营企业竞争力和客户满意度的重要手段。医疗器械经营企业应建立健全售后服务体系，为客户提供全方位的服务支持。在产品安装调试方面，对于需要专业安装调试的设备类产品，企业应安排专业技术人员到现场进行安装调试，确保设备正常运行，并对使用人员进行操作培训，使其熟练掌握设备的使用方法和注意事项。

在产品使用过程中，企业要及时响应客户的咨询和投诉。设立专门的售后服务热线或在线平台，安排专业人员负责接听咨询电话和处理投诉信息。对于客户提出的问题，要及时给予解答和处理，对于无法当场解决的问题，要记录相关信息，协调相关部门进行处理，并跟踪处理进度，及时向客户反馈处理结果。

定期对客户进行回访，了解产品的使用情况和客户的满意度。通过回访收集客户的意见和建议，发现产品存在的问题和不足之处，及时反馈给相关部门进行改进。对于需要维修保养的产品，按照合同约定或产品使用要求，定期安排技术人员进行上门维修保养服务，确保产品性能稳定可靠，延长产品使用寿命。通过优质的售后服务，增强客户对企业的信任和忠诚度，促进企业的持续发展。

案例分析 ....

某医疗器械经营企业（以下简称"D公司"）主要经营高端医疗设备，如核磁共振成像设备和超声诊断仪。随着市场竞争的加剧，D公司意识到，仅靠产品质量和价格已不足以保持竞争优势，售后服务成为提升客户满意度和忠诚度的关键。然而，D公司现有的售后服务体系存在响应速度慢、客户投诉处理不及时、客户回访机制不完善等问题，导致客户满意度下降，影响了企业的市场声誉。

分析：售后服务响应速度慢：客户在设备使用过程中遇到问题时，D公司的售后服务团队响应速度较慢，导致客户等待时间过长，影响了客户的正常使用。

客户投诉处理不及时：对于客户的投诉，D公司缺乏有效的处理机制，导致问题未能及时解决，客户满意度下降。

客户回访机制不完善：D公司缺乏系统的客户回访机制，未能及时了解客户的使用体验和反馈，导致产品问题和客户需求未能及时反馈到公司内部。

维修保养服务不到位：对于需要定期维修保养的设备，D公司未能按照合同约定及时提供上门服务，导致设备性能下降，客户抱怨增加。

节后小结

1. 质量验收：核对产品信息，检验性能，记录验收情况。

2. 保管：分类管理，监控环境，合理存放。

3. 养护：定期检查，维护设备，确保质量稳定。

4. 出库管理：遵循原则，确保冷链运输，记录出库信息。

5. 全程监控有效期，合理采购，分类存放，定期盘点，预警并处理临近过期产品，告知客户有效期。

6. 建立服务体系，提供安装调试和培训，及时响应咨询投诉，定期回访客户，安排维修保养，提升客户满意度。

第四节 医药经营企业物流管理

医药经营企业物流管理是一项复杂且关键的工作，其核心在于确保药品在供应链中的高效流通与质量安全。首先，企业需严格遵循 GSP 认证等法规要求，配备现代化物流设施与设备，如自动化仓储系统、冷链管理设备等，以满足药品储存与运输的特殊条件。其次，通过引入先进的物流信息系统，如 ERP、WMS 和 TMS，实现物流作业的信息化与自动化，提升作业效率与精准度。此外，优化物流网络布局，建立区域配送中心，减少中转环节，可有效降低物流成本并提高配送时效。同时，加强与上下游企业的协同合作，实现商流、物流、信息流与资金流的高效整合，推动供应链整体优化。最后，注重专业人才的培养与引进，提升团队对医药物流特殊要求的理解与执行能力，为企业的持续发展提供支撑。通过以上措施，医药经营企业不仅能提升自身竞争力，还能为保障公众用药安全与推动行业高质量发展贡献力量。

一、企业物流管理概述

（一）医药企业物流管理的含义

医药企业物流管理是指医药企业通过科学规划、组织、协调和控制药品、医疗器械及相关物资的流动过程，涵盖从原材料采购、生产流通、仓储配送直至终端销售的全链条管理，旨在保障药品安全、提升效率并满足法规与市场需求。

（二）医药企业物流管理的内容

1. 采购物流管理　涉及医药企业对药品原材料、辅料、包装材料等物资的采购、运输与接收流程，需确保供应商资质合规、采购计划科学合理，并通过严格的验收标准把控物资质量，减少供应链中断风险，同时优化采购成本与库存周转效率。

2. 仓储物流管理　涵盖药品的入库、存储、分拣及出库环节，需符合 GSP 要求，包括温湿度监控、分类分区存储、先进先出原则执行等，确保药品在储存过程中质量稳定，防止污染、混淆或过期失效。

3. 运输与配送管理　聚焦药品的流通环节，需针对冷链药品、特殊药品等设计专业运输方案，确保运输工具温控达标、路线优化及时效性可控，同时通过信息化手段实时追踪物流状态，保障药品在运输过程中安全合规且高效送达终端客户。

4. 库存管理　通过科学的库存控制策略（如 ABC 分类法、安全库存设定）平衡供需关系，避免库存积压或短缺，结合效期预警系统动态监控近效期药品，减少过期损耗，提升资金周转率与仓储资源利用率。

5. 质量控制与追溯体系　质量控制贯穿物流全过程，需建立符合 GMP 和 GSP 的质量控制节点，如验收、在库养护、出库复核等，并通过信息化系统实现药品全生命周期追溯，确保问题药品可快速召回并定位责任环节。

6. 物流信息化管理　依托仓储管理系统（WMS）、运输管理系统（TMS）等技术工具，集成条码、RFID、物联网等技术，实现物流数据的实时采集、分析与共享，提升作业自动化水平，降低人为差错，支持决策优化与供应链协同。

7. 逆向物流管理　逆向物流管理处理退货、召回、过期药品回收等反向流程，需制定合规的退货验收标准与销毁流程，确保退回药品质量可控、信息可溯，同时通过环保方式处理废弃药品，履行企业社会责任并降低法律风险。

8. 合规与风险管理　要求企业严格遵守《中华人民共和国药品管理法》、GSP 等法规，定期审计物流环节的合规性，识别运输、仓储中的潜在风险（如温控失效、数据篡改），建立应急预案与保险机制，防范质量事故与法律纠纷。

（三）企业物流管理的原则

医药企业物流管理的原则是指导药品物流活动高效、安全、经济运行的基本准则，涵盖质量管理、效率提升、成本控制、信息化管理、协同合作、风险防控、合规经营、服务优化、可持续发展及应急处理等方面，为企业物流管理提供全面框架，保障药品供应的同时提升经济效益和社会形象。具体如下。

1. 合规性原则 医药企业物流管理必须严格遵守国家法律法规及行业标准，包括 GSP、GMP 等，确保药品在运输、储存、配送等环节符合监管要求，避免因不合规操作导致的法律风险或药品质量问题。

2. 质量安全原则 物流过程中需确保药品质量与安全，对温度敏感药品实施全程冷链管理，避免药品受潮、污染或变质；定期校验仓储及运输设备性能，建立严格的质量监控体系，防止药品在流通环节发生物理或化学性质变化。

3. 可追溯性原则 通过信息化手段（如条码、RFID 技术）实现药品从生产到终端消费的全流程追溯，确保每批次药品的流向可追踪、责任可界定，便于问题药品的快速召回与质量事件溯源，提升供应链透明度。

4. 效率优化原则 在保障合规与质量的前提下，通过科学规划仓储布局、优化运输路线、引入自动化设备（如智能分拣系统）和智能调度算法，降低物流成本、缩短配送周期，提升供应链整体响应速度与资源利用率。

5. 应急管理原则 针对自然灾害、运输中断等突发事件制定应急预案，建立多级库存缓冲机制和备用供应商网络，确保紧急情况下药品供应的连续性与稳定性，同时强化物流团队的风险应对能力。

6. 信息化管理原则 依托企业资源计划（ERP）、仓储管理系统（WMS）、运输管理系统（TMS）等信息化工具，实现物流数据的实时采集、分析与共享，支持动态库存管理、需求预测及决策优化，推动物流管理向数字化、智能化转型。

7. 绿色物流原则 通过采用环保包装材料、优化运输载具利用率、推广新能源车辆、减少仓储能耗等措施，降低物流活动对环境的负面影响，践行可持续发展理念，同时满足政策导向与企业社会责任要求。

8. 协同合作原则 强化与供应商、分销商、第三方物流服务商及终端医疗机构的多方协同，通过信息共享、资源整合与流程对接，构建高效稳定的供应链生态，提升整体供应链韧性及服务能力。

（四）企业物流模式和选择

1. 自营物流模式 是指医药企业通过自建物流体系完成药品的仓储、运输及配送，适用于规模较大、资金雄厚的企业，其优势在于能够直接控制物流环节的质量与效率，确保药品储存和运输的合规性（如冷链管理），同时有利于保护企业核心数据与商业机密；但该模式需要高昂的固定成本投入，且对企业的管理能力要求较高，若业务量波动较大可能导致资源利用率不足。

2. 第三方物流模式 指医药企业将物流业务外包给专业物流服务商，适用于中小型或专注于研发与销售的企业，其核心优势在于降低企业运营成本、提升物流专业化水平（如利用第三方冷链技术），同时灵活应对市场需求变化；但企业需承担合作风险，包括物流服务质量不稳定、数据泄漏风险，且过度依赖外部服务商可能削弱企业对供应链的掌控力。

3. 共同物流模式 是多家医药企业通过资源共享形成联合物流网络，适用于区域性中小型企业或产品线互补的企业，通过整合运输路线、共享仓储设施降低单位物流成本，并减少重复投资；然而，该模式需要企业间高度协同与信任，实际操作中可能因利益分配不均、管理标准差异或信息不对称引发矛盾，且对合作方的选择与协调能力要求较高。

4. 供应链协同物流模式 强调医药企业与上下游合作伙伴（如原料供应商、经销商、医疗机构）深度整合物流资源，通过信息化平台实现需求预测、库存共享与实时调度，适用于供应链复杂度高的企业；该模式可显著提升整体供应链响应速度与效率，降低冗余库存，但需依赖先进的信息技术（如区块链、物联网）和长期合作关系建设，初期实施难度与成本较高。

5. 物流模式选择的关键影响因素 医药企业选择物流模式需综合考虑企业规模、产品特性（如生物制剂需冷链）、政策法规（如 GSP 认证要求）、区域覆盖范围及信息化水平；例如，高值药品或需严格温控的产品倾向自营或高端第三方物流，而普药或区域性销售企业可能选择共同物流；同时需评估长期战略目标，平衡成本控制与服务质量，并关注行业监管动态（如药品追溯体系要求），确保物流模式合规且具备可持续竞争力。

二、医药企业供应链管理

（一）供应链设计的含义

供应链设计是指以用户需求为中心，运用新观念、新思维、新手段从供应链角度去设计生产服务体系。

供应链设计以用户需求为中心，通过降低库存、减少成本、缩短提前期、提高运作效率等，不仅可以使企业的组织模式和管理模式得以优化，还可以使供应链各成员企业之间的协同性进一步增强，最终达到提高供应链服务水平、实现成本与服务的有效平衡、增强市场竞争力的目的。

（二）供应链设计的内容

1. 供应链成员及合作伙伴选择 供应链成员总数有可能很大，此时对供应链成员及合作伙伴的选择则至关重要。

2. 网络结构设计 供应链网络结构主要由供应链成员、网络结构变量和供应链间工序连接方式组成。为了使复杂的供应链网络易于设计，使资源得以合理分配，需要从系统整体出发进行供应链网络结构设计。

3. 供应链运行基本规则设计 长期稳定的信任关系的形成与发展需要有共同的平台，即供应链运行基本规则。主要包括协调机制、信息开放与交互方式、生产物流的计划与控制体系、库存布局、资金结算方式、争议解决机制等。

（三）医药企业供应链管理的含义

医药企业供应链管理是对药品从原材料采购、生产制造、流通分销到终端交付的全链条协同优化，强调资源整合与风险控制，需协调供应商、生产商、分销商及医疗机构等多方主体，确保关键药品的可及性（如应对突发公共卫生事件）；需平衡成本与质量，通过需求预测、库存优化及供应商关系管理提升响应能力，同时遵循 GMP 及全球化供应链合规要求，防范断供风险，并通过数字化工具（如区块链、大数据分析）增强供应链透明度与韧性，以应对行业监管严苛性及市场动态变化的挑战。

（四）医药企业供应链管理的管理目标

1. 保障药品质量安全 医药企业供应链管理的核心目标是确保药品从原材料采购到生产、储存、配送全流程的质量安全，包括严格遵循 GMP、GSP 等法规要求，通过质量追溯体系和风险防控机制，杜绝假冒伪劣产品流入市场，保障患者用药安全有效。

2. 提升供应链效率与响应能力 通过优化供应链流程、整合资源、采用信息化技术（如 ERP、物联网等），缩短药品从生产到终端的分销周期，降低库存积压，提升对市场需求变化的快速响应能力，满足突发公共卫生事件或紧急用药需求。

3. 确保合规性与风险管理 医药供应链需严格遵守国内外药品监管法规（如 FDA、EMA 标准），防范法律与合规风险；同时建立风险评估机制，应对供应链中断、原材料短缺、运输延迟等潜在风险，通过多元化供应商布局和应急预案保障供应连续性。

4. 控制运营成本与资源优化 在保证质量的前提下，通过集中采购、物流网络优化、减少冗余环节等方式降低供应链整体成本，提高资源利用率，平衡成本与效益，增强企业市场竞争力。

5. 推动可持续发展与社会责任 将环境、社会和治理（ESG）理念融入供应链管理，例如减少包装浪费、采用绿色物流、选择符合伦理的供应商，确保供应链各环节符合环保与社会责任要求，提升企业品牌形象和长期价值。

6. 增强客户满意度与市场适应性 通过精准需求预测、个性化服务（如冷链药品配送）、终端渠道协同管理，提升医疗机构、药店及患者的满意度，同时适应医药行业政策调整、市场细分等变化，保持供应链灵活性与竞争力。

（五）医药企业物流管理与供应链管理的联系与区别

1. 医药企业物流管理与供应链管理的联系

（1）物流管理是供应链管理的重要环节 医药企业物流管理专注于药品的运输、仓储、配送等具体操作，而供应链管理涵盖从原材料采购、生产到终端销售的全链条协同；物流作为供应链中的"执行层"，直接影响供应链的效率和成本，二者通过资源调配与流程衔接实现整体优化。

（2）目标一致性与协同性 物流管理与供应链管理的核心目标均为保障药品质量安全、提升响应速度及降低成本；供应链管理通过战略规划协调上下游合作（如供应商、分销商），物流管理则通过精细化操作落实供应链策略，二者协同确保药品高效、合规流通。

（3）信息共享与系统集成 现代医药供应链依赖 ERP、物联网等技术实现数据互通，物流管理中的库存状态、运输轨迹等实时信息反馈至供应链系统，辅助需求预测、生产计划调整及风险预警，形成闭环管理，提升供应链透明度和决策精准度。

（4）风险管理与应急联动 供应链管理需识别全局风险（如原材料短缺、政策变化），物流管理则侧重应对运输中断、温控失效等操作风险；二者通过共享应急预案（如多仓备货、备用供应商）、追溯系统联动，确保突发情况下药品供应的连续性。

（5）成本优化与资源整合 供应链管理通过战略采购、供应商集中化降低原料成本，物流管理则通过集约化运输、智能仓储减少流通成本；二者整合内外部资源（如第三方物流合作），避免重复投入，实现全链条降本增效。

（6）合规性与质量管控的贯穿性 医药供应链管理需确保从供应商资质审核到终端销售的全流程合规（如 GMP/GSP），物流管理则通过温湿度监控、冷链技术等手段保障药品在运输中的质量；二者共同构建质量追溯体系，满足法规监管要求。

（7）客户导向的服务延伸 供应链管理通过需求分析制定服务策略（如定制化生产），物流管理则通过精准配送、实时信息反馈提升终端满意度；二者协同实现从"产品交付"到"服务增值"的升级，增强企业市场竞争力。

2. 医药企业物流管理与供应链管理的区别 具体区别见表 10-3。

表 10 - 3　医药企业物流管理与供应链管理的区别

比较维度	物流管理	供应链管理
管理范围	聚焦于药品的运输、仓储、配送等实物物流过程	贯穿整个医药供应链,从原材料采购到药品交付给患者,涵盖物流管理
管理目标	在既定供应链体系下,追求物流效率最大化和成本最小化,如优化运输路线、降低库存成本	统筹考虑各环节,实现整体供应链的高效协同运作,提升医药企业竞争力和市场响应速度
管理职能	执行层面,负责具体物流活动的组织和控制,如运输调度、仓库管理	战略和协调层面,涉及供应商选择、合作伙伴关系管理、供应链网络设计等
影响因素	受运输距离、仓储条件、配送频率等直接影响	除物流因素外,还受原材料供应、生产计划、市场需求波动等多种因素影响
决策重点	运输方式选择、库存管理策略等,关注如何以最低成本和最高效率完成物流任务	供应链的稳定性、灵活性和可持续性,需平衡各环节利益,制定长远发展规划和应急策略

三、医药企业物料管理

(一) 物料的概念

1. 狭义的物料　指生产制造产品所需的原料、材料、外购零部件、外协件、包装材料和在制品,一般是指直接物料。

2. 广义的物料　除直接物料外,还包括产成品、机器设备及其部件零件、工具、燃料、动力等。

> **头脑风暴**
>
> 1. 请联系企业谈谈"巧妇难为无米之炊"的道理。
> 2. 请说出你所熟悉产品的生产需要用到哪些物料?

(二) 物料管理的概念

物料管理是指对企业生产经营活动所需各种物料的请购与采购、收发、储存保管、搬运等业务活动进行的计划、实施与控制。

(三) 物料管理组织体系

物料管理组织体系 = 物料管理组织机构 + 职责 + 制度 + 运作流程。

物料管理组织体系有传统的物料管理组织体系和高效的物料管理组织体系,如图 10 - 9、图 10 - 10 所示。

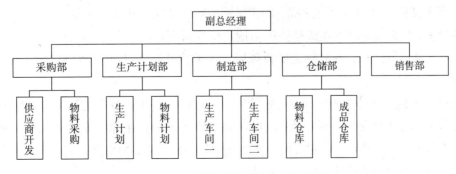

图 10 - 9　传统的物料管理组织体系

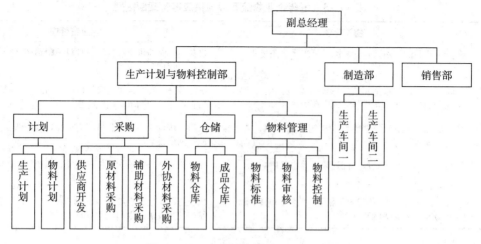

图 10 - 10　高效的物料管理组织体系

（四）医药企业物料管理的含义

医药企业物料管理是指对药品生产、流通及研发过程中涉及的原材料、辅料、包装材料、中间产品及成品等物料的计划、采购、存储、检验、发放及追溯等全生命周期进行系统化、规范化的管理活动，以确保物料质量、供应效率及合规性，满足药品安全性和有效性的核心要求。

（五）医药企业物料管理的重要性

1. 质量安全与合规保障　医药物料管理是确保药品质量安全的第一道防线，直接关系到药品有效性和患者生命安全。物料管理需严格遵循 GMP 规范，对原料药、辅料、包装材料等建立全生命周期质量管控体系，通过供应商资质审核、入厂检验、储存条件监控等手段确保物料符合药典标准，防止交叉污染与混淆差错，从源头上杜绝不合格物料流入生产环节。

2. 生产连续性与成本控制　科学的物料管理能保障生产计划的高效执行，通过精准的库存控制、采购周期优化和需求预测，实现物料供需动态平衡。采用 ABC 分类法、JIT 模式等管理工具可降低库存积压风险，减少资金占用成本，同时避免因物料短缺导致生产线停摆，确保药品生产连续稳定，有效控制生产成本并提升运营效益。

3. 法规符合性与审计应对　完善的物料管理系统是应对监管审查的关键支撑，需建立完整的物料追溯体系，从采购记录、检验报告到领用发放均实现批号级追踪。严格执行电子监管码管理、温度敏感物料监控等要求，确保所有操作符合《中华人民共和国药品管理法》、GMP 等法规要求，在应对国内外审计时能快速提供完整的质量证据链。

4. 供应链风险防控　针对医药行业特有的供应链风险（如原料垄断、运输中断、市场波动），物料管理需构建多元化供应商体系，实施战略备库与应急响应机制。通过质量协议约束、供应商绩效评估、进口物料替代方案储备等措施，有效规避断供风险，保障特殊时期（如疫情）的药品供应安全，维护企业市场信誉。

5. 数字化转型与效率提升　现代医药物料管理正加速向数字化、智能化转型，运用 ERP、WMS 系统实现物料数据实时可视化管理，通过条码/RFID 技术提升出入库效率，结合大数据分析优化库存结构。这种技术赋能不仅提升物料流转精度，更为 MAH 制度下的委托生产监管、药品追溯等新型管理模式提供技术支撑，推动企业质量管理体系升级。

（六）医药企业物料管理的主要流程

在医药企业中，物料管理是保障生产合规性、产品质量和成本控制的核心环节。

1. 采购与供应商管理 医药企业需通过严格的供应商筛选和采购流程确保物料来源的合规性。首先由生产部门根据生产计划提出需求，经审批后选择符合资质（如GMP认证）的供应商，签署采购合同并明确质量要求。供应商需定期接受现场审计和质量评估，例如通过"供应商现场审计评估表"和年度质量回顾分析，以保障持续合规性。此外，采购流程中需建立供应商名录，实施末位淘汰制，并记录价格波动以优化成本。

2. 物料验收与质量控制 到货物料需经过多级验收程序：①文件验收，核对送货凭证、检验报告等文件；②外包装检查，确认无破损、受潮等问题；③质量检验，由QC部门根据标准（如药典或企业内控标准）进行抽样检测，合格后贴"合格"标签并入库。若发现不合格物料，需填写"偏差处理单"并退回或销毁，确保可追溯性。

3. 存储与库存管理 物料存储需符合特定环境要求（如温湿度控制、防虫害），并按类别、批号分区存放，避免交叉污染。严格执行"先进先出"原则，定期盘点确保账物一致，并设置近效期预警机制（如到期前6个月预警）。关键操作如下。①标识管理：货位卡、物料信息卡明确记录名称、批号及有效期。②状态标记：待验、合格、不合格物料分别用黄、绿、红色标识隔离。

4. 物料领用与生产投料 生产部门需根据"批生产指令单"提交领用申请，经审批后仓库按需发放物料，并记录领用人、时间及数量。投料时需QA现场监督，确保投料顺序和用量符合工艺要求，同时中间产品需经QC检验合格后方可进入下一道工序。退料或剩余物料需重新登记，避免误用或浪费。

5. 报废与不合格品处理 过期或损坏的物料需由相关部门提交报废申请，经质量部门审批后按环保要求销毁，并记录于"不合格品台账"。不合格中间产品或成品需分类存放，部分可返工处理（如更改批号为"原批号+R"），但需重新检验合格后方可使用。

6. 信息化与全流程追溯 现代医药企业普遍采用ERP系统实现物料管理的数字化。通过集成化平台实现采购、生产、库存数据的实时共享，支持物料需求预测和动态库存监控。系统结合UDI（唯一设备标识）技术，记录物料从采购到报废的全生命周期信息，确保监管要求的可追溯性，例如通过LIMS（实验室管理系统）自动生成检验报告和偏差记录。

医药企业物料管理以合规性和可追溯性为核心，通过标准化流程与数字化工具的结合，平衡效率与质量。未来，随着智能化系统的普及（如AI驱动的需求预测），物料管理将更趋精细化，但需持续优化供应商协同与库存周转率以应对监管和成本的双重压力。

四、医药企业采购物流管理

（一）采购管理的含义

按照《中华人民共和国政府采购法》，采购是指以合同方式有偿取得货物、工程和服务的行为，包括购买、租赁、委托、雇用等。

采购管理是指针对计划下达、采购单生成、采购单执行、到货接收、检验入库、采购发票收集到采购结算的采购活动的全过程，并对采购过程中物流活动的各个环节状态进行严密的跟踪、监督，实现对企业采购活动执行过程的科学管理。

（二）采购方法

1. 招标采购 是指采购方作为招标方首先提出采购的条件和要求，邀请众多供应商参加投标，然后由采购方按照规定的程序和标准一次性择优选择交易对象，并与提出最有利条件的投标方签订协议的过程。招标采购要求公开、公正和择优。招标采购可分为竞争性采购和限制性招标采购，二者的主要区别是招标的范围不同，竞争性采购是面向整个社会公开招标，限制性招标采购是在选定的若干个供应商中招标。当采购数量大，供应市场竞争激烈时，可以采用招标采购。优点：采购方能在更大范围内选择供应商，以获得最有利的交易条件。缺点：招标采购手续繁杂、时间长，不适用于紧急订购。

2. 询价采购 是指采购人员向信用比较可靠的少数供应商发出询价单让其报价，在供应商报价的基础上进行比较并确定最优供应商的一种采购方式。邀请报价的供应商数量至少为3家，且报价后不得更改。询价采购是一种相对简单、快捷的采购方式。对于货物规格、标准统一且价格变化幅度小的采购项目，可以采用询价采购。

3. 比价采购 是指采购人员请数家供应商报价，从中加以比价之后，选定供应商进行采购事项。同一产品的可选供应商应在两家以上，并且要注重产品的性价比，切勿一味追求低价。扩展了企业选择供应商的范围，降低了对供应商的依赖，提高了供应商的整体水平。比价采购还提高了采购的透明度，有效地保证了竞争的公平、公正、公开。

4. 议价采购 是指由买卖双方直接讨价还价实现交易的一种采购行为。议价采购一般不进行公开竞标，仅面向固定的供应商。主要适用于量大、质量稳定、需定期供应的大宗物资的采购。优点：节省采购费用和采购时间，可灵活调整采购规格、数量及价格，有利于和供应商建立稳定的供需关系。缺点：价格往往较高；缺乏公开性，信息不对称；容易形成不公平竞争。

除此之外，还有定价采购、公开市场采购、订单采购、合同采购等多种采购方法。

采购的方法很多，每一种采购方法都有其优缺点和适用范围。因此，企业在选择采购方法时，必须结合采购项目的具体情况，以降低采购风险，保证生产经营活动的正常进行。

（三）采购物流管理的概念

采购物流是指包括原材料、零部件等物资采购时所发生的物流活动。采购物流与生产系统、财务系统等各子系统有密切联系，与企业外部的资源市场、运输部门也有着密切联系。

采购物流管理是指生产和流通企业对采购物流活动进行的计划、组织、协调和控制。采购物流管理不仅要实现保证供应的目标，还要在低成本、高可靠性等限制条件下组织采购物流活动。采购物流管理流程：首先提出采购需求计划，然后认证供应商，并发出采购订单，跟踪采购订单，货物验收入库，最后对采购工作进行评价。

（四）医药企业采购物流管理的重要性

1. 保障药品质量与安全 医药企业采购物流管理直接决定原材料与药品质量，通过严格供应商资质审核、运输温湿度监控及批次追溯体系，确保符合GMP/GSP标准，防止假劣药流入，降低质量事故风险，维护患者用药安全。

2. 强化合规性监管要求 医药行业受《中华人民共和国药品管理法》《医疗器械监督管理条例》等法规严格约束，采购物流管理需建立完整的资质备案、冷链验证、电子监管码管理等体系，确保从采购到配送全链条符合药监部门审计要求，规避法律风险。

3. 优化企业成本控制 通过集中采购议价、物流路径规划、库存周转率提升等手段降低采购成本，减少过期损耗，动态平衡安全库存与资金占用，年采购成本可降低10%~15%，显著提升企业盈利能力。

4. 保障供应链稳定运转 建立多源供应商数据库、应急备货机制和数字化供应链预警系统，有效应对疫情封控、原料短缺等突发事件，确保生产连续性。

5. 防范运营风险 运用风险评估矩阵对供应商资质、运输安全、信息泄露等28类风险点进行分级管控，通过区块链溯源、温控传感等技术手段，将药品运输破损率控制在0.05%以内，商业责任纠纷同比下降40%。

6. 提升市场竞争优势 高效的采购物流体系可缩短60%的新药上市周期，通过供应商管理库存

（VMI）模式将库存周转天数压缩至行业平均值的 70％，支撑企业快速响应集采招标、跨境电商等新兴市场拓展需求。

（五） 医药企业采购物流管理的主要流程

1. 需求计划与审批 是采购物流管理的起点，由使用部门根据实际业务需求（如生产计划、库存缺口、市场预测等）提出采购申请，明确药品或物料的品类、数量、规格及交付时间，经财务、质量、供应链等部门联合审核后形成采购计划，确保需求合理、预算合规且符合企业战略目标，审批流程需遵循内控规范及行业法规（如 GMP/GSP）。

2. 供应商选择与合同管理 供应商选择需基于资质审核（如药品生产/经营许可证、GMP 认证）、质量体系评估、价格竞争力及供货稳定性，通过招标或谈判确定合作对象并签订采购合同，明确质量标准、交付条款、违约责任等，定期进行供应商绩效评价与动态分级管理，确保供应链合规、风险可控。

3. 采购订单执行与跟踪 根据采购计划生成订单并发送至供应商，实时跟踪订单状态（如生产进度、发货时间），协调异常情况（如延迟、缺货），通过 ERP 系统或电子数据交换（EDI）实现信息同步，确保按时到货并满足生产或销售需求，同时监控合同履约情况。

4. 物流运输与在途管理 供应商发货后，物流环节需确保药品运输符合温湿度控制（如冷链药品）、防震防污染等特殊要求，选择具备资质的承运商并实时监控运输轨迹，使用物联网设备（如 GPS、温湿度传感器）采集数据，防范运输风险，保障药品质量安全。

5. 到货验收与质量检验 货物到达后，仓库人员核对单据与实物（品名、批号、数量），质量部门按抽样标准进行理化检验、微生物检测及包装完整性检查，不合格品隔离处理，合格品录入系统并生成入库单，确保符合药典标准及企业内控要求。

6. 入库存储与库存管理 验收合格后，药品按类别、批号、效期分区存放，遵循先进先出（FIFO）原则，通过 WMS 系统管理库存动态，设置效期预警和最低库存阈值，定期盘点确保账实一致，特殊药品（如毒麻精放）需双人双锁管理，符合 GSP 仓储规范。

7. 退货与逆向物流处理 针对质量问题、近效期或滞销药品，按退货流程与供应商协商退换货，生成退货单并安排逆向物流运输，退回药品需重新质检并记录处理结果，不合格品按法规销毁，确保逆向链路合规且可追溯。

8. 信息化与数据分析优化 依托 ERP、SCM、TMS 等系统整合采购物流全流程数据，通过大数据分析优化采购周期、库存周转率及运输成本，实时监控 KPI（如订单满足率、到货准时率），定期生成报表支持管理决策，推动流程自动化与供应链持续改进。

五、医药企业生产物流管理

（一） 生产物流的定义

按照《物流术语》，生产物流是指生产企业内部进行的涉及原材料、在制品、半成品、产成品等的物流活动。

生产物流是从原材料、零部件等进入企业仓库开始，然后按照规定的工艺流程经过生产制造转换形成产成品，最后产成品进入成品库为止。

（二） 医药企业生产物流管理的含义

医药企业的生产物流管理是指在药品生产过程中，对物料的采购、运输、存储、配送、生产过程中的物料流转以及成品的包装、仓储和配送等环节进行系统化、科学化的计划、组织、协调和控制的管理活动。其核心目标是确保药品生产所需的物料按时、按量、按质供应，同时优化物流成本，提高生产效率，确保药品质量和供应链的稳定性。

生产物流管理贯穿于药品生产的整个生命周期，从原材料的采购到成品的配送，涉及多个环节和部门的协同运作。

（三）医药企业生产物流管理的内容

1. 供应链整合与采购优化　医药企业的生产物流始于供应链与采购环节，需确保原材料及包装材料的质量与合规性。通过严格筛选符合 GMP 标准的供应商，建立动态评估机制，保障供应链稳定性。同时，结合需求预测与 JIT（准时制）采购策略优化库存，设置安全库存避免短缺或积压，实现资金高效周转。这一环节的关键在于平衡质量管控与成本控制，确保供应链全流程可追溯。

2. 生产计划与仓储管理　基于市场需求与设备产能制定生产计划，协调各工序衔接，通过批次追踪实现药品全生命周期可追溯。仓储管理需严格遵循药品储存要求。例如温湿度控制（尤其是疫苗、生物制品）、分类存放（原料药、成品分区）以及先进先出（FIFO）原则，利用 WMS 系统实现数字化管理，提升库存周转效率并防止过期风险。仓储与生产的协同是缩短交付周期的关键。

3. 生产流程与质量控制　生产过程中的物流管理涵盖车间物料流转、洁净区管控及废弃物处理。通过 AGV 等智能设备提升配送效率，在无菌制剂等环节严格规范物料进出流程，避免污染。质量控制贯穿原材料检验、中间品监控到成品放行，确保符合《中国药典》或 FDA 标准，同时完整记录生产数据以满足 GMP 审计要求。召回机制的建立进一步强化了质量风险防控能力。

4. 冷链配送与逆向物流　针对温度敏感药品（如疫苗），需采用冷藏车、温度记录仪等设备实现全程冷链运输，并选择符合 GSP 标准的第三方物流服务商。逆向物流则包括客户退货验收、过期药品回收及合规销毁，需与专业机构合作，确保环保与法规遵从。这一模块的核心是保障药品在流通环节的安全性，同时快速响应市场变化。

5. 信息化与智能技术应用　通过 ERP、MES 系统实现生产与物流数据互通，利用物联网（IoT）技术监控仓储环境，借助大数据与 AI 优化库存预测、排产计划及配送路径。RFID 和区块链技术可增强批次追溯能力，尤其在疫苗领域，全程数字化管理成为合规与市场竞争力的重要支撑。

6. 风险管理与合规体系　医药物流需系统性应对供应链中断、运输延误等风险，通过多源采购、应急预案降低影响。成本控制结合精益生产与绿色物流（如环保包装）实现可持续运营。此外，严格遵守国内外法规（如中国 GMP、FDA 21 CFR Part 11）并通过 ISO 13485 等认证，是确保企业合法运营和全球市场准入的基础。

医药生产物流管理的核心在于构建质量、效率与合规的三维平衡体系：从供应链到终端配送，需依托智能化技术实现全流程透明化；以冷链物流和批次追溯能力保障药品安全；通过风险预判与成本优化提升企业韧性。尤其在生物医药领域，物流管理不仅是成本中心，更是决定产品市场竞争力的战略环节。

（四）医药企业生产物流管理的重要性

1. 保障药品质量与患者安全　医药生产物流管理的核心目标是确保药品从原料到患者手中的全过程质量可控。通过严格的温湿度监控（如冷链管理）、批次追踪以及洁净区管控，防止药品在运输、存储或生产过程中发生污染、变质或交叉污染。例如，疫苗若在运输中温度超标可能完全失效，直接影响患者治疗效果甚至引发公共健康风险。因此，高效且精准的物流管理是药品安全性和有效性的根本保障。

2. 满足全球合规与监管要求　医药行业是法规最严苛的领域之一，各国对药品生产、储存和运输均有强制性规范（如中国 GMP、FDA 21 CFR Part 11）。生产物流管理需确保全流程符合法规要求，包括供应商资质审核、文件记录完整性、废弃物合规处理等。若违反法规，企业可能面临产品召回、巨额罚款甚至停产风险。例如，欧盟的 GDP（药品流通规范）要求药品运输全程可追溯，缺乏合规物流体系将导致市场准入失败。

3. 提升供应链效率与成本效益　医药企业需平衡库存成本与供应稳定性。通过 JIT 采购、数字化仓储（WMS）和智能排产（MES 系统），减少物料积压、缩短生产周期，同时避免因缺货导致的订单流失。例如，通过大数据预测需求，可优化安全库存水平，降低资金占用；自动化物流设备（如 AGV）则能减少人工成本并提升周转效率。高效的物流管理直接关联企业的盈利能力和市场响应速度。

4. 强化风险防控与应急能力　医药供应链面临多重风险，如原材料短缺、运输延误、温度异常或质量事故。生产物流管理通过建立多源供应商体系、应急预案（如备用冷库）、实时监控系统（IoT 传感器）等手段，降低风险影响。例如，疫情期间疫苗运输需预设备用航线与临时仓储方案，确保突发情况下仍能按时交付。此外，完善的召回机制可快速定位问题批次，最大限度减少企业声誉损失。

5. 支持创新药与生物制品的商业化　高价值生物药、细胞治疗产品等对物流条件要求极高（如−80℃超低温存储）。生产物流能力直接决定这类药品能否成功商业化。若企业缺乏稳定的冷链技术或全球配送网络，即便研发成功也难以推向市场。因此，物流管理是创新药企业核心竞争力的重要组成部分。

6. 驱动企业可持续发展与社会责任　医药物流管理需兼顾经济效益与社会责任。通过绿色物流（如可循环包装、低碳运输）、过期药品回收机制，减少资源浪费与环境污染。同时，稳定可靠的药品供应能力（如偏远地区疫苗配送）可提升企业社会形象。例如，跨国药企通过数字化追溯系统确保非洲疟疾药品不被假冒，既保护患者健康，也增强了品牌公信力。

医药生产物流管理的重要性远超传统"运输仓储"范畴，它是药品全生命周期安全、企业合规生存、市场竞争优势及社会责任履行的关键支柱。在医药行业全球化、精准化、创新化的趋势下，物流管理能力已成为企业能否在严监管市场中立足、能否将科研成果转化为患者可及产品的决定性因素。尤其在生物医药、个性化治疗等领域，物流体系的技术水平直接定义了企业的市场边界。

头脑风暴

2020 年 8 月，为贯彻落实党中央、国务院关于推动高质量发展的决策部署，做好"六稳"工作，落实"六保"任务，进一步推动物流业与制造业深度融合、创新发展，推进物流降本增效，促进制造业转型升级，国家发展改革委会同工业和信息化部等部门和单位研究制定了《推动物流业制造业深度融合创新发展实施方案》（后简称《方案》）。

《方案》提出要突出重点领域，提高物流业制造业融合水平。在生产物流方面，鼓励制造业企业适应智能制造发展需要，开展物流智能化改造，推广应用物流机器人、智能仓储、自动分拣等新型物流技术装备，提高生产物流自动化、数字化、智能化水平。加强大型装备等大件运输管理和综合协调，不断优化跨省大件运输并联许可服务。加快商品车物流基地建设，优化铁路运输组织模式，稳定衔接车船班期，提高商品车铁路、水路运输比例；优化商品车城市配送通道，便利合规车辆运输车通行。

请思考：什么是生产物流？物流业和制造业如何深度融合？

六、医药企业在制品物流管理

（一）在制品及在制品管理的概念

在制品是指从原材料、外购件等投入生产起，到经检验合格入库之前，存在于生产过程中各个环节的零部件和产品。通常根据所处的不同工艺阶段，把在制品分为毛坯、车间在制品、半成品和入库前成品。

在制品管理是指对在制品进行计划、协调和控制的工作。做好在制品的管理工作，要求对在制品的投入、出产、领用、发出、保管、周转做到有数、有据、有手续、有制度、有秩序。

（二）医药企业在制品物流管理的定义

医药企业在制品物流管理是指在药品生产过程中，对处于中间阶段的半成品或未完成品（即在制品）进行计划、协调、控制和优化的系统性管理活动，涵盖从原材料投入、生产加工、中间存储到成品交付的全流程，旨在确保生产连续性、质量合规性及资源利用效率，同时满足医药行业严格的监管要求。

（三）医药企业在制品物流管理的重要性

1. 质量控制与合规性保障　在制品物流管理直接影响药品生产全流程的质量稳定性，医药企业需严格遵循 GMP、GSP 等法规要求，通过规范中间品存储、运输及交接流程，防止交叉污染、温湿度失控等风险，确保药品生产符合监管标准，避免因物流环节疏漏导致的质量缺陷或合规处罚。

2. 生产效率与成本优化　高效的在制品物流管理通过精准调度、动态库存监控和自动化设备应用，减少生产环节等待时间与物料积压，降低仓储与人工成本，同时缩短生产周期，提升企业整体运营效率，为规模化生产和市场快速响应奠定基础。

3. 供应链协同与风险防控　在制品物流作为连接原料采购、生产制造与成品分销的核心纽带，需与上下游环节无缝协同，实时共享数据以应对突发性需求波动或供应中断，例如通过建立应急转运机制、双供应商策略，最大限度降低生产停滞风险，保障供应链韧性。

4. 产品追溯与质量安全闭环　医药在制品需实现全流程可追溯管理，通过批次编码、电子记录等手段精准追踪物料流向，确保一旦发现质量问题可快速定位环节责任，及时召回或纠正偏差，强化质量安全管控能力，维护企业声誉与患者安全。

5. 法规合规与市场准入支撑　全球医药监管趋严背景下，在制品物流管理需满足不同国家/地区对中间品运输资质、文档记录等要求，例如冷链验证、电子监管码实施等，完善的物流体系是企业通过审计、获取生产许可及开拓国际市场的必要前提。

6. 信息化与智能化转型驱动　物联网、区块链等技术的应用推动在制品物流管理向数字化升级，实时监控温湿度、定位运输轨迹、预测库存需求等功能，不仅提升透明度与决策效率，还为工艺优化、绿色供应链建设提供数据支撑，助力企业实现智能化转型。

（四）医药企业在制品物流管理的主要流程

1. 需求计划与订单管理　医药企业在制品物流管理始于需求计划与订单管理，通过市场预测、销售数据分析及客户订单制定生产计划，确保原材料与半成品供应匹配生产节奏，同时需符合 GMP 要求，平衡库存成本与生产需求，避免物料短缺或积压。

2. 物料采购与供应商协同　基于生产计划，企业需筛选合规供应商并签订质量协议，采购符合药典标准的原辅料及包装材料，建立供应商动态评估机制，确保物料质量稳定、供应及时，同时通过信息化系统实现采购订单与供应商生产、物流进度的实时协同。

3. 仓储管理与库存控制　在制品仓储需严格分区（如待检区、合格区、不合格区），按批次管理并记录温湿度、光照等环境参数，确保物料与半成品在存储期间质量可控；通过先进先出（FIFO）、安全库存模型优化库存周转率，减少呆滞料风险。

4. 生产调度与过程流转 生产调度根据工艺路线排产，协调车间、设备及人员资源，确保各工序在制品流转无缝衔接；通过条码/RFID 技术追踪在制品状态，记录生产批次、工序时间及操作人员，实现生产全过程可追溯，符合 GMP 动态监管要求。

5. 质量检验与放行控制 在制品需按质量标准进行中间体检验（如含量、微生物限度），仅合格批次可进入下一道工序；质量部门负责审核生产记录并签发放行单，确保缺陷品及时隔离，避免流入后续环节，同时建立偏差处理机制以应对异常情况。

6. 运输与配送管理 半成品跨车间或厂区运输需选择合规承运商，采用温控车辆或容器（如冷链药品需 2~8℃），实时监控运输环境并留存记录；配送路线需优化以减少颠簸、污染风险，确保在制品物理与化学性质稳定。

7. 逆向物流与不合格品处理 对生产过程中产生的不合格在制品或客户退回品，需按法规分类处理：可返工的需经质量评估后重新加工，不可返工的作销毁或降级处理，全程记录并报药监部门备案，防止流入市场或污染环境。

8. 信息化与数据追溯 依托 ERP、MES、WMS 系统整合物流数据，实现从原料到成品的全链路追溯；通过电子批记录、电子签名确保数据完整性，满足国内外药监机构（如 FDA、NMPA）审计要求，同时利用大数据分析优化流程效率与成本。

医药企业在制品物流管理是确保药品生产连续性和质量的关键环节，涉及在制品的运输、仓储、库存和配送。通过优化在制品物流管理，可以有效应对质量控制、成本控制、合规性和生产计划变动等挑战，提高管理效率和质量，从而保障药品的安全性和有效性。

头脑风暴

在制品不足导致班组停工：某公司属于机械产品制造企业，2025 年 7 月 28 日，该公司制造一部 1 班联合部品加工处，担当组长未按 2 班所开的材料申领单及发放材料安排生产，只将 2 班所发放材料加工了一部分，当天晚上未安排加班，造成 2 班第二天上班时部分线别因为缺料停工。请分析出现这一问题的原因。

七、医药企业销售物流管理

（一）医药企业销售物流管理的定义

医药企业销售物流管理是指医药企业在药品、医疗器械及相关产品的流通过程中，通过科学规划、协调和控制物流活动，确保产品从生产端到终端客户（如医疗机构、药店、经销商等）的高效、安全、合规流动。其核心目标是满足市场需求的同时，保障产品质量、降低运营成本，并严格遵守医药行业的法律法规（如 GSP、GMP 等）。

（二）医药企业销售物流管理的重要性

1. 保障药品质量安全与有效性 医药企业的销售物流管理直接关系到药品在运输、储存过程中的质量安全，需通过严格的温湿度控制、防震防污染措施及全程追溯系统确保药品从生产到终端用户的有效性，避免因物流环节疏漏导致药品失效或变质，保障患者用药安全。

2. 提升客户服务满意度与市场响应能力 高效的销售物流管理能够确保药品及时、精准配送至医疗机构或零售终端，减少断货或延迟问题，快速响应突发公共卫生事件或紧急用药需求，增强客户信任度并提升企业市场竞争力。

3. 优化库存管理与降低资金占用　通过科学的物流规划实现库存动态平衡，结合需求预测合理分配区域仓库资源，减少药品积压损耗（如近效期产品）或区域性短缺，加速库存周转率，降低企业资金占用成本。

4. 控制运营成本与提高资源利用率　物流管理通过优化运输路线、多式联运策略及信息化平台整合，降低运输、仓储等环节的冗余支出；同时利用自动化设备减少人工误差与损耗，实现企业整体运营成本的集约化管控。

5. 确保合规经营与风险防控　医药物流需符合 GSP 认证及国家药监法规要求，包括冷链验证、电子监管码追溯、资质审核等环节，严格防范假冒伪劣药品流入合法渠道，避免因违规操作导致的法律风险与声誉损失。

6. 支持企业战略拓展与市场覆盖　完善的物流网络布局可助力企业突破地域限制，打通偏远地区及海外市场配送瓶颈，配合新产品上市或市场促销活动快速铺货，为企业规模化发展及全球化布局提供供应链保障。

（三）医药企业销售物流管理的主要流程

1. 订单接收与处理　是销售物流管理的起点，涵盖客户订单的接收、审核、确认及分配流程，需确保订单信息的准确性（如药品品规、数量、配送地址等），同时需符合医药行业法规要求（如处方审核、资质验证），并快速传递至仓储和配送部门，以保障订单执行的时效性。

2. 仓储管理与库存控制　仓储管理涉及药品的入库、存储、分拣及出库作业，需遵循 GSP 要求，包括温湿度监控、批次管理、效期跟踪等；库存控制通过动态监测库存水平、优化补货策略和设置安全库存，确保药品供应连续性，同时减少滞销或过期风险。

3. 运输与配送管理　运输与配送是物流的核心环节，需根据药品特性（如冷链药品需全程温控）选择合规运输方式，规划最优路线以缩短时效；需实时跟踪运输状态，确保药品安全送达客户，并留存完整运输记录（如温度数据、签收单）以满足监管追溯要求。

4. 客户服务与售后管理　客户服务贯穿物流全过程，包括订单状态查询、异常处理（如延迟配送、破损退货）、客户反馈收集等；售后管理需高效处理退换货需求，保障客户权益，同时通过满意度分析优化服务流程，提升客户黏性与市场竞争力。

5. 信息系统与数据集成　物流信息系统（如 ERP、WMS、TMS）是支撑销售物流高效运转的技术基础，实现订单、库存、运输等环节的数据实时互通与可视化管理；系统需符合医药行业数据规范，支持电子监管码追溯、质量风险预警等功能，确保全程合规与运营效率。

6. 逆向物流与召回管理　逆向物流涵盖退货回收、不合格药品召回及销毁等流程，需严格按照法规处理退货原因（如质量问题、效期临近），建立快速响应机制；召回管理需协同生产、质量部门追溯问题源头，制定召回计划并执行，最大限度降低风险与经济损失。

7. 合规与质量管理　合规管理贯穿销售物流全流程，包括资质审核、文件记录保存（如随货同行单、检验报告）、GSP/GMP 合规检查等；质量管理需通过定期内审、第三方审计及风险防控措施，确保物流活动符合国家药监部门要求，防范法律与质量风险。

销售物流管理是医药企业对药品销售过程中从仓库到客户手中的运输、仓储、配送等物流活动进行的计划、组织、协调与控制。其重要性体现在确保药品及时、准确、安全地送达客户，提高客户满意度，降低物流成本，同时符合相关法规和质量要求。

医药企业销售物流管理是确保药品销售效率和客户满意度的关键环节，涉及订单管理、药品准备与包装、仓储管理、配送与运输以及售后服务。通过优化销售物流管理，可以有效应对质量控制、成本控制、合规性和客户满意度等挑战，提高管理效率和质量，从而保障药品的安全性和有效性。

八、医药企业仓储管理与库存控制

（一）医药企业仓储管理与库存控制的定义

1. 医药企业仓储管理的定义 医药企业仓储管理是指对药品、医疗器械、原材料等物资在仓库内的存储、流转及环境控制进行系统性规划与执行的过程，涵盖仓库布局设计、温湿度监控、分类分区存储（如常温库、阴凉库、冷库）、效期管理、批号追踪、信息化系统应用（如 WMS 系统）以及合规性检查（如 GSP 认证要求），旨在确保药品质量安全、防止交叉污染、满足监管要求，同时优化空间利用率和作业效率。

2. 医药企业库存控制的定义 医药企业库存控制是指通过科学方法对药品及物资的采购、存储和周转进行动态调控，以平衡供需关系并降低成本，核心包括库存量设定（如安全库存、经济订货批量）、效期预警机制、近效期优先出库、滞销品处理策略，以及应用 ABC 分类法、JIT（准时制）和VMI（供应商管理库存）等模式，结合 ERP 系统实现数据实时监控，确保药品供应连续性，减少过期损耗，同时符合医药行业法规对库存记录可追溯性及库存状态透明化的强制性要求。

（二）医药企业仓储管理与库存控制的重要性

1. 保证药品质量与安全 医药仓储管理需严格遵循 GSP，通过温湿度监控、效期管理、分类存储等措施，确保药品在储存过程中不发生变质、污染或混淆，避免因存储不当导致药效降低或安全隐患，保障患者用药安全及企业合规运营。

2. 降低企业运营成本 科学的库存控制可优化药品采购周期和库存量，减少资金占用及仓储成本，同时通过先进先出（FIFO）原则和效期预警机制，避免药品过期造成的浪费，提升库存周转率，降低企业整体运营成本。

3. 提升供应链响应效率 高效的仓储管理与库存控制能快速响应市场需求变化，通过信息化系统实时监控库存动态，精准协调采购、生产与销售环节，缩短订单交付周期，减少缺货或积压风险，增强供应链韧性及客户满意度。

4. 满足行业合规性要求 医药行业受严格法规监管，仓储管理需符合国内外 GMP/GSP 标准，库存记录需完整可追溯，确保药品来源、流向清晰，应对审计检查与质量追溯，避免因不合规导致的处罚或信誉损失。合理库存策略可平衡常态需求与应急储备，例如在疫情或自然灾害中，通过动态调整安全库存和供应链协同，快速保障急需药品供应，履行企业社会责任并提升市场竞争力。

医药企业仓储管理与库存控制是确保药品供应效率和质量的关键环节，涉及药品的入库、存储、出库和库存管理。通过优化仓储管理与库存控制，可以有效应对质量控制、成本控制、合规性和信息化等挑战，提高管理效率和质量，从而保障药品的安全性和有效性。

九、医药企业回收物流与废弃物物流

（一）医药企业回收物流

1. 医药企业回收物流的基本概念与内涵 医药企业回收物流是指企业对药品、医疗器械、包装材料等产品在使用或流通过程中产生的退回、过期、不合格品或废弃物资进行逆向收集、分类、检测、处理及再利用的系统化管理活动，其核心目标是保障药品安全、减少资源浪费、降低环境污染并满足法规要求。其内涵涵盖退货管理、召回处理、废弃物处置及资源循环利用，是医药供应链管理中不可或缺的逆向环节，直接影响企业合规性、社会责任履行及可持续发展能力。

2. 医药回收物流的法规与行业标准 医药企业回收物流需严格遵守国内外药品监管法规（如中国《中华人民共和国药品管理法》《药品召回管理办法》、欧盟《人用药品指令》）、环保法规（如《医疗废物管理条例》）及国际标准（如 ISO 14001 环境管理体系）。法规要求企业建立完整的回收流程记录与追溯系统，确保药品从回收到销毁全程可追踪，同时需对危险废弃物进行无害化处理，避免环境污染。行业标准则强调流程规范化、操作透明化及数据可审计性，企业需通过定期合规审查与资质认证规避法律风险。

3. 医药企业回收物流的核心流程与关键环节 医药企业回收物流的核心流程包括退货申请审核、逆向运输、质量检测、分类处理及最终处置：企业首先通过信息化系统验证退货合法性（如核对批号、有效期及退货原因），随后安排逆向运输并监控运输条件（如冷链药品的温控）；到货后进行质量检测以判定产品是否可返工、再销售或需销毁；最终根据分类结果，对可再利用的包装材料进行清洁消毒，对过期或污染药品通过焚烧、化学处理等方式环保销毁，并生成合规的处置报告。

4. 医药回收物流环保责任与可持续发展实践 医药企业回收物流是履行环境、社会及治理（ESG）责任的关键路径：合规处理过期药品和医疗废弃物可避免抗生素污染、化学残留等环境危害；通过公益回收活动（如社区药品回收计划）提升公众用药安全意识；推广绿色包装设计与可循环材料使用减少资源消耗。企业需定期发布可持续发展报告，披露回收处理数据及环保成效，构建"负责任医药企业"的社会形象，增强消费者信任与政策支持。

5. 医药回收物流挑战与创新解决方案 医药企业回收物流面临的主要挑战包括逆向供应链复杂度高（如跨国回收的法规差异）、消费者参与度低、偏远地区回收成本高及新技术应用门槛等。应对策略包括：建立全球统一的标准化回收流程（SOP），利用数字化工具实现多区域协同；通过激励机制（如积分兑换）提升公众回收意愿；与政府、非营利组织合作建立公共回收网络；探索绿色技术创新（如生物降解技术处理废弃物）。同时，企业需加强员工培训与跨部门协作，构建敏捷高效的回收管理体系。

6. 医药回收物流未来趋势与发展方向 医药企业回收物流将向智能化、绿色化、全球化方向发展：人工智能与自动化技术进一步渗透至检测与分拣环节；生物降解、低碳处理技术成为环保主流；国际法规协同推动跨境回收标准化；消费者"绿色消费"意识倒逼企业加强回收透明度。企业需提前布局技术研发、完善 ESG 战略，并探索"回收即服务"（RaaS）等新型商业模式，以适应行业变革与政策导向，实现经济、环境与社会价值的共赢。

（二）医药企业废弃物物流

1. 医药企业废弃物物流的定义与重要性 医药企业废弃物物流是指针对药品生产、研发、销售等环节产生的废弃物（如化学废料、过期药品、医疗垃圾等）进行收集、运输、储存、处理及最终处置的系统化管理活动。其重要性体现在确保合规性、降低环境风险、履行社会责任及避免法律纠纷，同时通过高效管理减少资源浪费和环境污染，维护企业可持续发展形象。

2. 医药废弃物的分类与特性 医药废弃物可分为化学性废弃物（如原料药残渣）、生物性废弃物（如疫苗废液）、放射性废弃物（如医疗影像废料）及普通废弃物（如包装材料）。其特性包括高危险性（毒性、感染性）、处理复杂性（需专业设备与技术）、法规严格性（需符合《医疗废物管理条例》等）及潜在价值性（部分可回收资源需合理提取）。

3. 废弃物物流管理流程设计 管理流程包括废弃物生成环节的源头分类、标准化包装与标识、内部暂存管理（如防泄漏设施）、合规运输（专用车辆与资质审核）、终端处理（焚烧、填埋或资源化利用）及全程追溯（通过信息化系统记录数据）。流程设计需兼顾效率与安全，确保各环节无缝衔接并符合法规要求。

4. 医药企业废弃物法规与标准体系 医药企业需遵循国内外法规如《危险废物经营许可证管理办

法》《巴塞尔公约》等，同时执行行业标准（如 ISO 14001 环境管理体系）。合规要点包括废弃物申报登记、转移联单制度、处理机构资质审核及应急预案制定，企业需建立内部监管机制以避免罚款或停产风险。

5. 医药废弃物处理技术与设备 核心技术包括高温焚烧（处理感染性废物）、化学中和（降解毒性物质）、微波消毒（处理医疗器械）、生物降解（有机废物）及物理分选（回收金属/玻璃）。关键设备涵盖密闭式运输车、自动化分拣系统、高温灭菌炉及废水处理装置，技术选择需结合废弃物类型与成本效益分析。

6. 医药企业环境与社会责任管理 企业需通过绿色供应链管理减少废弃物产生量，公开披露处理数据以提升透明度，参与公益环保项目（如过期药品回收活动），并采用循环经济模式（如溶剂回收利用）。履行社会责任可增强品牌公信力，避免因环境事故导致的舆论危机。

7. 医药企业风险管理与应急预案 风险点包括泄漏事故、非法倾倒、数据造假及处理设施故障。企业需建立风险评估机制（如 HACCP 体系）、培训员工应急技能、配备防护装备，并与专业处理机构及政府部门联动制定应急预案，定期演练以降低突发事件的负面影响。

8. 案例分析与未来趋势 可引入国内外医药企业案例（如某企业通过零废弃工厂认证），分析其技术路径与管理模式；未来趋势包括智能化监控（物联网追踪废弃物）、低碳处理技术（等离子气化）、政策趋严（扩展生产者责任制度）及跨界合作（药企与环保科技公司联合研发），为行业提供创新方向参考。

十、医药企业物料信息管理

（一） 医药企业物料信息管理的定义与重要性

医药企业物料信息管理是指通过系统化方法对药品生产、研发、流通等环节涉及的原材料、辅料、包装材料、中间体及成品等物料的全生命周期信息进行采集、存储、分析及控制的过程，其核心目标是确保物料质量可追溯、合规性达标及供应链高效运转，是保障药品安全、满足监管要求及优化企业资源配置的关键环节。

（二） 物料分类与编码体系

根据物料的性质、用途及法规要求（如 GMP 规范），医药企业需建立标准化的物料分类体系（如按原料药、辅料、包材分类）和唯一编码规则（如采用国际 GS1 编码或企业自定义编码），以实现物料的精准识别、快速检索及信息化管理，避免混淆或误用风险。

（三） 物料采购与供应商管理

物料采购需结合供应商资质审核（如 GMP 认证、质量协议签订）、采购订单跟踪及质量检验（如入厂抽样检测）等流程，通过信息化平台整合供应商绩效数据（如交货准时率、不合格品率），确保物料来源合法、质量稳定，并建立供应商动态分级管理机制以降低供应链风险。

（四） 仓储管理与库存控制

医药物料仓储需符合温湿度控制、分区存放（如待验区、合格品区、退货区）及先进先出（FIFO）原则，结合条码或 RFID 技术实现库存实时盘点；通过安全库存模型（如 ABC 分类法、经济订货批量）优化库存周转率，避免物料积压或短缺，同时满足药品生产连续性与应急需求。

（五） 物料信息化系统应用

采用 ERP（企业资源计划）、WMS（仓储管理系统）及 MES（制造执行系统）等信息化工具，实现物料从采购、入库、领用、生产投料到成品出库的全流程数据自动采集与共享，支持批次追溯、效期预警及异常报警功能，提升管理效率并满足监管审计的数据完整性要求。

（六） 质量追溯与召回管理

基于物料批次信息（如生产日期、供应商批号）构建质量追溯系统，确保药品从原料到成品的全链路可追溯；当出现质量问题时，通过快速定位受影响物料批次，启动召回程序并生成召回报告，满足《药品召回管理办法》等法规要求，最大限度降低企业声誉与经济损失。

（七） 法规与合规性管理

医药企业需遵循国内外法规（如中国 GMP、FDA 21 CFR Part 11、欧盟附录 11）对物料管理的具体要求，包括数据完整性（如 ALCOA + 原则）、电子签名验证及审计追踪功能，通过定期内审与外部认证确保物料管理流程合规，规避因不合规导致的停产或处罚风险。

（八） 绩效评估与持续改进

通过设定关键绩效指标（如物料周转率、库存准确率、供应商交货合格率）定期评估物料信息管理效果，结合 PDCA 循环或精益管理方法优化流程，引入新技术（如 AI 预测需求、区块链防伪）提升管理智能化水平，推动企业物料管理向高效、透明、可持续方向发展。

节后小结

1. 医药企业物流管理是确保药品供应链高效流通与质量安全的核心工作，涉及从原材料采购到终端销售的全链条管理。

2. 医药企业物流管理包括采购物流、仓储物流、运输与配送、库存、质量控制与追溯、物流信息化、逆向物流及合规与风险管理等多方面内容。

3. 医药企业生产物流管理目标是确保物料按时按质供应，优化物流成本，提高生产效率，保证药品质量和供应链稳定性。

4. 医药企业在制品物流管理涉及需求计划、物料采购、仓储管理、生产调度、质量检验、运输配送、逆向物流及信息化等流程。

5. 医药企业销售物流管理包括订单处理、仓储管理、运输配送、客户服务、信息系统应用、逆向物流及合规质量管理等内容。

6. 医药企业仓储管理与库存控制是对药品存储、流转及环境控制的系统性规划与执行，确保药品质量安全、优化空间利用率和作业效率。

第五节　医药企业网络营销管理

一、医药企业自建网站销售模式

（一） 医药企业自建网站销售模式的含义

医药企业自建网站销售模式是指企业通过自主搭建线上平台，直接面向消费者（B2C）或医疗机构（B2B）销售药品、医疗器械及相关健康产品的数字化商业模式，其核心在于通过精准市场定位（如慢病管理、OTC 产品等）实现品牌增值、用户直达和线上线下资源整合，突破传统渠道限制，提升销售效率与客户黏性。

（二） 医药企业自建网站销售模式的搭建步骤

1. 战略规划与目标定位 医药企业自建网站销售模式的第一步是明确战略目标与市场定位，需结合企业自身产品特性（如处方药、OTC、医疗器械等）、目标用户群体（B 端或 C 端客户）及市场竞争环境，制定清晰的商业模式（B2B、B2C 或混合模式），确定网站的核心功能（如在线咨询、处方流转、药品直购）和长期运营目标（如提升品牌影响力、扩大销售渠道或优化患者服务），确保网站建设与企业整体战略协同。

2. 合规性审查与资质获取 医药行业受严格监管，企业需优先完成法律法规与政策合规性审查，包括互联网药品信息服务资格证书、互联网药品交易服务资格证书等资质的申请，确保网站内容符合《中华人民共和国广告法》《中华人民共和国药品管理法》对药品宣传的限制（如处方药禁止直接面向消费者广告），并建立处方审核、隐私保护、电子处方流转等合规流程，避免法律风险。

3. 技术平台选型与开发 根据业务需求选择合适的技术架构（如 SaaS 平台、自主开发或定制化解决方案），重点开发药品数据库、用户身份验证、在线问诊、电子处方系统、支付接口（支持医保/商保对接）等核心功能，确保网站具备响应式设计、高并发处理能力及数据加密技术，同时整合 CRM、ERP 等企业内部系统以实现订单、库存与物流的实时同步。

4. 内容建设与产品展示 网站需科学分类展示药品信息（适应证、用法用量、不良反应等），提供专业医学内容（如疾病科普、用药指南）以增强用户信任，针对处方药与非处方药设计差异化的购买流程（如处方药需上传处方并经药师审核），通过图文、视频等形式突出产品优势，同时设置明确的禁忌提示与用药警示，保障用户安全。

5. 支付与物流体系搭建 集成安全便捷的支付方式（如微信、支付宝、银联），针对医保用户开发在线报销接口；选择合规药品配送合作伙伴（须具备冷链物流资质），设计覆盖范围清晰的配送网络，制定合理的运费规则与退换货政策，确保药品运输符合 GSP 标准（如温控要求），并提供实时物流追踪功能以提升用户体验。

6. 用户服务与售后支持 建立多渠道客服体系（在线咨询、电话、AI 机器人），配备专业药师团队解答用药问题，设计用户评价与投诉处理机制，提供用药提醒、健康档案管理等增值服务；针对售后服务，明确药品质量问题的退换流程与责任划分，确保符合《中华人民共和国消费者权益保护法》及行业规范，同时通过会员体系增强用户黏性。

7. 推广运营与数据分析 制定线上线下结合的推广策略（如搜索引擎优化、社交媒体营销、医生/KOL 合作），利用精准广告投放触达目标用户；通过数据分析工具（如 Google Analytics、BI 系统）监测用户行为、转化率与复购率，优化页面设计、产品推荐策略及促销活动，定期迭代功能并开展用户调研，持续提升网站运营效率与市场竞争力。

8. 安全防护与系统维护 部署 SSL 证书、防火墙及防 DDoS 攻击技术，定期进行漏洞扫描与渗透测试，确保用户数据（如健康信息、支付信息）符合《中华人民共和国个人信息保护法》要求；建立灾备机制与数据备份方案，保障网站高可用性；安排专职团队负责系统更新、服务器维护及应急预案执行，降低技术风险对业务的影响。

9. 持续迭代与合规更新 根据政策变化（如医保目录调整、网售药品监管新规）及时调整网站功能与流程，定期更新药品信息与医学内容，结合用户反馈优化交互体验；关注行业趋势（如 AI 问诊、区块链溯源），引入创新技术提升服务能力，同时通过合规培训确保全员操作符合最新法规要求，实现网站可持续发展。

（三） 医药企业自建网站销售模式的优势与劣势

1. 医药企业自建网站销售模式的优势

（1）提升品牌形象与信任度 医药企业通过自建网站可展示专业资质、产品详情（如适应证、用法用量）及企业服务能力，增强用户对品牌的信任感。例如，网站可集成在线药师咨询、电子处方审核等功能，凸显专业性，同时通过疾病科普、用药指南等内容强化用户黏性。

（2）自主权与灵活性　自建网站允许企业根据需求定制功能模块（如医保支付接口、处方流转系统）和页面设计，避免受限于第三方平台的规则限制。此外，企业可实时更新药品信息、优化促销策略，快速响应市场变化。

（3）精准营销与数据分析　通过用户行为追踪（如页面停留时间、购买偏好），企业可制定个性化推荐策略，提升转化率。例如，结合健康档案管理和用药提醒功能，增强用户黏性，并通过 BI 系统分析复购率与市场趋势。

（4）降低长期营销成本　相较于传统广告，网站运营成本更低，且能持续触达用户。搜索引擎优化（SEO）和社交媒体推广可精准覆盖目标群体（如慢性病患者），减少无效投放。此外，线上销售减少中间环节，降低流通成本。

（5）拓展市场覆盖范围　自建网站突破地域限制，尤其适合覆盖偏远地区或国际用户。通过整合物流合作伙伴（须具备冷链资质），企业可提供全国配送服务，满足 24 小时在线购药需求。

2. 医药企业自建网站销售模式的劣势

（1）高成本与技术门槛　自建网站需投入大量资金用于技术开发（如药品数据库、电子处方系统）和合规资质申请（如互联网药品交易服务资格证书）。中小型企业若缺乏专业团队，需依赖外包，进一步增加成本。

（2）严格的合规风险　医药行业受《中华人民共和国广告法》《中华人民共和国药品管理法》等法规约束，例如处方药禁止直接面向消费者宣传。网站需建立处方审核流程、隐私保护机制，并定期更新政策（如医保目录调整），否则可能面临法律处罚。

（3）网络安全与数据风险　用户健康信息、支付数据易成为黑客攻击目标，需部署 SSL 加密、防火墙等技术防护措施。此外，药品配送需符合 GSP 标准（如温控要求），物流环节的失误可能导致质量问题或法律纠纷。

（4）推广与竞争压力　网站上线后需持续投入资源进行 SEO、KOL 合作等推广，以应对同类平台的竞争。用户习惯更倾向于第三方综合平台，自建网站需通过差异化服务（如 AI 问诊）吸引流量。

（5）信任建立与用户教育　消费者对网络购药的安全性存疑，尤其是处方药。企业需通过资质公示、透明化流程（如药品溯源）和药师服务建立信任，同时教育用户识别合法网站，避免轻信虚假宣传。

医药企业自建网站需在战略规划阶段权衡优势与风险，重点解决合规性、技术投入及用户信任问题。可参考成熟医药电商的运营模式，结合政策支持（如电子处方流转）与技术创新（如区块链溯源），实现可持续发展。

（四）医药企业自建网站销售模式的运营策略

1. 合规性管理　医药企业自建网站销售药品时，首要任务是确保所有运营行为符合国家药品监管法规，包括但不限于《中华人民共和国药品管理法》《互联网信息服务管理办法》等，需取得互联网药品信息服务资格证书及药品经营许可证，严格审核药品信息发布内容，禁止虚假宣传，确保处方药凭处方销售，并建立隐私保护机制保障用户数据安全，避免因合规问题导致法律风险或业务中断。

2. 用户定位与分析　明确目标用户群体（如慢性病患者、健康消费者、医疗机构等），通过数据分析工具（如用户画像、购买行为追踪）划分需求层级，针对不同用户设计差异化服务（如个性化用药提醒、专业医师在线问诊），同时结合地域、年龄、消费能力等因素优化产品推荐策略，提升用户黏性和转化率。

3. 网站功能与用户体验优化 网站须具备药品信息展示、在线咨询、处方审核、便捷支付、物流追踪等核心功能，界面设计简洁直观，符合医疗行业专业调性，重点优化移动端适配性，缩短用户操作路径（如一键复购、智能搜索），提供多语言服务及无障碍访问功能，同时通过 A/B 测试持续改进页面加载速度与交互流畅度。

4. 产品策略与价格体系 根据网站定位制定产品组合策略，如聚焦 OTC 药品、医疗器械、保健品等高需求品类，或引入独家代理产品形成差异化竞争力；价格体系需兼顾市场行情与企业利润，灵活采用会员折扣、满减促销、捆绑销售等策略，同时通过动态定价模型（如季节性调价、库存压力响应）提升销售效率。

5. 全渠道营销与品牌建设 整合搜索引擎优化（SEO）、社交媒体推广（如健康科普内容）、私域流量运营（社群、直播）等线上资源，结合线下药店、医疗机构合作引流，强化品牌公信力；通过权威认证展示（如 GMP 证书）、用户评价系统及公益健康活动提升品牌形象，建立用户对线上购药的安全感与信任感。

6. 供应链与物流管理 构建高效稳定的药品供应链体系，确保库存实时更新与精准预测，与合规物流服务商合作，针对冷链药品、易碎品等特殊商品设计专业配送方案，提供全程温控追踪与紧急配送服务，优化退换货流程，降低损耗率，同时通过区域仓储布局缩短配送周期，提升用户体验。

7. 数据驱动运营与迭代 利用大数据分析用户行为（如浏览路径、复购周期）、销售趋势及市场反馈，通过 CRM 系统实现精准营销与客户分层管理；定期评估网站运营指标（如转化率、客单价、用户留存率），结合 A/B 测试结果快速迭代功能与服务，针对政策变化或行业竞争动态调整策略，确保模式可持续性。

8. 客户服务与售后支持 建立 7×24 小时专业客服团队，提供用药指导、处方审核、不良反应咨询等增值服务，设置智能客服与人工服务协同机制；完善售后服务体系（如药品质量投诉通道、用药效果跟踪），通过满意度调查与用户反馈优化服务流程，增强用户忠诚度与口碑传播效应。

（五）医药企业自建网站销售模式的挑战与解决方案

1. 政策监管与合规性挑战 医药行业受政府高度监管，网络销售需符合《药品网络销售监督管理办法》等法规要求，涉及资质审核、处方药管理、电子处方真实性等问题。部分企业因资质过期、超范围经营或未及时更新备案凭证面临处罚，处方药销售需严格审核电子处方并确保执业药师资质真实，否则可能因违规操作被关停或处罚。解决方案：建立区块链＋智能合约的合规管理平台，实现全流程存证与法规自动校验；加强与监管部门沟通，参与行业自律联盟；定期更新资质并强化内部培训，确保运营人员熟悉法规与操作规范。

2. 用户信任与购药安全挑战 消费者对网络购药的药品质量、用药安全及服务专业性存在疑虑，尤其是处方药需依赖远程诊断与用药指导，用户可能因缺乏专业知识而犹豫购买。解决方案：通过品牌背书增强信任，如展示权威认证与实体资质；提供在线药师咨询及 AR 问诊服务，结合线下医生资源实现远程诊断与用药指导；引入第三方支付与货到付款模式，并建立 7 天无理由退换机制，保障消费者权益。

3. 线上线下渠道协同挑战 自建网站可能与传统线下渠道（如医院、药店）产生利益冲突，例如价格体系混乱或服务脱节，且处方药销售依赖医院资源，难以突破医生处方权垄断。解决方案：采用 O2O 模式整合资源，如通过二维码实现线上咨询与线下取药；与医院合作开展学术活动，深化医生对产品的认知；建立独立电商品牌或子品牌，与原有渠道区隔，避免价格冲突。

4. 物流与药品储运挑战 药品需特殊储运条件（如冷链），普通物流难以满足要求，可能导致药品变质或破损，影响用户体验并引发合规风险。解决方案：与专业医药物流公司合作，定制符合 GSP 标准的储运方案；采用智能温控包装技术，实时监控运输环境；优化仓储布局，按药品特性分区管理，确保配送时效与质量。

5. 技术投入与数字化能力挑战 自建网站需持续投入技术开发与维护，包括平台稳定性、数据安全及用户体验优化，同时需应对职业打假人利用页面信息漏洞发起的投诉。解决方案：采购成熟电商平台源码进行二次开发，降低技术门槛；应用 AI 工具分析用户数据，实现精准营销；构建数字化销售管理系统，集成智能客服与大数据分析功能，提升运营效率。

6. 市场竞争与商业模式创新挑战 传统医药企业面临天猫医药馆等平台型电商的流量挤压，需在商业模式上突破，如拓展大健康品类或构建生态体系，但可能受限于资源与资金不足。解决方案：聚焦细分市场，如研发疗效显著的明星产品并拓展保健品、食品等品类；探索与互联网医院合作，打通电子处方流转；通过社群营销与健康管理服务增强用户黏性，构建"医药＋服务"生态圈。

医药企业自建网站销售需综合应对政策、信任、渠道、物流、技术及竞争等多维挑战，通过合规化、数字化、生态化策略实现破局。未来趋势将围绕合规常态化、大健康市场拓展与质量竞争深化展开，企业需持续创新以保持竞争力。

二、医药企业第三方平台入驻模式

（一）医药企业第三方平台入驻模式的含义

第三方平台入驻模式是指医药企业通过与第三方服务平台（如电商平台、物流平台、数据分析平台等）建立合作关系，将自身产品或服务接入第三方平台进行展示、销售或管理的一种商业模式。该模式通过借助第三方平台的资源与技术优势，实现医药企业在市场拓展、供应链优化、客户服务等环节的高效运作，同时降低企业自建平台的成本与风险。

（二）医药企业第三方平台入驻模式的搭建步骤

1. 战略规划与需求分析 明确企业入驻第三方平台的目标，如扩大销售渠道、提升品牌曝光或优化供应链效率，结合企业资源、市场定位及行业政策（如"两票制""网售处方药"等）制定入驻策略，评估目标平台的用户规模、合规性、技术支持及费用模式，确保与企业战略匹配。

2. 平台合规资质审核 梳理医药行业法规要求（如《药品网络销售监督管理办法》），确保第三方平台具备合法经营资质（如互联网药品交易服务资格证书），核实平台对入驻企业的资质审核标准（如 GSP/GMP 认证、药品生产/经营许可证），规避法律风险。

3. 技术对接与系统集成 与第三方平台进行 API 接口对接，实现商品信息、库存数据、订单流水的实时同步，集成支付系统（需符合医保结算要求）、物流追踪及电子处方流转功能，确保业务流程合规高效，必要时引入第三方技术服务商解决数据加密、电子签名等技术难点。

4. 运营管理机制搭建 制定线上店铺运营规则，包括商品上架标准（如处方药与非处方药分类管理）、价格策略（避免违反"最低价协议"）、促销活动设计及客服响应流程，组建专业团队负责日常运营、售后纠纷处理及平台流量优化（如 SEO、广告投放）。

5. 数据安全与隐私保护 建立数据安全管理体系，确保用户隐私信息（如病历、处方）符合《中华人民共和国个人信息保护法》及《中华人民共和国数据安全法》，与平台约定数据归属权及使用范围，部署防泄露技术（如脱敏处理、访问权限控制），定期进行安全审计。

6. 合作方管理与风险控制 与第三方平台签订权责清晰的合作协议，明确销售分成、违约责任及退出机制，定期评估平台服务质量（如流量真实性、投诉处理时效），建立备选平台清单以分散风险，针对突发问题（如政策调整、平台违规）制定应急预案。

7. 效果评估与持续优化　通过关键指标（如销售额增长率、用户复购率、平台ROI）量化入驻效果，结合用户反馈调整商品结构和服务策略，跟踪行业趋势（如AI问诊、O2O送药）迭代运营模式，定期向管理层提交复盘报告并优化资源配置。

（三）　医药企业第三方平台入驻模式的优势和劣势

1. 医药企业第三方平台入驻模式的优势

（1）资源整合与成本优化　第三方平台通过整合上下游供应链资源，减少传统医药流通中的中间环节（如经销商、批发商等），降低采购、仓储、物流等运营成本。此外，企业无需自建电商系统，可依托平台的成熟基础设施（如支付、物流等），显著减少技术投入和运维成本。

（2）市场拓展与品牌曝光　入驻第三方平台可快速触达海量用户流量，尤其是京东、阿里健康等头部平台覆盖全国市场，助力企业突破地域限制，扩大销售规模。平台的市场推广工具（如广告投放、活动促销）能提升品牌知名度，而线上展示功能（如商品分类、信息透明化）则增强消费者信任。

（3）合规经营与政策支持　第三方平台严格遵循医药电商法规（如要求入驻企业持有互联网药品交易服务资格证），并协助企业满足政府监管要求（如电子合同留存、交易追溯等），降低合规风险。同时，平台通过数据透明化（如价格公示、交易记录）推动行业信用体系建设，提升企业公信力。政策支持方面，国家鼓励处方外流和医药电商发展，平台可帮助药企承接院外市场，适应集采政策下的渠道变革。

（4）数据驱动的运营效率提升　平台提供大数据分析工具，帮助企业实时掌握市场价格动态、用户需求及消费行为，支持精准营销和库存优化。此外，平台的数据追溯系统能监测药品流通全生命周期，确保质量安全。

（5）专业化分工与生态协同　第三方平台通过专业化服务（如百洋医药的"商业化平台模式"）帮助药企聚焦核心业务（如研发、生产），将营销、渠道管理等非核心环节外包，提升整体效率。平台还构建生态合作网络（如与医疗机构、保险公司联动），提供"医+药"一站式服务，满足用户从问诊到购药的全流程需求。

2. 医药企业第三方平台入驻模式的劣势

（1）利润空间受平台规则挤压　第三方平台通过佣金抽成、广告竞价及强制促销活动（如价格战）增加企业运营成本，同时压低药品售价，导致医药企业利润率下降，盈利能力受限。

（2）品牌自主权与用户黏性弱化　入驻模式下，医药企业需遵循平台统一的页面展示和营销策略，难以传递差异化品牌形象；消费者依赖平台入口而非企业自有渠道，品牌忠诚度易被稀释。

（3）核心数据掌控力不足　平台垄断用户行为数据、交易记录等核心资源，医药企业无法直接获取完整消费者画像，影响精准营销、客户维护及市场趋势预判能力。

（4）合规风险连带责任隐患　若平台审核不严或出现违规行为（如处方药不合规销售、虚假宣传），医药企业可能承担连带法律风险或行政处罚，损害企业信誉与合规经营稳定性。

（5）同质化竞争加剧与资源倾斜　平台内同类企业聚集导致产品价格透明化，消费者比价行为频繁，中小型医药企业因流量资源向头部倾斜而陷入恶性竞争，生存空间受挤压。

（四）　医药企业第三方平台入驻模式的运营策略

1. 精准平台选择与定位　医药企业应优先评估第三方平台的用户群体、流量规模及合规资质，选择与自身产品定位匹配的平台（如B2B医药电商、O2O健康服务平台等），重点考察平台的医药行业准入资质（如互联网药品信息服务资格证）、目标客户覆盖度（如医院、药店或C端消费者）及平台运营规则，确保资源投入与业务目标一致。

2. 强化合规与资质管理　入驻需严格遵守《药品网络销售监督管理办法》等法规，确保产品资质

（如药品批准文号、医疗器械注册证）齐全，并与平台协同完成 GSP 认证、处方审核流程设计等合规动作，规避因资质缺失或流程漏洞导致的经营风险。

3. 差异化品牌与内容运营 通过专业医学知识科普、用药指南、专家直播等形式构建品牌信任度，针对平台用户需求定制内容（如慢病管理方案、OTC 药品功效解析），结合平台流量工具（如搜索优化、精准广告）提升曝光，同时利用用户评价体系与互动功能增强口碑传播。

4. 数据驱动的精准营销与库存管理 依托平台数据工具分析用户行为（如搜索关键词、复购周期），优化产品组合与定价策略；结合动态销量预测调整库存布局，避免断货或滞销，针对高潜力客户群体定向推送促销活动或健康解决方案，提升转化率与客单价。

5. 供应链与物流协同优化 与平台及第三方物流服务商建立高效协同机制，针对医药产品特性（如冷链、避光）设计专业化仓储配送方案，确保运输时效与质量安全；整合上下游资源（如药企、经销商、终端药店），通过平台数据共享缩短供应链响应周期，降低运营成本。

（五）医药企业第三方平台入驻模式的挑战与解决方案

1. 合规性审核与政策风险 医药企业入驻第三方平台需面临严格的合规性审查和政策监管，包括药品资质审核、处方药销售限制、广告宣传合规性等。例如，OTC 药品需通过国家药监局审批，且处方药在部分平台无法直接销售（如快手小店对处方药的限制）。解决方案是依托第三方合作方（如药师帮、京东健康）的专业资源，协助完成资质认证、类目开通及合规流程优化，并建立动态监测机制以应对政策变化，如百洋医药通过全数据平台追踪政策趋势并调整运营策略。

2. 供应链整合与药品追溯难题 传统医药供应链层级复杂，药品流通信息不透明，导致入驻平台后难以实现高效库存管理和全程追溯。解决方案是通过 B2B 电商平台整合上下游资源，利用数字化工具（如区块链、大数据）优化供应链协同，例如数商云 B2B 平台提供实时库存预警和采购订单管理功能，药师帮则通过严格供应商审核确保药品质量与溯源能力。

3. 数据安全与隐私保护压力 医药数据涉及患者隐私和商业机密，平台入驻需满足高标准的加密与防护要求。例如，百洋医药通过全渠道数据加密和访问控制构建安全体系，数商云方案则采用云计算架构和微服务拆分技术，降低数据泄漏风险。同时，企业需与平台合作制定隐私保护协议，如阿里健康通过匿名化处理用户信息以平衡数据利用与隐私保护。

4. 技术实现与平台适配成本 医药行业专业性强，自建或入驻平台需定制化开发功能模块（如药品分类管理、处方审核系统），技术门槛高且成本大。解决方案包括采用标准化 SaaS 服务（如商淘云的多用户商城系统）降低开发成本，或与第三方技术服务商合作（如数商云提供微服务架构和移动端适配），快速实现平台功能落地。

5. 用户习惯改变与市场教育难度 传统医药企业依赖线下渠道，转向线上需应对目标用户群体差异（如年轻用户偏好电商平台）及消费习惯转变。例如，快手小店以年轻用户为主，与 OTC 药品主要消费群体（中老年）存在错位。解决方案包括线上线下融合（O2O 模式），如美团买药提供"网订店取"服务；同时通过精准营销（如数据分析用户画像）和用户教育（如爬山虎加速营的行业培训），提升线上平台接受度。

三、医药企业 O2O 模式

（一）医药企业 O2O 模式的含义

医药 O2O 模式通过线上平台（如 APP、小程序、第三方电商平台）提供药品信息查询、在线咨询、订单生成等服务，同时依托线下药店或医疗机构完成药品配送、处方审核、健康管理等服务，形成"线上引流—线下履约"的闭环。

（二）医药企业 O2O 模式的搭建步骤

1. 市场调研与战略规划 在布局 O2O 模式前，需通过市场调研分析医药行业的政策环境、消费者需求及竞争格局，例如目标区域的药品消费习惯、用户线上购药接受度、竞品平台功能等，并研究《互联网药品交易管理办法》等法规以确保合规性（如药品经营许可证获取）。基于调研结果，制定分阶段实施的战略规划，初期可聚焦本地化试点，后期逐步扩展覆盖范围，并借助大数据技术预测市场趋势与用户行为。

2. 产品设计与平台开发 根据用户需求设计线上线下融合的 O2O 平台，功能需涵盖线上商城（支持药品信息展示、在线咨询、处方审核、预约购药等）、线下服务网络（整合实体药店资源实现"线上下单、线下取药或配送"闭环）以及个性化服务模块（如用药周期提醒、健康档案管理）。技术实现需选择稳定架构（如微服务），确保与医院 HIS 系统、医保系统对接，并开发智能药柜或 24 小时无人售药机以延伸服务时间。

3. 供应链与物流体系搭建 构建高效供应链需建立智能仓储系统（采用自动化分拣和冷链技术提升存储效率）、配送网络（与第三方物流合作或自建团队实现"1 小时达"或"夜间送药"服务），覆盖半径 3~5km 的社区用户，同时利用区块链技术构建药品追溯体系，确保全流程质量可控与用药安全。

4. 运营策略与用户增长 通过多维运营策略推动用户增长，包括线上流量获取（微信小程序社交裂变、限时秒杀活动）、线下门店扫码引流，基于用户画像（如慢性病患者、母婴群体）进行精准营销并建立会员体系提升复购率，同时与医疗机构、健康品牌合作拓展服务场景（如远程问诊、体检预约），并通过数据分析优化库存管理与促销策略。

5. 客户服务与合规管理 提供全渠道服务（在线咨询、用药指导、退换货支持），结合智能客服与人工服务提升响应效率，通过药师审核处方、用药提醒功能降低风险并建立用户反馈机制持续优化服务；同时需定期审查平台内容的合法性、保障隐私数据安全，避免虚假宣传等合规风险。

6. 持续迭代与生态扩展 O2O 模式需通过技术迭代（引入 AI 诊断、物联网设备）增强服务能力，扩展至健康管理、保险支付等领域构建"医药 + 健康"一站式平台，并通过标准化运营模式与本地化策略实现跨区域复制，逐步向全国市场扩张以提升用户黏性与市场竞争力。

知识链接

中国最大的医药新零售平台××快药通过××智慧药房布局北、上、广、深等一线城市。××智慧药房（上海）有限公司作为一个重要的组成部分，是一家以销售中成药、西药、中药饮片、保健品、医疗器械等为主的大型医药零售连锁企业。

致力于在上海搭建线上线下融合的运营模式，为用户提供 7×24 小时，28 分钟送药到家等服务。专注于在原有传统药店销售基础之上 + 互联网医药服务的企业。公司成立伊始，就以大众百姓身体健康为己任，以质优价廉真诚服务为载体，遵循"人为本，和为贵，用心服务百姓健康"的企业宗旨，以打造互联网健康领域最好的用户口碑，成为医药连锁行业全国百强企业，为大众百姓谋福利，提供更便捷优质的服务！

经过两年的发展，通过全天员工的不懈努力，获得了显著的社会效益和经济效益。该公司既学习和引进成功零售药品企业的先进经营管理经验，又不断创新、建立和形成了自己的经营特色。××智慧药房（广东）有限公司秉承"让百姓享受更便利、专业、省钱的医药医疗服务，做最受尊重的医药 O2O 企业"为经营理念，以"同事同心路，共赢共成长"为目标，以"用户第一、服务一线"为使命，让每一位到"××智慧药房"购药的顾客都能真正体会到关爱每一刻。

（三）医药企业 O2O 模式的优势和劣势

1. 医药企业 O2O 模式的优势

（1）提升消费者购药便利性　医药企业通过 O2O 模式整合线上平台与线下实体资源，消费者可通过手机应用或网站快速完成药品查询、在线问诊及下单，结合线下药房即时配送或到店自提服务，缩短购药路径，满足急用药、慢性病用药等多样化需求，尤其适用于夜间购药、偏远地区等传统渠道难以覆盖的场景，显著提升用户体验与满意度。

（2）扩大市场覆盖与精准营销　O2O 模式突破地域限制，依托线上平台的流量入口和数据分析能力，企业可精准触达潜在用户群体，结合地理位置信息定向推送促销活动或健康资讯，同时线下门店作为服务节点增强品牌信任度，形成全域营销闭环，有效拓展新客群并激活存量用户，提升市场渗透率。

（3）优化供应链与库存管理　通过线上订单数据的实时反馈，医药企业可动态调整线下药房的库存配置，减少滞销药品积压并提升热销品种的补货效率；同时整合区域仓储资源，建立多仓联动或共享库存体系，降低物流成本并缩短配送时间，实现供应链的敏捷响应与资源高效利用。

（4）增强用户黏性与健康服务闭环　O2O 模式支持会员体系、用药提醒、健康咨询等增值服务，企业可基于用户购药记录和健康数据提供个性化健康管理方案，例如慢性病随访、用药指导等，延伸服务链条；线下药房药师的专业服务与线上健康管理工具相结合，构建"医 + 药 + 健康"生态，提升用户长期依赖度。

（5）降低运营成本与风险　通过线上渠道分流部分线下门店客流量，企业可适度缩减实体店面积或优化选址策略，减少租金与人力成本；同时，O2O 模式下"以销定采"的订单驱动模式降低库存周转风险，而电子处方审核、医保线上支付等数字化工具的应用进一步规范交易流程，减少合规性隐患。

（6）强化数据驱动决策能力　O2O 模式沉淀大量用户行为数据（如搜索关键词、购买偏好、复购周期等），结合 AI 算法分析消费趋势与疾病图谱，企业可精准预测区域性疾病暴发、药品需求波动，指导产品研发、营销策略调整及公共卫生资源调配，实现从经验驱动向数据驱动的科学管理转型。

2. 医药企业 O2O 模式的劣势

（1）产品与服务同质化严重　当前医药 O2O 平台普遍存在产品功能单一、服务模式雷同的问题，多数平台以药品配送为核心，缺乏差异化创新。例如，页面设计、操作流程及促销活动高度相似，导致用户难以感知品牌特色，竞争集中于价格层面，削弱了行业整体竞争力。

（2）用户消费习惯转变缓慢　尽管医药 O2O 模式提供了便捷购药途径，但消费者尤其是中老年群体仍倾向于线下药店购药。传统消费习惯的惯性、对线上药品质量的疑虑及缺乏药师即时指导等因素，限制了用户对 O2O 模式的接受度，短期内难以实现大规模渗透。

（3）供应链与物流配送挑战　医药 O2O 依赖高效的物流体系，但"最后一公里"配送问题突出，尤其在偏远地区或夜间时段，配送时效和药品保存条件难以保障。此外，区域药店分布不均导致库存共享困难，热销药品可能因局部需求激增而缺货，影响用户体验。

（4）政策与合规风险较高　医药行业受严格监管，处方药网售、医保线上支付等政策虽逐步放开，但各地执行标准不一，平台需应对复杂的资质审核和合规要求。例如，电子处方流转的合法性、医保对接的技术壁垒及数据隐私保护等问题，均增加了企业运营风险。

（5）专业服务能力不足　多数平台缺乏足够的药师资源，无法提供用药指导、慢性病管理等深度服务，导致用户体验停留在"送药工具"层面。部分平台因服务标准不统一，出现配送延迟、咨询响应慢等问题，削弱了用户信任度。

（6）数据管理与品牌建设滞后　医药 O2O 企业普遍缺乏对用户健康数据的系统性分析能力，难以精准挖掘消费需求或优化服务。同时，行业品牌识别度较低，新兴平台在市场竞争中难以建立差异化形象，依赖流量补贴获客，长期盈利能力受限。

（四）医药企业 O2O 模式的运营策略

1. 全渠道平台整合　医药企业需构建线上线下融合的数字化平台，整合线上商城、线下药店及配送资源，实现用户从咨询、处方审核到购药、配送的全流程无缝衔接，打破传统零售场景的信息孤岛问题，提升服务效率与覆盖范围，满足用户即时性购药需求。

2. 智能化供应链管理　通过大数据预测区域用药需求，优化仓储布局与动态库存管理，建立智能分仓体系；与本地药店合作实现"就近配送"，保障急用药和冷链药品的运输安全，缩短配送时效，降低库存成本，并通过物流追踪增强用户信任。

3. 精准化用户体验设计　线上开发 AI 辅助问诊、用药指导及健康管理工具，提供个性化服务；线下设置慢病管理专区、24 小时自助药柜等场景，强化专业服务能力，形成"线上便捷 + 线下专业"的双重优势，提升用户黏性与复购意愿。

4. 数据驱动的运营优化　利用 O2O 平台收集用户行为、健康及消费数据，构建精准用户画像，指导营销策略、品类调整与服务迭代，例如针对慢病患者推送复购提醒或动态优化备药计划，实现资源高效配置与需求快速响应。

5. 合规与安全体系构建　严格遵守医药监管政策，完善电子处方审核、药师在线服务及药品溯源机制，确保处方药销售合法性与用药安全；加强数据加密与隐私保护，通过资质认证和服务透明化提升品牌公信力，规避法律风险。

6. 线上线下联动生态　策划"线上领券线下核销""健康直播 + 到店体验"等融合活动，联合医疗机构开展义诊或健康讲座，打通医保支付与处方流转，反哺线上流量并扩大品牌影响力，形成"以服务促销售"的闭环生态。这些劣势反映了医药 O2O 模式在快速发展中仍需突破的多重瓶颈，企业需通过技术创新、服务深化和政策协同实现可持续发展。

（五）医药企业 O2O 模式的挑战与解决方案

1. 配送效率与物流管理挑战　医药 O2O 模式的核心在于即时性，但药品配送面临时间敏感、温控要求高、覆盖范围有限等问题。例如，叮当快药等企业常因配送路径复杂导致时效性不足，偏远地区覆盖困难，且冷链药品运输成本高、易变质。解决方案：通过技术优化配送路径，如应用蚁群算法进行动态路线规划，提升配送效率；与第三方物流（如京东到家、顺丰医药）合作扩大覆盖范围；针对冷链药品采用专业化温控设备和分段式运输方案。

2. 合规性与监管压力　医药行业受严格政策约束，如处方药线上销售限制、药品质量监管要求等。例如，网售处方药政策虽逐步放开，但需确保处方真实性、药品追溯合法性，同时面临假药流入风险。解决方案：建立严格的药品资质审核体系，与医疗机构合作实现电子处方流转；利用区块链技术构建药品全生命周期追溯系统；主动对接政策试点（如线上医保支付），确保业务合规性。

3. 线上线下资源整合难度大　传统药店与线上平台在用户引流、库存管理、服务协同上存在割裂。例如，单一品牌药房难以覆盖广泛区域，线下门店与线上订单分配不均，导致库存积压或短缺。解决方案：构建"O + O"深度融合模式，如 111 医药馆的"三到模式"（到社区、到家庭、到身边），通过线下药师服务增强用户粘性；利用大数据分析实现库存动态调配，支持"线上下单 + 线下自提"的灵活服务。

4. 数据隐私与安全风险　医疗健康数据涉及用户隐私，线上平台需处理大量敏感信息（如健康档案、电子处方），易面临数据泄露或滥用风险。解决方案：采用加密技术和去标识化处理用户数据；建立分级权限管理体系，限制内部人员访问敏感信息；通过第三方安全认证（如 ISO 27001）提升数据保护能力，同时加强用户教育以增强信任。

5. 用户获取与品牌推广困难　医药 O2O 依赖流量转化，但医疗消费低频且用户决策谨慎，传统广告效果有限。此外，中小药房缺乏资金进行大规模线上推广。解决方案：通过"内容＋服务"模式吸引用户，如提供在线药师咨询、慢性病管理方案等增值服务；与健康管理平台（如微医）合作导流；利用私域流量运营（如社群、小程序）增强用户复购率。

6. 政策滞后与技术投入成本高　现有法规对 O2O 新兴模式（如远程诊疗、电子处方）的规范尚不完善，企业需承担政策变动风险。同时，自建技术平台（如物流系统、健康管理软件）资金需求大，中小药房难以负担。解决方案：积极参与政策试点（如国家药监局的"智慧监管"项目），推动行业标准制定；采用轻资产模式，依托第三方技术平台降低开发成本；通过融资或产业链合作分摊技术投入风险。

医药 O2O 模式的发展需在多维度平衡效率、合规与用户体验。企业需结合技术优化、资源整合与政策适应，构建差异化竞争力，同时关注长期用户价值与数据安全，以应对行业快速变革中的挑战。

四、医药企业 DTP 药房模式

（一）医药企业 DTP 药房模式的含义

DTP（direct to patient）药房是指经营特殊疾病药品零售药店，又称专业药房、特药药房，是从药品生产企业获得药品代理权、直接向患者销售药品并提供更专业药学服务的新时期药房。DTP 药房专营或者兼营治疗肿瘤、罕见病、慢性病等新特药，也逐渐成为创新药、原研药销售的重要渠道。

DTP 药房以药房为中心，将医保部门、药品生产企业、医疗机构以及用药人群有机的建立关联，发挥桥梁和纽带作用。

DTP 药房最早起源于美国，在美国被称为专业药房。20 世纪 70 年代，美国冷链运输条件逐渐成熟，一些对运输的特殊要求的药品外流成为可能，同时，很多需要长期用药的患者迫于住院费用压力从院内转至院外。在此双重背景下，催生出 DTP 药房这一特殊模式。2002 年，康德乐中国将专业药事服务引入中国，我国 DTP 药房开始发展。

（二）医药企业 DTP 药房模式的搭建步骤

1. 战略规划与市场定位　明确 DTP 药房的核心目标与目标患者群体（如肿瘤、罕见病、慢性病患者），结合企业资源与区域医疗需求，制定差异化服务策略，包括药品品类选择、合作药企筛选、服务半径划定等，确保模式符合政策导向及市场需求。

2. 选址与场地标准化建设　优先选择邻近三甲医院或交通便利的区域设立药房，确保患者可及性；按照 GSP 标准设计专业仓储空间（如冷链药品存储区）、患者咨询室及隐私保护区域，配备温湿度监控等硬件设施，满足药品储存与患者服务需求。

3. 供应链体系搭建　与药企建立直供合作，优化采购流程以保障特药、新药供应稳定性；构建冷链物流网络，实现药品从药企到药房再到患者的高效、合规配送，确保药品质量全程可追溯。

4. 专业服务团队组建　配置执业药师、医学顾问及患者管理专员，提供用药指导、不良反应监测、医保报销协助等全流程服务；定期开展疾病知识、沟通技巧培训，提升团队专业性与患者信任度。

5. 信息化系统整合　部署 DTP 药房管理系统，集成电子处方流转、患者档案管理、库存预警、医保结算等功能；对接医院 HIS 系统及药企数据平台，实现信息互通与业务协同，提高服务效率。

6. 合规与风险管理　严格遵守药品经营、处方审核及患者隐私保护法规，建立药品不良反应上报机制与应急预案；定期接受药监部门检查，通过内部审计与流程优化降低运营风险。

7. 市场推广与患者教育　联合医院、药企开展疾病科普活动，通过线上平台（如公众号、短视频）及线下方式进行患者教育，传递 DTP 药房服务价值；与商保、慈善机构合作设计支付方案，降低患者用药负担，提升品牌黏性。

（三）DTP 药房与传统零售药房的区别

以患者为中心的药学服务是 DTP 药房的特色，DTP 药房更注重对患者的全病程管理，提供药学服务，还提供慈善援助服务，与传统零售药房的区别表 10 – 4 所示。

表 10 – 4　DTP 药房与传统零售药房的区别

区别	DTP 药房	传统零售药店
经营品种	高端药物：新特药、专利药、罕见病药等；疗效确定、价格昂贵、治疗周期长	非处方药、普通处方药
执业药师药学服务范围	患者健康档案管理、特殊用药指导与监护、用药追踪回访、医保报销、慈善捐助、用药信息数据收集等	常规合理用药指导和用药咨询服务
药房设施	完善的冷链药品质量管理体系；设置药学服务咨询区、健康宣教区、具有药学服务信息系统	设置药品阴凉区；一般无专门的药学服务和宣教区
供货方式	无代理商，药企直接供货，减少中间环节抬高药价	一般通过医药批发企业供货

（四）医药企业 DTP 药房模式的优势和劣势

1. 医药企业 DTP 药房模式的优势

（1）专业药学服务能力　DTP 药房以患者为中心，提供覆盖全病程的专业化药学服务，包括用药咨询、不良反应监测、随访管理及冷链配送等，显著提升患者用药安全性和依从性。其执业药师团队配置率高（如部分药房达93%），并通过定制化培训体系（如按病种认证药师）强化专业能力，满足肿瘤、罕见病等复杂疾病的特殊需求。这种服务模式增强了患者信任，形成差异化竞争优势。

（2）供应链与渠道整合优势　批零一体化企业（如国药、华润）依托上游生产资源与医院渠道关系，高效获取新特药授权，并通过冷链物流体系保障药品质量（如全程温度监测与追溯）。DTP 药房通常布局于三甲医院周边，与医疗机构形成处方流转合作，缩短创新药上市后的市场准入时间，提升供应链响应效率。

（3）政策与医保支持红利　DTP 药房作为医保"双通道"定点机构，承接国家谈判药品外流处方，解决医院药事流程长、品规限制等问题，提高患者用药可及性。例如，青岛等地率先将高价特药纳入 DTP 药房报销体系，叠加慈善赠药政策，大幅降低患者支付压力，推动药房成为医保控费的重要补充渠道。

（4）药企合作与数据资源价值　DTP 药房通过随访服务收集患者用药数据（如脱组率、不良反应），反馈至药企以优化销售策略，并吸引药企通过分级激励（如毛利分级、服务费支付）深化合作。同时，药房积累的患者流量为创新支付（如保险产品设计）、临床试验招募等提供数据基础，形成药企与终端协同的商业模式。

（5）多元化服务整合能力　DTP 药房 3.0 模式融合"医 – 药 – 患 – 险"闭环，提供输注中心、远程会诊、保险理赔等增值服务。例如，邻客药房引入"日间门诊"模式，圆心惠保整合"保险 + 医疗 + 医药"资源，满足患者未被医疗机构覆盖的健康管理需求，增强用户黏性并拓展盈利场景。

（6）品牌与市场竞争力提升　头部连锁药企（如国大药房、老百姓）通过布局 DTP 药房抢占处方外流市场，强化区域口碑与会员体系，并借助"双通道"资质提升估值，吸引资本并购或合作经营。此外，DTP 药房的专科化定位（如抗肿瘤药占比近50%），使其在细分领域形成品牌壁垒，推动行业集中化发展。

2. 医药企业 DTP 药房模式的劣势

（1）运营成本高　DTP 药房需承担高昂的冷链物流、专业药师团队及信息化系统建设成本（如单店冷链设备投入超百万），且高值新特药库存占用大量资金（部分药品单价超 10 万元/盒），导致资金周转率低，中小型药企或单体药房难以承受长期运营压力，盈利周期显著拉长。

（2）政策依赖性过强　DTP 药房高度依赖医保"双通道"、处方外流等政策支持，若政策调整（如医保目录动态更新限制药品种类、医院处方流转受阻）或地方医保基金控费收紧，可能直接冲击药房处方承接能力与收入稳定性，部分区域已出现医保结算延迟导致的现金流压力。

（3）市场竞争加剧与资源壁垒　头部药企凭借供应链优势垄断新特药代理权，中小药房难以获得稀缺药品授权；同时，三甲医院周边 DTP 药房布局趋于饱和，同质化竞争推高租金与人力成本，区域市场集中度过高挤压中小参与者的生存空间。

（4）患者覆盖范围有限　DTP 药房主要服务肿瘤、罕见病等重症患者，目标人群规模较小且分布集中（多位于一、二线城市），基层及偏远地区患者因药房覆盖不足、冷链配送难触达而难以获益，服务可及性呈现显著地域不均衡性。

（5）盈利模式单一性风险　收入过度依赖高值药品销售（部分药房抗肿瘤药占比超 70%），易受药企定价策略、医保谈判降价（如 PD-1 单抗价格年降幅超 60%）及患者支付能力波动影响；增值服务（如保险、诊疗）尚未形成规模化收益，盈利结构抗风险能力较弱。

（6）专业人才短缺与管理难度　DTP 药房要求药师具备肿瘤学、罕见病等专科药学服务能力，但行业复合型人才供给不足，培训周期长（平均 6~12 个月），且高流动率（部分企业药师年流失率超 20%）加剧服务质量不稳定风险，患者长期管理难度增加。

（7）数据安全与合规压力　患者用药数据（如基因检测报告、病程记录）的采集与应用涉及隐私保护与医疗合规，若信息管理不当可能引发法律纠纷；同时，药企与药房间的数据共享机制尚未标准化，存在商业机密泄露或数据滥用隐患。

（8）供应链稳定性挑战　新特药供应链高度依赖进口（如部分靶向药进口占比超 90%），易受国际物流、原料药短缺或药企产能波动影响；冷链运输环节若出现温控失效（如断电、设备故障），可能导致药品报废并引发医患纠纷，进一步推高运营风险。

（五）DTP 药房的模式

我国 DTP 药房主要模式分为大型药品流通企业、大型连锁传统零售药店以及互联网电商三种。

1. 大型药品流通企业　依托批零一体化的供应链优势，具有较强的品种获取能力，如国药系、华润系和上海医药系。

2. 大型连锁传统零售药店　凭借快速扩张复制及门店覆盖面广的优势，这类药房门店数量多，地理位置优越，患者可及性强，有地域属性。如以老百姓、一心堂、益丰、健之佳、大参林、漱玉平民六大医药零售上市公司为代表的传统零售连锁企业。

3. 互联网电商　通过数字化赋能，将医、患、药、险等多方主体进行对接，提供一站式解决方案的智慧 DTP 药房。如圆心科技、思派健康、阿里健康、京东健康等。

（六）医药企业 DTP 药房模式的运营策略

1. 强化供应链与冷链管理　建立智能化冷链物流体系（如物联网温控设备、全程追溯系统），与上游药企签订战略协议保障新特药供应稳定性，采用"中心仓 + 卫星仓"模式优化库存周转，降低高值药品资金占用风险；同时布局区域性冷链配送网络，覆盖基层市场并缩短末端配送半径，提升药品可及性。

2. 深化专业化服务能力　构建专科药师分级认证体系（如肿瘤、罕见病专项培训），与医疗机构合作开展 MDT（多学科诊疗）支持服务，针对患者定制用药指导、不良反应干预及营养支持方案；开发患者全生命周期管理系统（如 AI 随访平台），通过用药依从性监测与健康数据追踪提升服务黏性。

3. 拓展政策协同与支付创新　积极申请"双通道"资质并纳入地方医保统筹，推动医院处方流转平台对接；联合药企设计患者援助计划（如分期付款、慈善赠药），探索"医保＋商保＋自费"混合支付模式，与保险公司合作开发特药险、疗效险等产品，降低患者支付门槛并分散药房资金风险。

4. 布局多元化盈利场景　依托 DTP 药房流量入口，延伸"药事服务＋诊疗＋保险"生态链，例如增设日间输注中心、基因检测服务及互联网医院入口；与药企共建真实世界研究（RWS）平台，通过患者用药数据变现（如临床试验招募、市场洞察报告），形成非药品收入增长极。

5. 推进数字化运营与精准营销　构建患者画像数据库（如病程阶段、支付能力标签），利用 AI 算法预测用药需求并优化库存配置；开发线上问药平台，实现处方审核、医保核销与送药上门全流程数字化，通过私域社群（如患者教育直播、用药提醒服务）提升复购率与品牌忠诚度。

6. 差异化区域扩张策略　在一线城市聚焦高值新特药服务，依托三甲医院资源打造标杆药房；在二、三线城市布局"DTP＋普药"混合店型，通过基层医生合作网络承接慢性病处方外流；针对偏远地区探索"卫星药房＋移动冷链车"模式，联合公益组织提供特药配送援助，扩大服务覆盖范围。

7. 构建药企生态合作联盟　与创新药企签订独家代理协议（如优先获得未上市药品授权），参与药企患者支持计划（PSP）以获取服务分成；联合跨国药企开展疾病教育项目（如患者俱乐部、医患研讨会），提升药房在特定治疗领域的专业影响力，形成资源壁垒。

8. 强化合规与风险管理　建立 GSP 标准化管理体系，完善冷链异常应急预案与药品召回机制；通过区块链技术实现处方流转与医保结算数据不可篡改，规避政策合规风险；投保药品质量责任险与数据安全险，对冲运营潜在损失。

（七）医药企业 DTP 药房模式的挑战与解决方案

1. 冷链药品质量管理风险　挑战：DTP 药房在冷链药品的储存、运输环节存在温度控制失效、设备维护不足、操作流程不规范等问题。例如，部分药房冷藏柜满载运行导致温度不均，配送环节使用简易冰包替代专业冷链设备，且人员培训不足导致操作失误频发。解决方案：建立智能化冷链物流体系，采用物联网温控设备和全程追溯系统，定期验证设备性能并制定应急预案。同时，加强员工冷链操作规范培训，开发覆盖储运全流程的标准化课程，并通过考核确保执行效果。

2. 政策依赖性与医保支付压力　挑战：DTP 药房高度依赖"双通道"医保政策，但国谈药品价格下降导致利润压缩，且医院处方外流不畅影响销量。部分地区医保结算延迟或控费收紧进一步加剧现金流压力。解决方案：深化与医保部门合作，积极申请"双通道"资质并优化处方流转平台对接。探索"医保＋商保＋自费"混合支付模式，联合药企设计患者援助计划（如分期付款、慈善赠药），分散支付风险并提升患者可及性。

3. 市场竞争与资源壁垒　挑战：头部药企垄断新特药授权，中小药房难以获取稀缺品种；三甲医院周边布局饱和导致同质化竞争，租金与人力成本攀升。解决方案：差异化定位服务场景，如在一线城市聚焦高值新特药，二、三线城市布局"DTP＋普药"混合店型。与创新药企签订独家代理协议，并拓展增值服务（如输注中心、基因检测），形成差异化竞争力。

4. 专业人才短缺与服务能力不足　挑战：复合型药师供给不足，培训周期长且流失率高（部分企业年流失率超 20%），导致患者用药指导与随访管理质量不稳定。解决方案：构建专科药师分级认证体系（如肿瘤、罕见病专项培训），联合医疗机构开展多学科诊疗（MDT）支持。开发 AI 随访平台辅助患者管理，并通过会员积分系统增强用户黏性。

5. 供应链稳定性与成本控制难题　挑战：新特药依赖进口导致供应链易受国际物流影响；高值药品库存占用资金量大，周转率低，中小药房运营压力显著。解决方案：采用"中心仓＋卫星仓"模式优化库存管理，与上游药企建立战略合作保障供应稳定性。布局区域性冷链配送网络，降低末端配送成本，并通过真实世界研究（RWS）平台实现数据变现，拓展非药品收入。

6. 数字化与合规管理压力 挑战：患者用药数据隐私保护要求严格，但部分药房信息化系统落后，存在数据泄漏风险；处方流转与医保结算需符合GSP规范，操作合规性不足可能引发法律纠纷。解决方案：推进全流程数字化运营，利用区块链技术确保处方流转与医保数据不可篡改。建立标准化质量管理体系，定期开展合规内审，并投保药品质量责任险以对冲潜在风险。

7. 区域覆盖与服务可及性局限 挑战：DTP药房多集中于一、二线城市三甲医院周边，基层及偏远地区患者难以触达，冷链配送网络覆盖不足加剧地域不平衡。解决方案：探索"卫星药房＋移动冷链车"模式，联合公益组织拓展基层配送。在偏远地区通过互联网医院入口提供远程问诊与电子处方服务，降低物理覆盖成本。

通过上述策略，医药企业可系统性应对DTP药房模式的核心挑战，强化其在专业服务、供应链整合与政策协同中的竞争力，实现可持续发展。

五、医药企业互联网医院模式

2010年开始，互联网医疗创业浪潮在中国兴起。许多创业公司涌现，推出了在线医疗咨询、预约挂号、在线药店等服务。这一阶段的互联网医疗主要集中在医患沟通和线上药店等领域。2016年国家出台《"健康中国2030"规划纲要》，在政府的大力推动"互联网＋医疗"与传统医疗资源不能满足民众看病就医的市场需求的背景下，"互联网医院"应运而生，并且已经经过三个重要发展时期。

（一）医药企业互联网医院模式的含义

医药企业互联网医院模式是指医药企业依托互联网技术，整合自身药品研发、生产、销售资源与医疗资源，构建线上线下一体化的医疗服务平台。该模式通过数字化手段提供远程问诊、电子处方、药品配送、健康管理等服务，同时与医药企业的产品链（如慢病用药、新特药）深度协同，形成"医－药－患－险"闭环生态。例如，百强药企力邦制药旗下"医邦互联网医院"即通过此模式专注慢性病管理，实现患者全周期健康服务。

（二）医药企业互联网医院模式的搭建步骤

1. 合规性评估与资质申请 医药企业需首先评估互联网医院的法律合规性，根据《互联网诊疗管理办法》等政策申请互联网医院许可证及医疗机构执业许可证，确保业务范围、数据安全、诊疗流程符合监管要求，并与属地卫健部门沟通备案，明确合作实体医疗机构的资质和责任划分。

2. 技术平台搭建与系统对接 基于业务需求选择自建或与第三方技术公司合作，开发具备在线问诊、电子处方、病历管理、药品配送、医保支付等功能的一体化平台，确保与实体医疗机构HIS系统、医保系统及药品供应链无缝对接，同时优化用户界面设计，保障系统稳定性与数据互通能力。

3. 医疗服务内容设计与资源整合 明确互联网医院服务范畴（如复诊、慢性病管理、健康咨询），划分线上科室并制定标准化诊疗流程，整合企业内部医生资源或外部合作专家，支持医生多点执业备案，建立线上线下协同机制（如线下检查检验、急诊转诊），确保服务专业性与连续性。

4. 药品供应链与配送体系构建 打通电子处方流转链路，与合规药品供应商及物流企业合作，建立处方审核、药品仓储、配送追踪及售后服务体系，实现"网订店送"或"网订到家"模式，确保药品质量可控、配送时效性及特殊药品（如冷链）管理合规。

5. 运营推广与用户流量获取 制定线上线下融合的运营策略，通过企业自有渠道（官网、APP）、第三方平台（支付宝、微信）、实体医院导流及健康科普内容营销吸引用户，设计会员服务、健康管理计划及医患互动功能提升用户黏性，同时监测运营数据优化服务体验。

6. 数据安全与隐私保护机制 部署符合等保三级要求的信息安全系统，采用数据加密、权限分级、日志审计等技术手段，严格遵循《中华人民共和国个人信息保护法》和《医疗信息安全规范》，确保患者诊疗数据、处方信息全流程保密，并与合作方签订数据安全协议，规避泄漏风险。

7. 持续迭代与监管适应性优化　建立用户反馈与监管动态跟踪机制，定期升级平台功能（如 AI 辅助诊断、远程监测设备接入），调整服务模式以适应政策变化（如医保支付规则、诊疗目录更新），通过数据分析优化资源配置，维持互联网医院长期合规运营与竞争力。

（三）　医药企业互联网医院模式的优势和劣势

1. 医药企业互联网医院模式的优势

（1）拓展服务覆盖范围与便捷性　互联网医院打破地域限制，患者可通过线上平台远程问诊（尤其适用于复诊、慢性病管理），减少线下就医时间与交通成本，扩大医药企业服务半径，覆盖基层及偏远地区患者，提升市场渗透率与用户触达效率。

（2）优化医疗资源整合与利用效率　通过整合企业内部医生资源、外部合作专家及实体医疗机构，实现医生多点执业与空闲时间灵活调配，提升医生服务效率；同时减少线下实体医院重复建设成本，降低医疗设备与空间资源空置率，缓解资源分布不均问题。

（3）增强患者黏性与全周期健康管理　提供在线复诊续方、用药提醒、健康档案管理等服务，形成诊前－诊中－诊后闭环，提升患者长期依赖度；结合慢性病管理、健康咨询等增值服务，推动患者从单一治疗向全生命周期健康消费延伸，增加企业营收多元化。

（4）加速药品流通与销售渠道创新　电子处方与线上审方系统无缝衔接药品供应链，实现"处方流转－药品配送－用药跟踪"一体化，提升药品可及性与销售效率；同时拓展院外市场（如 DTP 药房、O2O 配送），降低对传统医院渠道的依赖，形成线上线下互补的销售网络。

（5）数据驱动精准决策与业务协同　积累患者诊疗、用药及健康行为数据，通过分析用户画像优化产品研发（如精准用药推荐）、营销策略（如定向健康服务推送）及供应链管理；同时为医药企业与保险、健康管理等产业协同提供数据支撑，挖掘跨界合作价值。

（6）政策支持与行业先发优势　顺应国家"互联网＋医疗健康"政策导向，优先布局合规互联网医院可抢占市场先机，塑造企业数字化转型标杆形象；同时通过医保在线支付试点、商保合作等模式创新，强化行业竞争力与品牌公信力。

（7）降低运营成本与提升盈利空间　减少线下实体医院的固定投入（如场地、人力），通过轻资产模式降低初期成本；规模化线上服务摊薄边际成本，结合自动化问诊、AI 辅助诊断等技术提升服务效率，优化企业整体利润率。

2. 医药企业互联网医院模式的劣势

（1）政策合规风险与监管复杂性　互联网医院需持续应对多变的医疗监管政策（如诊疗范围限制、医保支付规则调整），申请与维持互联网医院许可证等资质成本高，且跨区域服务面临属地化管理差异，合规压力与法律纠纷风险显著增加。

（2）线上诊疗局限性与医疗质量风险　互联网医院受限于线上场景，无法开展线下检查（如影像、病理）、急诊救治及复杂手术，初诊患者诊断准确性依赖患者主诉，误诊风险较高；医生线上服务易受网络条件、操作习惯影响，可能降低诊疗规范性与患者信任度。

（3）技术投入与信息安全挑战　平台开发、维护及数据安全防护需长期高额投入（如等保三级认证、AI 功能开发），系统稳定性不足易导致问诊中断或处方错误；医疗数据泄露、黑客攻击等安全事件可能引发法律追责与品牌声誉损失。

（4）患者流量获取与运营成本压力　互联网医院需与第三方平台（如支付宝、京东健康）竞争流量入口，获客成本高且用户黏性低；初期需大量补贴医生资源与患者优惠活动，盈利周期长，规模化前可能面临持续亏损压力。

（5）药品配送与供应链管理难题 处方药配送需解决冷链物流、特殊药品（如麻醉类）监管及"最后一公里"时效问题，偏远地区配送成本高且易出现破损、变质等纠纷，供应链协同不足可能影响患者体验与企业合规性。

（6）医患互动缺失与信任建立困难 线上问诊缺乏面对面沟通，医生难以全面观察患者体征，患者对诊断结果易存疑虑；慢性病管理等长期服务需持续教育用户习惯，信任缺失可能导致患者流失或投诉率上升。

（7）行业竞争加剧与同质化问题 互联网医院模式易被复制，功能趋同（如在线问诊、电子处方）导致差异化不足；传统医院、药企及互联网巨头纷纷入场，价格战与资源争夺可能挤压中小型企业的生存空间。

（四）医药企业互联网医院模式的运营策略

1. 合规性保障与资质管理 医药企业需在运营初期完成互联网医院许可证等核心资质的申请，并持续跟踪《互联网诊疗管理办法》等政策动态，确保诊疗范围、数据安全、医保支付等符合监管要求。与属地卫健部门保持沟通，明确合作实体医疗机构的权责划分，防范法律风险。例如，公立互联网医院模式依托公立医院资源实现合规性背书，而企业自建模式需独立承担资质审核压力。

2. 医疗资源整合与生态协同 整合内外部医生资源，支持医生多点执业备案，同时与线下医院、药店、检验机构建立合作关系，形成"线上问诊-线下检查-药品配送"服务闭环。例如，京东健康通过接入超5万名医生及300家检验机构，构建"医-检-诊-药"全链路服务，提升资源利用效率。中小型医药企业可聚焦优势专科（如中医馆的失眠调理），通过单病种服务包电商化实现精准资源整合。

3. 技术平台优化与AI赋能 搭建支持高并发、高稳定性的技术平台，集成在线问诊、电子处方、健康档案管理等功能，并与实体医院HIS系统、医保系统无缝对接。引入AI技术优化服务流程，如京东健康通过AI分诊、智能审方提升诊断效率，AI药师与营养师实现个性化健康管理。同时，需部署三级等级安全体系，加密敏感数据并建立权限分级机制，防范泄漏风险。

4. 用户流量获取与私域运营 通过多渠道引流策略获取用户，包括自有渠道（官网、APP）、第三方平台（支付宝、微信）合作，以及新媒体内容营销（如健康科普短视频）。例如，阿里健康以医药电商为切入点快速积累用户，再逐步扩展至诊疗服务；中小机构可通过异业合作与精准社群运营（如微信群健康课程）转化私域流量。设计会员服务、健康管理计划等增值功能提升用户黏性，并通过数据分析优化运营策略。

5. 供应链管理与药品配送创新 构建高效药品供应链，与合规供应商及物流企业合作，解决冷链药品配送、偏远地区覆盖等难题。例如，京东健康依托自建智能药仓与物流网络，实现核心药品次日达履约率98%，并支持18城医保线上支付。探索"网订店取""处方流转至DTP药房"等模式，降低对传统医院渠道的依赖，同时保障药品质量与时效性。

6. 数据驱动决策与商业模式拓展 利用患者诊疗、用药及健康行为数据，优化产品研发（如精准用药推荐）与营销策略（如定向推送慢性病管理方案）。通过AI分析用户画像，开发增值服务（如健康保险、远程监测设备租赁），拓展营收来源。例如，京东健康通过AI大模型实现皮肤科诊断准确率超95%，并推动健康商品零售品类增长10%。此外，探索与保险、养老等产业的跨界协同，挖掘数据变现潜力。

7. 动态迭代与政策适应性调整 建立用户反馈机制与监管动态跟踪体系，定期升级平台功能（如接入远程监测设备、优化AI诊断算法），适应政策变化（如医保目录更新、跨境诊疗规则）。例如，京东健康通过"京医千询"大模型开源生态吸引第三方开发者，加速技术迭代与标准化服务落地。同时，通过轻资产模式控制成本，避免初期过度投入系统开发，优先验证业务可行性。

医药企业需通过合规性管理、资源整合、技术赋能、精细化运营及数据驱动策略，构建差异化竞争优势。参考京东健康等头部平台的全链路闭环模式，结合自身优势选择切入点（如专科服务、供应链效率），并持续优化以适应政策与市场变化。

（五）医药企业互联网医院模式的挑战与解决方案

1. 政策与资质获取的挑战　医药企业布局互联网医院需面临严格的资质审批与政策合规性要求。例如，根据国家卫健委规定，互联网医院须具备满足互联网技术要求的设备设施、信息系统及信息安全系统，并需通过网络安全三级等级保护认证。此外，不同地区的政策差异也增加了跨区域布局的复杂性。药企需投入大量资源进行政策研究，并与地方政府沟通以符合监管要求。解决方案：通过区域化试点积累经验，优先选择政策支持地区（如海南）落地互联网医院，逐步扩大覆盖范围；同时加强合规团队建设，确保平台功能（如电子处方、隐私保护）完全符合政策要求。

2. 医疗资源整合的挑战　药企需整合医生、患者和药品资源以构建闭环服务，但传统药企缺乏直接触达患者的渠道和医生资源管理经验。例如，施强医药通过男科专科互联网医院整合专科医生资源，但需长期积累才能形成规模。此外，公立医院数据共享意愿低，导致信息孤岛问题，影响服务连贯性。解决方案：依托药企的药品资源和医生合作关系，聚焦垂直专科（如男科、皮肤科）构建差异化服务；通过孵化医生IP吸引公域流量，结合社群运营转化为私域用户，形成"医生－患者－药品"的闭环生态。

3. 技术与运营能力的挑战　互联网医院须具备高效的技术平台和数字化运营能力。药企普遍缺乏自主研发能力，例如某内资药企因技术短板选择与第三方合作搭建平台。同时，AI和大数据应用（如分诊、电子病历）需要持续投入，且需平衡数据安全与用户体验。解决方案：与成熟技术提供商（如医百科技）合作共建平台，快速实现功能开发；引入AI技术优化服务流程（如京东健康的AI分诊准确率达99.5%），并通过开源生态吸引开发者参与创新，降低技术成本。

4. 市场竞争与用户获取的挑战　互联网医疗市场竞争激烈，头部平台（如京东健康、阿里健康）已占据流量优势。药企自建平台面临用户黏性低、获客成本高等问题。例如，京东健康通过"医－检－诊－药"闭环日均问诊量达49万，而药企平台需从零积累用户。解决方案：差异化定位，聚焦慢病管理或垂直领域（如糖尿病、肿瘤），提供全生命周期服务；结合线下药店（如长沙益丰大药房）提供"线上问诊＋医保报销＋送药到家"一站式服务，增强用户黏性。

5. 数据安全与隐私保护的挑战　医疗数据涉及敏感信息，需符合《中华人民共和国个人信息保护法》和医疗行业数据安全规范。例如，电子处方和健康档案的存储、传输需严格加密，避免数据泄漏风险。解决方案：采用区块链或加密技术保障数据安全；制定透明的隐私政策并获得用户授权，例如京东健康通过隐私保护协议明确数据使用范围，确保合规性。

医药企业布局互联网医院需应对政策、资源、技术、竞争和数据安全等多重挑战，但通过区域化试点、垂直领域深耕、技术合作与差异化服务，可实现资源整合与业务增长。未来，随着AI与供应链技术的深度融合，药企互联网医院有望成为医疗生态的重要入口。

（六）互联网医院的运营模式

在政策支持、技术创新和市场需求的多重推动下，互联网医院正在重塑医疗服务模式，成为医疗健康事业未来蓝图中必不可少的一环。为对互联网医疗平台补偿机制进行分析，从业务运营的角度对互联网医院的类型进行划分，可分为九种运营模式，即公立模式、民营模式、第三方平台模式、药诊店模式、乡村平台模式、社区平台模式、电商模式、产业园区模式和国际跨境模式

互联网医院类型划分可从两个角度，若从建立互联网医院的三个主体（即医院、企业和政府）的

角度划分，互联网的类型可分为：医院自建、企业自建、医企合建、医政企合建等类型。我国首家互联网医院是在社会资本加持下，依托公立实体医院，由公立医院与民营科技公司合建互联网医疗平台成立的。后来由于民营科技公司不再与公立医院合作，该互联网医院就转型为公立医院自建。医院自建型包含公立医院自建和民营医院自建；企业自建型，目前则主要是民营企业自建为主；而医企合建型，则主要是第三方平台方式。

1. 公立模式　该种模式主要是依靠公立医院，尤其是以三级医院为主体，来自主建设互联网医院。一般这种情况是借助医院的信息中心，搭建起互联网医疗平台，并且这个平台与医院的 HIS 系统相连接。对外提供服务时，主要通过互联网医院的公众号平台来开展相关业务。从功能上来看，主要集中在开展线上问诊、线上转诊以及健康咨询这几个方面。在开展线上问诊时，又分为视频问诊和图文问诊两种形式。不过在实际的运行过程中，视频问诊的情况相对较少，大部分情况下还是以图文问诊来进行。就服务对象而言，主要针对的是初诊患者和复诊患者。对于初诊患者，可以在网上开具检查项目，但不可以直接开药；而对于复诊患者，则可以既开检查项目又能续处方。至于健康咨询这一块，就不涉及检查和处方的开具内容。

在这一模式下，医疗服务的提供方为公立医院的本院医生，他们借助手机移动终端，在非工作时段为患者提供图文问诊、健康咨询以及开具检查或续方等非即时响应的服务项目。而医疗服务的需求方，即患者群体，则依据自身健康状况和服务需求，通过关注医院的公众号，进而登录互联网医院平台，挑选相应的专科类别及医生，开展健康咨询或图文问诊活动，并耐心等待医生的回复。

在费用支付环节，患者对于互联网医院开出的检查单和处方，既可以选择线上支付，也可以选择线下到医院进行支付。需要注意的是，线上支付暂时无法使用医保，但可以选择快递服务将药品邮寄到家；而线下支付则可以按照医保的相关规定，享受相应的报销比例

此类互联网医院具备显著特点，即实体医院借助互联网医院这一重要平台，与下级医院紧密协作，构建起医联体，能够实现省、县、乡、村四级医联体架构的有效衔接。目前，部分医院正积极探索，将互联网医院与实体医院的智能化建设深度融合，逐步向智慧医院的发展方向迈进。

在该运营模式下，平台成本的补偿主要依靠在线服务收费来实现。由于平台是依托实体医院的网络中心建立的，所提供的医疗服务与实体医院的线下服务相互整合、相互补充。而且，参与互联网医院服务的医生均为医院自身员工，其人力成本能够被实体医院整体的规模服务量所产生的收益所分摊。因此，在公立三级医院自建互联网医院的模式下，平台所面临的成本问题并不突出。

2. 民营模式　该模式是由民营科技公司联合实体医疗机构共同打造的。参与其中的实体医疗机构，多数情况下是规模相对较小的医院或诊所。这些机构所依赖的互联网医疗平台，完全由科技公司自主研发构建，并借助互联网医院的公众号作为对外服务的窗口。

在功能设置上，该模式的互联网医院涵盖了线上问诊、慢性病管理、健康咨询以及承接电商平台的处方流转服务。其中，线上问诊主要采用图文问诊的形式，重点服务于复诊患者续方以及慢性病患者的用药管理。

在医生资源方面，它整合了自身医疗机构的医生以及通过网络多点执业方式加入的其他医疗机构的全科医生。这些医生利用 PC 端或移动端，为患者提供即时或非即时的线上医疗服务。对于患者而言，只需关注医院的公众号，进入互联网医院平台，选择相应的专科类别和医生，即可进行图文问诊或健康咨询，并耐心等待医生的回复。

该模式的特点在于，其合作的实体医疗机构多为级别较低的医院或诊所，业务规模相对有限。其医师团队由自有医师和网上招聘的多点执业医师共同构成。就运营成本而言，该模式下的平台成本相对较重，若仅依赖在线服务收费，很难实现平台成本的覆盖。

鉴于这一挑战，许多此类医院积极拓展运营思路，创新性地形成了一种新型商业模式。这种模式以医疗服务为核心，并向服务链的上下游延伸，开展衍生服务。通过这些衍生服务所带来的收入，确保互联网医院的平稳运转和盈利目标的实现。

衍生服务的范畴相当广泛，包括但不限于药品的拆零仓储与配送服务、面向消费者的医药企业 2C 服务、为药企提供产品推广的 CSO 服务、处方流转配送服务，以及借助抖音等平台开展的"抖药"直播 2C 服务等。其中，"三云"模式，即"云医＋云药＋云仓"，被证明是一种极为有效的运营模式。

3. 第三方平台模式　该模式是公立医院与民营科技公司携手运营互联网医院。公立医院负责提供医疗资源，民营科技公司则依照公立医院的需求，构建互联网医疗平台，并承担运维工作。

在此模式下，互联网医院的功能、医疗服务供方和需方的行为等，总体上与公立医院自主运营的互联网医院模式大体一致。不过，存在两点显著差异：其一，互联网医疗平台的搭建与运维工作由第三方的民营科技公司承担；其二，参与合作的公立实体医院多数为低级别的综合或专科医院，其业务规模相对较小，难以与三甲医院相提并论。倘若这些医院自行建设互联网医疗平台，将面临较大的平台成本压力，难以实现成本的有效分摊。

从商业逻辑角度来看，这种合作模式对于双方都具有明显的益处。一方面，实体医院借助互联网医院拓展了服务渠道，提升了服务量，同时无需承担互联网医疗平台的成本负担；另一方面，民营科技公司以其平台模式，能够同时为多家医院提供服务，从而有效降低平台的边际成本，实现成本的合理分摊。

通过这种合作模式，公立医院与民营科技公司充分发挥各自的优势，实现了互利共赢的局面：公立医院得以拓展服务范围，提升医疗服务的可及性；民营科技公司则通过规模效应降低运营成本，实现商业价值。

4. 药诊店模式　是广东省在创立首家互联网医院之际所推出的一种互联网就医新形式。在这种模式下，单体或连锁零售药店被改造成具备专业医疗健康服务能力的互联网医院接诊点，通过引入互联网医疗平台终端设备，药店即便没有在店执业医师，也能够提供医疗服务。具体操作流程是，互联网医院依托实体医疗机构以及网上多点执业医师，为药店提供即时响应的线上医疗服务，患者前往药店后，由药诊店员工协助，借助互联网医疗平台终端完成与医生的面对面视频问诊，之后获取电子处方，并在该药店购买处方药。该模式颠覆了患者传统的就医习惯，借助 O2O 模式，使患者无需前往实体医院，就能实现便捷就医，大幅提升了患者在就诊地点与方式选择上的灵活性与自主决策权，同时增强了医疗服务的可及性。在平台成本补偿的商业模式上，药诊店向互联网医院支付平台服务费用来实现。一个互联网医疗平台可以与多家药店建立连接，从而达成规模化效应，有效分摊成本。

5. 乡村模式　乡村互联网医院模式以乡镇卫生院为依托搭建互联网医院，打造集医（在线医疗）、药（在线购药）、卫（公共卫生服务）、健（健康科普）多功能于一体的平台。该平台实现向下与各村卫生站相连，向上与县及县级以上医疗机构相通。一方面，它构建起线上线下融合的分级诊疗体系，将省、市、县级医院与农村基层医疗机构紧密联系起来；另一方面，村民能借助个人手机移动端接入互联网医院平台，便捷地享受在线问诊、健康咨询、慢性病管理等服务。此外，该模式还建立了乡、村、户三级健康组织，与互联网医、药、卫、健平台协同，形成线上线下健康互动。

在平台成本补偿方面，以互联网医疗为核心，开展送药到家、公共卫生管理服务和健康科普教育等多元化服务项目，通过这些服务产生的收益来补偿平台运营成本和村医的薪酬支出。其中，公共卫生服务项目由政府出资购买服务。

6. 社区模式　城市社区模式以一家区级实体医院（通常是二级综合医院）为依托，由民营科技公司搭建基层公卫互联网问诊平台，该平台与区内的所有社区卫生服务中心和镇卫生院实现连接，从而构建了一个覆盖辖区内所有人口的区域性问诊平台。平台上连接的所有医疗机构的医生均上线开诊，患者可以选择线下到社区卫生中心或镇卫生院就医，也可以通过手机进行线上问诊，充分发挥了基层医疗机构在医疗体系中的基础性作用。

该模式的商业逻辑在于将基层社区医疗与政府购买服务的公共卫生项目相结合，依仗社区配药和送药到家的服务，实现了政府、医疗机构和企业三方结合，共同分担平台成本。

7. 电商模式　电商互联网医院模式是将互联网医疗、医药、检验平台整合到电商平台上，借助电商平台庞大的流量和高效的配送链，开展大规模的卫生健康服务。

其服务流程如下：患者通过移动端进入互联网医疗平台，选择咨询问诊的方式，如图文问诊、视频问诊、电话问诊或复诊等。随后，患者可以自行选择医生，或者由系统根据病情自动分配合适的医生。在问诊前，患者需预付治疗费用（医生在定价方面拥有较大的自主权），然后等待医生接诊。医生会根据患者的情况提供专业的指导意见或开具处方。若开具处方，处方会流转至医药平台，随机分配给第三方网上药房进行配药。患者支付医药费后，由第三方物流公司负责药品配送。若患者需要检验服务，医生会开具检查单，患者可选择所在地区，由第三方机构上门进行检测（目前该服务尚未覆盖全国）。

这种模式充分发挥了电商平台的优势，实现了医疗服务的高效流转和便捷配送，为患者提供了全方位的卫生健康服务。

该模式的商业逻辑在于：凭借电商平台拥有的巨大流量，将其作为医疗平台的引流入口，依据患者的不同需求，将服务链接延伸至相应的服务平台。在整个医疗服务链条中，通过提供多元化的服务，例如平台服务、医疗服务、检验服务以及配送服务等，收取相应的服务费用。这些费用收入用于平衡和补偿整个医疗平台的建设和运营成本，从而实现平台的可持续发展。

8. 产业园区模式　产业集群互联网医院模式，是基于医药产业园区内产业集群集中的优势，以园区内的一家医疗机构为依托来建设互联网医院。该医院将园区内的医药企业、医疗器械企业、检测和保险服务企业，以及仓储配送等平台都连接起来，从而构建起一个医疗健康的产业集群生态圈。在这一模式下，患者在寻求服务时，可选择的项目更多，服务的时空限制也更少。园区把云医、云药、云仓储等平台与 F 端（如药企等）、B 端（如医疗机构等）和 C 端（患者等）连接起来，实现了从 F 到 C 的健康产业全链路打通。

其商业逻辑在于"一托多，多补一"。也就是说，通过一家实体医疗机构，可以分设多个互联网医疗平台，为园区内所有相关企业提供服务。这样一来，对于众多企业而言，平台的边际成本就被大大降低了。

9. 国际跨境模式　国际互联网医院模式是一种正在探索的互联网医院运营方式，目前在粤港澳大湾区已有民营企业注册成立相关公司。其核心思路是：把境内的互联网医院延伸到境外，在法律和政策允许的范围内，让境内外的医生都能注册到平台上执业。这样，境外患者可以享受到境内专家的医疗服务，而境内的患者也能得到境外专家的医疗服务。除此之外，医院还配备了国际云仓储平台，这让跨境药品的流动更加规范、顺畅，也更方便民众，使得境内的就医者能够用上全球最新同步上市的药物。

这种模式的商业逻辑在于，为有特定需求的人群提供连接境内外优质医疗资源的专科医生服务以及跨境药物配送服务，通过收取服务费用来弥补平台的运营成本。当然，这种模式的顺利运行需要有相适应的医疗政策支持。

>>> 节后小结 <<<

1. 医药企业自建网站销售模式是企业自主搭建线上平台，直接面向消费者或医疗机构销售药品等健康产品，通过精准市场定位实现品牌增值、用户直达和线上线下资源整合，突破传统渠道限制。

2. 自建网站销售模式搭建步骤包括战略规划、合规性审查、技术平台开发、内容建设、支付与物流体系搭建、用户服务、推广运营、安全防护及持续迭代等关键步骤。

3. 医药企业 O2O 模式是线上线下融合，通过线上平台提供药品信息查询、在线咨询等服务，线下完成药品配送、健康管理等服务，形成闭环。

4. 医药企业 DTP 药房模式是经营特殊疾病药品零售药店，直接向患者销售药品并提供专业药学服务，成为创新药、原研药销售的重要渠道。

5. 医药企业互联网医院模式依托互联网技术整合医药企业资源与医疗资源，提供远程问诊、电子处方、药品配送、健康管理等服务，形成"医－药－患－险"闭环生态。

6. 互联网医院运营模式分为公立模式、民营模式、第三方平台模式、药诊店模式、乡村模式、社区模式、电商模式、产业园区模式和国际跨境模式，各具特点和商业逻辑。

目标检测

参考答案

一、选择题

（一）单项选择题

1. 药品零售企业的核心竞争力之一是（　　）。

    A. 价格优势　　　　　　　B. 丰富的药品种类　　　　　C. 专业、优质的服务

    D. 广泛的市场覆盖　　　　E. 豪华的门店装修

2. 药品零售连锁企业的总部管理功能中，不包括（　　）。

    A. 直接营运的业务功能　　B. 对加盟店的服务功能　　　C. 对门店的直接销售功能

    D. 与业务活动相关的管理功能　　E. 培育药品零售企业核心竞争力

3. 药品零售连锁门店的职能中，信息收集职能的核心工作不包括（　　）。

    A. 收集顾客购药偏好　　　B. 监测药品销售与库存动态　　C. 直接参与药品生产研发

    D. 跟踪竞品价格与促销活动　　E. 收集顾客健康需求及反馈意见

4. 药品零售连锁企业开发门店的过程中，以下不属于开发部主要职责的是（　　）。

    A. 店址寻找　　　　　　　B. 区域调查　　　　　　　　C. 人员招聘与培训

    D. 门店规划　　　　　　　E. 资产评估

5. 药品零售连锁门店的员工培训职能中，培训内容不包括（　　）。

    A. 药品知识与药理作用　　B. 财务审计与税务知识　　　C. 顾客服务技巧与沟通能力

    D. GSP 规范与药品管理流程　　E. 突发情况处理能力

6. 药品零售企业的核心管理原则中，被视为"企业生命线"的是（　　）。

    A. 经济效益原则　　　　　B. 服务导向原则　　　　　　C. 质量优先原则

    D. 诚实守信原则　　　　　E. 精益求精原则

7. 药品零售连锁企业的组织架构特征中，纵向命令层减少会导致（　　）。

    A. 管理层级增加　　　　　B. 横向分工部门增多　　　　C. 总部功能弱化

    D. 门店自主权扩大　　　　E. 没有影响

8. 按经营范围划分的三类药店中，可销售特殊管理药品（如二类精神药品）的是（　　）。

    A. 一类药店　　　　　　　B. 二类药店　　　　　　　　C. 三类药店

    D. 医保定点药店　　　　　E. 非医保定点药房

9. 门店近效期药品退货规则中，有效期 12 个月以上的药品（　　）可退。

    A. 效期剩余 1/3　　　　　　B. 效期剩余 6 个月　　　　　　C. 效期剩余 3 个月

    D. 效期剩余 1 个月　　　　　　E. 已过期

10. 药品零售连锁企业"三阶层管理架构"中，直接面对顾客的阶层是（　　）。

    A. 最高经营阶层　　　　　　B. 专业经理人阶层　　　　　　C. 店长阶层

    D. 作业层　　　　　　E. 区域管理层

（二）多项选择题

1. 药品零售连锁门店的职能包括（　　）。

    A. 经营和销售职能　　　　　　B. 商品展示与管理职能　　　　　　C. 顾客服务职能

    D. 信息收集职能　　　　　　E. 企业形象宣传职能

2. 药品零售连锁门店的员工培训职能中，培训内容包括（　　）。

    A. 药品知识与药理作用　　　　　　B. GSP 规范与药品管理流程

    C. 顾客服务技巧与沟通能力　　　　　　D. 情景模拟与客诉处理能力

    E. 医保政策与智能系统操作

3. 药品零售连锁门店的效期药品管理中，以下必要的措施是（　　）。

    A. 查看药品有效期并记录　　　　　　B. 对近效期药品加套提示卡

    C. 距效期 30 天内的商品立即下架　　　　　　D. 过期药品及时报损并销毁

    E. 近效期药品可以随意退货

4. 药品零售连锁门店的价签管理中，以下要求正确的是（　　）。

    A. 价签应由电脑部统一打印　　　　　　B. 调价时需立即更换价签

    C. 价签应保持清晰、干净、完整　　　　　　D. 价签可以随意手写修改

    E. 价签内容需包括药品名称、规格、生产厂家等信息

5. 药品零售连锁门店的采购管理中，以下原则必须遵守的是（　　）。

    A. 合规性原则　　　　　　B. 质量优先原则　　　　　　C. 经济性原则

    D. 需求导向原则　　　　　　E. 可追溯性原则

6. 药品零售连锁门店的收银员工作纪律规范中，以下正确的是（　　）。

    A. 严禁擅离岗位　　　　　　B. 收银款项账实相符　　　　　　C. 先收后付，唱收唱付

    D. 严格汇报总结制度　　　　　　E. 可以在工作岗位上清点个人现金

7. 药品零售企业的定义包括（　　）。

    A. 直接销售给最终消费者　　　　　　B. 需取得药品经营许可证和营业执照

    C. 可兼营医疗器械、保健品等产品　　　　　　D. 仅能销售处方药

    E. 仅能销售非处方药

8. 不是药品零售连锁企业总部的三大功能的是（　　）。

    A. 营运功能、管理功能、服务功能　　　　　　B. 采购功能、销售功能、物流功能

    C. 监督功能、培训功能、开发功能　　　　　　D. 财务功能、人力资源功能、行政功能

    E. 监督功能、销售功能、服务功能

9. 药品零售企业的卫生管理要求包括（　　）。

    A. 员工需穿着整洁工作服　　　　　　B. 营业场所不得存放私人用品

    C. 仅需定期清洁商品陈列区　　　　　　D. 需配备员工洗手消毒设施

    E. 生活用品和药品不需要分区存放

10. 近效期药品的处理方式包括（　　）。

  A. 加贴"效期提示卡"并优先销售   B. 直接下架报损

  C. 告知顾客有效期后销售   D. 退回供应商（若可退）

  E. 直接扔掉

二、简答题

1. 简述销售原则。

2. 简述药店的类型。

3. 简述零售连锁药店相关政策法规。

4. 简述收银员工作的基本内容。

5. 简述医药企业供应链管理的管理目标。

三、实例分析

案例：某药品零售连锁企业旗下的一家门店在日常运营中遇到了一系列问题。该门店位于城市社区，主要经营非处方药、处方药和部分医疗器械。近期，门店在药品效期管理、员工培训、促销活动和收银管理等方面出现了一些情况，需要进行分析和改进。

（1）药品效期管理问题　门店在一次内部审计中发现，部分近效期药品未及时标记"效期药品提示卡"，导致部分顾客购买了距离有效期不足1个月的药品。此外，门店的近效期药品处理流程不够规范，部分药品未及时下架或报损。

（2）员工培训不足　门店的员工培训体系不够完善，新员工入职后，仅进行了简单的岗位介绍，未进行系统的药品知识和销售技巧培训。导致部分员工在面对顾客咨询时，无法准确提供用药指导，影响了顾客满意度。

（3）促销活动效果不佳　门店近期开展了一次促销活动，但由于宣传海报张贴不规范、促销信息传递不清晰，导致活动效果未达预期。部分顾客反映，店内海报内容过于复杂，难以理解，且部分促销活动未及时告知顾客。

（4）收银管理混乱　收银员在工作中出现了一些问题，如现金管理不规范，部分收银员未严格执行"唱收唱付"制度，导致顾客投诉。此外，收银员对医保刷卡规定不熟悉，导致部分医保顾客未能顺利结算。

问题：针对出现的问题如何处理？

教学大纲

课程标准

参考文献

［1］ 薛见亮，侯媛芳．医药企业管理实务［M］．北京：中国医药科技出版社，2021.

［2］ 杨文章，施勇．医药企业管理实务［M］．北京：中国劳动社会保障出版社，2023.

［3］ 林奇艺．药品经营企业质量管理实战指南［M］．广州：羊城晚报出版社，2022.

［4］ 梁毅．药品经营质量管理［M］．北京：中国医药科技出版社，2023.

［5］ 胡冬梅，陈蔚蔚，彭电．药品质量管理实务［M］．北京：中国医药科技出版社，2022.

［6］ 王晓杰，胡红杰．药品质量管理［M］．北京：化学工业出版社，2023.

［7］ 刘治宏，戚俊丽，刘秀红．企业质量管理实务［M］．北京：中国人民大学出版社，2025.

［8］ 王文君．中医药上市公司发展质量与路径研究［M］．成都：西南财经大学出版社，2024.

［9］ 何国强．制药行业质量风险管理［M］．北京：化学工业出版社，2020.

［10］ 杨永杰，段立华，杨静．制药企业管理与 GMP 实施［M］．北京：化学工业出版社，2020.

［11］ 鲁贵卿．企业人力资源管理实论［M］．北京：中国建筑工业出版社，2023.

［12］ 林哲民，王钧生，郑铮．国有企业医疗机构人力合规风险防控［M］．天津：天津科学技术出版社，2024.

［13］ 李清，谢诗明．中国创新药人力资源管理［M］．杭州：浙江大学出版社，2022.

［14］ 黄东坡，张蕾．企业财务管理［M］．北京：清华大学出版社，2023.

［15］ 刘娥平．企业财务管理［M］．北京：北京大学出版社，2021.

［16］ 王健，罗香．制药智能制造技术与应用实践［M］．北京：人民卫生出版社，2022.

［17］ 于天明，朱国民．制药设备运维技术［M］．北京：中国医药科技出版社，2025.

［18］ 刘建，黄璐．中国医药企业知识产权管理［M］．北京：知识产权出版社，2021.

［19］ 朱文涛．上市医药企业绩效与竞争力评价［M］．北京：中国中医药出版社，2022.

［20］ 杜臣．药企战略·运营与医药产业重构［M］．北京：中华工商联合出版社，2020.

［21］ 马赛．企业信息化管理与应用研究［M］．西安：西北工业大学出版社，2022.

［22］ 张道海，金帅．企业信息化管理与创新［M］．北京：机械工业出版社，2024.

［23］ 姚立杰，杨珊华，陈虎．中国医药企业研发指数研究与应用［M］．北京：中国财政经济出版社，2022.

［24］ 朱新财．生物医药企业研发投融资研究［M］．北京：中华工商联合出版社，2021.

［25］ 崔成红，郭建慧．医药企业安全生产［M］．北京：中国轻工业出版社，2021.

［26］ 孔庆新，谢奇．医药企业安全生产管理实务［M］．北京：化学工业出版社，2021.

［27］ 姚中华，姚中进．制药公司生产管理实践［M］．上海：上海世界图书出版公司，2022.

［28］ 谭培龙，朱振亚．药品生产质量管理实践［M］．北京：中国医药科技出版社，2022.

［29］ 汪婷婷．药品生产质量管理实务［M］．北京：高等教育出版社，2024.

［30］ 赵贤．医药企业仓储与配送管理［M］．北京：化学工业出版社，2024.